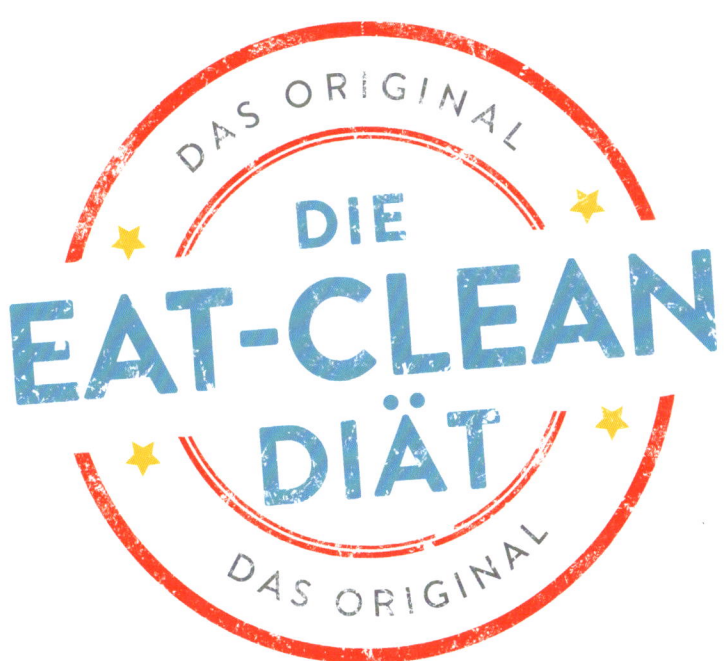

TOSCA RENO

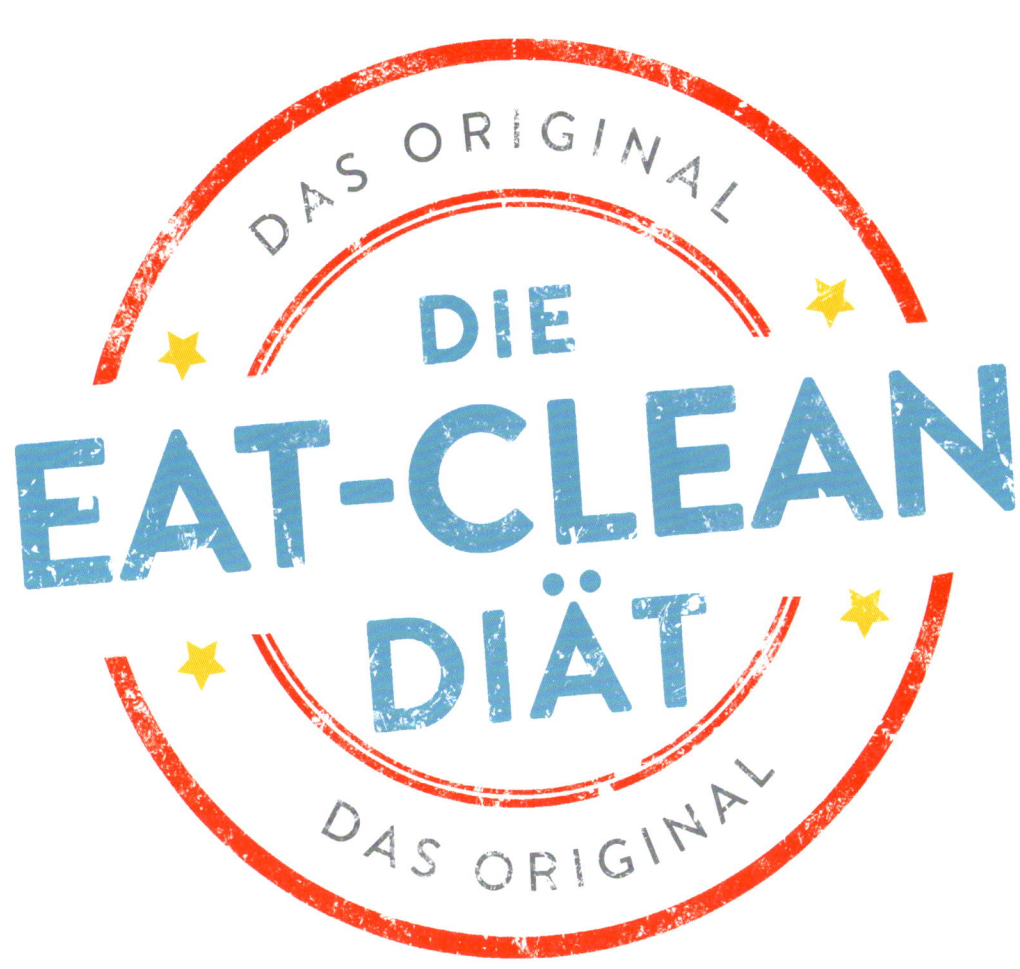

DAS ORIGINAL

DIE EAT-CLEAN DIÄT

DAS ORIGINAL

südwest

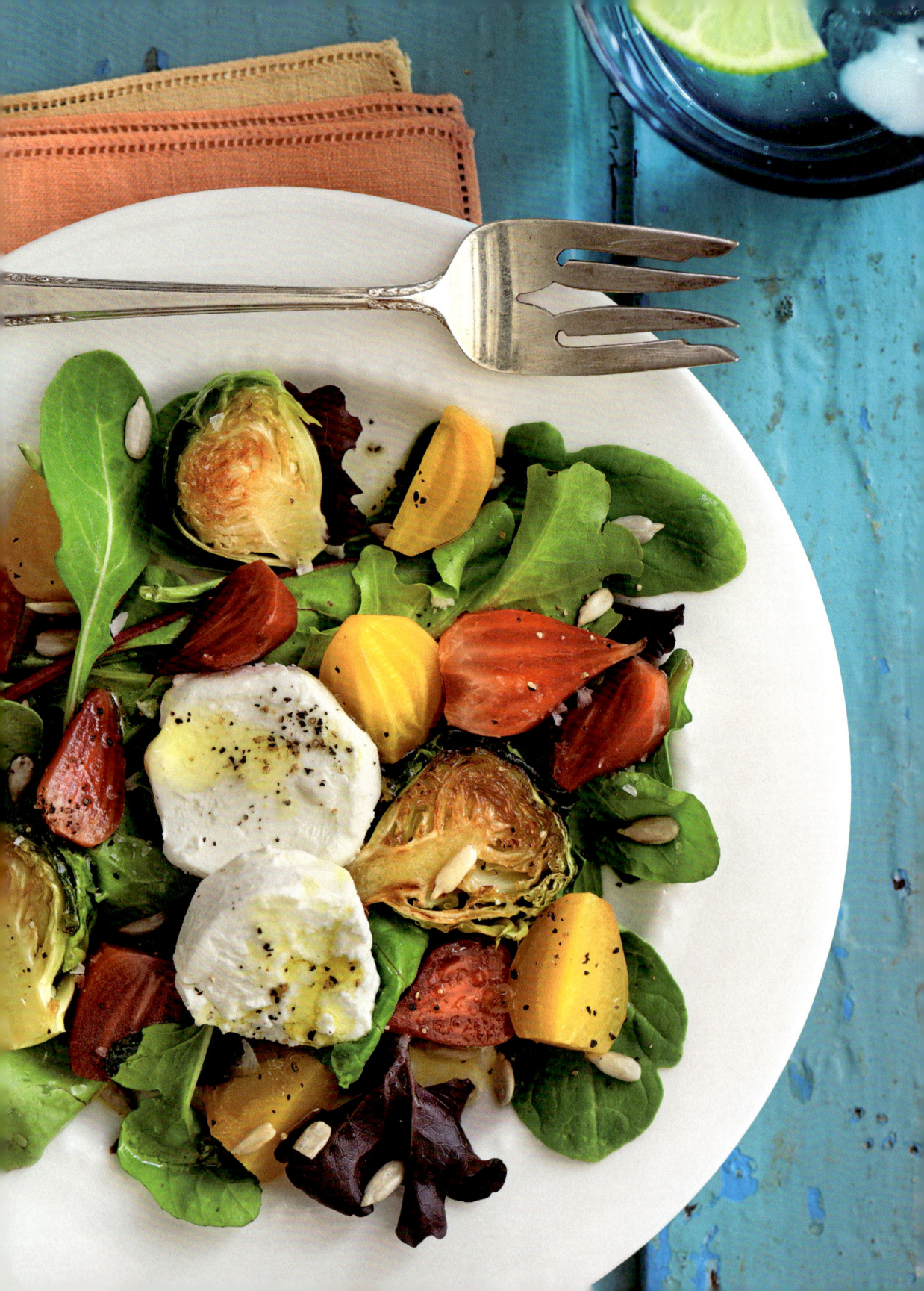

INHALT

VORWORT

Es ist mir ein Vergnügen, Sie in meine Küche einzuladen. Schon während Sie Platz nehmen und sich an das geschäftige Treiben in diesem lebendigen Raum gewöhnen, dringen Ihnen wundervolle, appetitanregende Gerüche in die Nase: der Duft von Knoblauchzehen, die in einer Pfanne schmurgeln, beträufelt mit Olivenöl aus dem Mittelmeerraum, die würzigen Noten von Süßkartoffeln mit Rosmarin, von brodelnden Suppen und von Eintöpfen, die randvoll sind mit nahrhaftem Gemüse ... All diese Düfte wecken ein Hungergefühl in Ihnen, das ich mit den frischesten Zutaten stillen möchte, mit Zutaten, die auf gesunden Böden gewachsen sind und die ich mit duftenden Gewürzen verfeinert habe. Während ich diese Gerichte zubereitet habe, habe ich an Sie gedacht.

Die Informationen, Lebensmittel und Rezepte, die ich Ihnen präsentieren möchte, entsprechen meiner Eat-Clean-Philosophie, die darin besteht, sechsmal täglich gutes, hochwertiges Essen zu sich zu nehmen, um einen schlanken und gesunden Körper zu haben.

Millionen von Ihnen haben bereits herausgefunden, wie wirkungsvoll Eating clean sein kann. Es funktioniert, da es den tief in uns verwurzelten Drang befriedigt, Lebensmittel zu uns zu nehmen, die uns nähren und regenerieren. Das ist viel besser, als einfach einen fettigen Fast-Food-Burger runterzuschlingen! Nach so einem Burger haben Sie das Verlangen nach mehr und immer mehr, wohingegen Eating clean sie glücklich und zufrieden macht, ohne gierige Gelüste auszulösen, die Sie schon Minuten nach dem Essen erneut an den Kühlschrank schleichen lassen.

Für die aktualisierte Ausgabe meines Buchs habe ich jedes Kapitel auf den neuesten Stand gebracht. Sie finden in diesem Buch also die aktuellsten Erkenntnisse und Informationen – viele davon aufgrund direkter Anregungen unserer LeserInnen. Dafür möchte ich mich bei Ihnen bedanken. Die 50 Rezepte in diesem Buch sind nagelneu und einfach köstlich. Ich versichere Ihnen: Sie werden die Gerichte rundum genießen – von der Zubereitung bis zum Essen selbst.

Ich möchte sowohl neue als auch bereits vertraute Leser an meinem Küchentisch willkommen heißen und Sie dazu einladen, gemeinsam mit mir das Essen wiederzuentdecken – das Essen von richtigen Nahrungsmitteln, die Ihnen dabei helfen, Ihr gesündestes, schlankestes und glücklichstes Selbst aller Zeiten zu entdecken.

Herzlichst,
Ihre Tosca Reno

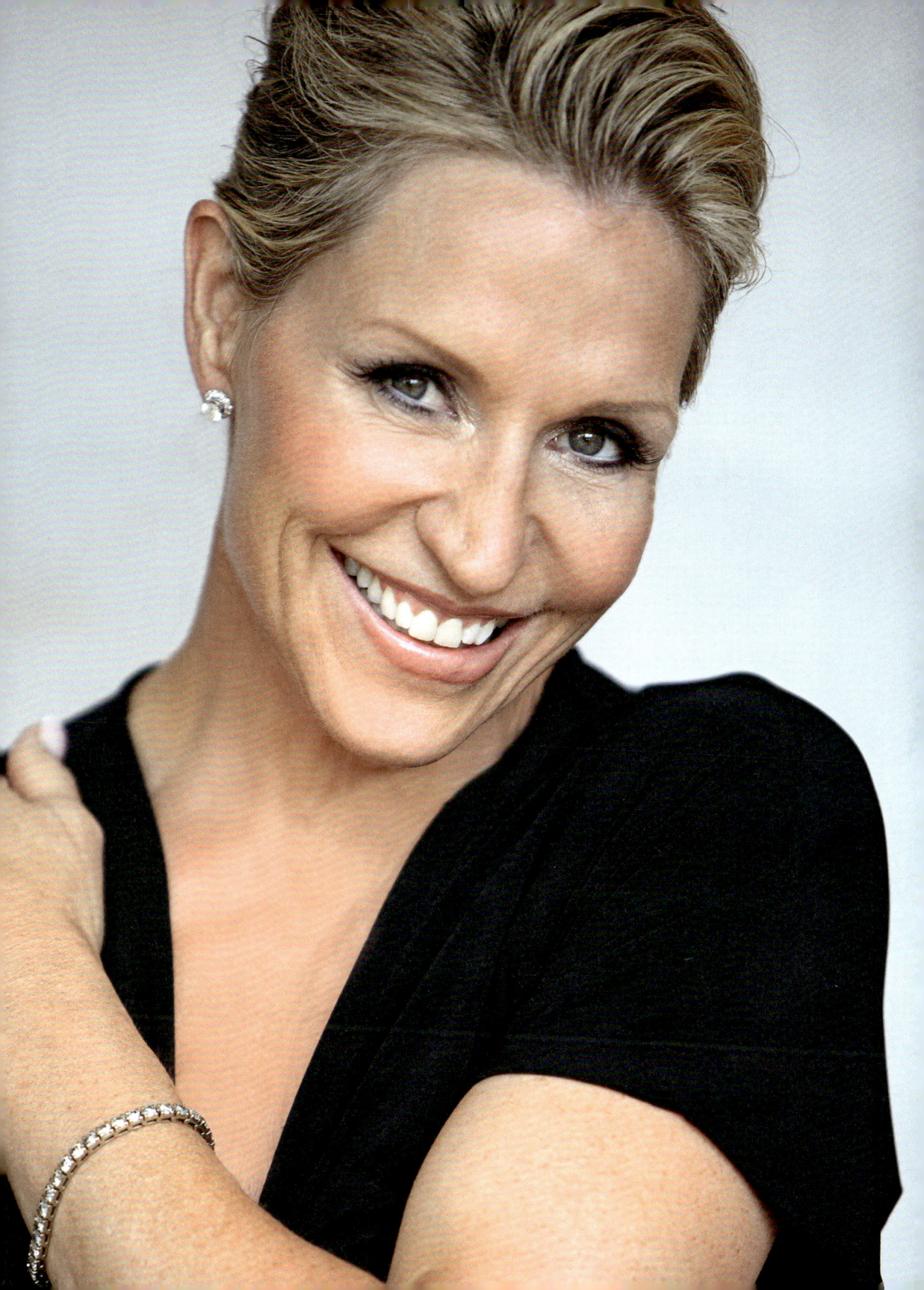

DAS EAT-CLEAN-PHÄNOMEN

Meine Einladung: Genießen Sie einen gesunden Körper

Herzlich willkommen bei der *Eat-Clean-Diät*, einem Phänomen, das die Essgewohnheiten vieler Menschen in den letzten Jahren stark verändert hat und auf das Bodybuilder mit Waschbrettbauch seit Jahrzehnten schwören. Wie kann eine einzige Diät bei Menschen mit ganz unterschiedlichem Körperbau funktionieren? Gute Frage!

Auf den ersten Blick scheinen all die Durchschnittsmenschen und diejenigen, die auf der Bühne ihre eindrucksvollen Muskeln spielen lassen, körperlich wenig gemeinsam zu haben. Jedoch sind Marathonläufer, Bodybuilder, Golfer, Radfahrer, Schwimmer, Turner und Highschool-Footballspieler allesamt auf Nahrung angewiesen, um Energie zu bekommen, die sie durch den Tag bringt und in ihrer Disziplin glänzen lässt. Das Bindeglied zwischen diesen Athleten und den Durchschnittsbürgern ist das, was sich alle in den Mund schieben. Wie extrem der Sport auch sein mag – jeder Sportler braucht eine optimale Ernährung, um daraus Energie zu beziehen und seinen Körper zu definieren. Die Nahrung, die wir zu uns nehmen, formt die Unmenge unterschiedlicher Körpertypen. Ja, die Nahrung!

Entscheiden Sie sich für minderwertiges Essen, wie Sie es am Drive-in-Schalter und in Fast-Food-Restaurants bekommen, oder für Fertiggerichte, die Sie nur aufwärmen müssen, werden Sie im Lauf der Zeit eine eher unschöne Körperform ausbilden. Womöglich sind Ihnen heute bereits solche Zeitgenossen begegnet: Schwergewichtige, unförmige Körper bevölkern heutzutage Stadt und Land – bei uns ebenso wie in den meisten anderen Ländern. Die Weltgesundheitsorganisation hat einen treffenden neuen Begriff geprägt für die Entwicklung des Körperbaus der Menschen weltweit: *globesity* (zusammengesetzt aus *global* und *obesity*), was so viel bedeutet wie „globale Fettleibigkeit".

> „Die Nahrung, die wir zu uns nehmen, formt die Unmenge unterschiedlicher Körpertypen. Ja, die Nahrung!"

Der Begriff zeigt an, dass Fettleibigkeit zu einer ernst zu nehmenden Epidemie von globalem Ausmaß herangewachsen ist. Niemand ist immun gegen Fettleibigkeit. Sie kann jeden treffen, unabhängig von Alter, Geschlecht oder ethnischer Zugehörigkeit. Zum ersten Mal in der Geschichte der Menschheit besteht die reelle Möglichkeit, dass Kinder ihre Eltern aufgrund von übergewichtsbedingten Krankheiten nicht überleben werden. So kann es nicht weitergehen!

„Ich bin eine normale Frau mit alltäglichen Problemen, und lange habe auch ich überflüssige Kilos mit mir herumgetragen."

Hier kommt die Eat-Clean-Diät ins Spiel. Vor einigen Jahren begann ich damit, in der US-amerikanischen Frauenzeitschrift *Oxygen* über Eating clean zu schreiben. Meine Kolumne hilft bis heute vielen Menschen mit Gewichtsproblemen dabei, eine neue Ernährungsform zu entdecken und ihre Einstellung zum Thema Essen von Grund auf zu ändern. Die LeserInnen lernen eine wirksame Methode kennen, mit der sie in gesundem Tempo abnehmen, obwohl sie mehr essen als zuvor.

Ich bin eine normale Frau mit alltäglichen Problemen, und lange habe auch ich überflüssige Kilos mit mir herumgetragen. Im Buch werden Sie mehr aus meiner Vergangenheit erfahren. Um es kurz zu machen: Am Ende meines zweiten Jahrs an der Universität hatte ich mit fast 93 Kilo mein Höchstgewicht erreicht. Ich war damals 20 Jahre alt. Erst mit 42 nahm ich mir vor, an einem Bodybuildingwettbewerb teilzunehmen, und lernte wegen dieser Entscheidung den gewaltigen Effekt des Eating clean kennen. In meiner Kolumne berichtete ich jeden Monat von meinem Kampf mit den Kilos. Zuerst war ich zu schwer, dann zu dünn, und zuletzt landete ich als Covermodel auf der Titelseite. Meine LeserInnen fieberten mit mir mit und wollten mehr davon – bitte sehr!

Mehrere Jahre sind seitdem vergangen, und heute hat das Eat-Clean-Programm Hunderttausende von Anhängern, die alle ihre neu gewonnene Gesundheit, ihr Glück und ihr Schlanksein feiern. Herzlichen Glückwunsch! Eating clean ist ein Lebensstil, keine Turbodiät und auch keine Modeerscheinung, die bald vom nächsten Trend abgelöst wird. Falls Sie es noch nicht wissen sollten: Eating clean hat auch in Hollywood Einzug gehalten. Laut Boulevardpresse leben Stars wie Halle Berry, Nicole Kidman und Angelina Jolie gemäß den Eat-Clean-Regeln. Ich weiß, das wird Sie, meine kritischen LeserInnen, nicht sonderlich beeindrucken, aber wohl niemand ist mehr davon besessen, in Form zu bleiben als die Stars in Hollywood. Ist es nicht schön zu wissen, dass Sie in guter Gesellschaft sind?

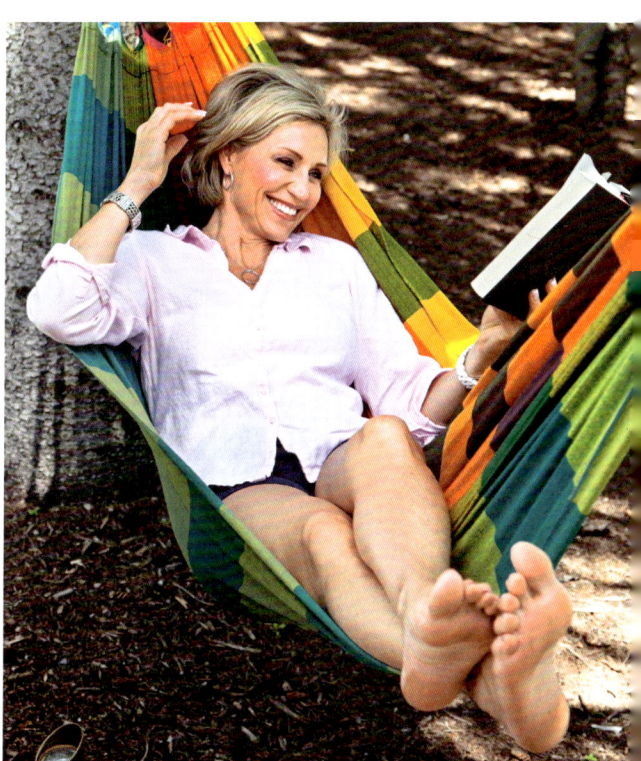

Das Eat-Clean-Phänomen ist Ihre Chance, Ihr Leben, Ihre Gesundheit und Ihr Wohlbefinden in den Griff zu kriegen. Kein Mensch will übergewichtig sein. Es ist wirklich eine Last, zu viel Gewicht herumzuschleppen. Beim Gerätetauchen brauchte ich einmal 13 Pfund Ballast, um absinken und das Korallenriff bestaunen zu können. Das Zusatzgewicht tat mir schon beim Gang zum Boot in den Knien und Hüften weh. Zum Glück konnte ich den Gürtel nach dem Tauchen ablegen und die Leichtigkeit spüren, wieder ich selbst zu sein. Auch Sie sollen dieses Gefühl von Leichtigkeit erleben. Unser Körper ist dafür gemacht, flink und wendig umherzulaufen oder leichtfüßig zu spazieren. Aus dem Leben mit einem gesunden, schlanken Körper lässt sich endlos viel Kraft und Freude schöpfen. Zusammen werden wir diese Freude wiederentdecken. Und damit können wir gleich anfangen.

Die Eat-Clean-Diät ist wohl deshalb so populär geworden, weil das Timing stimmt. Viele haben mir geschrieben, dass sie die Nase voll haben von dem, was derzeit als Essen verkauft wird. Sie wollen etwas Besseres. Sie haben es satt, krank, fett, mies gelaunt, deprimiert und energielos zu sein, ignoriert zu werden, kein Interesse mehr an Sex zu haben …

Eating clean passt wohl zum Zeitgeist, zu guten gesellschaftlichen Trends wie Recycling und Energiesparen. Ich kann die Welle der

> „Aus dem Leben mit einem gesunden, schlanken Körper lässt sich endlos viel Kraft und Freude schöpfen."

Veränderung förmlich spüren. Die Menschen fangen an, Fragen darüber zu stellen, was Nahrung eigentlich ist. Damit sind wir noch lange nicht am Ziel, aber zweifellos horchen wir auf und schenken dem Thema mehr Aufmerksamkeit. Und das müssen wir, denn die Gesundheit unserer Kinder hängt davon ab. Wenn wir nicht bald unsere Ernährungsweise ändern, werden die Konsequenzen verheerend sein. Da läuft einiges falsch, oder?

Eating clean ist Teil einer Welle der Veränderung, die uns Gesundheit und Wohlbefinden zurückbringt – etwas, worauf wir lange Zeit verzichtet haben. Die Idee, mit den nährstoffreichsten Lebensmitteln gesund zu werden, mag zu einfach, ja sogar naiv klingen. Sollten Sie am Potenzial von Eating clean zweifeln, probieren Sie es einige Wochen lang aus und essen Sie danach wieder die üblichen „Lebensmittel", die vollgepackt sind mit Zucker, die voll verarbeitet und chemisch belastet sind. Und dann sagen Sie mir, wie Sie sich fühlen. Viele berichteten mir, dass sie nicht fassen konnten, wie krank sie sich bei diesem Versuch fühlten. Das hohe Maß an Energie, das sie gespürt hatten, während sie sich clean ernährten, schwand mit jedem Bissen giftigen Essens, bis sie sich schlaff und kraftlos auf der Couch wiederfanden. Oft wissen wir nicht, wie gut etwas ist, bis wir es aufgegeben haben!

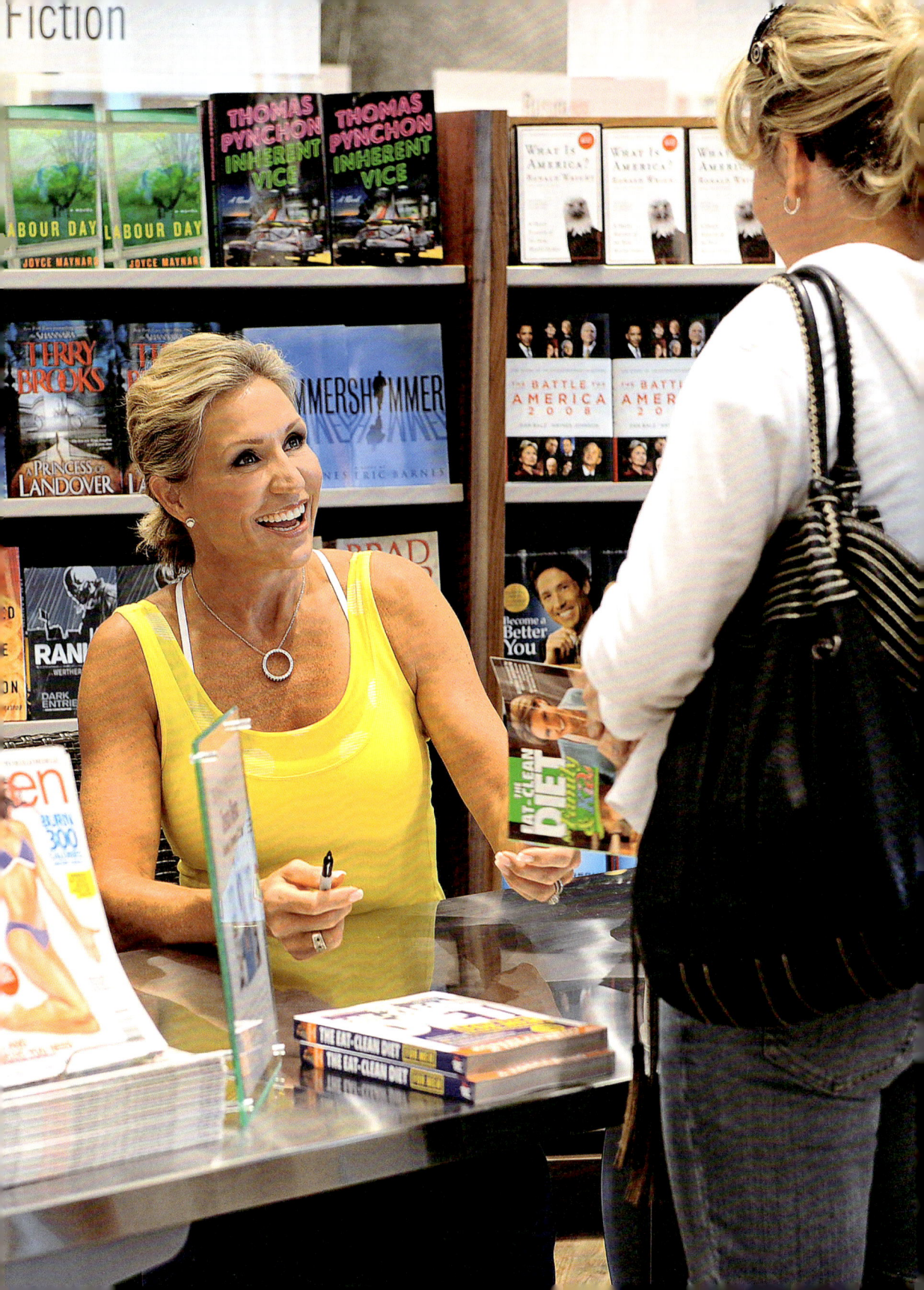

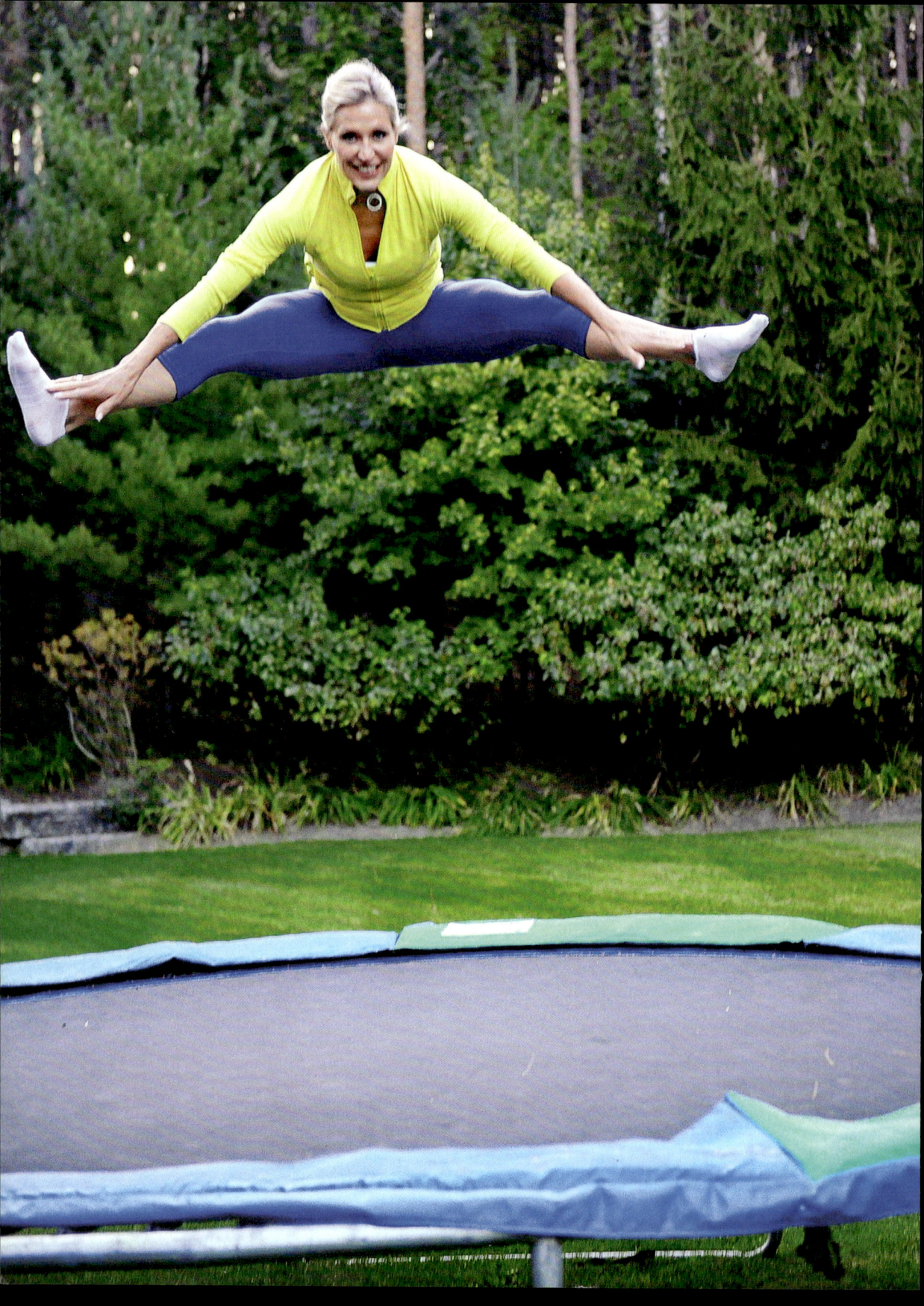

Die Grundsätze der Eat-Clean-Diät

WIE ICH EATING CLEAN ENTDECKTE

Würde es Sie überraschen, wenn ich Ihnen sage, dass Sie beim Eating clean mehr essen werden als vorher? Ich war perplex, als mir das bei meinen Vorbereitungen auf einen Bodybuildingwettbewerb bewusst wurde. Ich war keineswegs darauf aus, ein muskelbepacktes, bodybildendes Mannweib zu werden, war aber neugierig auf die Wettkampfvorbereitungen und darauf, wie ich meinen Körper zu ändern vermochte. Schon immer habe ich Rachel McLish für ihren schlanken, wohldefinierten Körper bewundert. So eine Figur wollte ich auch. Das war eine Form weiblicher Stärke, mit der ich würde leben können, selbst wenn mein eigener Körper genetisch nicht so begünstigt war wie ihrer.

Die Vorbereitungen begannen mit zwei simplen Anweisungen vom Trainer: „Wenn du zu einem Wettkampf willst, musst du mehr von den richtigen Lebensmitteln zu dir nehmen und klug trainieren." Das hörte sich einfach genug an, und ich esse gern. Bewusst mehr zu essen schien mir machbar. Die Umsetzung der Anweisungen meines damaligen Trainers erwies sich als Erleuchtung. Das Wichtigste, was ich in diesem Prozess lernte, war, dass der Körper nicht, wie ich immer dachte, überwiegend vom Training geformt wird. Vielmehr formt in erster Linie die Ernährung eine schlanke Figur, die richtige Art von Ernährung, die cleane Ernährung.

> „In erster Linie formt die Ernährung eine schlanke Figur."

Zu dieser Erkenntnis gelangte ich nach einigen Wochen, in denen ich unter Anleitung des Trainers häufiger zu essen versuchte und dabei fettarme Proteinspender mit komplexen, ballaststoffreichen Kohlenhydraten kombinierte. Als ich mich eines Morgens für die Arbeit anzog, fiel mein Blick auf meinen Lieblingsrock: ein Bleistiftrock aus Jeansstoff, den ich schon lange nicht mehr bequem tragen konnte – viel zu eng! An diesem Tag zog ich den Rock hoch, und er fiel zu Boden. Ich hatte so viel Fett verloren, dass er einfach über meine Hüften glitt, sogar mit geschlossenem Reißverschluss. Das war einer dieser Aha-Momente. Mir wurde bewusst, dass ich eine wundervolle Eigenschaft der gesunden Lebensmittel entdeckt hatte: Ich habe sie gegessen (in rauen Mengen!) und an Gewicht verloren.

Die bessere Auswahl der Lebensmittel, die ich aß, zusammen mit einem moderaten Maß an Training, vor allem Krafttraining, hatte die Veränderung ausgelöst. Zum Frühstück stopfte ich mich nun nicht mehr voll mit Toast mit Erdnussbutter und Marmelade, trank keinen Kaffee mit viel Milch und Zucker mehr, sondern aß eine Schüssel Haferflocken mit Leinsamen und gemischten Beeren und außerdem das Eiweiß von vier hart gekochten Eiern. Für mich als Eat-Clean-Neuling war das erstaunlich.

Hier möchte ich klarstellen, dass ich das Eat-Clean-Konzept nicht erfunden habe. Die Idee stammt ursprünglich aus der Fitnessszene, in der Hunderttausende Anhänger diese Art der Ernährung praktizieren. Bilder dieser Leute finden Sie in zahlreichen Fitnesszeitschriften. Beim Blättern bekommt man eine gute Idee davon, wie wirkungsvoll ein Paradigmenwechsel bei der Ernährung sein kann. Sie finden dort unzählige Beispiele für straffe, durchtrainierte Körper, die ihre Form zum Großteil dem Eating clean zu verdanken haben. Indem Sie eine Formel befolgen, die ich die Schön-und-gesund-Formel nenne, können auch Sie ihren Körperbau verändern, um schon bald wie die Athleten in den Sportmagazinen auszusehen, die Sie vielleicht schon lange bewundern.

Ich habe diese Formel selbst angewendet, um die (wie ich damals dachte) einschüchternden Wettkampfvorbereitungen zu bewerkstelligen, aber sie ist so wirkungsvoll, dass sie mittlerweile von Tausenden Eating-Clean-Anhängern befolgt wird. Und das besagt meine Formel:

DIE SCHÖN-UND-GESUND-FORMEL

80 % Ernährung

+ 10 % Vererbung + 10 % Training

= schöner und gesunder Körper

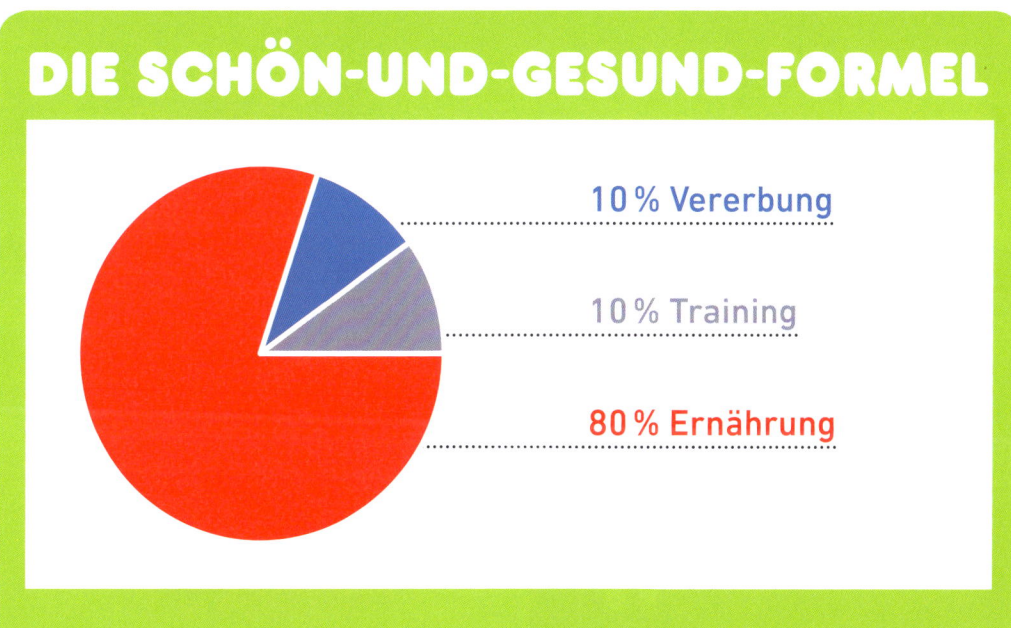

DIE SCHÖN-UND-GESUND-FORMEL

10 % Vererbung

10 % Training

80 % Ernährung

Sie fragen sich vielleicht, ob ich mich bei der Formel vertippt habe: Ernährung soll zu 80 % ausschlaggebend sein für einen schlanken, gesunden Körper? Wirklich? Bestimmt wundern Sie sich über diese Zahl. Bei meinen Seminaren habe ich häufig die Teilnehmer aufgefordert, zu schätzen, welcher Anteil auf das Konto der Ernährung geht. Beinahe jeder Teilnehmer schätzte den Einfluss der Ernährung auf 10 % ein, das Training mit 80 %. Bevor ich das Eating clean entdeckt hatte, dachte ich das auch. Und ich war überzeugt, dass man für einen tollen Körper den genetischen Hauptgewinn braucht. In gewisser Weise muss sicher jeder sein genetisches Päckchen tragen, das die Eltern ihm mitgegeben haben. Aber der Einfluss unserer Ernährung auf Figur und Gesundheit ist viel stärker, als Sie sich bislang vorstellen konnten.

Falls es Ihnen schwerfällt zu glauben, dass die Ernährung an erster Stelle steht, wenn es um Körperform und Gesundheit geht, lassen Sie uns kurz das Gegenteil von wohl-

geformten, gesunden Körpern betrachten oder kurz gesagt den Status quo in Sachen Gesundheit und Fitness bei den US-Amerikanern. Zum ersten Mal in unserer Geschichte stellen Wissenschaftler die Frage, ob Kinder aufgrund von stetiger und unkontrollierbarer Gewichtszunahme sowie einer nicht enden wollenden Vorliebe für „Anti-Essen" (so nenne ich es), kürzer leben werden als ihre Eltern. Die Fettsucht breitet sich hier wie überall auf der Welt in rasendem Tempo aus und geht mit zahlreichen Krankheiten einher. Diese Entwicklung hat eine Vielzahl von Gründen, jedoch spielen die größte Rolle die Qualität dessen, was wir zu uns nehmen, und unsere in Sachen Ernährung fast schon toxische Lebenswelt. Mit beiden Themen könnte man ganze Bücher füllen, und ich denke, es werden noch viele davon erscheinen.

Die Ernährungslandschaft hat sich verändert. Die Lebensmittelkonzerne betrachten Sie und mich als Freiwild oder besser gesagt als Mastvieh, an dem man in jedem Fall verdienen muss. Als Folge davon haben sich Undinge wie Fast Food, Drive-in, Supersize, All-you-can-eat, Stopf-dich-voll, Packung-auf-Wasser-drauf-und-rein-damit durchgesetzt.

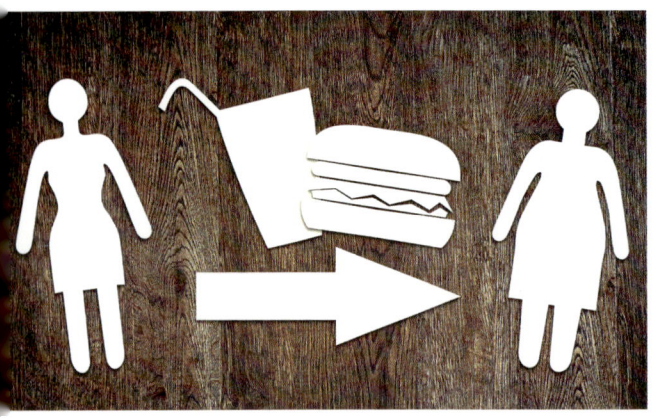

„Der Einfluss unserer Ernährung auf Figur und Gesundheit ist viel stärker, als Sie sich bislang vorstellen konnten."

Bei jeder Gelegenheit hält man uns Essen unter die Nase. Wo immer man ist, ob in der Schulcafeteria oder im Krankenhaus, man befindet sich laufend in einem nahrungsüberladenen Umfeld, und wir sind dem ziemlich wehrlos ausgeliefert. Wir sollen essen, essen, essen! Je mehr, desto besser. Man kann kaum noch einfach eine Tasse schwarzen Kaffee bestellen, ohne dass der Kellner einen fragt, ob man sich wirklich sicher ist, dass man weder Milch noch Zucker möchte. Selbst wenn man explizit sagt: „Nein danke, ich trinke ihn schwarz", bekommt man Milch und Zucker dazu. Ein Eiweißomelett ist per definitionem fettarm, und die bloße Idee, es mit Käse zu überbacken, ist lächerlich, wenn man schon das fette Eigelb weglässt. Viele Köche sind aber schon damit überfordert, ein Omelett nur aus Eiweiß zu machen, sodass sie einem trotz der ausdrücklichen Bitte, auf den Käse zu verzichten, die volle Ladung Cheddar draufhauen. So steht es eben in der Speisekarte, und Gott bewahre, dass Sie nicht das bekommen, wofür Sie bezahlt haben.

Immer mehr Essen in immer größeren Portionen zum besten Preis-Mengen-Verhältnis ist die eine Sache, die dazu führt, dass wir die Waage wegen unseres Bauchumfangs kaum noch ablesen können. Die andere ist die Qualität des Essens, mit dem wir konfrontiert sind. Unser Obst und Gemüse wird in jedem Stadium seiner Existenz, von der Aussaat bis zum tatsächlichen Konsum, buchstäblich mit Chemikalien vollgepumpt. Vor etwa 40 Jahren begann der Aufstieg der Ernährungsindustrie, und wir haben bis heute wenig Ahnung, was die Auswirkungen dieser „chemischen Kriegsführung" sind oder sein werden. Aber eines sieht man mit bloßem Auge: Jeder zwei Deutsche ist übergewichtig oder gar adipös, und das Problem verschlimmert sich zusehends.

Zurück zur Schön-und-gesund-Formel, die besagt, dass Ernährung zu 80 % für Figur und Gesundheit verantwortlich ist. Der Beweis für die Richtigkeit der Formel ist überall um uns herum zu sehen. Fragen Sie sich: Werden Sie in fünf Jahren noch genau so aussehen wie heute und sich genau so fühlen, wenn Sie an Ihrer jetzigen Ernährung und Ihrem jetzigen Lebensstil festhalten?

Letztendlich sind Sie selbst dafür verantwortlich, ein aktiveres Leben zu führen als bisher. Befolgen Sie die Empfehlungen des Eating clean, werden Sie mit Sicherheit unerwünschte Kilos los. Um Ihren Körper aber durch und durch zu renovieren, brauchen Sie auch ein engagiertes Krafttrainingsprogramm, kombiniert mit moderatem Kardio-Training. Sie werden überall im Buch Tipps finden, die Ihnen helfen, den Eat-Clean-Lifestyle in Ihr Leben zu integrieren.

„Jeder zwei Deutsche ist übergewichtig oder gar adipös, und das Problem verschlimmert sich zusehends."

WAS SIND DIE GRUNDSÄTZE DER EAT-CLEAN-DIÄT?

Ihre Ernährung entscheidet über den Erhalt von Gesundheit und Wohlbefinden. Ernähren Sie sich schlecht, werden Sie krank und dick; ernähren Sie sich gut, werden Sie strotzen vor Gesundheit und Lebensfreude. Sie werden so gut aussehen, dass Sie sich selbst nicht wiedererkennen werden! Wie gelangen wir denn nun dorthin – und das möglichst schnell? Rechts finden Sie eine Tabelle mit den Grundsätzen des Eating clean. Die linke Spalte enthält die acht Gebote des Eat-Clean-Lifestyles, die rechte sagt Ihnen, welche Ernährungsgewohnheiten Sie künftig meiden sollten. Eating clean verbietet nicht alles, was Ihnen schmeckt, und Sie sollen keineswegs hungern! Machen Sie sich aber bewusst, dass manches, was Sie eventuell laufend konsumieren, eher in meine Kategorie „Anti-Nahrungsmittel" fällt. Sie sollten diese unbedingt meiden, da sie Ihre Gesundheit und Ihre Figur ruinieren.

Seien Sie beim Lesen der Do's und Dont's offen für eine radikale Ernährungsänderung, also den Sprung ins kalte Wasser, wie ich ihn gewagt habe, also dafür Ihre Ernährung sofort und ganz auf Eating clean umzustellen. Ich konnte gar nicht anders. Ich muss eine Sache entweder von Beginn an richtig durchziehen oder ganz bleiben lassen. Wenn ich zu nachsichtig mit mir bin, erreiche ich nie, was ich mir vorgenommen habe. Falls Sie standhafter sind, können Sie für den Anfang nur ein oder zwei der aufgeführten Dinge von Ihrem Speiseplan streichen und schrittweise weitere Veränderungen vornehmen, um sich den Übergang zu erleichtern. Als eines dieser ersten Nahrungsmittel schlage ich Ihnen den Zucker vor. Ich konnte einem jungen Vater dabei helfen, seinen Bauchumfang drastisch zu reduzieren und nicht mehr auf seine Apnoe-Beatmungsmaske angewiesen zu sein, indem ich ihn überredete, auf seine zehn (!) Gläser Limonade am Tag zu verzichten. Sonst musste er kaum etwas ändern. Jetzt hat dieser Mann, der früher weder seine Füße sehen noch mit seiner Frau intim werden konnte, seine Energie zurück und nimmt an Triathlons teil. Es gibt unzählige solche Erfolgsgeschichten.

Sehen Sie Eating clean als Lebensstil und nehmen Sie die Veränderungen vor, von denen Sie sicher sind, dass Sie sich ab sofort daran halten können. Falls Sie so gepolt sind wie ich und nach der Devise „Ganz oder gar nicht" leben, stürzen Sie sich Hals über Kopf in Ihre neue Art zu leben und vertrauen Sie mir, dass Sie etwa 3 Pfund pro Woche verlieren werden. Wenn Sie Ihre Ernährung schrittweise umstellen möchten, was genauso anerkennenswert ist, tun Sie das; aber entscheiden Sie sich genauso kompromisslos für das Eating clean und nehmen Sie Schritt für Schritt immer mehr gute Gewohnheiten an, wenn Sie so weit sind.

„Seien Sie beim Lesen der Do's und Dont's offen für eine radikale Ernährungsänderung."

DIE EAT-CLEAN-GRUNDSÄTZE

DO'S:
WAS SIE TUN SOLLTEN

- Essen Sie öfter: täglich sechs kleine Mahlzeiten.

- Frühstücken Sie jeden Tag innerhalb einer Stunde nach dem Aufstehen.

- Essen Sie zu jeder Mahlzeit eine Kombination aus fettarmen Proteinbringern und komplexen Kohlenhydraten.

- Nehmen Sie täglich ausreichend (zwei bis drei Portionen) gesunde Fette zu sich.

- Trinken Sie täglich zwei bis drei Liter Wasser.

- Packen Sie jeden Tag eine Kühlbox mit cleanen Lebensmitteln und nehmen Sie sie mit!

- Beziehen Sie Ihre Vitamine, Ballaststoffe, Nährstoffe und Enzyme aus frischem Obst und Gemüse.

- Halten Sie sich an angemessene Portionsgrößen.

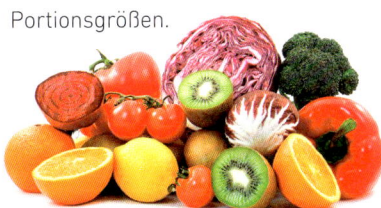

DON'TS:
WAS SIE MEIDEN SOLLTEN

- Meiden Sie alle übermäßig verarbeiteten Nahrungsmittel und vor allem Weißmehl und Zucker.

- Meiden Sie Lebensmittel, die mit Chemikalien belastet sind.

- Meiden Sie Nahrungsmittel mit Konservierungsstoffen.

- Verzichten Sie auf künstliche Süßstoffe.

- Verzichten Sie auf künstliche Lebensmittel (wie etwa Schmelzkäsescheiben).

- Meiden Sie gesättigte Fettsäuren und Transfette.

- Verzichten Sie auf zuckerhaltige Getränke inklusive Cola und Säfte.

- Verzichten Sie auf Alkohol oder tun Sie Ihr Bestes, um den Konsum einzuschränken.

- Meiden Sie alle hochkalorischen Nahrungsmittel mit geringem oder ohne Nährwert. Ich nenne sie „Anti-Nahrungsmittel".

- Essen Sie keine Großportionen.

DIE EAT-CLEAN-GRUND-SÄTZE KURZ ERKLÄRT

Hier finden Sie eine kurze Erklärung der einzelnen Prinzipien. Lassen Sie sich davon nicht entmutigen. Die Grundsätze des Eating clean sind so leicht zu befolgen wie das tägliche Zähneputzen oder Haarebürsten. Wenn Sie sich dafür entscheiden, auch nur ein einziges der Prinzipien zu befolgen, leben Sie schon gesünder. Jeder Schritt wird Ihnen mehr Energie verleihen und ist absolut machbar. Stellen Sie sich nur vor, was alles passieren könnte, wenn Sie es sich in den Kopf setzten, alles jetzt sofort umzusetzen!

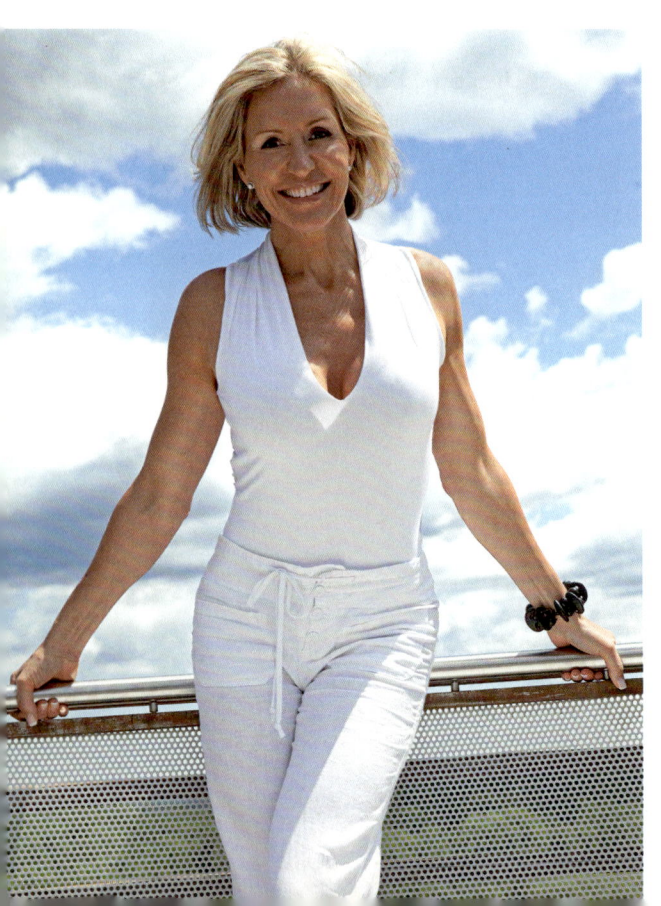

MEHR ESSEN: SECHS KLEINE MAHLZEITEN AM TAG!

Lesen Sie das noch einmal. Hat Ihnen jemals einer gesagt, Sie würden abnehmen, wenn Sie mehr essen? Wohl kaum. Kein Buch, kein Gesundheitsexperte würde Ihnen einen Ratschlag geben, der auf den ersten Blick so lächerlich erscheint. Sicher sind viele von Ihnen von der Methode überzeugt, ganze Mahlzeiten auszulassen. Aber mehr zu essen ist einer der effektivsten Wege zum Abnehmen! Statt nur dreimal am Tag zu essen oder sogar noch seltener, werden Sie von nun an mehr Mahlzeiten essen. Ihr neues Ziel sind täglich sechs Mahlzeiten. Wie viele sind das jährlich? 2190! Jede davon ist essenziell für Ihre Gesundheit, ausschlaggebend für Ihr persönliches Glück und darf auf keinen Fall ausgelassen werden, wenn Sie mit Eating clean Erfolge verbuchen möchten. Verabschieden Sie sich von dem Irrglauben, dass Sie mit seltenerem Essen abnehmen könnten. Weniger Mahlzeiten sind in Wahrheit der uneffektivste Weg.

Wie kann es nur angehen, dass man unerwünschte Kilos verliert, indem man häufiger isst? Genau das habe ich mich auch gefragt, als ich mit dem Eating clean anfing. Die Antwort hat zwei Aspekte: Es ist so simpel wie nachvollziehbar, dass Sie Ihren Stoffwechsel stimulieren, wenn Sie häufiger essen, und dass Sie damit zugleich verhindern, dass Sie allzu hungrig werden. Denken Sie daran, wie oft ein Baby gestillt oder gefüttert wird: normalerweise alle drei Stunden.

Das stellt sicher, dass das Baby stets ausreichend mit Nährstoffen versorgt und sein Hunger gestillt ist. Die Nährstoffzufuhr lässt alle Stoffwechselvorgänge reibungslos ablaufen. Es ist uns in die Wiege gelegt, dass wir alle drei Stunden etwas zu essen benötigen; auch im Erwachsenenalter. Sobald Sie damit anfangen, alle drei Stunden zu essen, werden Sie schnell die Vorteile begreifen, die eine erhöhte Essensfrequenz mit sich bringt. Meine einzige Warnung: Verwechseln Sie nicht das häufigere Essen mit der Erlaubnis, alles in sich hineinzustopfen, was Ihnen in die Finger kommt, und riesige Portionen zu essen. Sie müssen Ihre Portionsgrößen verkleinern. Es geht darum, die richtigen Nahrungsmittel in angemessenen Mengen häufiger zu essen, sodass Hungerattacken keine Chance haben. Jede Mahlzeit sollte dem Stoffwechsel einheizen und nur die nährstoffreichsten Lebensmittel enthalten: cleane Lebensmittel. Essen sollte für Sie mit einem Gefühl der Verantwortung für Ihre Gesundheit und Ihr Wohlbefinden verbunden sein.

> „Jede Mahlzeit sollte dem Stoffwechsel einheizen und nur die nährstoffreichsten Lebensmittel enthalten: cleane Lebensmittel.“

SECHS MAHLZEITEN AM TAG: DER ZEITPLAN

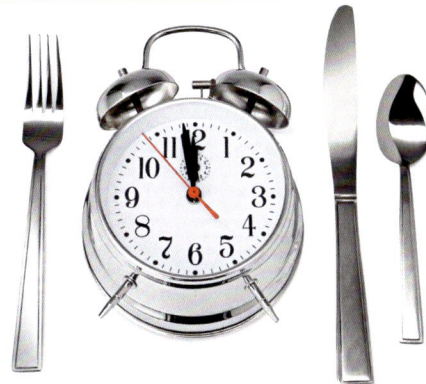

7:00 h – 1. Frühstück

10:00 h – 2. zweites Frühstück

13:00 h – 3. Mittagessen

16:00 h – 4. Nachmittagssnack

19:00 h – 5. Abendessen

22:00 h – 6. Nachtmahlzeit

Personalisieren: Passen Sie den Plan Ihren persönlichen Wach- und Arbeitszeiten sowie Essensgewohnheiten an.

Hungrig? Je nachdem, wie aktiv Sie während des Tages sind, kann es auch sein, dass Sie alle zweieinhalb Stunden essen müssen.

EIN TYPISCHER EATING-CLEAN-TAG VON TOSCA

7:00 Uhr | Frühstück

- 50 g Haferflocken in 250 ml Wasser aufgekocht, mit je 2 EL geschrotetem Leinsamen, Weizenkeimen und Blütenpollen vermischt und mit 35 g gemischten Beeren bestreut.
- 4 Eiweiße, entweder als Omelett oder hart gekocht, plus 1 Eigelb (separat vom Haferbrei essen)
- 1 Tasse ungesüßter schwarzer Kaffee oder grüner Tee
- 1 Liter Wasser

10:00 Uhr | zweites Frühstück

- 1 Apfel mit 2 EL naturbelassener Nussbutter oder 1 knappe Handvoll ungesalzene rohe Mandeln
- 1/2 Liter Wasser

13:00 Uhr | Mittagessen

- 150 g Thunfisch natur (Dose; im Aufguss) auf 450 g Spinatblätter, 1 geraspelte Karotte, 1/2 gewürfelte Paprikaschote und 1 Tomate. Als Dressing 1 EL Avocadoöl vermischt mit 2 EL Zitronen- oder Limettensaft und 2 EL geschroteten Leinsamen
- 1/2 Liter Wasser

15:30 Uhr | Nachmittagssnack

- 150 g gegrillte oder gebratene Hähnchenbrust ohne Haut
- 150 g gemischtes gedünstetes oder dampfgegartes Gemüse
- 1/2 Liter Wasser

18:30 Uhr | Abendessen

- 150 g gegrillter oder gebratener Lachs
- 1/2 Süßkartoffel aus dem Ofen, bestreut mit Schnittlauchröllchen und 1 EL Kürbiskernöl
- 250 g gemischtes gedünstetes oder dampfgegartes Gemüse
- 1/2 Liter Wasser
- 1 Tasse ungesüßter grüner Tee

21:30 Uhr | Nachtmahlzeit

Die letzte Mahlzeit des Tages: Ich nehme sie täglich zu mir, aber falls Sie wirklich nicht hungrig sind, können Sie darauf verzichten. Entscheiden Sie selbst, ob Sie ein Nachtessen brauchen.

- 125 ml Kefir mit 1/2 klein gewürfelten Apfel oder 70 g gemischten Beeren

oder

- 1 Apfel mit 1 kleinen Handvoll ungesalzenen rohen Nüssen oder 1 EL naturbelassener Nussbutter
- 1/2 Liter Wasser

und/oder

- 1 Tasse ungesüßter Kamillentee

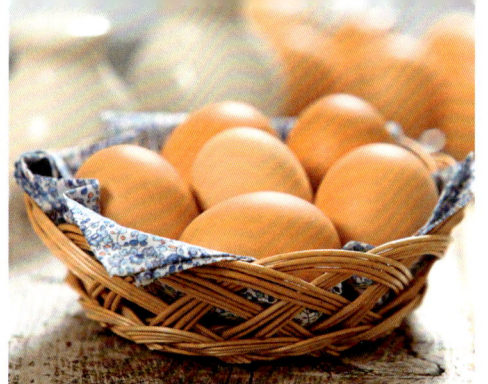

WIE VIEL PROTEIN?

Eating clean umfasst mehrere kleine Portionen fettarmer, eiweißreicher Nahrung täglich, kombiniert mit komplexen Kohlenhydraten. Viele LeserInnen haben mich gefragt, wie viel Protein für sie ausreiche. Dem US-amerikanischen *Institute of Medicine* zufolge benötigt ein normalgewichtiger Erwachsener pro Kilogramm Körpergewicht mindestens 0,8 Gramm Protein am Tag, damit der Körper nicht auf seine Eiweißreserven zurückgreifen muss. Abgesehen von dieser Richtlinie gibt es wenige zuverlässige Informationen über den optimalen Anteil der Proteine an der Ernährung insgesamt, über die ideale tägliche Kalorienmenge aus Eiweißquellen oder über die beste Art von Proteinen. Ein guter und sicherer Ausgangswert sind 0,4 Gramm pro Pfund Körpergewicht allemal; allerdings deckt diese Menge nicht den Eiweißbedarf eines sehr aktiven Menschen, der häufiger als dreimal pro Woche Sport treibt, erst recht wenn es sich um Krafttraining handelt. Wer körperlich so aktiv ist, braucht fast doppelt so viel Eiweiß wie jemand, der einen bewegungsarmen Lebensstil hat. Bevorzugen Sie hochwertige Eiweißquellen wie Nüsse, Samen, Hülsenfrüchte, Quinoa, Tofu, Geflügel, Rind, Eier und Fisch.

FRÜHSTÜCKEN SIE JEDEN TAG!

Ich widme dem Thema Frühstück ein ganzes Kapitel (ab Seite 49). Hier vorab ein paar Worte dazu, wie wichtig diese tägliche Premium-Mahlzeit ist. Das *National Weight Control Registry*, ein Institut für Gewichtskontrolle und Diabetesforschung in den USA, hat belegt, dass Menschen, die 30 Pfund oder mehr abgenommen haben und ihr neues Gewicht halten konnten, dies mit der Hilfe eines täglichen Frühstücks geschafft haben. Die Morgenmahlzeit verhilft uns zu einer besseren Nährstoffaufnahme, und es ist nachgewiesen, dass Frühstücksfreunde im Lauf des Tages weniger gesättigte Fettsäuren und Cholesterin zu sich nehmen als Menschen, die morgens fasten.

Ein ähnliches Ergebnis liefert eine Studie der Marktforschungsfirma *Nielsen* über Essgewohnheiten in den USA. Frauen, die täglich ein auf Cerealien basierendes Frühstück zu sich nehmen, wiegen in der Regel 4,1 Kilo weniger als Frauen der Vergleichsgruppe, die morgens auf Cerealien verzichten. Männliche Cerealien-Liebhaber waren 2,7 Kilo leichter als die Männer der Vergleichsgruppe.

Wohl jeder hat schon einmal auf das Frühstück verzichtet in dem Glauben, dadurch abzunehmen. Zunächst scheint das ja sinnvoll. Wer weniger Kalorien zu sich nimmt, sollte rein rechnerisch Gewicht loswerden. Aber der Mensch ist nicht das Ergebnis einer Gleichung. Jeder ist ein Unikat, und wie der Körper funktioniert, variiert von Mensch zu Mensch. Erbsenzählen reicht nicht zum Abnehmen. Wer das Thema durch die Brille eines Buchhalters sieht, ignoriert die vielen anderen Faktoren, die zum Fettabbau in unserem Körper führen, und auch warum manche Pölsterchen sich so hartnäckig halten – besonders an den Problemzonen. Dass Menschen, die frühstücken, viel öfter eine bessere Figur haben als Nichtfrühstücker, widerlegt die Zahlenlogik sowieso.

Mit dem täglichen Frühstück sorgen Sie dafür, dass Ihr Körper gut genährt und zufrieden ist, und führen ihm zugleich genug Energie zu. Die macht uns produktiv – das Schulkind wie den Manager. Für Sie ist das tägliche Frühstück die erste von vielen Änderungen, mit denen Sie ein für alle Mal die lästigen Fettreserven schmelzen lassen, ob 2 oder 50 Kilo.

FETTARME PROTEINBRINGER UND KOMPLEXE KOHLENHYDRATE ZU JEDER MAHLZEIT!

Wie gesagt hilft uns häufigeres Essen, schlank und gesund zu bleiben, und bewahrt uns vor Hungerattacken. Daraus wird allerdings nichts, wenn Sie gewohnheitsmäßig süße Teilchen mampfen und zum Frühstück kübelweise Limonade trinken. So wie Ihr Auto schlecht fährt, wenn Sie immer verunreinigtes Benzin tanken, so funktioniert auch der menschliche Körper mit minderwertigem Treibstoff nicht optimal. Wenn Sie Sachen ohne Nährstoffe essen, wird Ihr Hunger danach umso größer sein, und Sie spüren nie eine wirkliche Befriedigung oder Sättigung. Vielleicht kennen Sie das träge, benommene Gefühl, das manche von uns nachmittags überkommt. Es ist, als wäre man frontal gegen eine Wand gelaufen; man hat nicht einmal genug Energie, um ans Telefon zu gehen. Vergleichen Sie diesen Zustand mit dem Gefühl praller Energie, das der Lohn für eine bessere Wahl Ihres Essens ist, werden Sie sich für hochwertige Produkte als Treibstoff entscheiden. Dieser besteht in erster Linie aus fettarmen Eiweißquellen kombiniert mit komplexen Kohlenhydraten, die Sie zu jeder Mahlzeit zu sich nehmen. Auch ohne Fachwissen über Lebensmittelchemie kann jeder verstehen, dass es entscheidend ist, ob man sich nährstoffarme oder nährstoffreiche Lebensmittel zuführt. Man spürt den Unterschied an dem großen Energieplus, der gesteigerten Lebensfreude und dem Gefühl, seinem Körper etwas Gutes zu tun. Laut Lee Labrada, Fitness-Guru und Autor des Buches *The Lean Body Promise* (etwa „Das Versprechen der Schlankheit"), verlangsamen fettarme Proteinquellen in Verbindung mit komplexen Kohlenhydraten außerdem die Verarbeitung von Kohlenhydraten zu Fett. Essen Sie also immer diese Kombination.

> „Mit dem täglichen Frühstück sorgen Sie dafür, dass Ihr Körper gut genährt und zufrieden ist."

DIE HAUPTNÄHRSTOFFE

AUFSCHLÜSSELUNG DER NÄHRSTOFFE

Wie viel Protein, komplexe Kohlenhydrate und gesunde Fette sollten Sie am Tag zu sich nehmen? Versuchen Sie, sich täglich an folgende Mengen zu halten:

55 % komplexe Kohlenhydrate + 27 % fettarme Proteinquellen + 18 % gesunde Fette = Tageszufuhr für eine gesunde Ernährung

Anmerkung: Diese Prozentangaben sind das Optimum, aber Sie müssen sich nicht starr daran halten. Wenn Sie die richtigen Mengen fettarme Proteinbringer und komplexe Kohlenhydrate essen, ergibt sich die ideale prozentuale Verteilung meist von selbst.

PROTEINE

Essen Sie täglich sechs Portionen Eiweiß. Die Hauptquellen sind Fleisch, Geflügel, Fisch und Eier. Auch Milchprodukte und manche Sorten Gemüse und Hülsenfrüchte liefern Eiweiß. Tofu, Chiasamen, Quinoa und Hanfsamen bieten „komplette" Proteine und damit alle essenziellen Aminosäuren, die wir benötigen. „Unvollständige" pflanzliche Proteine müssen mit anderen kombiniert werden, um dem Körper alle essenziellen Aminosäuren zuzuführen.

Beispiele für fettarme Proteinquellen

- Bohnen aller Art
- Eier
- Frischfisch wie Kabeljau, Lachs, Buntbarsch etc.
- Hähnchenbrust
- Hüttenkäse, fettarm
- Kefir
- Kichererbsen
- Linsen
- Naturjoghurt, fettarm

- Nussbutter, naturbelassen (Mandel-, Cashew-, Erdnussbutter etc.)
- Nüsse und Samen, roh und ungesalzen
- Putenhackfleisch, mager
- Räucherlachs
- Rinderfilet/-lende
- Schweinefilet/-lende
- Tempeh
- Thunfisch (Dose mit Aufguss, nicht Öl)
- Tofu

Anmerkung: Dies ist keine vollständige Auflistung.

KOHLENHYDRATE

Es gibt zwei Gattungen von Kohlenhydraten, nämlich einfache und komplexe. Einfache wie zum Beispiel Weißmehl und Kristallzucker werden im Körper sehr schnell aufgespalten und lassen den Blutzuckerspiegel geradezu Achterbahn fahren. Meiden Sie einfache Kohlenhydrate möglichst – mit einer Ausnahme: Essen Sie Obst. Frische Früchte liefern viele Vitamine und andere Nährstoffe. Der darin enthaltene Fruchtzucker zählt zwar zu den einfachen Kohlenhydraten, aber die Pflanzenfasern (Ballaststoffe) aus den Früchten bremsen die Kohlenhydrataufspaltung so, dass der Blutzuckerspiegel nicht rasant ansteigt. Komplexe Kohlenhydrate sind ballaststoffreich und fördern die Verdauung. Sie versorgen uns mit Energie, machen uns satt und zufrieden und stabilisieren den Blutzuckerspiegel. Viele Sorten Gemüse, Obst und Vollkornprodukte zählen zu den komplexen Kohlenhydraten.

Stärkehaltige komplexe Kohlenhydrate

Essen Sie täglich zwei bis vier Portionen komplexe Kohlenhydrate aus Vollkornprodukten oder anderen stärkehaltigen Kohlenhydratquellen.

Stärkehaltige komplexe Kohlenhydrate aus Vollkorn

- Amaranth
- Buchweizen
- Bulgur
- Grießbrei
- Haferflocken
- Hirse
- Naturreis (brauner Reis)
- Quinoa*
- Vollkornnudeln
- Weizenkeime

Stärkehaltige komplexe Kohlenhydrate aus pflanzlichen Quellen

- Bananen
- Bohnen (Kidney-, Navy-, Pinto- und Sojabohnen)*
- Erbsen*
- Karotten
- Kartoffeln
- Kichererbsen*
- Linsen*
- Radieschen
- Süßkartoffeln
- Yamswurzel

* proteinreiche komplexe Kohlenhydrate, die auch als Proteinquelle genutzt werden können
   Anmerkung: Dies sind keine vollständigen Auflistungen.

KOHLENHYDRATE AUS OBST UND GEMÜSE

Essen Sie täglich vier bis sechs Portionen frisches Obst und Gemüse. Beim **Tagespaket 1** (Seite 233), sollten Sie überwiegend faserreiche Pflanzenkost und Blattgemüse essen.

Komplexe Kohlenhydrate mit hohem Wassergehalt

- Artischocke
- Aubergine
- Blumenkohl
- Brokkoli
- Kresse
- Grünkohl
- Gurke
- Kopfsalat
- Okraschoten
- Rosenkohl
- Rote-Bete-Blätter
- Sellerie
- Spargel
- Spinat
- Steckrübe
- Tomaten
- Weißkohl
- Zucchini
- Zwiebeln

Komplexe Kohlenhydrate aus Obst

- Apfel
- Beeren
- Birne
- Granatapfel
- Grapefruit
- Kiwi
- Litschis
- Mango
- Melone
- Orange
- Papaya
- Passionsfrucht
- Pflaumen
- Trauben
- Trockenfrüchte (in Maßen)
- Zitrusfrüchte

GESUNDE FETTE (ESSENZIELLE FETTSÄUREN)

Gesunde Fette sollten etwa 18 % Ihrer Nahrung ausmachen. Essen Sie täglich zwei bis drei Portionen Fisch, Nüsse, Samen und gesunde Öle. Leinsamen und Fisch enthalten Omega-3-Fettsäuren. Omega-6-Fettsäuren liefern Sonnenblumen-, Distel-, Mais- und Sojabohnenöl, außerdem schwarze Johannisbeeren, Gurkenkraut (Borretsch), Nachtkerzenöl und Milchprodukte aus Heumilch. [Quelle: Nina Planck: Real Food. Bloomsbury Publishing, 1971, S. 171]

Beispiele für gesunde Fettquellen

- Avocados
- Cashewkerne
- Distelöl
- Haselnussöl
- Kaltwasserfisch
- Kürbiskernöl
- Leinsamen
- Mandeln
- Nussbutter
- Olivenöl
- Pekannüsse
- Sonnenblumenkerne
- Walnüsse

Anmerkung: Dies sind keine vollständigen Auflistungen.

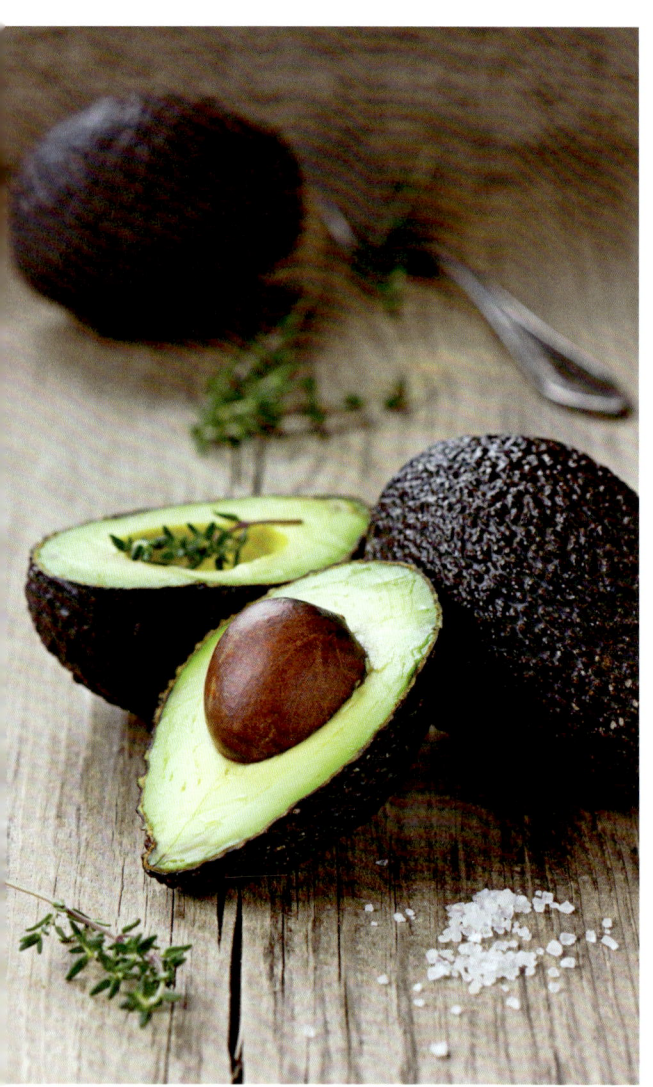

„Wir gehen davon aus, dass es besser ist, kein Fett zu essen, da es uns fett macht."

ESSEN SIE GENÜGEND GESUNDE FETTE!

Fett ist der Sündenbock der Ernährungswelt. Wir gehen davon aus, dass es besser ist, kein Fett zu essen, da es uns – nun ja – fett macht. Beim Fleisch schneiden wir die fetten Teile weg, und Schmalz meiden wir sowieso, genau wie Butter und andere Fette in Milchprodukten. An uns selbst hassen wir es am meisten. Als Wissenschaftler eine Verbindung zwischen gesättigten Fettsäuren und Herzerkrankungen entdeckten, stempelten sie Fett schnell als Killer ab und arbeiteten fortan daran, chemisch erzeugte Alternativen herzustellen – Transfette und raffinierte (konzentrierte) Kohlenhydrate. Während wir früher tierische Fette aßen, essen wir jetzt Fettimitate, was weitaus gefährlicher ist!

Ich zitiere hier Jennifer McLagan aus ihrem Buch, in dem sie das Fett rehabilitiert *(Fat. An Appreciation of a Misunderstood Ingredient)*: „Wir müssen unsere Beziehung zu Fett überdenken. Nach Jahrzehnten der 'Low-Fat,-Propaganda ist das meiste, was wir über Fett zu wissen glauben, falsch:
- **Alle tierischen Fette sind gesättigt. Falsch.**
- **Fett zu essen macht uns fett. Falsch.**
- **Fettarme Ernährung tut uns gut. Falsch."**

Ein Fettmolekül ist ein Energieträger, der entweder schnell verstoffwechselt wird oder eben nicht. Das hängt vor allem von der Beschaffenheit des Moleküls ab, aber Biochemie würde unseren Rahmen hier sprengen ... Sie sollten

aber wissen, dass manche Fette für die bestmögliche Gesundheit und optimale physische
Verfassung notwendig sind. Viele Ärzte be-
tonen, wie wichtig Omega-3-Fettsäuren sind,
da das Gehirn sie braucht, um Depressionen
abzuwenden. Puh! Ja, um abzunehmen und
Ihren Körper dauerhaft attraktiv zu halten,
müssen Sie Fett essen. Aber es kommt auf die
Art und Menge an.

Die besten Fette liefern fettreiche Kaltwas-
ser- und magere Warmwasserfische. Zu den
ersteren zählen Saibling, Lachs, Heilbutt und
Forelle, zu den letzteren Goldmakrele, Wahoo,
Red Snapper, Tilapia (Buntbarsch), Zacken-
barsch und noch viele mehr. Abgesehen von
Fisch finden sich gesunde Fette in den Nüssen,
Samen, Kernen und Ölen vieler Pflanzen,
unter anderem von Sonnenblumen, Avocados,
Oliven, Erdnüssen und Raps, sowie in einigen
Gemüsesorten. Diese gesunden Fette unterstützen die Verdauung. Ein Mangel würde sie
zum Erliegen bringen, und Sie würden verhun-

gern, obwohl Sie mengenmäßig genug essen.
Der Körper funktioniert ohne Fett nicht richtig.

Industriell verarbeitete Fette sind im Gegensatz zu den gesunden natürlichen Sorten
gefährlich für den Körper. Sie bringen eine
Menge Probleme mit sich, wie sich allmählich
abzeichnet: Transfette werden mit Krebserkrankungen assoziiert, während der in
Deutschland, der Schweiz, Österreich und
in den USA übliche übermäßige Verzehr von
Omega-6-Fettsäuren zu chronischen Entzündungen, Depression, Krankheit, Fettleibigkeit
und Herzleiden führt.

Transfette und industriell hergestellte Fette
sind äußerst instabil. Wenn man sie falsch
lagert oder erhitzt, bis es zu rauchen beginnt,
oder wenn man sie – wie in vielen Fritteusen
– zu lange in Gebrauch hält, oxidieren sie. Dann
entstehen gefährliche freie Radikale, die zu
den verschiedensten Krankheiten führen.

„Industriell verarbeitete
Fette sind im Gegensatz
zu den gesunden natür-
lichen Sorten gefährlich
für den Körper."

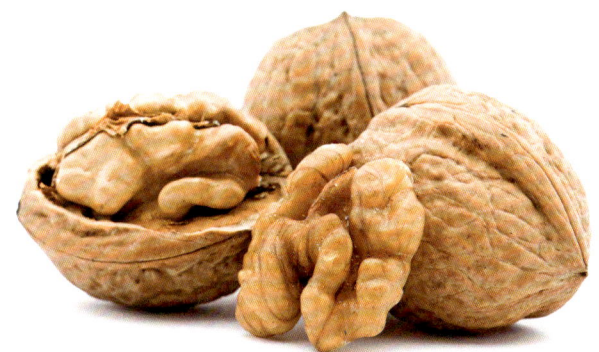

TRINKEN SIE REICHLICH WASSER!

Sie fragen sich vielleicht, warum Wasser bei jeder der sechs Eat-Clean-Mahlzeiten am Tag auf dem Plan steht. Vielen fällt es schwer, oft genug Wasser zu trinken; manchen kommt es gar nicht in den Sinn. Nach meiner Erfahrung wird Wasser als Teil jeder Mahlzeit bald Routine. So trinke ich tagsüber automatisch genug. Viele haben kein ausreichendes Durstgefühl. Der trockene Mund ist kein guter Gradmesser. Wenn er bereits trocken ist, ist es eigentlich schon zu spät. Besonders Ältere laufen Gefahr, dehydriert zu sein, da das Durstgefühl im Alter abnimmt. Indem Sie Wassertrinken zum Teil Ihres Speiseplans erklären, machen Sie es zu einer einfachen, gesunden Gewohnheit, die Sie umso schneller annehmen werden.

Wasser ist die Grundlage allen Lebens und besteht aus zwei regelrechten Power-Atomen: Wasserstoff und Sauerstoff. Wasser spielt eine Hauptrolle im Eat-Clean-Schlachtplan, denn sowohl das Abnehmen als auch das Halten des erreichten Gewichts hängen von einer ausreichenden Wasserzufuhr ab. Wenn Sie das Bedürfnis Ihres Körpers nach Wasser ignorieren, kann es leicht passieren, dass Sie Trinken durch Essen ersetzen. Sie verwechseln also Ihren Hunger nach Wasser mit einem Hunger nach Festem. Deswegen empfehlen viele Diäten, vor jeder Mahlzeit ein Glas Wasser zu trinken. So geben Sie sich und Ihrem Körper die Chance zu entscheiden, ob man wirklich Hunger oder einfach nur Durst hat. Umgekehrt gilt chronische Dehydrierung als Ursache von Fettleibigkeit. Die Lösung des Problems? Trinken Sie mehr Wasser!

Unser Körper besteht zu 75 % aus Wasser, wovon der Großteil in der Haut steckt, dem größten Organ. Wasser ist unabdingbar für die Zellfunktionen auf allen Ebenen, es hilft, die Körpertemperatur zu regulieren, hält die Gelenke beweglich und das Gewebe elastisch.

Ohne genug Wasser kein Gewichtsverlust! Wenn Sie kaltes Wasser trinken, wird der Stoffwechsel um bis zu 30 % angekurbelt, weil Ihr Körper das Wasser auf Körpertemperatur bringen muss. Erstaunlicherweise besteht Muskelgewebe überwiegend aus Wasser. Wenn Muskelzellen voll Wasser sind, sorgen sie dafür, dass der Muskel definiert aussieht, und stärken die Fähigkeit des Körpers, Fett zu verbrennen. Muskelgewebe ist metabolisch aktiv, braucht also pausenlos „Brennstoff". Achten Sie deshalb gut auf Ihr Durstgefühl! Wenn man ausreichend mit Wasser versorgt ist, unterdrückt dies auch den Appetit und schwächt Gelüste ab. Wählen Sie Wasser als Durstlöscher. Versuchen Sie über den Tag verteilt etwa zehn Gläser zu trinken oder mindestens zwei bis drei Liter.

NEHMEN SIE EINE KÜHL-TASCHE VOLL CLEANER LEBENSMITTEL MIT!

„Der menschliche Körper besteht zu 75 % aus Wasser, wovon der Großteil in der Haut gespeichert ist, dem größten Organ."

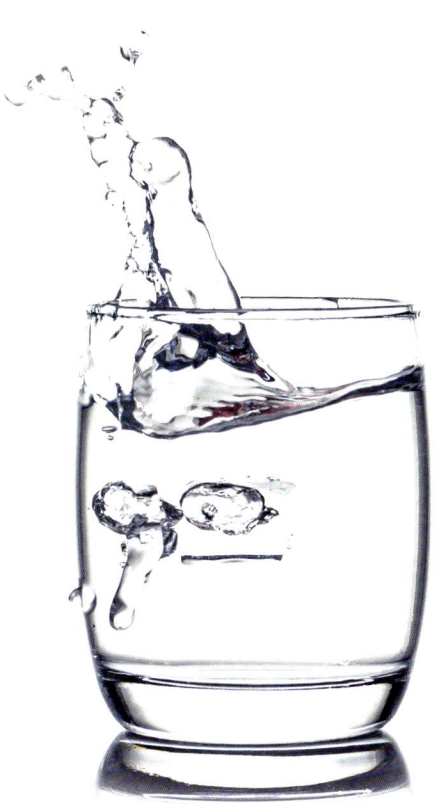

Zu Hause ist es leicht, sich clean zu ernähren, wo Sie Speisekammer, Regale und Kühlschrank mit gesunden, nährstoffreichen Lebensmitteln beladen können. Sobald Sie jedoch einen Schritt vor die Tür treten, wird Eating clean zur Herausforderung. Trauen Sie dem Salat, den Sie im Supermarkt beim Büro um die Ecke gekauft haben? Wie ist die Suppe zubereitet, die Sie im Restaurant bestellt haben? Wenn Sie sichergehen wollen, dass jede Ihrer Mahlzeiten clean ist, machen Sie es sich ab sofort zur Angewohnheit, Ihr Essen mitzunehmen. Wenn Sie zu Hause cleane Gerichte kochen, bereiten Sie einfach etwas mehr zu und packen Sie sich eine Portion in eine Frischhaltedose, die Sie zur Arbeit mitnehmen können oder wohin sonst es Sie tagsüber verschlägt. Ich widme hier ein ganzes Kapitel (ab Seite 121) Strategien, die es Ihnen leichter machen, gesunde Lebensmittel mitzunehmen. Glauben Sie nicht, dass es ungewöhnlich ist, sein Essen von zu Hause mitzunehmen. Sogar der berühmte Dr. Oz, der Autor der Bücherreihe *You!*, nimmt die Reste seiner Mahlzeiten im Rucksack mit zur Arbeit. Der renommierte Herzchirurg setzt sich zwischen zwei Operationen gerne ins Treppenhaus des Krankenhauses und verspeist dort genüsslich seinen Proviant. Wenn dieser viel beschäftigte Mann das hinbekommt, schaffen Sie das auch!

BEZIEHEN SIE KOMPLEXE KOHLENHYDRATE AUS FRISCHEM OBST, GEMÜSE UND VOLLKORN

Vor nicht allzu langer Zeit galten Kohlenhydrate schier als Teufelszeug! Über Nacht wollte ein ganzer neuer Industriezweig an den Wunderdiäten verdienen, die tolle Gewichtsverluste versprachen, wenn man nur die Kohlenhydrate vom Speiseplan verbannen würde. Es mag wirkungsvoll sein, komplett auf Kohlenhydrate zu verzichten, denn sie sind nicht lebensnotwendig, da sie nicht Bestandteil unserer Zellstruktur sind. Tatsächlich könnten Sie ganz ohne Kohlenhydrate auskommen, da wir die Energie, die Kohlenhydrate liefern, auch aus Proteinen und Fetten beziehen können. Aber ich habe es ausprobiert und kann Ihnen sagen: Der Verzicht auf diese Moleküle aus Kohlen-, Wasser- und Sauerstoff ließ mich kurzzeitig zum Vollidioten werden! Ich war kaum dazu imstande, eine Telefonnummer in mein Handy einzugeben. Das Gefühl war furchtbar, ich fühlte mich absolut energielos, und gerade Energie ist etwas, wovon ich eigentlich reichlich habe. Offensichtlich gab ich meinem Gehirn nicht den Brennstoff, den es unbedingt brauchte.

Für einen besseren Kohlenhydratkonsum ist entscheidend, dass es zwei sehr verschiedene Arten davon gibt: einfache (schlechte) Kohlenhydrate, die in Zucker und verarbeiteten Lebensmitteln enthalten sind, und komplexe (gute) Kohlenhydrate, die in Vollkornprodukten stecken. Kohlenhydrate aus Obst und Gemüse gehören zwar zum einfachen Typ, lassen sich wegen ihrer Vorteile aber zur Gruppe der komplexen zählen, da sie natürlich und mit wertvollen Vitaminen, Nährstoffen und Enzymen kombiniert vorkommen. Landen komplexe und einfache Kohlenhydrate im Magen, verhalten sich beide Brennstoffe ganz verschieden und werden ebenso unterschiedlich vom Körper abgebaut. Einfache Zuckerarten – etwa solche, die Kaffee oder Frühstücksflocken versüßen – zehren den Körper aus, während er sie verarbeitet. Einfachzucker entziehen ihm nicht nur B-Vitamine, sondern greifen auch die Knochen an, indem sie die sensible Kalzium-Phosphor-Balance in Knochen und Zähnen stören. Sie richten verheerende Schäden im Zusammenspiel der Hormone bei der Verdauung an, indem sie den Blutzuckerspiegel extrem hochtreiben. Dieser muss dann mit Massen von Insulin gesenkt werden. Aber selbst Insulin kann nicht viel ausrichten angesichts der Riesenmenge Zucker, die viele in sich hineinschütten. Ist das Insulin nicht mehr in der Lage, mit der schieren Masse an raffiniertem Zucker mitzuhalten, die wir konsumieren, sind Fettpolster, Adipositas, alle Arten von Diabetes, Herzleiden, Hirnschläge und Krebs die Folgen.

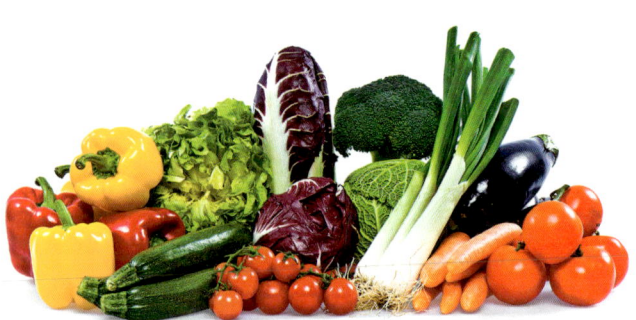

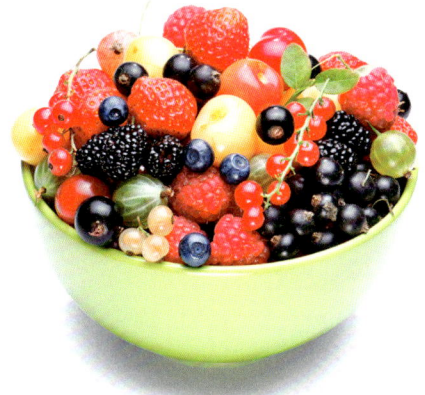

HALTEN SIE ANGEMESSENE PORTIONSGRÖSSEN EIN

Am anderen Ende des Spektrums stehen die komplexen Kohlenhydrate, die der Körper langsam verarbeitet. Während sie sich ihren Weg den trägen Fluss im Darm hinunterbahnen, passiert einiges, um diese Kohlenhydrate aufzuspalten. Sie enthalten Ballaststoffe, die wir nur sehr langsam verdauen können, und an denen liegt es, dass Sie sich noch sehr lange satt fühlen, wenn Sie eine Schüssel Haferflocken zum Frühstück gegessen haben. Je länger es dauert, die Kohlenhydrate aufzuspalten, desto langsamer kommt die Insulinantwort, und das ist von Vorteil. Ein weiterer Grund für die langsamere Verdauung komplexer Kohlenhydrate ist ihre komplizierte Molekülstruktur, die zunächst zerlegt werden muss, bevor der Körper die Bestandteile aufnehmen kann. Auch das verlängert die Zeit, bis der Blutzuckerspiegel steigt, und macht den Anstieg insgesamt flacher.

Hier sehen Sie ein Muster: Je langsamer etwas im Darm aufgespalten wird, desto langsamer ist die Insulinantwort und desto satter, dünner und glücklicher sind Sie. Ja, das stimmt wirklich! Ein konstanter Blutzuckerspiegel bewahrt Sie vor Fettansatz. Zudem kommen komplexe Kohlenhydrate mit einer Masse an Enzymen, Mineralien und Vitaminen daher, die für optimale Gesundheit unerlässlich sind.

Seit dem 13. Dezember 2014 gilt die **Lebensmittelinformationsverordnung** einheitlich in allen EU-Ländern. Danach müssen Lebensmittel in Fertigpackungen mit folgenden Angaben versehen sein: Gehalt an Energie (in Kilokalorien/Kilojoule) sowie Fett, gesättigten Fettsäuren, Kohlenhydraten, Zucker, Eiweiß (Protein) und Salz, jeweils bezogen auf 100 g bzw. 100 ml des Produkts.

Angaben pro „Portion" oder „Verzehreinheit" sind zulässig. Aber der Unterschied zwischen einer Verzehreinheit und einer Portionsgröße kann einen verwirren. Kennen Sie den Unterschied? Es kommt aufs Produkt an. Ein einzeln verpacktes Schokoladestückchen aus einer Kartonbox ist eine Verzehreinheit, ebenso ein Riegel oder eine Scheibe etc. Eine Portion ist in aller Regel mehr, aber eben nicht allgemeinverbindlich festgelegt.

Wenn Sie sich die Mühe machen und ein Etikett genau studieren wollen, sind die Informationen darauf durchaus hilfreich. Aber es muss dazu gesagt werden, dass sich die Hersteller bei den Verpackungen und Nährwertangaben vieler Kniffe bedienen. Denken Sie nur an die kleinen Chipstüten in der Größe eines Brotzeittütchens. Sie suggerieren, dass sie eine Portion enthalten, und niemand kommt auf die Idee, sich das Kleingedruckte auf der Rückseite anzusehen, um zu checken, ob es sich wirklich nur um eine Portion handelt. Sehen Sie dann nach, kriegen

Sie einen Schreck: Diese winzige Tüte enthält drei Portionen Chips! Und Sie haben gerade das ganze Ding leer gefuttert!

Auch manche Ernährungsrichtlinien – in Europa und den USA meist in Pyramidenform dargestellt – enthalten Portionsangaben und teilen uns beispielsweise mit, dass wir fünf Portionen Getreide am Tag essen sollen. Aber wie groß eine Portion sein soll, das ist die Frage. Tun Sie sich den Gefallen und lesen Sie beim Kauf von abgepackten Lebensmitteln jedenfalls immer zuerst, wie viele Portionen enthalten sind, und schauen Sie dann, was die angemessene Menge ist, die Sie davon tatsächlich zu sich nehmen sollten.

Wenn ich schätze, wie viel Essen genug oder zu viel für eine Mahlzeit ist, verlasse ich mich auf meine Hände (siehe Seite 35) und höre auf meinen Magen. Am besten finde ich es, wenn ich satt genug bin, um zufrieden und nicht mehr hungrig zu sein, aber nicht so vollgefressen, dass mir unwohl ist.

In der japanischen Präfektur Okinawa gibt es den Ausdruck *hara hachi bu,* was so viel bedeutet wie: *Fülle den Magen nur zu 80 %.* Sie können auch auf eine Kaumethode zurückgreifen, das „Fletcherisieren" oder auch „Schmauen". Dabei kaut man jeden Bissen langsam und gründlich, bis zu 32-mal, bis die Nahrung im Mund fast schon flüssig ist. Der Erfinder der Methode, Horace Fletcher, wurde im späten 19. Jahrhundert als Ernährungsreformer bekannt. Von ihm stammt der Satz „Die Natur wird diejenigen bestrafen, die nicht gründlich kauen." Fletchers Esstechnik gibt dem Gehirn genug Zeit, vom Magen das Signal zu empfangen, dass er satt ist. Die meisten von uns sind schon ausreichend satt, wenn er zu 80 % gefüllt ist.

„Die meisten von uns sind schon ausreichend satt, wenn der Magen zu 80 % gefüllt ist."

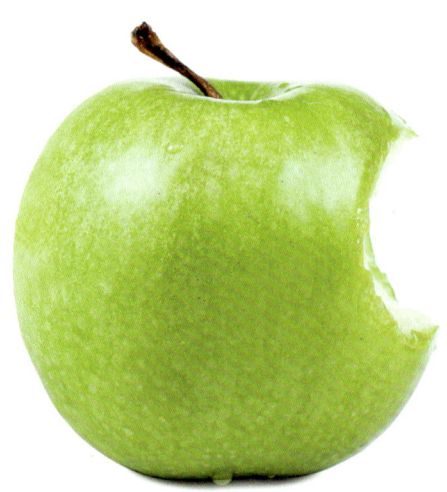

„HANDLICHE" ORIENTIERUNG

Wenn Sie Ihre Portionen mit den Händen abmessen, stellen Sie sicher, dass die Mengen proportional (!) zu Ihrer Körpergröße passen. Klar: Die Portionen für einen 1,95 Meter großen Mann und eine 1,56 Meter kleine Frau unterscheiden sich ziemlich. Halten Sie sich bei jeder Mahlzeit an die unten dargestellten Mengen.

Falls Sie eine exakte Angabe in Zahlen bevorzugen, messen Sie Ihre Portion ein- oder zweimal ab. Nehmen Sie dazu die jeweiligen Lebensmittel in die Hand, um die Portionsgröße zu bestimmen, und wiegen Sie die Lebensmittel anschließend auf einer Waage ab. Notieren Sie die Durchschnittsergebnisse für die Zukunft. Machen Sie sich keine Sorgen wegen ein paar Gramm hin oder her. Sie nutzen Ihre Hände nur zur Orientierung. Wir treiben hier keine exakte Wissenschaft!

Proteinportionen

Sie sollten täglich sechs Portionen Protein zu sich nehmen. Eine angemessene Portion Fleisch oder auch jede andere Art von Eiweiß ist **so groß wie Ihr Handteller.**

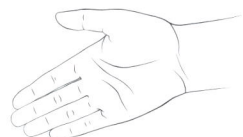

Kohlenhydrate aus Obst und Gemüse

Sie sollten pro Tag zwischen vier und sechs Portionen frisches Obst und Gemüse essen. Eine angemessene Portion komplexer Kohlenhydrate daraus füllt Ihre **beiden zu einer Schale geformten Hände.**

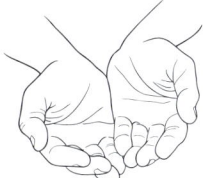

Stärkehaltige komplexe Kohlenhydrate

Sie sollten täglich zwei bis vier Portionen komplexer Kohlenhydrate aus Vollkornprodukten oder anderen stärkehaltigen Kohlenhydratquellen zu sich nehmen. Eine angemessene Portion davon füllt **eine hohle Hand.**

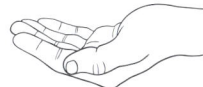

Gesunde Fette

Etwa 18 % Ihrer Nahrung sollten aus gesunden Fetten aus Fisch, Nüssen, Samen und gesunden Ölen bestehen. Nehmen Sie zwei bis drei Portionen dieser Lebensmittel in Ihren täglichen Speiseplan auf, damit Sie ausreichend mit gesunden Fetten versorgt sind. Eine Portion entspricht etwa einer **knappen Handvoll** Nüsse oder **1 bis 2 Esslöffeln** gesundem Öl.

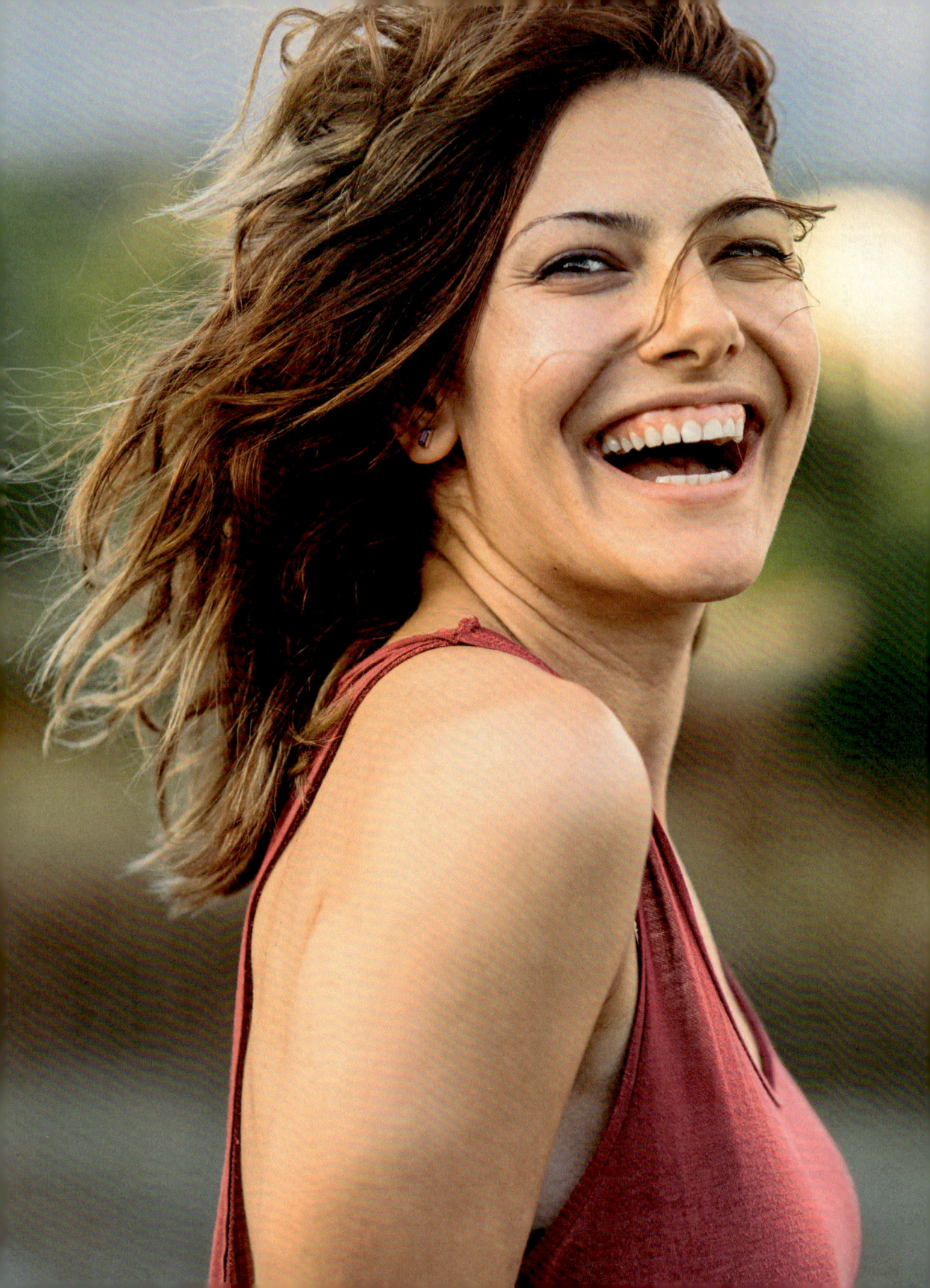

Was Sie erwarten dürfen

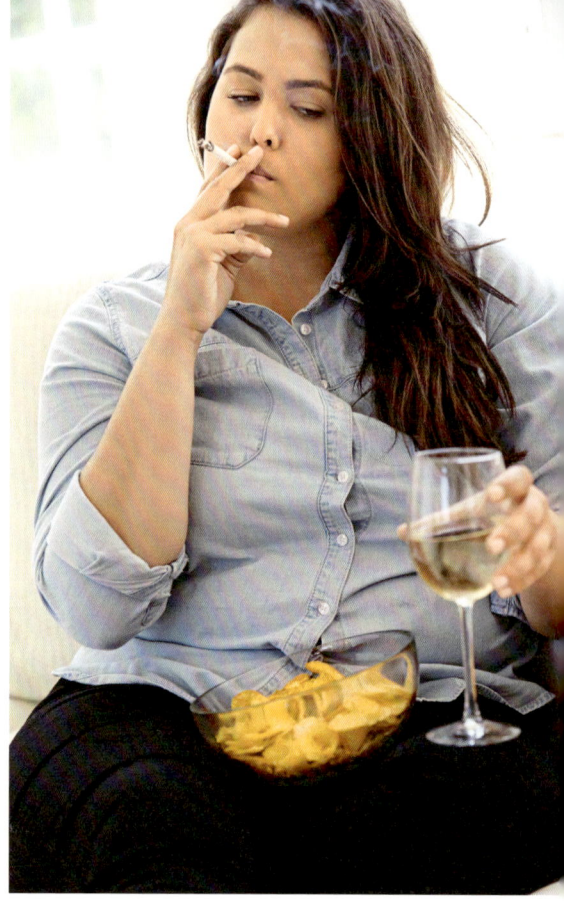

WAS SIE VON EATING CLEAN ERWARTEN KÖNNEN

Schon wieder eine neue Diät? Warum sollte sich gerade diese von den zahllosen anderen unterscheiden, die Woche für Woche veröffentlicht werden? Die ehrliche Antwort auf diese Frage: Eating clean ist die einfache Lösung für Ihr Gewichtsproblem. Sie ist wie ein Schuss ins Schwarze, ein Heilmittel gegen Ihr Übergewicht, das Sie schlank werden lässt und dafür sorgt, dass Sie sich fantastisch fühlen. Sie können von Beginn an mit vielen positiven Veränderungen rechnen, sowohl äußerlich als auch innerlich.

WIE FÜHLEN SIE SICH?

Springen Sie morgens voller Energie aus dem Bett und freuen sich auf den Tag? Schauen Sie in den Spiegel und stellen fest, wie Ihre reine Haut strahlt? Wie Ihre Augen glänzen? Wie schlank und fit Ihr Körper ist? Wie stark und glänzend Ihr Haar? Denken Sie beim Frühstück daran, wie jeder Happen, den Sie essen, zu Wohlbefinden und Gesundheit beiträgt? Gehen Sie durch den Tag mit einem konstant starken Gefühl von Vitalität und sind am Abend noch so fit wie am Morgen?

Sollten Sie nicht bereits mit Eating clean begonnen haben, stehen die Chancen schlecht, dass Sie Ihren Tag so erleben. Die meisten Menschen quälen sich morgens aus dem Bett, stolpern schlaftrunken ins Bad und vermeiden

möglichst jeden Blick in den Spiegel. Falls ihr Blick doch flüchtig auf ihr Spiegelbild fällt, gucken sie nicht freundlich oder stolz, sondern missmutig und mit Abscheu. Der morgendlichen Hektik opfern die meisten das Frühstück ganz oder stopfen sich schnell einen Donut rein oder eine Schüssel gezuckerte Frühstücksflocken. Vormittags um 10 Uhr fallen sie dann in ihr erstes Energieloch. Ihr Tag gleicht einer Achterbahnfahrt aus Energiehöhen und -löchern, und am Abend plumpsen sie mit einer Tüte Chips auf die Couch vor dem Fernseher. Nachts liegen diese Menschen im Bett und grübeln, warum ihr Körper nicht mehr so ist, wie er einmal war, und warum sie es einfach nicht schaffen, ein paar Kilos abzunehmen.

ENERGIEGELADEN UND FIT

Gute Neuigkeiten: Es spielt keine Rolle, wie sehr Sie im Moment aus der Form geraten sind. Auch Sie *können* zu einer energiegeladenen, fitten Person werden. Der erste Schritt ist ein Blick in Ihre Küchenschränke und in den Kühlschrank. Verschenken Sie alles Abgepackte und Künstliche und decken Sie sich mit cleanen Lebensmitteln ein. Unmittelbar nach dieser Aktion sollten Sie bereits eine erste Veränderung Ihrer Gemütslage spüren. Ich kann es nicht oft genug wiederholen: Wie Ihr Körper aussieht und sich fühlt, hängt in erster Linie von Ihrer Ernährung ab. Denken Sie an die Schön-und-gesund-Formel!

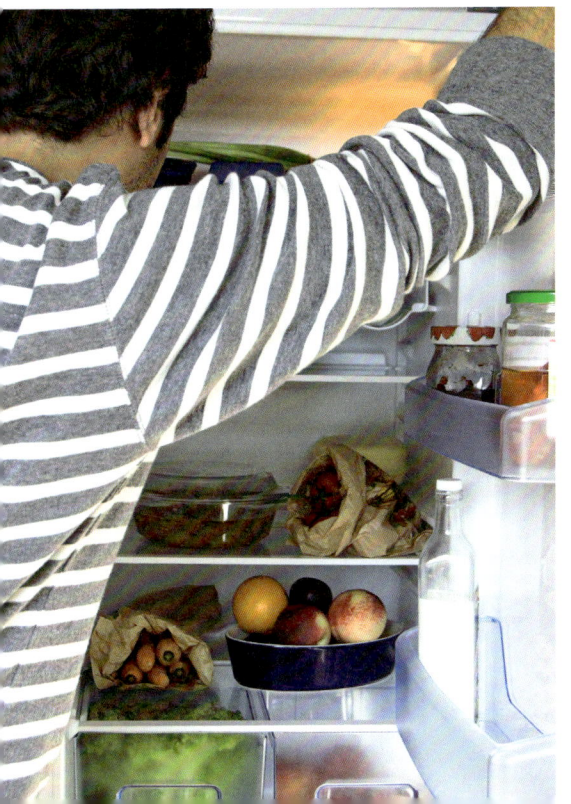

VERÄNDERUNGEN DURCH EATING CLEAN

Ich werde noch auf das Thema Abnehmen zu sprechen kommen (wahrscheinlich der Grund, warum Sie dieses Buch gekauft haben), aber Gewichtsabnahme oder genauer gesagt -kontrolle ist nur eine der vielen positiven Veränderungen, die eintreten, wenn Sie damit beginnen, sich clean zu ernähren. Sicher kennen Sie die Redewendung „Du bist, was du isst". So klischeehaft sie auch klingt – sie stimmt. Wenn Sie sich mit einem Cocktail aus Chemikalien, Konservierungsstoffen, raffiniertem Zucker und Stärke und anderem Müll wie Transfetten und gesättigten Fettsäuren vollstopfen, wird Ihr ganzer Körper leiden und nicht nur Ihre Taille. Wenn Sie sich clean ernähren, werden die Vorteile von Kopf bis Fuß sichtbar und auch innerlich spürbar!

AUGEN

Hat das Weiß in Ihren Augen meist einen gelblichen Schimmer? Sind darin rote Äderchen oder eine Trübung zu erkennen? Sehen Ihre Augen stumpf aus? Schon nach wenigen Tagen cleaner Ernährung wird man Ihnen Komplimente machen für Ihre wachen und strahlenden Augen. Sie werden bemerken, dass Tränensäcke, Augenringe und Schwellungen zurückgehen. Ihre Augen werden ungetrübt funkeln, und das Weiß um die Iris herum wird ganz klar erscheinen. Manche LeserInnen haben mir sogar berichtet, ihre Augen seien dank des Eating clean weniger trocken und gereizt. Streicht man Lebensmittel von seinem Speiseplan, die Entzündungen und Stress im Körper verursachen, scheinen davon auch die Augen zu profitieren.

ZÄHNE

Meine gesamte Familie war freudig überrascht, als wir feststellten, dass unsere Zahngesundheit sich durch das Eating clean verbessert hatte. Uns war gar nicht aufgefallen, welchen Unterschied diese Ernährung für unsere Zähne bedeutet, bis der Zahnarzt uns fragte, was wir verändert hätten! Die Wahrheit ist, dass die Gesundheit von Zähnen und Zahnfleisch mehr davon abhängt, was Sie essen, als von Ihrer Zahnputztechnik. Archäologen und Anthropologen haben festgestellt, dass Menschen in isolierten Gesellschaften in der Regel so lange gesunde Zähne haben, bis sie mit industriell verarbeiteten Lebensmitteln in Berührung kommen. Ab diesem Moment verschlechtert sich ihre Zahngesundheit rapide. Laut Dr. med. dent. Weston Price, Autor des Buchs *Nutrition and Physical Degeneration* haben Menschen in isoliert lebenden Gesellschaften, deren Nahrung aus reichlich pflanzlichen Lebensmitteln und fettarmen Proteinspendern besteht und keinen zugesetzten Zucker enthält, keine Karies, und zwar ohne Zahnbürste und Zahnpasta! Sie brauchten keine Zahnspangen oder kieferorthopädische Eingriffe, weil in ihrer Ernährung kein Zucker vorkommt. Kein Wunder, dass unser Zahnarzt ähnlich positiv urteilte.

HAUT

Wenn Sie mit Eating clean anfangen, werden Sie feststellen, dass Hautunreinheiten verschwinden, die Haut weniger trocken ist und einen gesunden Schimmer bekommt. Ich hatte immer Hautprobleme, aber seit ich mich clean ernähre, fragen mich fremde Frauen, was das Geheimnis meines tollen Teints ist. Sie denken dabei sicher an teure Cremes und Tinkturen. Ich freue mich jedes Mal, das Geheimnis zu lüften: Meine strahlende Haut rührt daher, was *in* meinen Körper kommt, und nicht daher, was *auf* meinem Körper landet.

Kürzlich las ich mit Erstaunen, dass ein Star, den ich sehr bewundere – Angelina Jolie –, sich clean ernährt. Bei der Oscar-Verleihung 2009 sah sie so strahlend aus, dass ich mich insgeheim fragte, ob sie meinen Ernährungsplan befolgt. Ihre Haut sah in vielerlei Hinsicht aus wie meine, weshalb ich vermutete, dass sie die gleiche Erfahrung mit der Eat-Clean-Ernährung gemacht hatte wie ich. Mir ist klar, dass sie tolle Gene hat, aber es ist schön zu wissen, dass ein Teil ihrer Schönheit das Resultat von Eating clean ist!

> „Meine strahlende Haut rührt daher, was in meinen Körper kommt und nicht daher, was *auf* meinem Körper landet."

HAARE UND FINGERNÄGEL

Starke, gesunde Finger- und Zehennägel sowie festes, glänzendes Haar sind zwei zusätzliche kosmetische Vorteile von Eating clean. Jede Zelle Ihres Körpers besteht nur aus dem, was Sie Ihrem Körper zuführen; auch die winzigen Zellen, aus denen Haare und Nägel bestehen. Hatten Sie schon immer Probleme damit, Ihre Fingernägel wachsen zu lassen? Eating clean ist die Lösung. Sieht Ihr Haar stumpf aus und bricht leicht? Eating clean wird das ändern. Hochwertige Lebensmittel, vor allem Proteine und essenzielle Fette, sorgen für schönes Haar und starke Nägel. Das ist so einfach wie die Verbesserung Ihrer Nährstoffzufuhr durch Eating clean.

DAUERHAFT VIEL ENERGIE

Für mich war das konstant hohe Energieniveau eines der besten Resultate der Umstellung auf Eating clean. Davor hatte ich mehrmals am Tag ein Zucker-High, danach fiel ich regelmäßig in ein solches Loch, dass ich fast in Ohnmacht fiel. Ihr Energielevel schwankt vielleicht nicht so extrem, aber vermutlich kennen Sie alle das Nachmittagstief, von dem ich spreche. Dieses Tief, liebe Freunde, ist Folge eines instabilen Blutzuckerspiegels. Dass Eating clean Ihren Blutzuckerspiegel stabil hält, was Ihr Energielevel stabilisiert und Heißhungerattacken verhindert, ist einer der vielen Gründe, warum es so hervorragend dabei hilft, überflüssiges Körperfett zu verlieren.

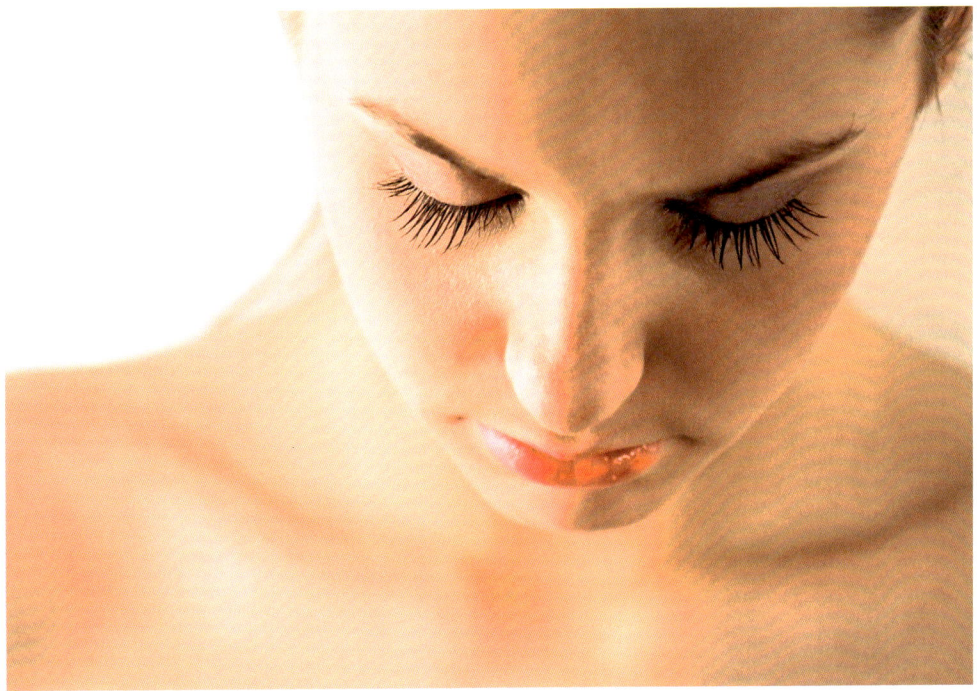

Ich liebe es, um 6 Uhr morgens aufzustehen, um energiegeladen 45 Minuten Kardio-Training zu machen und anschließend immer noch genug Energie zu haben für mein Krafttraining, meine Familie und meinen anspruchsvollen Job, und dabei die ganze Zeit motiviert zu bleiben und Spaß zu haben. Ich weiß, dass ich es dem Eating clean verdanke, dass ich mein Leben und meinen Alltag so vollpacken kann. Die regelmäßigen kleinen Mahlzeiten alle zweieinhalb bis drei Stunden über den Tag verteilt bewahren Sie vor Durchhängern und davor, zu viel zu essen. Sie fühlen sich auch nicht mehr wie ein Zombie nach dem Absinken des Blutzuckerspiegels. Sie werden über ein beständiges, solides Energielevel verfügen von dem Augenblick an, wenn Sie morgens Ihre Augen öffnen, bis zum Schlafengehen.

Haben Sie jemals einem Jogger hinterhergeschaut oder Kinder beim Herumtollen im Park beobachtet und sich gewünscht, Sie hätten deren Vitalität? Ein Übermaß an Energie wartet auf Sie, wenn Sie sich für Eating clean entscheiden. Falls Trägheit Sie seit Ewigkeiten vom Sport abhält, greifen Sie am besten gleich zu Ihren Laufschuhen ganz hinten im Schrank und erneuern Ihre Fitnessstudio-Mitgliedschaft, denn bald werden Sie konstant so viel Energie haben, dass Sie ein Ventil brauchen werden, um sie abzubauen!

> „Eating clean bedeutet
> natürliche Entgiftung,
> besonders wenn Sie sich
> biologisch ernähren."

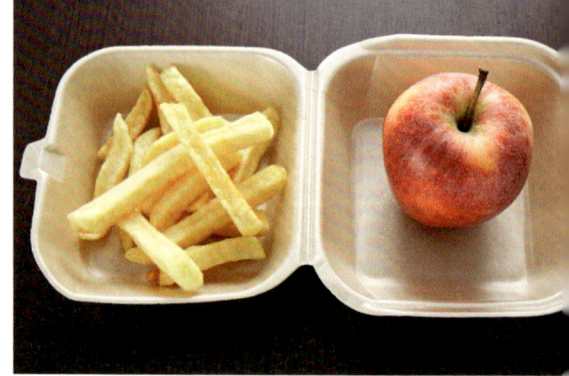

NATÜRLICHE ENTGIFTUNG

Ich höre ständig von Detox-Drinks, Pülverchen, Zaubergetränken und Diäten. Wenn Sie sich clean ernähren, brauchen Sie nichts davon. Eating clean bedeutet natürliche Entgiftung, besonders wenn Sie sich biologisch ernähren. Ihr Körper ist nicht erpicht darauf, Müll in Ihren Fettzellen zu speichern, aber genau dort sammeln sich all die Gifte letzten Endes. Ihr Körper wäre viel lieber rein und unverseucht. Wenn Sie beginnen, sich clean zu ernähren, wie es die Natur für uns vorgesehen hat, bekommt Ihr Körper endlich die Chance, all das unnatürliche Gift loszuwerden.

Falls Sie bisher massenhaft Chemikalien, Konservierungsstoffe, Koffein, Alkohol und andere schädliche Stoffe zu sich genommen haben, stehen Ihnen vielleicht ein paar harte Tage bevor, bis sich erste positive Veränderungen zeigen. Wenn Sie sich gereizt und müde fühlen und Kopfschmerzen haben, dann freuen Sie sich! Das alles bedeutet, dass Ihr Körper die Gifte, die Sie ihm gegeben haben, gerade wieder loswird. Sobald sich Ihr Körper von all diesen Abscheulichkeiten befreit hat, werden Sie sich so gut fühlen wie seit Jahren nicht, vielleicht so gut wie nie zuvor.

SCHLANKE FIGUR

Endlich zu dem Thema, auf das Sie warten! Zusätzlich zur schönen Haut, dem glänzenden, kräftigen Haar, den starken Nägeln, den strahlenden Augen, dem großartigen Lächeln, der grenzenlosen Energie und dem Rundum-Wohlbefinden werden Sie mit einem schlanken, geschmeidigen Körper belohnt werden. Clean essen bedeutet *natürlich* essen. Wenn Sie sich nährstoffreich ernähren, werden Sie zu körperlicher Höchstform auflaufen.

Ich werde oft gefragt, ob man sich auch dann clean ernähren sollte, wenn man gar nicht abnehmen will. Aber ja. Denn es geht bei Eating clean nicht nur darum, Körperfett und Gewicht zu reduzieren; es ist keine landläufige Reduktionsdiät. Sie erreichen damit Ihr persönliches Idealgewicht, egal wie viel Sie beim Start auf die Waage bringen. Also: Während Eating clean denen hilft, die überflüssige Kilos loswerden wollen, hilft es in gleichem Maße untergewichtigen Menschen, Gewicht zuzulegen. Menschen, die bereits Idealgewicht haben, hilft Eating clean, ihr Gewicht zu halten und zugleich ein gesünderes Leben zu führen.

Wenn Sie abnehmen wollen, können Sie davon ausgehen, dass Sie pro Woche durchschnittlich drei Pfund verlieren werden. Manche Menschen haben allerdings berichtet, dass sie in der ersten Woche 15 Pfund verloren haben! Die Geschwindigkeit des Abnehmens hängt sehr von Ihrem Ausgangsgewicht ab. Sind Sie stark übergewichtig, verlieren Sie schneller Gewicht. Bringen Sie nur fünf Pfund zu viel auf die Waage, verlieren Sie mit etwas Glück drei davon schon in der ersten Woche!

Sie müssen nicht zwingend Sport treiben, um mit Eating clean Ihr Idealgewicht zu erreichen, aber ein regelmäßiges Work-out parallel zum Eating clean wird Ihnen helfen, Ihre Traumfigur zu bekommen. Es ist ein verbreiteter Irrglaube, dass regelmäßiger Sport allein eine schlanke Figur garantiert. Das stimmt einfach nicht, besonders dann nicht, wenn man älter wird. Wie Ihr Körper aussieht und wie Sie sich fühlen, hängt zum Großteil – nämlich zu 80 % – von dem ab, was in Ihren Mund wandert. Wählen Sie besser aus, was Sie essen, dann wartet Ihre Idealfigur auf Sie!

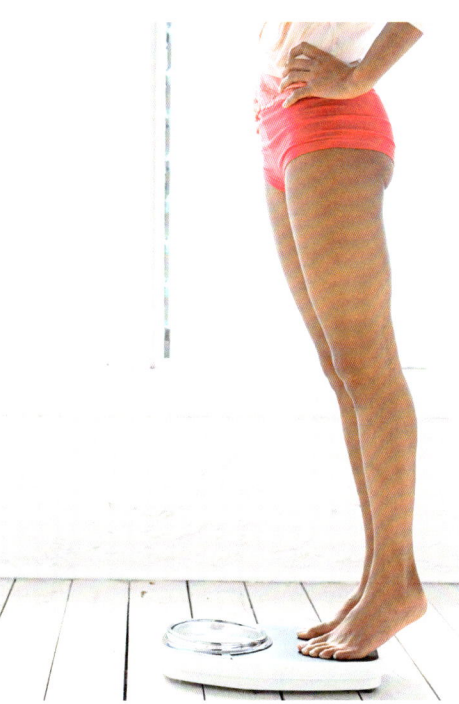

Liebe Tosca,

ich möchte dir dafür danken, dass du mir und meiner Familie dabei geholfen hast, unser Leben zu verändern!

Meine Tochter ist im Teenageralter und hat schon seit Jahren mit ihrem Gewicht zu kämpfen. Ich selbst habe zwar vor vier Jahren 20,5 Kilo abgenommen, werde aber seitdem von einem ständigen Gewichts-Jo-Jo geplagt. Bisher hat meine Tochter 20 Kilo abgenommen und ich immerhin neun.

Wir wissen beide, dass das eine Folge der Veränderung unseres Lebensstils ist und nicht von irgendeiner „Diät" kommt!

Mein Mann ist Frauenarzt und Geburtshelfer und hat damit angefangen, seinen Patientinnen dein Buch zu empfehlen, um ihnen bei Gewichtsproblemen zu helfen. Auch er ist ein begeisterter Anhänger!

Ich arbeite als selbstständige Modeberaterin und nehme dein Buch immer mit, wenn ich Kunden zu Hause berate.

Ich habe schon so viele Menschen davon überzeugt, dein Buch zu kaufen und ihr Leben zu verändern, dass ich irgendwann mit dem Zählen aufgehört habe. Alle wollen mein Geheimnis wissen, also sage ich es ihnen natürlich!

Ich danke Gott jeden Tag dafür, dass er uns dein großartiges Buch hat finden lassen. Nur so konnten wir unser Leben ändern und unsere Gesundheit verbessern!

Vielen Dank,
Donna Boyd

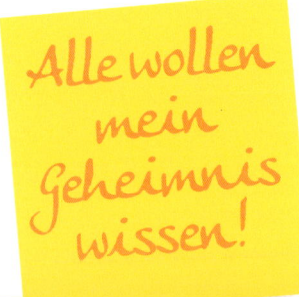

Alle wollen mein Geheimnis wissen!

SCHNELLERER STOFFWECHSEL

Wir schaden oft unserem Stoffwechsel: Wir lassen Mahlzeiten aus, essen das Falsche und verlassen uns auf lächerliche Diättrends. Viele Frauen und Männer essen kaum etwas und nehmen trotzdem nicht ab. Warum? Sie sind schon so lange auf Diät, dass ihr armer Körper glaubt, sie lebten in einem kargen Ödland, wo Nahrung immer Mangelware ist. Als ich mit Eating clean anfing, stellte ich erstaunt fest, dass ich mehr aß als je zuvor und trotzdem abnahm. Auch die Leute staunen, wenn sie sehen, wie viel ich esse! Aber da mein Essen rein und frei von Chemikalien ist, werden die Kalorien umgehend verbrannt. Wenn Sie sich clean ernähren, muss Ihr Körper keine Fettzellen füllen, um alle möglichen Substanzen zu speichern. Sie überessen sich nicht, da Sie die passende Menge zu sich nehmen. Weil Ihr Körper alle zweieinhalb bis drei Stunden mit hochwertiger Nahrung versorgt wird, wird er denken, dass Sie von der unwirtlichen Ödnis Sibiriens in das üppige Shangri-La umgezogen sind – und damit aufhören, für magere Zeiten Fett zu horten. Klingt gut, nicht wahr?

GUTE GESUNDHEIT

Weder bin ich Ärztin noch möchte ich mir das anmaßen. Aber ich habe von so vielen Menschen gehört, dass sie, seit sie sich clean ernähren, keine Medikamente wegen ihrer Fettleibigkeit mehr benötigen, dass sie weniger oder gar kein Insulin mehr spritzen müssen, dass sich schwerwiegende Gesundheitsprobleme gebessert haben oder verschwunden sind … All das möchte ich nicht ignorieren. Ich habe keine wissenschaftlichen Studien durchführen lassen und möchte deswegen hier keine Thesen aufstellen. Aber davon ausgehend, was mir Tausende von Menschen über die Verbesserung ihrer Gesundheit mitgeteilt haben, wette ich, dass Ihr Arzt sie beglückwünschen wird, wenn Sie ihm von Ihrer Entscheidung erzählen, sich clean zu ernähren.

Wenn Sie eine solche positive gesundheitliche Veränderung am eigenen Leib erfahren, lade ich Sie herzlich dazu ein, mir die Adresse Ihrer Hausarztpraxis zu schicken, damit ich ein Buch über meine Eat-Clean-Diät hinschicken kann.

Unterm Strich hat mir Eating clean zu einem ganz neuen Leben verholfen. Bevor ich damit angefangen habe, hätte ich mir nie träumen lassen, dass ich einmal derart viel Energie haben würde. Von Familie und Freunden bekomme ich zu hören, dass ich mit 50 Jahren besser aussehe als mit 25. Manche sagen sogar, dass ich jetzt besser aussehe als je zuvor. Eating clean ist nicht der einzige Grund für mein Lebensglück, aber es hat sehr dabei geholfen, eine deprimierte, träge und ungesunde Frau mittleren Alters in eine gesunde, lebensbejahende, strahlende, fitte und energiegeladene Frau zu verwandeln. Ich bin davon überzeugt, dass Eating clean das Gleiche bei Ihnen bewirken wird.

MOTIVATION

Auf die Plätze, fertig, los! Diese einfachen Worte haben die Kraft, einen Spitzensportler zu Topleistungen anzutreiben, um neue Rekorde und persönliche Bestleistungen zu erreichen. Als der jamaikanische Ausnahmesprinter Usain Bolt bei den Olympischen Sommerspielen 2008 in Peking förmlich aus dem Startblock heraus „explodierte", lag seine Motivation nach seinen Worten darin, „der Beste zu sein, denn deswegen bin ich hierhergekommen". Am Gelingen seines Vorhabens hatte er keinen Zweifel. Er sprengte die bis dahin aufgestellten 100-Meter-Rekorde und zugleich die Vorstellung, dass alle erfolgreichen Sprinter klein und stämmig sein müssten. Der 1,96 Meter große Bolt ignorierte das. Für ihn zählte nur die Motivation zu gewinnen.

Stellen Sie sich vor, was Sie in Ihrer Zukunft alles erreichen können, wenn Sie beschließen, die Kraft der Motivation voll auszuschöpfen! Nicht alle von uns sind zu Olympioniken bestimmt, aber in jedem schlummert der Drang, ein bedeutungsvolles Leben zu führen; ein Leben, das mit einem Ziel und mit Motivation gelebt wird, kennt kaum Hürden.

Vielleicht wollen Sie Ihr Leben ändern, weil Sie es satt haben, wie Sie aussehen und sich fühlen. Das allein genügt als Motivation. Aber womöglich gehören Sie zu den Menschen, die nicht mit dem Flugzeug reisen können, weil sie nicht in die Sitze passen? Vielleicht können Sie sich nicht die Schuhe zubinden, weil Sie Ihre Füße nicht erreichen. Schmerzen Ihre Knie, weil sie zu viel Gewicht tragen? Ist Ihre Gesundheit ruiniert? Die Motivation zur Veränderung kann aus vielen Gründen entstehen, die alle auf einen gemeinsamen Nenner gebracht werden können: Sie möchten ein Plus an Lebensqualität. In Anbetracht der Übergewichtsrate von 62 % unter Männern und immerhin noch 43 % unter Frauen in Deutschland vermute ich, dass die genannten Gründe für viele ein Ansporn zur Veränderung sind.

Ich habe früher zu viel auf der Couch gelegen, „Anti-Nahrung" in mich hineingestopft und so mein Leben zerstört. Als ich entdeckt hatte, wie leicht all das durch die Ernährung zu ändern ist, war ich nicht mehr zu bremsen. Die Motivation sprudelte nur so und half mir dabei, meine Gesundheit und meine gute Figur wiederzuerlangen. Das intensive Verlangen erfasste mich, besser zu sein als je zuvor – eine Leidenschaft, die bis heute in mir brennt. Ich wollte ausdauernder laufen, schneller schwimmen, schwerer heben können und all das niederschreiben, was mir auf dem Herzen lag; offensichtlich gab es da eine ganze Menge! Ich habe mein gewöhnliches Leben in ein außergewöhnliches verwandelt, ein Leben mit einem Ziel. Ein derart erfülltes Leben, dass ich oft das Gefühl habe, dass der Tag nicht genügend Stunden hat. Für mich ist kein Tag eine monotone Abfolge leerer Stunden. Jeder neue Tag birgt Aufregendes, neue Möglichkeiten und neue Ziele. Das motiviert mich dazu, mein Bestes zu geben.

Versuchen Sie mit jeder Zelle Ihres Körpers, Ihrem Leben eine Bestimmung zu geben. Ergründen Sie Ihre Erfahrungen auf der Suche nach Dingen, die Sie begeistern, nach Erinnerungen und Menschen, die Sie inspirieren und Ihnen wichtig sind. Halten Sie diese Momente und Beziehungen im Herzen fest und lassen Sie sie zusammen mit Ihren persönlichen Zielen und Ambitionen zu guten Gründen werden, Ihr Leben diesmal langfristig zum Guten zu ändern. Wünschen Sie sich nur, mit Ihren

Kindern herumtollen zu können und mühelos Treppen zu steigen, oder wollen Sie vielleicht auch höher hinaus? Ohne Motivation wird nichts von dem geschehen, und all das, was Sie sich ausmalen, wird ein Wunsch bleiben. Allein durch Wünschen und Hoffen gelangt man nirgendwohin. Ihre Bestrebungen haben erst dann eine Chance, wenn Sie handeln und sie zu Ihrer neuen Realität werden lassen.

Usain Bolt ist ein erstklassiger Ausnahmesportler, der im Alter von 21 Jahren zu einem der jüngsten Olympiasieger im 100-Meter-Sprint geworden ist. Er steht noch am Beginn seiner Karriere, und seine besten Jahre dürften noch vor ihm liegen. Die treibende Kraft, die ihn motiviert, ist der Drang, seine eigenen Grenzen zu erkunden – und zu gewinnen. Was ist Ihre treibende Kraft?

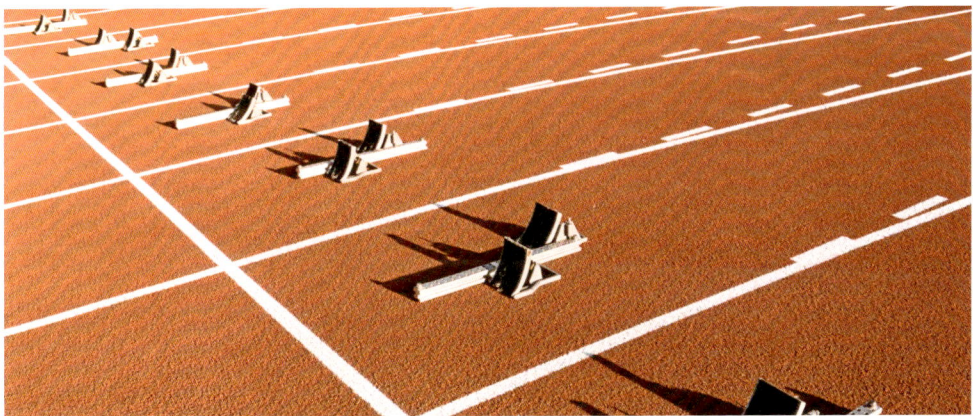

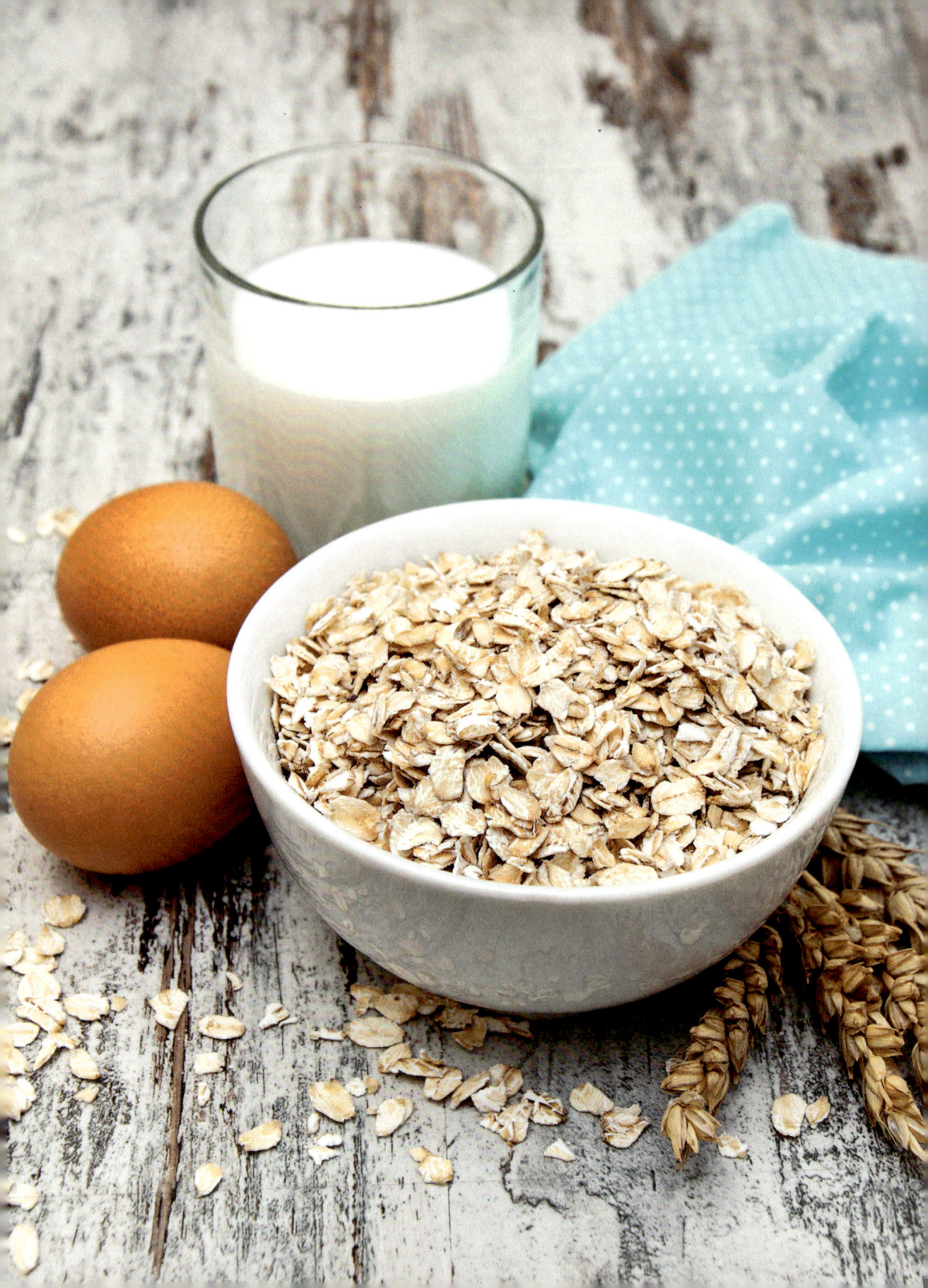

Frühstück: ein Kapitel für sich

Es liegt auf der Hand, dass das Frühstück die wichtigste Mahlzeit des Tages ist; ich habe ihm schließlich ein ganzes Kapitel gewidmet. Meiner Meinung nach gibt das Essen, das wir morgens als Erstes zu uns nehmen, den Ton an für die Produktivität und das Ernährungsverhalten den restlichen Tag über. Ich denke nach, welche Nährstoffe ich auf meinem Teller haben möchte und wie ich das Ganze mit Proteinen abrunden kann. Für mich ist jede Mahlzeit, ganz besonders das Frühstück, eine Gelegenheit, meinen Körper und damit meine Gesundheit zu stärken und ihn mit den „Waffen" zu rüsten, die er zur Krankheitsbekämp-

fung braucht. Dieses Waffenarsenal kommt daher in Form von komplexen Kohlenhydraten aus Vollkornprodukten, Obst, Gemüse, ergänzt durch proteinreiche Sachen, die ich besonders gern zum Frühstück esse.

Da ich bei uns zu Hause das Essen plane und koche sowie danach aufräume, übernehme ich auch die Verantwortung dafür, ein gesundes Frühstück für die ganze Familie auf den Tisch zu bringen. Was ich esse, isst auch der Rest der Familie. Keines meiner Kinder verlässt das Haus hungrig, solange ich das verhindern kann. Leider gehen die Kinder vieler Familien täglich hungrig in die Schule. Wenn Kinder das Haus ohne Frühstück verlassen, kommen sie hungrig und nervös in der Schule an. Startet ein Kind so in den Tag, werden sowohl die Hirnleistung als auch andere Körperfunktionen beeinträchtigt. Die Entscheidung für oder gegen das Frühstück beeinflusst den gesamten Tagesablauf, und zwar für uns selbst ebenso wie für unsere Familien. Lässt man das Frühstück ausfallen, sind die Konsequenzen unter anderem Müdigkeit, Konzentrationsschwäche, Reizbarkeit, Stimmungsschwankungen und ein geschwächtes Immunsystem, um nur einige wenige zu nennen. Kein guter Einstieg in den Tag!

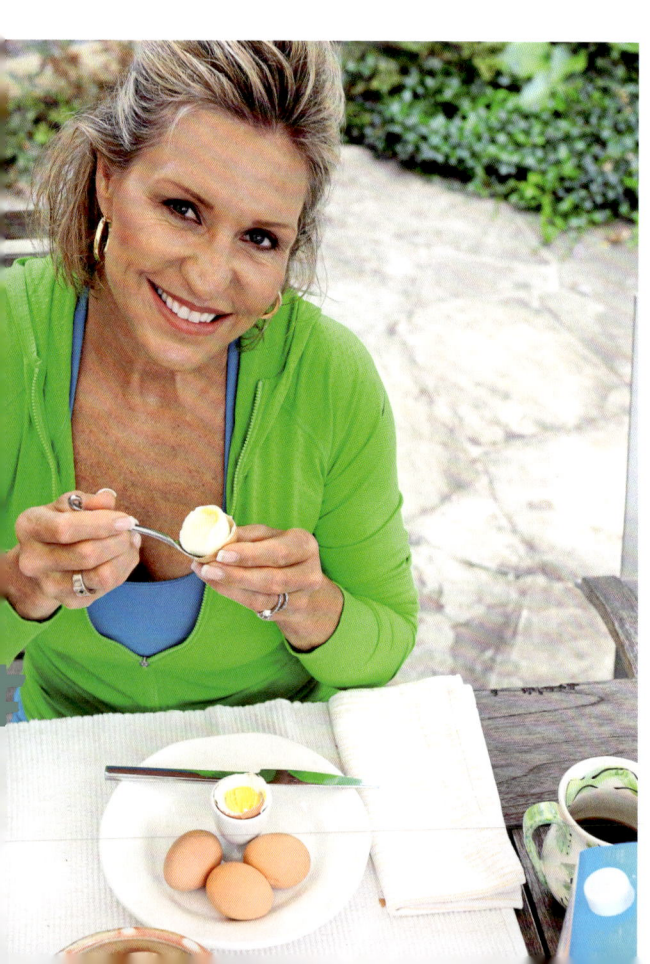

„Die Entscheidung für oder gegen das Frühstück beeinflusst den gesamten Tagesablauf."

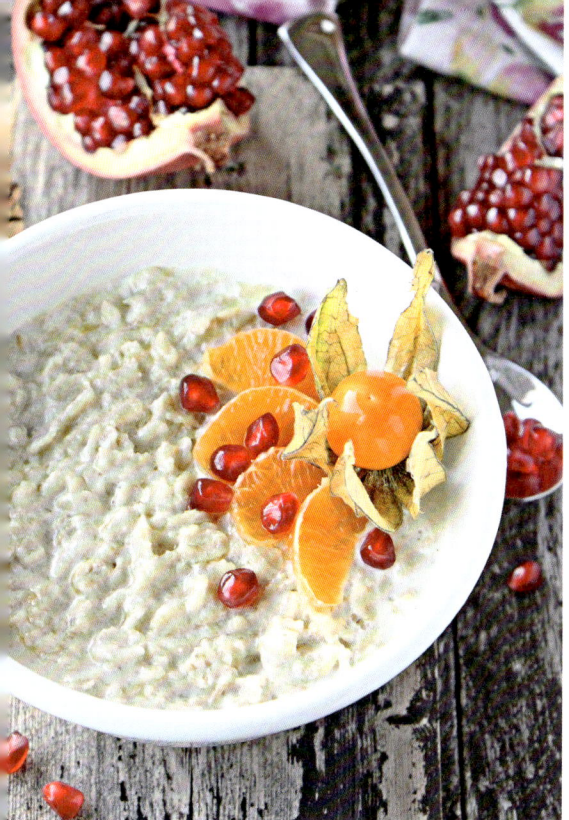

Ernährung einen so starken – positiven oder negativen – Einfluss auf uns haben kann. Tatsächlich wird Nordamerika derzeit von einer Depressionswelle überschwemmt. Vor allem viele Jugendliche sind davon betroffen. Ich bin fest davon überzeugt, dass zumindest ein Teil der Probleme auf das Konto ihrer schlechten Ernährungsweise geht.

Sie fühlen sich toll, wenn Sie eine Schüssel dampfenden Haferbrei gegessen haben, mit frischen Früchten garniert, begleitet von einem Eiweißomelett. Ein solches Frühstück versagt niemals und schenkt Ihnen jedes Mal Gesundheit und Wohlbefinden. Ich spreche aus Erfahrung! Ich erlebe dieses Wohlbehagen jeden Tag, weil das mein Standardfrühstück ist.

Das Frühstück setzt die Messlatte für alle weiteren Mahlzeiten des Tages. Wenn Sie die Messlatte morgens schon hoch setzen, werden Sie kaum in Versuchung geraten, Ihre Bemühungen bei der nächsten Mahlzeit zunichtezumachen, indem Sie sich mit fettigem Müll vollstopfen. Viele hauen sich zum Frühstück schnell einen Marmeladentoast rein oder kaufen sich auf dem Weg zur Arbeit rasch was auf die Hand. So kommen Sie nicht zu hochwertigen Nahrungsmitteln! Vertrauen Sie niemals auf Gesundheitsversprechen wie auf dem ganz vernünftig wirkenden Becher Joghurt mit Müsli aus dem Kühlregal. Lesen Sie die Inhaltsstoffe auf der Rückseite durch: Wenn Sie etwas davon nicht flüssig vorlesen können, wollen Sie das Produkt dann wirklich essen?

ICH HAB'S GELERNT

Früher ließ ich das Frühstück entweder ganz weg – ein fehlgeleiteter Versuch, die Kalorienzufuhr zu reduzieren – oder ich frühstückte Dinge, die vollgepackt waren mit Zucker und ungesunden Fetten. Ich weiß, dass viele Menschen es so halten wie ich damals.

Das Frühstück ist die Mahlzeit, die am häufigsten ausgelassen wird. Ich war damals oft krank und abwechselnd zu dünn oder zu dick. Äußerlich mag sich das nur an meiner Figur gespiegelt haben, innerlich aber habe ich das ständige Auf und Ab mit einem Verlust meines emotionalen Wohlbefindens bezahlt und war oft niedergeschlagen bis deprimiert. Ich bin immer noch erstaunt darüber, dass die

ES GEHT NICHT NUR UM ÜBERFLÜSSIGE KILOS

Übergewicht ist nur eine der vielen negativen Folgen, wenn wir uns überessen. Noch viel verheerender ist es, dass sich unsere Gesundheit verschlechtert und darunter auch unsere Produktivität leidet. Das Frühstück auszulassen trägt einen Großteil zu dieser allgemeinen Beeinträchtigung bei, da es uns die Möglichkeit raubt, die „Selbstverteidigungsmechanismen" unseres Körpers zu stärken; vor allem am Morgen, wenn wir in der Schule, zu Hause oder bei der Arbeit funktionieren müssen. Schüler, die kein hochwertiges Frühstück bekommen, haben es in der Schule besonders schwer.

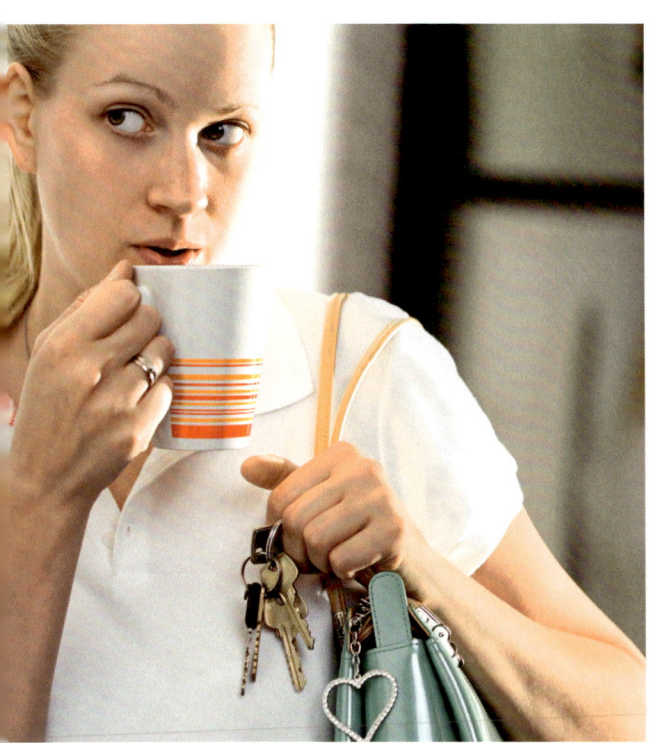

Laut einem Aufsatz über die Ernährung von Schülern von dem Adipositasexperten Prof. Kelly D. Brownell ist auf breiter Basis dokumentiert, dass Mangelernährung die kognitiven und intellektuellen Fähigkeiten bei Kindern einschränkt. Die American Dietetic Association stimmt dem zu und ergänzt, dass das Frühstück den ganzen Tag über die Fähigkeit zur Konzentration und die Ausbildung von Fertigkeiten zur Problemlösung fördert.

Die Folgekosten der Fehlernährung, Frühstücksverzicht eingeschlossen, sind immens, ja kaum zu glauben. Die Deutsche Adipositas-Gesellschaft lässt auf ihrer Website wissen: „Orientiert man sich an den Trendrechnungen der WHO für die Entwicklung der Adipositas in Europa, die von einem moderaten Zuwachs bis 2020 ausgeht, dann ist bis dahin ein Anstieg der Gesamtausgaben für Adipositas in Höhe von mindestens 25,7 Milliarden Euro allein in Deutschland zu erwarten." Diese Zahl ist pro Jahr gerechnet! Wenn wir 25 % unserer Nährstoffe täglich durch das Frühstück zu uns nehmen, ist ein beträchtlicher Teil der enormen Ausgaben für das Gesundheitswesen der falschen Einstellung geschuldet, die viele von uns dem Frühstück gegenüber haben.

> „Das Frühstück auszulassen trägt einen Großteil zu der allgemeinen Beeinträchtigung unserer Produktivität bei."

GUTEN MORGEN, GRIESGRAM!

Wenn ich nicht genug zu essen und zu trinken bekomme, mutiere ich zum Brummbären, nicht zu einem netten Teddybären. In meiner Familie sind alle so. Wir wissen, dass wir griesgrämig werden, wenn wir nicht regelmäßig essen oder ohne Eat-Clean-Frühstück den Tag beginnen. Ohne den gewohnten Start kann ich kaum mein Telefon richtig bedienen. Untermauert wird meine Erfahrung von vielen Studien, die besagen, dass jeder Mensch von der Wiege bis zur Bahre von einem gesunden Frühstück profitiert. Laut Gail Frank, registrierter Ernährungsberater aus Los Angeles und Sprecher der Amerikanischen Gesellschaft für Diätetik und Ernährung, ist es sowohl fürs Gehirn als auch für den Körper unabdingbar, gleich morgens nach dem Aufstehen zu frühstücken. Menschen, die das Frühstück auslassen, überkommt nach Frank häufig ein Gefühl von Müdigkeit, Unrast und Gereiztheit. Gehören Sie zu den Frühstücksverweigerern? Sind Sie vielleicht auch einer dieser Miesepeter?

NAHRUNG FÜR IHR HIRN

Während Sie schlafen, gönnt sich Ihr Körper die dringend notwendige Ruhepause, die er braucht, um Energie für den nächsten Tag zu tanken. Sofern Sie nicht beim Schlafwandeln essen, ist dies eine Zeit, in der Ihr Körper keine Flüssigkeit oder Nahrung bekommt. Ihr Verdauungsapparat nutzt diese Zeit, um

Sie von innen heraus zu säubern und sich selbst eine Auszeit von der Verdauung zu gönnen. Ihr Gehirn befindet sich im Leerlauf, obwohl ich keineswegs unterstelle, dass es inaktiv ist! Aber unabhängig davon, womit sich Ihr Hirn nachts beschäftigt, bekommt es nichts oder nur wenig von seiner Leibspeise: Glukose.

Das Frühstück ist die perfekte Gelegenheit, das Fasten zu brechen, das die Nacht Ihrem Körper und Ihrem Gehirn auferlegt hat. Je nach Schlaf- und Essrhythmus kann das Fasten sechs bis zwölf Stunden dauern und Ihr Hirn sehr, sehr hungrig machen. Kein Wunder, dass viele morgens etwas wacklig sind! Fassen Sie den Glukosehunger Ihres Gehirns nicht als Einladung auf, sich mit weißem Gift vollzuschlagen. Raffinierter weißer Zucker ist ohne Frage ein Anti-Lebensmittel und hat meiner Meinung nach in keiner Form der Ernährung etwas zu suchen! Entscheiden Sie sich stattdessen für hochwertige Nahrungsmittel wie Vollkornprodukte, frisches Obst, Gemüse und Proteine.

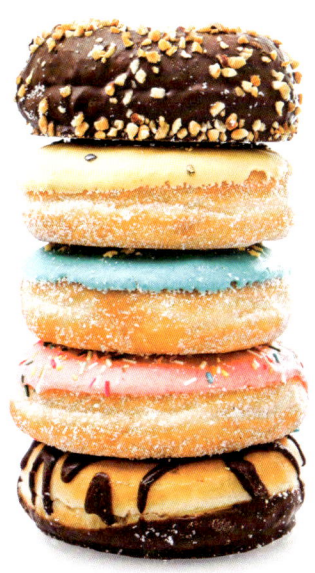

NOCH EINMAL: ESSEN SIE MEHR!

Nach einem erholsamen Schlaf ist es Zeit, das Fasten zu brechen – was auch das englische Wort „break-fast" sagt. Selbst wenn Ihr Gehirn noch nicht merkt, wie hungrig es ist, dürfte sich Ihr Magen lautstark mitteilen. Das Knurren verursachen die Magenwände, die etwas verdauen wollen, was noch nicht da ist. Das Hungergefühl lässt Sie auf direktem Weg in die Küche marschieren.

Obwohl ich schon mehrmals darauf hingewiesen habe, dass der Schlüssel zum Gewichtsverlust nicht darin liegt, weniger zu essen, sondern eher mehr von der richtigen Sorte, möchte ich mich erneut wiederholen, um dieses Prinzip zu unterstreichen: Frühstücken hilft Ihnen dabei, Ihr Idealgewicht zu erreichen und zu halten. Das mag im ersten Moment unlogisch erscheinen, aber Studie um Studie belegt, dass dem so ist. Der einfache Umstand, dass Sie Ihren Magen in moderatem Maße gefüllt halten, vermeidet Heißhunger, der Sie womöglich dazu verleitet, alles zu essen, was Ihnen in die Finger gerät, ohne darüber nachzudenken, ob es gesund oder ungesund, ob es zu viel oder zu wenig ist.

Auch wenn das Frühstück nur eine von sechs Mahlzeiten ist, sollte es im Idealfall ein Viertel Ihres täglichen Nährstoffbedarfs abdecken. Eine große Menge an Nährstoffen entgeht Ihnen, wenn Sie das Frühstück ausfallen lassen! Diejenigen von Ihnen, die auf das Frühstück verzichten, um Zeit oder Kalorien zu sparen, verzichten auf essenzielle Nährstoffe. Untersuchungen haben gezeigt, dass Menschen, die nicht frühstücken, das dadurch bedingte Nährstoffdefizit meist im Laufe des Tages nicht mehr aufholen können. Auf kurze und auf lange Sicht kann sich dies negativ auf die Gesundheit auswirken.

FRÜHSTÜCKEN SIE MIT MIR

Wollen Sie morgens möglichst rasch aus der Tür huschen, um rechtzeitig zur Arbeit zu kommen? Vergessen Sie es! Sie wissen jetzt, dass dieses Verhalten nicht länger infrage kommt. Begleiten Sie mich stattdessen in meine Küche und sehen Sie meiner Frühstücksroutine zu. Wenn Sie dabei auf die Uhr schielen, vergessen Sie nicht, dass auch mein Tag proppenvoll ist, dass ich mich um fünf Kinder, zwei Hunde, einen Mann, Buch- und Zeitschriftenartikel, Termine, Geschäftsreisen, einen Haushalt und ein älteres Elternteil kümmern muss. Oh, und natürlich ist da noch der Sport! Ich akzeptiere keine Ausrede, wenn es um das Frühstück geht, bei Ihnen ebenso wenig wie bei mir.

> „Das Frühstück sollte im Idealfall ein Viertel Ihres täglichen Nährstoffbedarfs abdecken."

Direkt nach dem Aufstehen gehe ich in die Küche und trinke zwei bis drei Gläser Wasser, zusammen etwa einen Liter. Während ich noch schlürfe, setze ich Kaffee oder Tee auf. Der Kaffee oder Tee zieht, und ich fange damit an, den Geschirrspüler auszuräumen, da ich offenbar als Einzige in meinem Haushalt dazu imstande bin. Ich decke den Frühstückstisch für wen auch immer, der mit mir frühstückt, was je nach Anlass zwischen zwei und 24 Familienmitgliedern und Gästen variiert.

Stehe ich wirklich unter Zeitdruck, ein typisches Morgenproblem vieler Menschen, messe ich einfach 40 Gramm Haferflocken ab und gebe sie in eine kleine Schüssel. Dann gieße ich 250 Milliliter kochendes Wasser darauf und bedecke die Schüssel mit einem Teller, damit

Liebe Tosca,

ERFOLGSGESCHICHTE

ich möchte mich bei dir dafür bedanken, dass du deine Eat-Clean-Diät geschrieben hast. Ich bin 43, Mutter von zwei Kindern und beschäftige mich schon mein ganzes Leben lang mit Fitness und Sport, wusste aber nichts über den Einfluss der Ernährung. Nach der Geburt meines zweiten Kindes und dem Kauf meiner ersten Jeans in Größe 46 bin ich an der Supermarktkasse auf dein Buch gestoßen (ich sollte vielleicht hinzufügen, dass ich gerade dabei war, mir Junkfood zu kaufen). Schaden kann es ja nichts, dachte ich, und kaufte es. Es hat meine Ernährung und mein Denken komplett verändert!

Ich habe gerade mein erstes Paar Jeans in Größe 36 gekauft! Ich hatte noch nie Größe 36! Ich bin Mitte 40 und war noch nie im Leben so gut in Form. Bikinisaison… ich komme!

Ich bin dir sehr dankbar für die Inspiration!

Beste Grüße,
Vicki Dixon

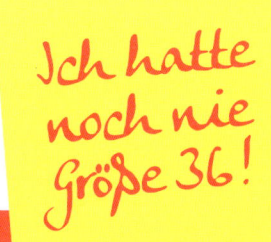

Ich hatte noch nie Größe 36!

der Brei beim Ziehen heiß bleibt, während ich das restliche Frühstück vorbereite und mich für die Arbeit fertig mache. In der Zwischenzeit koche ich außerdem zwölf Eier, die ich über den Tag verteilt esse – eine ausgezeichnete Proteinquelle. Ich esse nicht alle zwölf Eigelbe, sondern nur eines oder zwei; die restlichen verfüttere ich an meine Hunde. All das erledige ich in weniger als 15 Minuten und finde nicht, dass das zu lange dauert.

> „Sie müssen keineswegs
> zu Hause sein, um sich
> clean zu ernähren."

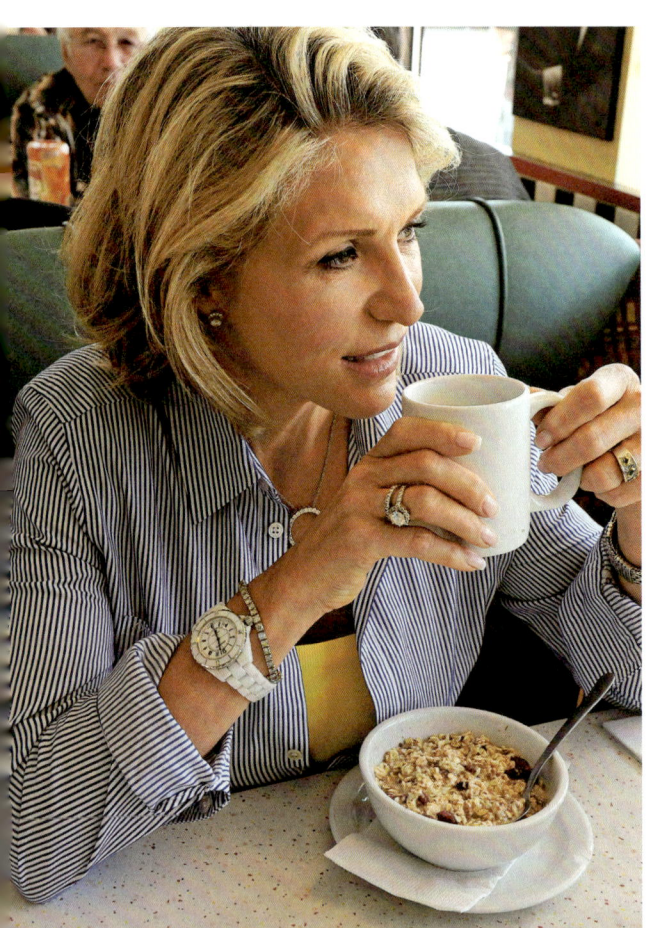

Manchmal finde ich sogar noch Zeit, um eine Tasse Kaffee mit meinem Mann zu genießen oder ein paar E-Mails zu beantworten, während das Leben langsam in die Gänge kommt. Durch das tägliche Frühstücken fühle ich mich wie ein gesunder, normaler Mensch – ein Gefühl, das ich in den Jahren vor dem Eating clean nicht oft hatte.

Fragen Sie sich, wie ich mir ein Eat-Clean-Frühstück vorbereiten kann, wenn ich auf Reisen bin und zum Beispiel im Flugzeug sitze? Sie müssen keineswegs zu Hause sein, um sich clean zu ernähren. Eine einfache Luftveränderung hält mich nicht davon ab, mich an meine Prinzipien zu halten.

Ich habe sogar in einem eigenen Kapitel (ab Seite 121) viele zusätzliche Infos und Tipps zu diesem Thema für Sie zusammengestellt. Wenn ich morgens nicht in meiner eigenen Küche werkeln kann, bereite ich mich vor: Ich packe mir Portionstütchen mit einem Mix aus Haferflocken, ungesüßten Trockenfrüchten, Weizenkeimen, Blütenpollen und Proteinpulver – und zwar ein Tütchen für jeden Reisetag. Ein Tütchen kommt in die Handtasche oder ins Handgepäck, der Rest in den Koffer. Wenn Frühstückszeit ist, bekomme ich überall sofort eine Tasse heißes Wasser zum Aufgießen, egal ob am Flughafen oder in der Stadt. Esse ich mein Tütchenfrühstück im Flugzeug, bitte ich einfach die FlugbegleiterInnen um heißes Wasser und bin fertig zum Abflug!

BALLASTSTOFFGEHALT GÄNGIGER LEBENSMITTEL

(bei abgepackten Lebensmitteln meist den Nährwertangaben zu entnehmen)

OBST	BALLASTSTOFFGEHALT PRO 100 G
Apfel	2,3 g
Apfel, getrocknet	10,1
Ananas	1,4 g
Aprikosen	1,5 g
Aprikosen, getrocknet	8,0 g
Banane	2,0 g
Birne	2,8 g
Birne, getrocknet	13,5 g
Blaubeeren/Heidelbeeren	4,9 g
Brombeeren	3,2 g
Clementine	1,5 g
Datteln, getrocknet	9,0 g
Erdbeeren	2,0 g
Feigen, getrocknet	9,6 g
Grapefruit	0,6 g
Guave	5,2 g
Himbeeren	4,7 g
Honigmelone	1,1 g
Kiwi	3,9 g
Orange	2,2 g
Pfirsich	1,7 g
Pflaume	1,7 g
Sultaninen	5,4 g
Weintrauben	1,6 g

BALLASTSTOFFGEHALT GÄNGIGER LEBENSMITTEL

(bei abgepackten Lebensmitteln meist den Nährwertangaben zu entnehmen)

GEMÜSE	BALLASTSTOFFGEHALT PRO 100 G
Avocado	7,0 g
Blattkohl (Wirsing und Ähnliches)	4,0 g
Blumenkohl	2,9 g
Brokkoli	3,0 g
Erbsen	5,0 g
Grüne Bohnen	3,0 g
Grünkohl	3,6 g
Karotten	2,9 g
Kartoffeln	1,9 g
Kürbis	2,6 g
Mangold	1,6 g
Paprika, grün	2,0 g
Rosenkohl	4,4 g
Rote Bete	2,5 g
Sellerie (Knolle)	4,2 g
Senfkohl/Pak Choi	1,0 g
Spinat	2,2 g
Steckrübe	2,8 g
Süßkartoffeln	3,0 g
Tomaten	1,3 g
Weißkohl	3,0 g
Zucchini	1,1 g
Zuckermais/Gemüsemais	2,8 g
Zwiebeln	1,4 g

BALLASTSTOFFGEHALT GÄNGIGER LEBENSMITTEL

(bei abgepackten Lebensmitteln meist den Nährwertangaben zu entnehmen)

GETREIDE	BALLASTSTOFFGEHALT PRO 100 G
Haferflocken	9,5 g
Haferspeisekleie	18,6 g
Müsli, je nach Zusammensetzung	4,6 g
Naturreis (Vollkornreis), gekocht	1,0 g
Nudeln, gekocht	1,5 g
Reis, parboiled, gekocht	0,6 g
Vollkornnudeln, gekocht	4,4 g

NÜSSE UND ÖLSAMEN	
Cashewkerne	2,9 g
Erdnusskerne	7,1 g
Kokosnussfleisch, reif	8,8 g
Kürbiskerne	8,8 g
Leinsamen	38,6 g
Mandelkerne	9,8 g
Pekannusskerne	9,5 g
Pistazien	6,5 g
Sonnenblumenkerne	6,3 g
Walnusskerne	4,6 g

BOHNEN/HÜLSENFRÜCHTE (VERZEHRFERTIG)	
Kichererbsen	4,4 g
Kidneybohnen	8,3 g
Linsen	2,8 g
Sojabohnen	9,0 g

WARUM HAFERFLOCKEN?

Wenn Ihre Großmutter damals wollte, dass Sie Ihren Haferbrei aufessen, lag sie damit völlig richtig. Zu einem dicken, heißen Brei gekocht, entwickelt Hafer, dieses bescheidene Getreide, fast schon Superkräfte. Das bedeutet, dass Haferflocken vollgepackt sind mit löslichen und unlöslichen Ballaststoffen. Ihr Verdauungsapparat muss eine Menge Arbeit leisten, um diesen Ballast zu verdauen oder durchzuschleusen; deshalb ist Ihr Magen länger voll, und Sie sind natürlich länger satt. Ballaststoffe halten auch den Blutzuckerspiegel konstant. Wenn Sie extreme Ausschläge des Pegels vermeiden, wirkt das positiv auf Ihren Hormonhaushalt. Ihre Bauchspeicheldrüse ist wahrscheinlich immer noch völlig erledigt vom Abbau des giftigen Zuckermülls, mit dem Sie sich bisher zugeschüttet haben. Gönnen Sie ihr eine Pause!

Haferflocken sind so gesund für Sie, dass sie erst kürzlich mit dem Oscar, dem Academy Award für Lebensmittel ausgezeichnet worden sind. Mit ihrer großen Konzentration an Ballaststoffen gehören sie zu den ersten Lebensmitteln überhaupt, denen die US-Behörde für Lebensmittel- und Arzneimittelsicherheit (FDA) einen medizinischen Nutzen für unsere Gesundheit bescheinigt hat. Die meisten US-Bürger haben einen chronischen Ballaststoffmangel, da sie täglich nur einen Bruchteil der empfohlenen 25 bis 30 Gramm aufnehmen. Die tägliche Ballaststoffmenge (in Gramm) für Kinder errechnet sich so: Alter in Jahren plus fünf. Nordamerikaner führen sich heute nur ein Zehntel der vor 100 Jahren üblichen Ballaststoffmenge zu! Ich frage mich, ob das der Grund dafür ist, dass wir so verspannt sind.

Ich frühstücke fast täglich Haferbrei oder Hafer in anderer Form. Wenn ich um sieben Uhr morgens Haferbrei und ein Eiweißomelett frühstücke, werde ich bis mindestens zehn Uhr nicht wieder hungrig. Die Haferpower hält mich satt, bewahrt mich vor einem Auf und Ab des Blutzuckerpegels, und ich bin nicht mehr der Grummelbär, der ich früher einmal war.

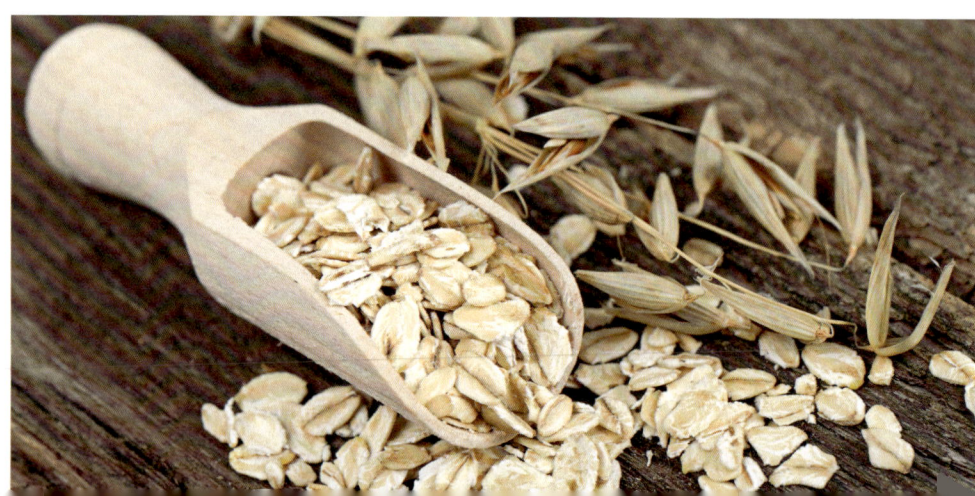

MEIN EAT-CLEAN-HAFERBREI UND WIE ICH IHN VERFEINERE

Schritt 1: Geben Sie 40 g Haferflocken in eine Schüssel und gießen Sie 250 ml heißes Wasser dazu.

Schritt 2: Decken Sie die Schüssel mit einem Teller zu und lassen Sie den Brei etwa 10 Minuten ziehen.

Ist der Haferbrei fertig, können Sie eine, zwei oder auch alle der folgenden Zutaten daraufstreuen:

- 2 EL geschrotete Leinsamen
- 2 EL Weizenkeime
- 2 EL Blütenpollen

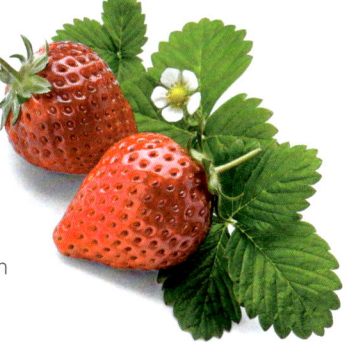

Geben Sie nach Belieben etwas hiervon dazu:

- 70 g gemischte frische (oder gefrorene) Beeren
- 115 g in Scheiben geschnittene Banane
- 40 g ungesüßte getrocknete Cranberrys oder Rosinen
- 120 g ungesüßtes Apfelmus
- 2 EL in Scheiben geschnittene Mandeln oder andere ungesalzene Nüsse

Den Geschmack können Sie mit folgenden Gewürzen verfeinern:

- 1 Prise Zimtpulver
- 1 Prise geriebene Muskatnuss
- 1 Prise Pimentpulver
- 1/2 Teelöffel Vanilleextrakt

Den Flüssigkeitsanteil können Sie mit einer dieser Zutaten variieren:

- 125 g fettarmer Naturjoghurt
- 125 ml Kefir
- 120 g ungesüßtes Apfelmus
- 2 EL Apfelkraut

MEHR ALS HAFERFLOCKEN

Eine Schüssel Haferbrei allein ist noch kein ausreichendes Frühstück. Die Eat-Clean-Grundsätze empfehlen für jede Mahlzeit komplexe Kohlenhydrate plus fettarme Proteinquellen, um Gesundheit und Gewichtsverlust zu maximieren. Ich rate Ihnen außerdem, einen Bogen um verarbeitete Lebensmittel zu machen, insbesondere Zucker und Weißmehl, und

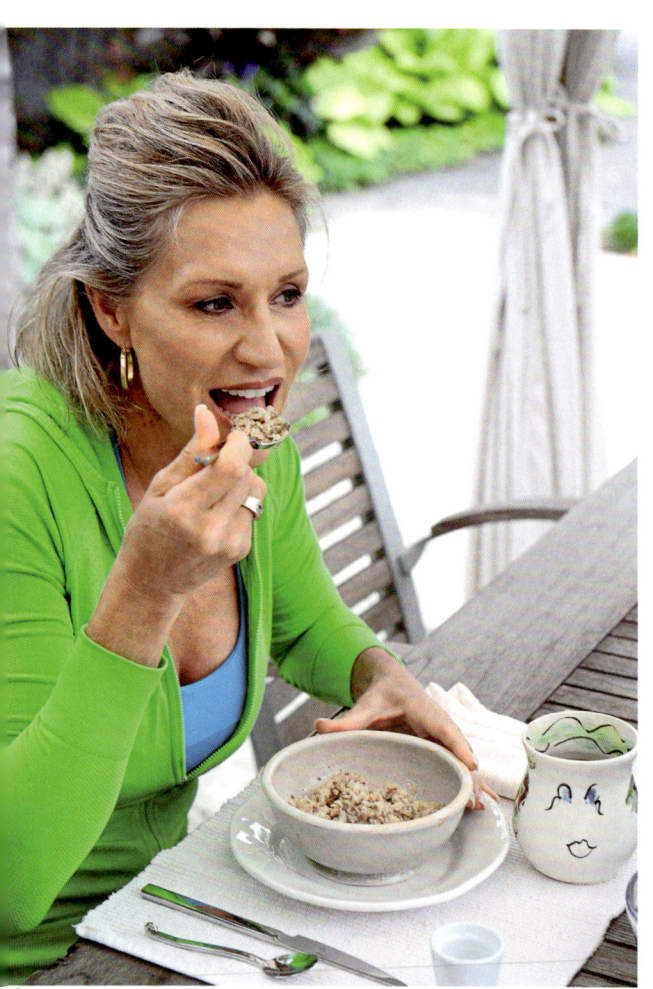

sich unbedingt von den gefährlichen gesättigten Fettsäuren und Transfetten fernzuhalten. Der Sinn der Sache wäre verfehlt, wenn Sie Ihren Haferbrei perfekt zubereiten und dann den Eiweißpart Ihres Frühstücks vergeigen würden, was ich schon bei vielen Leuten gesehen habe. Fettiger Bacon kann kein Hauptbestandteil Ihrer Eat-Clean-Diät sein, so köstlich er schmeckt. Er enthält zwar Proteine, aber vorwiegend besteht er eben aus Fett.

Ich bevorzuge eine Eierspeise zum Haferbrei. Ich bereite Eier auf viele Arten zu, was sie interessant bleiben lässt. Ob hart gekocht oder pochiert, ob als Spiegelei, Rührei oder in einer Quiche oder Frittata – ich liebe und genieße sie in jeder Form. Die Beziehung, die komplexe Kohlenhydrate aus dem Haferbrei mit dem Protein im fettarmen Eiweiß eingehen, ist der perfekte Treibstoff für einen schlanken Körper.

Ich mag außerdem gern noch ein paar Extras in meinem Haferbrei, um ihn noch nährstoffreicher zu machen. Wer mich kennt, weiß, dass ich jeden Tag Leinsamen brauche. Meistens entscheide ich mich dafür, diese in der Tat „mächtigen" Samen (geschrotet) auf meinen Frühstücksbrei zu geben. Ich habe allerdings schon viele andere Möglichkeiten entdeckt, sie zu genießen, etwa in Salaten, Smoothies und Gebäck. Auf den fertigen Haferbrei gebe ich je 2 EL geschrotete Leinsamen und Weizenkeime. Ich streue auch 2 EL Blütenpollen darauf, die ich glücklicherweise von einem Imker in der Region frisch beziehen kann. Abgerundet wird das Ganze von ungefähr 70 Gramm gemischten frischen Beeren. Falls ich keine frischen bekomme, entscheide ich mich entweder für tiefgefrorene oder übergieße meinen Brei mit ungesüßtem Apfelmus. Köstlich!

Vorsicht: Pollen können bei Menschen mit Pollenallergien schwere allergische Reaktionen hervorrufen. Beginnen Sie mit einer Menge von nur einem bis zwei Klümpchen und steigern Sie die Menge nur langsam, damit Sie auf der sicheren Seite sind.

SCHNELL STARTKLAR

Ich habe wohl schon jede erdenkliche Ausrede dafür gehört, warum manche Menschen morgens keine Zeit für ein Frühstück haben.

Ich kann das aber alles nicht gelten lassen, denn schließlich sind wir alle viel beschäftigt! Uns allen stehen nur 24 Stunden am Tag zur Verfügung, in denen wir produktiv sein und unseren Alltag bewältigen müssen, so gut es geht. Ich will nichts davon hören, dass Sie keine Zeit haben!

Halten Sie sich vor Augen, was passiert, wenn Sie sich nicht die Zeit nehmen, die Ihnen zusteht, um ein Frühstück zu machen und dieses allein oder mit Ihrer Familie am Tisch sitzend zu genießen. Offensichtlich funktioniert doch Ihre bisherige Strategie nicht ganz so gut für Sie. Wenn Sie es nun schaffen, Ihre Familie an den Tisch zu holen, zumindest für diese erste Mahlzeit des Tages, werden Sie sich schon bald jeden Tag aufs Neue über positive Veränderungen freuen können.

MORGENS ZEIT SPAREN UND NERVEN SCHONEN

- Decken Sie den Tisch schon abends. Wenn ich morgens den gedeckten Tisch sehe, denke ich gar nicht erst daran, das Frühstück ausfallen zu lassen.
- Manche Kaffeemaschinen kann man programmieren. Der Duft von frischem Kaffee macht mir Beine!
- Ich weiche meinen Frühstücksbrei oft schon abends ein, besonders wenn ich härteres Getreide wie Rollhafer nehme. So ist es morgens schneller gar, und das Getreide setzt noch mehr wertvolle Nährstoffe frei.

- Ich bereite oft eine Schüssel gemischte frische Beeren vor, die für mich plus Familie drei Tage reicht. Frische Beeren halten sich im Kühlschrank leicht drei Tage lang.
- Auch für zu Hause können Sie nach meinem Reise-Tipp Haferflocken und Toppings im Voraus abmessen, mischen und verpacken. So sind Sie morgens immer sofort startklar. Ich persönlich bunkere immer ein Tütchen im Büro, falls es zu Hause doch einmal zu knapp werden sollte. Dieses Tütchen war schon oft mein Retter in der Not!

MÖGLICHKEITEN FÜR EIN SCHNELLES EAT-CLEAN-FRÜHSTÜCK

- Fettarmer **Trinkjoghurt,** gemischt mit Müsli

- **Kefir,** gemischt mit Müsli

- **Essenerbrot,** bestrichen mit Hummus und belegt mit gekochtem Eiweiß

- **Protein-Smoothie** aus fettarmem körnigem Frischkäse, Joghurt oder Kefir, 1 Banane und 20 g Haferflocken oder 1 Vollkornweizen-Frühstückskeks, 1 EL naturbelassene Nussbutter, 2 EL geschrotete Leinsamen und entweder Soja-, Reis- oder Mandelmilch oder fettarme Frischmilch

- **2 Vollkornweizen-Frühstückskekse,** bestrichen mit naturbelassener Nussbutter, belegt mit Bananenstückchen und bestreut mit geschrotetem Leinsamen. Darauf noch ein Spritzer Soja-, Reis-, oder Mandelmilch, oder fettarme Frischmilch

- 1 Schüssel **Protein-Müsli** mit fettarmer Milch und frischen Beeren

- **Eiweiß-Rührei oder -omelett** mit Tomaten und Spinat auf getoastetem Essenerbrot (siehe Kasten gegenüber) oder anderem Vollkornbrot bzw. Vollkorn-Wraps

Falls Sie sich nicht mit Haferbrei anfreunden können, versuchen Sie es mit nährstoffreichem Frühstücksmüsli oder mit Frühstückskeksen aus Vollkornweizen. Das Müsli ist in Sekundenschnelle in der Schüssel. Sie müssen nur noch Ihre Lieblingsmilch dazugießen (Kuh-, Schaf-, Ziegen-, Reis-, Soja- oder Mandelmilch) und können es mit allen Zutaten verfeinern, die ich zum Haferbrei gebe. Für einen interessanten Geschmackskick gießen Sie einmal Ihren heißen, fettarmen Latte macchiato auf ein paar Vollkornweizen-Frühstückskekse. Das schmeckt köstlich und lässt sich gut mitnehmen!

Ich liebe Frittata, eine einfache und sättigende Eiermahlzeit. So geht's: Heizen Sie den Backofen auf 180° Ober-/Unterhitze vor. Verquirlen Sie etwa 8 Eiweiße mit 2 Eigelben. Erhitzen Sie 1 EL Olivenöl in einer ofenfesten Pfanne. Zerkleinern Sie beliebiges Gemüse und braten Sie es in der Pfanne gar. Gießen Sie dann die Eiermasse darüber. Würzen Sie das Ganze mit Salz und Pfeffer und lassen Sie die Frittata stocken, bis sie fast durch ist. Dann stellen Sie die Pfanne in den Backofen und lassen die Frittata dort noch 10 bis 15 Minuten fertig garen. Nehmen Sie sie heraus und schneiden Sie sie in schmale Tortenstücke. Servieren Sie die Frittata, solange sie noch heiß ist. Wenn Sie zu viel zubereitet haben sollten, schmeckt sie natürlich auch kalt vorzüglich!

Für mehr Tipps, Tricks und Motivation abonnieren Sie den Eat-Clean-Diät®-Newsletter unter www.toscareno.com/subscribe.

ESSENERBROT UND ANDERES AUS GEKEIMTEM GETREIDE

Ich empfehle Brot und andere Produkte mit gekeimtem Getreide. Der Siegeszug der Vollkornprodukte in letzter Zeit ist der gesteigerten Nachfrage der Verbraucher geschuldet, die sich mehr und mehr für eine gesündere Ernährung entscheiden. Vor allem gekeimtes Getreide aller Art sollte auf keinem Speiseplan fehlen, da die Keimung mehr Nährstoffe freisetzt, als sie in Produkten aus ungekeimtem Getreide bioverfügbar sind. Früher ließ man traditionell alle Körner und Saaten keimen, was die 10- bis 20-fache Nährstoffmenge freisetzt, als sie in verarbeitetem Korn und anderen Samen enthalten ist. Gekeimte Getreide, Saaten, Nüsse und daraus hergestellte Produkte fördern außerdem die Besiedlung des Darms mit nützlichen Bakterien. Diese „guten" Bakterien halten den Dickdarm sauber. Dabei schadet es natürlich nichts, dass gekeimtes Getreide Unmengen konzentrierter Antioxidantien enthält, also einen potenten Schutzfaktor gegen Krebs.

Grundsätzlich werden gekeimtes Getreide und Produkte daraus schneller verdaut als handelsübliches Vollkornbrot aus dem Supermarkt. Dazu kommt, dass sie reich sind an Ballaststoffen, Proteinen, Vitaminen und Mineralien. Nur Weizen in gegarter Form kann Verschleimung, allergische Reaktionen, Verstopfungen und das Reizdarmsyndrom hervorrufen. Keimt das Korn, wird die enthaltene Stärke in einfache Kohlenhydrate umgewandelt, die den Verdauungsapparat nicht negativ beeinflussen. Bei Glutenunverträglichkeit sollten Sie allerdings neue Lebensmittel nur nach Absprache mit Ihrem Arzt konsumieren.

Essenerbrot (auch basisches Brot oder Keimbrot; benannt nach den biblischen Essenern) ist eines von vielen Lebensmitteln aus gekeimtem Getreide, die uns heute zur Verfügung stehen. Die Kombination aus gekeimtem Korn und anderen gesunden Zutaten, beispielsweise Sonnenblumenkernen, Leinsamen, Sesam und Nüssen, liefert uns vollwertiges Protein, das beinahe mit dem Protein vergleichbar ist, das uns Eier liefern, dem Goldstandard unter den Proteinen. Wenn Sie Brot oder andere Backwaren essen, sollte gekeimtes Getreide darin enthalten sein.

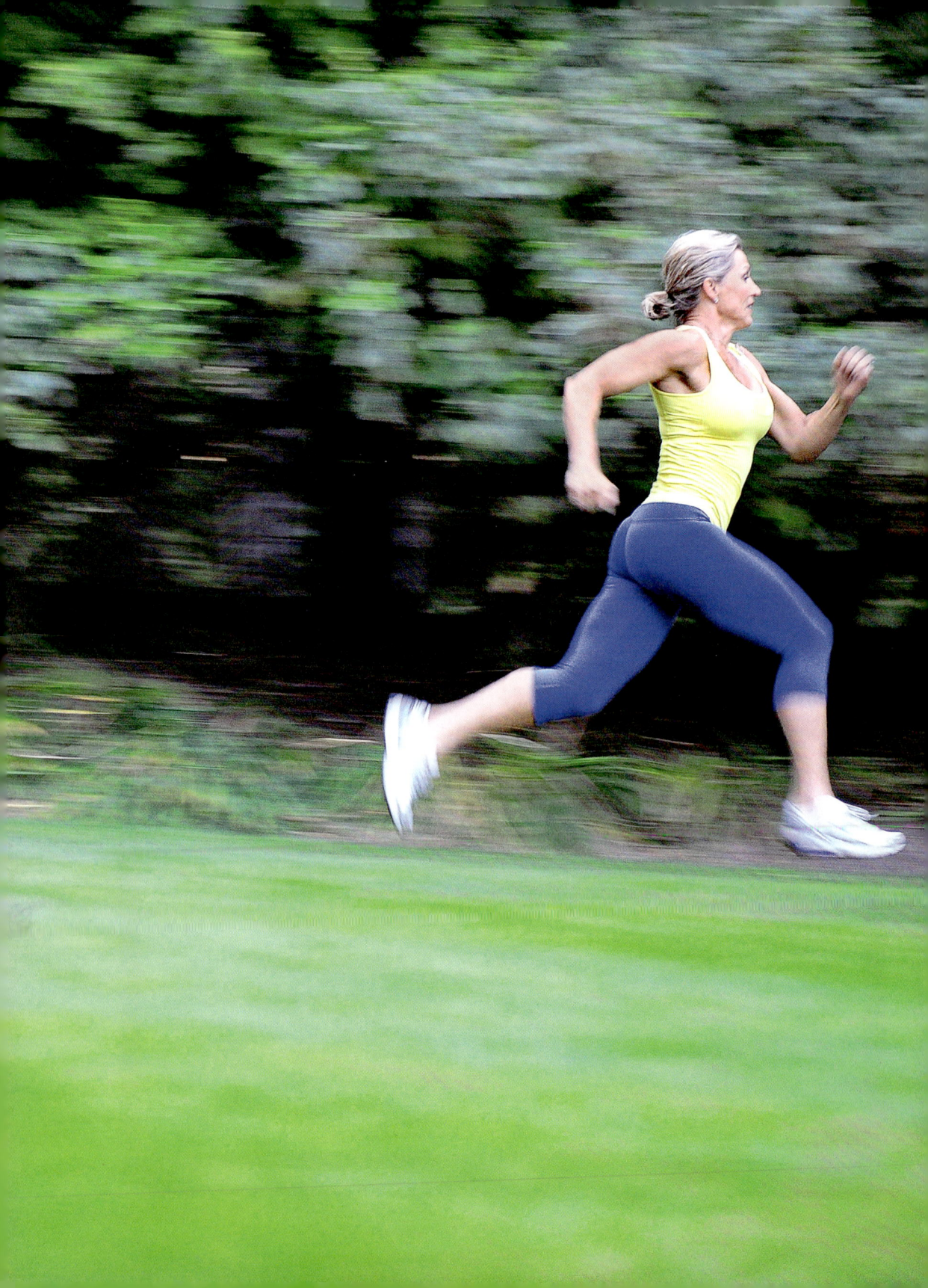

Die Grund-lagen unseres Stoffwechsels

DAS TEMPO MACHT'S AUS

„Mein Sohn ist ein Fass ohne Boden! Der kann essen, was er will, und nimmt nicht zu." Oder das Gegenteil: „Was ich esse, landet sofort auf meinen Hüften." Klingt Ihnen das vertraut? Manche haben einen schnellen Stoffwechsel, der ihnen das Abnehmen leicht macht und – in manchen Fällen – das Zunehmen erschwert. Sie können alles essen, was ihnen nur zu Gesicht kommt, und nehmen trotzdem kein Gramm zu. Sie dürfen neidisch sein auf diese Leute! Andere Menschen haben große Probleme damit, ihre Kilos loszuwerden. Es scheint fast so, als hätte bei ihnen jemand die Anzeige auf der Waage manipuliert. Beides ziemlich unfair, oder? Glücklicherweise haben Sie die Möglichkeit, Ihren Stoffwechsel zu verändern und ihn entweder zu beschleunigen (eine gute Sache) oder ihn weiter auszubremsen (keine so gute Sache). Eating clean ist ein sehr guter Weg, die Sache zum Guten zu wenden.

WAS IST DER STOFF-WECHSEL?

Der Stoffwechsel oder Metabolismus ist ein ständiger Prozess, der unmittelbar nach der Geburt beginnt und erst mit dem Tod endet. Er ist ein Balanceakt zwischen zwei Mechanismen in Ihrem Körper – dem Aufbau und dem Abbau von Energiedepots und Körpergewebe. Vereinfacht ausgedrückt: Ihr Stoffwechsel wandelt die Energie, die Sie aus der Nahrung gewinnen, in den Treibstoff um, den Ihre Körperfunktionen benötigen, also Atmung, Temperaturregelung, Bewegungen wie das Heben von Armen und Beinen und natürlich auch das Work-out.

Die Geschwindigkeit des Stoffwechsels, die Stoffwechselrate, bestimmt, wie viel Nahrung Sie brauchen, um Ihr Gewicht zu halten. Falls Sie zunehmen, bedeutet das, dass Sie Ihrem Körper mehr Energie zuführen, als Ihr Stoffwechsel umsetzen kann. Ihr Körper speichert die nicht umgesetzte Energie als Fett. Das ist die natürliche Reaktion des Körpers auf Überfluss. In Hungerzeiten hält sich der Körper an solche Fett- und Energiereserven, um Ihr Überleben zu sichern.

Als Grundumsatz bezeichnet man den Ruhe-energieverbrauch des Körpers. Der Grundumsatz und allgemeiner die Stoffwechselrate hängen von einer Vielzahl von Faktoren ab, unter anderem von der Größe und der Muskelmasse, dem Gewicht und dem Aktivitätslevel. Ein muskulöser Marathonläufer hat einen viel höheren Grundumsatz als ein Mensch, der den Großteil des Tages auf der Couch liegt.

> „Ein muskulöser Marathonläufer hat einen viel höheren Grundumsatz als ein Mensch, der den Großteil des Tages auf der Couch liegt."

IN GUTEN WIE IN SCHLECHTEN ZEITEN

Der Zustand Ihres Stoffwechsels hängt nicht nur davon ab, wie Sie mit Ihrem Körper heute umgehen, sondern auch davon, wie Sie ihn über die Jahre behandelt haben. Haben Sie längere Zeit konsequent Kraftsport gemacht, dürften Sie einen effizienten Stoffwechsel und eine gute Fettverbrennung haben. Ihr Stoffwechsel arbeitet auch, wenn Sie gerade keinen Sport machen, und sogar im Schlaf. Haben Sie jedoch über Jahre hinweg immer wieder gehungert und die immer gleichen Kilos ab- und wieder zugenommen, ist es sehr wahrscheinlich, dass Sie Ihren Stoffwechsel beeinträchtigt haben, also nur auf Sparflamme Energie verbrennen, was das Abnehmen erschwert.

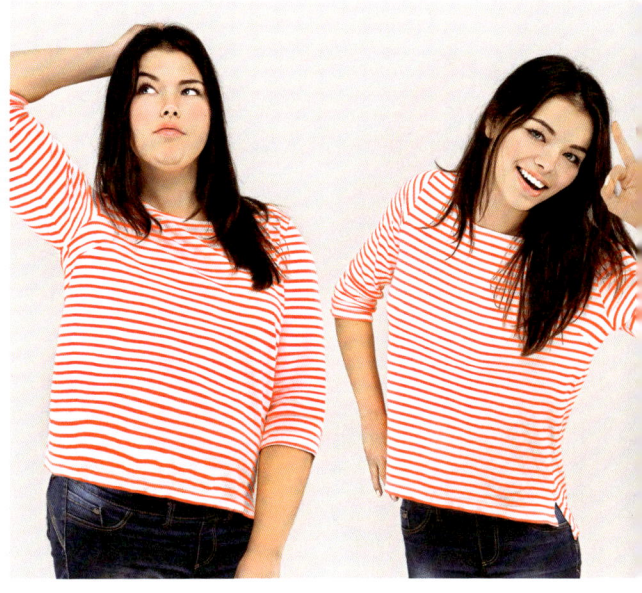

Ich selbst steckte lange Zeit in der Kategorie der Stoffwechselbremser fest, bis ich unter Anleitung von Robert Kennedy das Eating clean entdeckte. Ich musste mich jedes Mal abrackern, um nur ein paar Kilos zu verlieren, die ich nach kurzer Zeit wieder auf den Hüften hatte. Heute sieht das anders aus.

Der Jo-Jo-Effekt verwirrt den Körper. Ihr Stoffwechsel verfügt über ausgeklügelte Mechanismen für Zeiten des Hungers ebenso wie für Phasen des Überflusses. Je nach Nahrungsangebot arbeitet er langsamer oder leistet Überstunden. Wird die Nahrung knapp oder lassen Sie eine Mahlzeit weg, bremst Ihr Stoffwechsel als Reaktion auf die verringerte Kalorienzufuhr seine Arbeit. So schützt sich Ihr Körper, denn

er will verhindern, dass Sie verhungern. Nach einem Nahrungsmangel wird er nicht mehr so leicht gewillt sein, sich des überschüssigen Fetts zu entledigen; es könnte ja sein, dass Sie es für künftige Hungersnöte brauchen. Das bedeutet auch, dass Ihr Körper rebelliert, sobald Sie auf Diät sind und anfangen, Gewicht zu verlieren, und dass er es Ihnen schwer machen wird, Ihr Wunschgewicht zu erreichen.

Wenn Sie bestimmte Lebensmittelgruppen komplett von Ihrem Speiseplan streichen, hat das ebenfalls eine verstörende Wirkung auf Ihren Körper. Ein Verzicht auf bestimmte Nahrungsbestandteile wie etwa Kohlenhydrate oder Fette nämlich schmeckt Ihrem Körper gar nicht. Sie nehmen vielleicht ab, möglicherweise sogar sehr viel, aber leider nicht dauerhaft. Lassen Sie komplette Lebensmittel-

BEKANNTE STOFFWECHSEL-PROBLEME

Bei einem geringen Prozentsatz der Bevölkerung lässt sich ein extrem langsamer (oder schneller) Stoffwechsel auf medizinische Ursachen zurückführen. Beides ist durch entsprechende Medikation behandelbar.

1. Schilddrüsenüberfunktion (Hyperthyreose)

Das Schilddrüse produziert dabei zu viel Schilddrüsenhormone, die den Grundumsatz erhöhen. Zu den Symptomen der Überfunktion gehören unter anderem Gewichtsverlust, beschleunigter Puls, erhöhter Blutdruck, Halsschwellungen (aufgrund der vergrößerten Schilddrüse) und oft vorstehende Augen.

2. Schilddrüsenunterfunktion (Hypothyreose)

Das Problem ist hier eine zu geringe Aktivität, also Hormonproduktion der Schilddrüse. Bei Kindern kann die Unterfunktion unbehandelt zu physischen und psychischen Entwicklungsstörungen führen. Zu ihren Symptomen gehören bleierne Müdigkeit, verlangsamter Puls, Gewichtszunahme, Verstopfung, verringerte Leistungsfähigkeit, depressive Verstimmungen und manchmal ein Kropf (Struma).

gruppen einfach weg, fehlen Ihnen essenzielle Nährstoffe. Wenn Sie diese Lebensmittel dann eines Tages wieder essen, wird der Körper seine Chance ergreifen und mit Macht versuchen, seine leeren Depots aufzufüllen. Die Folge ist, dass Sie schnell wieder zunehmen.

GEBEN SIE GAS

Zum Glück können Sie einiges tun, um Ihren Stoffwechsel zu beschleunigen. Sie können ihn umerziehen, damit er nach langen Diätphasen wieder lernt, effizient zu arbeiten. Ihr Grundumsatz ist nicht in Stein gemeißelt. Ob Sie 5 oder 50 Kilo abnehmen möchten –, Sie können die Geschwindigkeit, mit der Ihr Körper Energie verbrennt, durch regelmäßiges Metabolic Resistance Training beschleunigen, eine Art „Cardio-Krafttraining" mit langer Belastungsdauer und minimalen Pausenzeiten, ein Trainingsprogramm, das die Muskelmasse vergrößert, um den Grundumsatz zu erhöhen, also mehr Fett zu verbrennen.

Muskelmasse verbrennt ungefähr 25-mal so viele Kalorien wie die gleiche Menge Körperfett. Wenn Sie nicht übergewichtig sind, besteht Ihr Körper zum Großteil aus fettfreier Masse, also neben Wasser hauptsächlich aus Muskeln, Knochen und anderem Gewebe. Muskelgewebe benötigt die meiste Energie, weshalb sie bestimmt, wie schnell Ihr Körper Energie verbrennt. Wenn Sie mit Gewichtstraining mehr Muskelmasse aufbauen, beschleunigen Sie Ihre Stoffwechselrate.

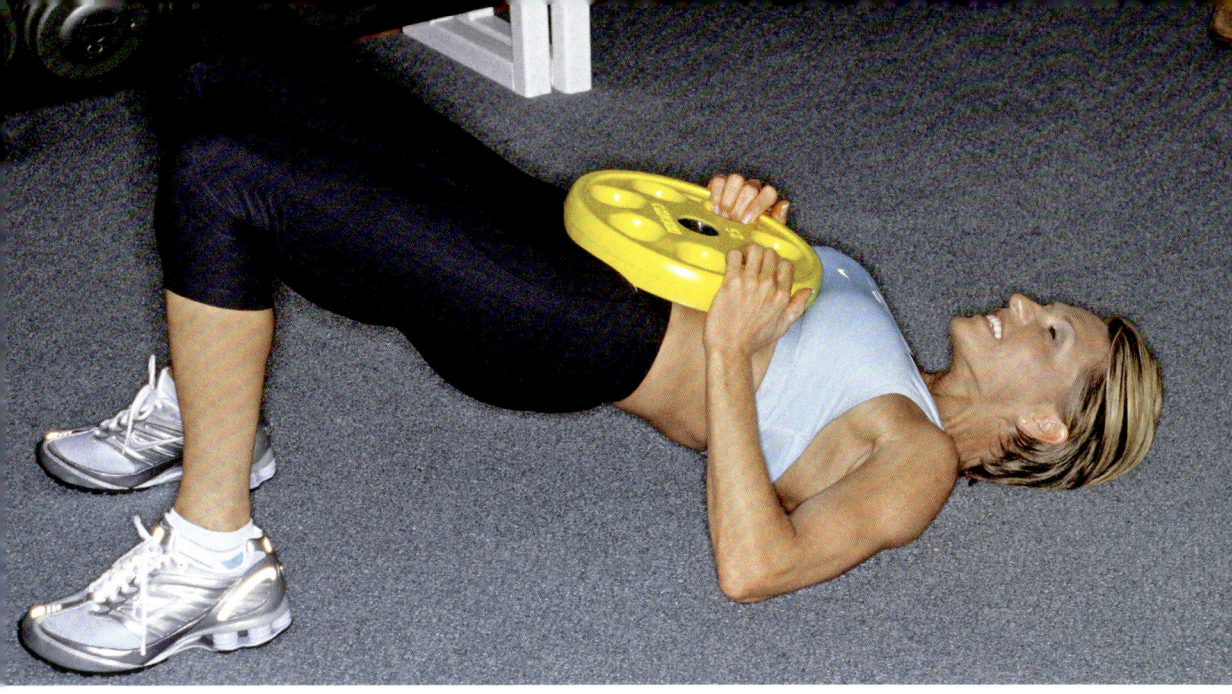

KRAFTTRAINING

Als unmittelbare Reaktion auf Ihre gesteigerte körperliche Aktivität werden etliche Veränderungen in Ihrem Körper stattfinden. Sobald Sie Ihre Muskeln bewegen, schrumpfen Ihre Fettzellen. Dieser Prozess nennt sich Lipolyse (Fettspaltung). Krafttraining und Ausdauersport beschleunigen und unterstützen das Muskelwachstum. Je mehr Muskelmasse Sie haben, desto höher ist Ihr Grundumsatz; also sollten Sie Ihre Muskeln so gut wie möglich ausbilden. Keine Angst: Sie werden schon nicht der nächste Arnold Schwarzenegger. Frauen können ohne Einsatz von Steroiden ohnehin keine riesigen Männermuskeln aufbauen, selbst wenn sie täglich stundenlang im Fitnessstudio rackern. Aber es ist mehr als wahrscheinlich, dass die schlanken, wohlgeformten Körper, auf die Sie (noch) neidisch schielen, durch Sport und Krafttraining geformt sind.

Krafttraining stimuliert Ihre Muskeln nicht nur beim Training, sondern auch noch Stunden danach. Es regt die Ausschüttung von Testosteron im Körper an – eine Reaktion, die beim Fettabbau eine entscheidende Rolle spielt. Um das Beste aus dem Training herauszuholen, sollten Sie immer die großen Muskelgruppen trainieren (Quadrizeps, Pomuskeln, Brust- und Rückenmuskulatur). Arbeit an diesen Bereichen (besonders Quadrizeps und Po) bringt Ihren Körper dazu, den Stoffwechsel anzukurbeln und mehr Kalorien zu verbrennen. Kniebeugen, Beinpressen und Ausfallschritte sind sehr effiziente Übungen für die großen Muskelgruppen. Wenn Sie Übungen machen, die den Großteil des Körpers einbeziehen, sprechen Sie Hunderte von Muskeln zugleich an, und Ihre Stoffwechselrate erhöht sich um bis zu 2000 %! Ihr Körper nutzt dann alle Kalorien, die Sie zu sich nehmen, als Treibstoff und bedient sich zudem an Ihren Fettreserven.

VERBRENNEN SIE ES!

Auch Bewegung ist ein Schlüsselfaktor für einen schnelleren Stoffwechsel. Ob Bergsteigen, Gewichtheben, Push-ups oder Laufen, Sie sollten sich dabei ganz aufs Training konzentrieren und Gedanken und Muskeln eins werden lassen. Sie bauen mehr Muskelmasse auf und verbrennen mehr Energie, wenn Sie ganz bei der Sache sind, statt ins Leere zu starren. Wenn Ihre Gedanken abschweifen, vertun Sie Ihre Zeit, und die Erfolge werden ausbleiben. Wenn Sie also zu den Gewichten greifen, seien Sie mental anwesend. Denken Sie an Ihre Muskeln, wenn Sie die Gewichte heben und senken; das wird Ihre Resultate optimieren.

Das Training muss nicht Tage dauern, um Ergebnisse zu liefern. Ein *High Intensity Interval Training* (HIIT; „hochintensives Intervalltraining") kann Ihren Stoffwechsel in kürzester Zeit beschleunigen. Es eignet sich besonders, wenn Sie wenig Zeit haben und bei einem Fitnessstudiobesuch sowohl Kraft- als auch Kardio-Training machen wollen. Beim Intervalltraining wird eine Herz-Kreislauf-Übung für kurze Zeit mit großer Anstrengung ausgeführt. Zur Erholung fahren Sie danach das Level herunter und wiederholen die Übung für die gleiche Zeitspanne, aber eben weniger intensiv. So könnten Sie etwa zwei Minuten so schnell rennen, wie Sie nur können, und dann zwei Minuten gemächlich joggen. Die kurzen Phasen maximaler Intensität „überraschen" Ihre Muskeln und heizen Ihrem Stoffwechsel richtig ein. Studien haben belegt, dass Menschen, die HIIT in ihr Trainingsprogramm aufnehmen, ungefähr das Doppelte an Gewicht abbauen wie Menschen, die ein „herkömmliches" Workout absolvieren. Ich kann mich an ein Radiointerview mit Dr. Mehmet Oz erinnern, in dem er erzählt, er liebe Intervalltraining oder kurze Sprints, um seinen Körper in Form zu halten. Dies nämlich sei die Zeit, in der der Körper auf Hochtouren arbeitet und Hormone ausschüttet, die positive Veränderungen im Körper einläuten. Wenn ich sprinte, stelle ich mir immer Dr. Oz vor, wie er das Gleiche macht.

TIPP

Wenn Sie Ihren Stoffwechsel in ungeahnte Höhen katapultieren möchten, teilen Sie Ihr Trainingsprogramm in zwei Lektionen täglich. Machen Sie morgens Ihr Kardio-Training und abends Ihr Krafttraining oder genau anders herum – wie es Ihnen besser gefällt. Ihr Stoffwechsel wird den ganzen Tag hindurch feuern!

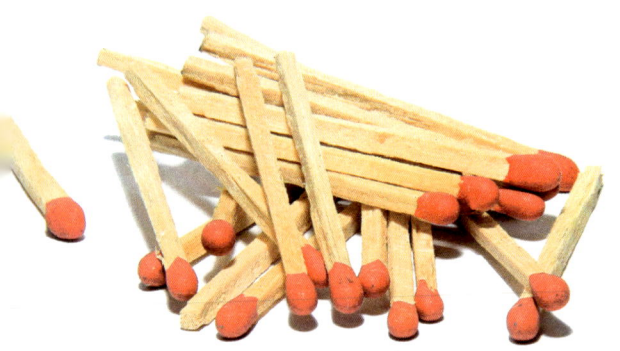

NAHRUNG IST DER TREIBSTOFF – WAS SOLLEN WIR TANKEN?

Was wir essen, kann den Stoffwechsel entweder stimulieren oder ausbremsen. Um auf ein gesundes Gewicht zu kommen, müssen Sie Ihren Körper regelmäßig mit hochwertiger Nahrung versorgen. Warten Sie zwischen den Mahlzeiten zu lange oder lassen eine Mahlzeit ganz aus, lösen Sie eine Hungerreaktion aus, die Ihren Stoffwechsel bremst. Wenn Sie hingegen alle drei Stunden eine kleine Mahlzeit einnehmen, stellen Sie sicher, dass Ihr Stoffwechsel den ganzen Tag über stimuliert bleibt.

Eating clean unterstützt einen gesunden Stoffwechsel. Wenn Sie öfter essen und dabei auf die clevere Kombination aus fettarmen Proteinquellen und komplexen Kohlenhydraten setzen, verlängert das den Verdauungsvorgang und sorgt dafür, dass Ihr Blutzuckerspiegel zwischen den Mahlzeiten stabil bleibt. Sind Sie tagsüber oft müde oder lethargisch, vor allem am späten Vormittag oder am späten Nachmittag, liegt das in der Regel an dem labilen Blutzucker- und Insulinspiegel. Wenn Sie sich clean ernähren, verlangsamen Sie die Abgabe von Zucker an Ihren Blutkreislauf, was wiederum Ihren Blutzucker- und Insulinspiegel stabilisiert und Sie stetig mit ausreichend Energie versorgt – den ganzen Tag über.

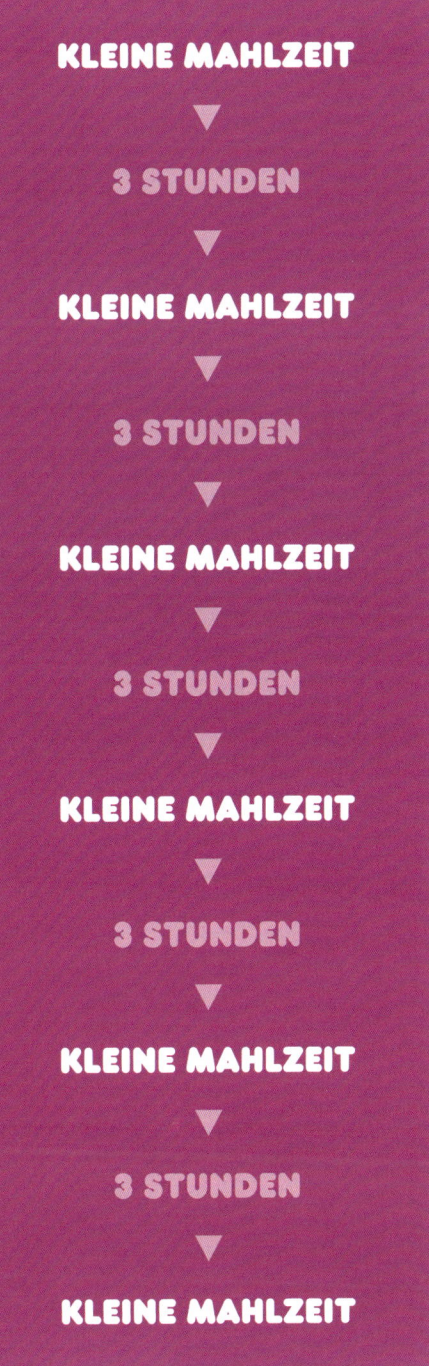

KLEINE MAHLZEIT
▼
3 STUNDEN
▼
KLEINE MAHLZEIT
▼
3 STUNDEN
▼
KLEINE MAHLZEIT
▼
3 STUNDEN
▼
KLEINE MAHLZEIT
▼
3 STUNDEN
▼
KLEINE MAHLZEIT
▼
3 STUNDEN
▼
KLEINE MAHLZEIT

PRODUKTIVES PROTEIN

Die aufgenommenen Nährstoffe stehen dem Organismus nicht einfach so zur Verfügung, sondern müssen zuerst unter Einsatz von Energie verarbeitet werden. Proteine beschleunigen Ihren Stoffwechsel direkt, da in Ihrem Körper eine Vielzahl biochemischer Prozesse ablaufen müssen, um sie zu verwerten. Dieser Aufwand ist größer als bei allen anderen Makronährstoffen. Die Aminosäuren, die Bausteine des Proteins, stimulieren die Zellaktivität und erhöhen auf diese Weise Ihren Grundumsatz. Essen Sie ausschließlich Kohlenhydrate ohne Proteine dazu, wird Ihr Grundumsatz nur für kurze Zeit erhöht und sinkt danach schnell wieder ab. Das ist der Grund, warum Sie sich nach einem großen Teller Nudeln ohne Protein aus anderen Zutaten oft müde und erschöpft fühlen.

Wenn Sie eine Mahlzeit zu sich nehmen, die fettarme Proteinquellen mit komplexen Kohlenhydraten kombiniert, steigert sich Ihr Grundumsatz innerhalb einer Stunde, was dann drei bis zwölf Stunden anhält – eine lange Zeit! Genau das weiß ich sehr zu schätzen am Eating clean: Mir bleibt das Nachmittagstief erspart, das mich früher regelrecht ausgeknockt hat. Heute habe ich dank des hochwertigen Treibstoffs aus fettarmen Proteinquellen und komplexen Kohlenhydraten Energie im Überfluss. Ich kann mir mein Leben gar nicht mehr anders vorstellen.

KEINE EINFACHEN KOHLENHYDRATE!

Wenn Sie einen super Stoffwechsel haben wollen, sollten Sie alle einfachen Kohlenhydrate von Ihrem Speiseplan streichen, ganz besonders solche, die chemisch aufbereitet und raffiniert sind. Kontrollieren Sie Ihre Küchenschränke und Ihre Speisekammer. Kekse, Gummibärchen, Salzstangen und Kartoffelchips sollten Sie allesamt verschenken. Nahrungsmittel mit Zuckerzusatz und solche aus verarbeitetem Getreide und Mehl haben einen hohen glykämischen Index und lassen den Insulinspiegel rapide steigen, was den Stoffwechsel bremst. Verbannen Sie weißen Reis, Pasta und Weißbrot aus Ihrer Küche und setzen Sie auf komplexe Kohlenhydrate aus Vollkornprodukten, auf frisches Obst und Gemüse. Den Effekt einer so nährstoffreichen Ernährung werden Sie sehen und spüren: an Ihrer Gesundheit und natürlich an Ihrer Figur.

STOFFWECHSEL UND MENOPAUSE

Mit jedem Jahr, das wir älter werden, verlangsamt sich bei Erwachsenen der Stoffwechsel, und zwar pro Jahr um etwa ein Prozent. Wissenschaftlichen Studien zufolge müssen wir ab einem Alter von 30 Jahren bei unveränderter Kalorienzufuhr jedes Jahr mit einer Zunahme von einem Pfund Fett und einer Abnahme von einem halben Pfund Muskelmasse rechnen. Zum Glück ist das kein Schicksal, dem Sie sich kampflos ergeben müssen!

Liebe Damen, hören Sie mir gut zu: Die Menopause (Wechseljahre) ist die Phase im Leben einer Frau, wenn der Eisprung aufhört und die Menstruation endet. Das Durchschnittsalter beim Beginn der Menopause liegt bei 51 Jahren; die Bandbreite ist aber sehr groß. Viele Frauen legen während der Menopause rasant Gewicht zu. Tatsächlich sind es bei den meisten Frauen zwischen 4,5 und 7 Kilo. Das zusätzliche Gewicht setzt sich gern am Bauch ab und formt mit der Zeit die bekannte „Apfel-Figur". In den Wechseljahren erleben viele Frauen extreme Hormonschwankungen, die direkt den Appetit anregen und auch den Stoffwechsel und die Fetteinlagerung beeinflussen. Das Abnehmen wird dadurch zwar erschwert, aber nicht unmöglich gemacht.

Um der möglichen Gewichtszunahme in der Menopause entgegenzuwirken, sollten Sie den Eat-Clean-Grundsätzen folgen (sechs kleine Mahlzeiten alle drei Stunden, Kombination von fettarmen Proteinspendern und komplexen Kohlenhydraten, regelmäßige Sporteinheiten und Muskeltraining mit Gewichten oder Geräten). Gehen Sie außerdem früh ins Bett, trinken Sie viel Wasser und versuchen Sie, Stress zu vermeiden. Das Resultat wird eine gesunde, schlanke Figur sein, die Sie über viele Jahre hinweg halten werden.

SO VERHINDERN SIE DAS ZUNEHMEN IN DER MENOPAUSE

- Regelmäßig frühstücken
- regelmäßiges Trainingsprogramm (Kardio- und Krafttraining)
- genügend Proteine
- ausreichend Schlaf
- Alkohol meiden
- viel Wasser trinken
- Stress reduzieren oder begrenzen

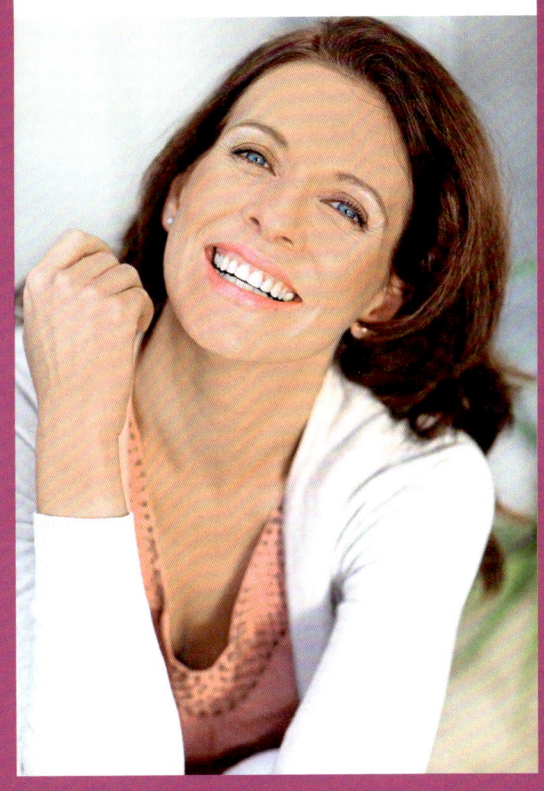

DAMIT BRINGEN SIE DEN STOFFWECHSEL AUF TRAB

Essen Sie Ihren Körper auf Hochtouren, indem Sie täglich die folgenden fünf Nahrungsmittel und Getränke genießen!

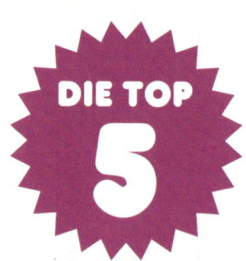

DIE TOP 5

① WASSER

Wasser sollten Sie immer griffbereit haben. Wenn Sie Wasser trinken, dieses echte Lebenselixier, spülen Sie Giftstoffe allver Art und freie Radikale aus Ihrem Körper und – überschwemmen ihn nur so mit Nährstoffen. Eine 2004 durchgeführte Studie der Berliner *Charité* hat belegt, dass das Trinken von kaltem Wasser den Stoffwechsel bis zu 90 Minuten lang anregt und den Grundumsatz um bis zu 24 % steigert. Das ist doch mal eine überzeugende Sache!

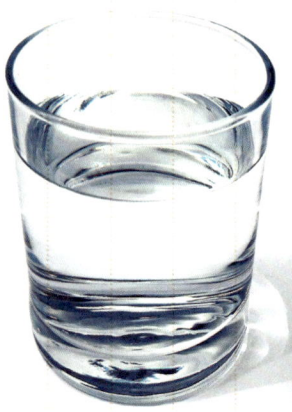

② FETTARME LEBENSMITTEL MIT PROTEINEN

Essen Sie Proteine, wird Ihr Stoffwechsel angeregt. Erinnern Sie sich an die spezifische dynamische Wirkung der Eiweißverdauung (siehe Seite 74)? Protein aus magerem Geflügel, Fisch, Rindfleisch und Hühnereiweiß sorgt dafür, dass Sie lange satt bleiben, und hilft Ihrem Körper, Kalorien schneller zu verbrennen. Die Wahrscheinlichkeit, dass Ihr Körper Proteine als überschüssiges Fett speichert, ist außerdem sehr gering. Nehmen Sie also bei jeder Mahlzeit eine Portion Proteine zu sich!

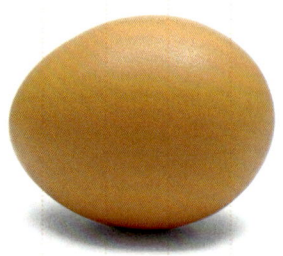

③ BALLASTSTOFFE

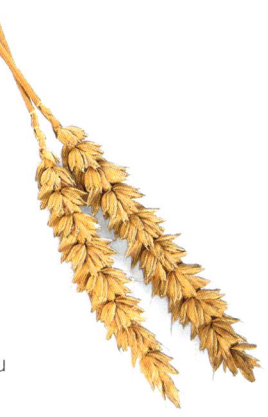

Ballaststoffe sind einfach großartig! Komplexe Kohlenhydrate aus Haferflocken, Weizenkeimen, Müsli und Leinsamen sind großartige Ballast-
stoffquellen. Sie versorgen Sie lange Zeit mit Energie, ohne Sie müde zu
machen, was einfache Kohlenhydrate tun. Mit Ballaststoffen fühlen Sie
sich auch zwischen den Mahlzeiten satt genug. Die beste Tageszeit, um
Haferbrei zu essen, ist der frühe Morgen. Sie brauchen die Energie der
komplexen Kohlenhydrate, um Ihren Verstand und Ihren Körper in Gang zu
bringen und den ganzen Tag auf Trab zu halten.

④ SCHWARZER KAFFEE ODER GRÜNER TEE

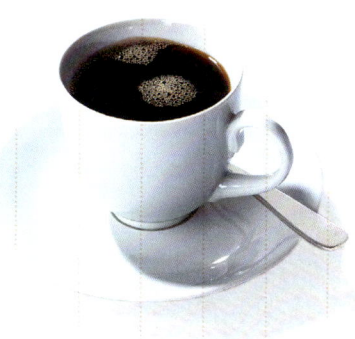

Manche Ernährungskundler rümpfen die Nase bei Kaffee geht,
aber viele Leute (ich auch) weigern sich, auf ihre tägliche Dosis
Arabica zu verzichten. Studien haben belegt, dass der Genuss
einer Tasse schwarzen Kaffee den Stoffwechsel anregt, die
Konzentrationsfähigkeit erhöht und die Herzgesundheit fördert. Grüner Tee hat es erst recht in sich. Sein Gehalt an Antioxidantien bringt Ihren Stoffwechsel noch stärker in Schwung.

⑤ SCHARFE GEWÜRZE

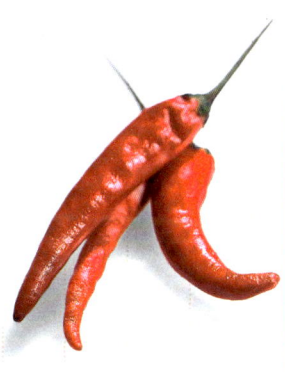

Gewürze, die den Scharfstoff Capsaicin enthalten, etwa Jalapeños, Peperoni, Chilis, Habanero-Schoten oder Cayennepfeffer haben „thermogene"
Eigenschaften: Sie beschleunigen Ihren Puls und heizen Ihrem Körper ein.
Um sich auf seine normale Betriebstemperatur herunterzukühlen, benötigt Ihr Körper zusätzliche Energie, verbrennt also Extrakalorien. Laut einer Studie der Université Laval in Québec verbrannten Männer, die scharf
gewürztes Essen zu sich nahmen und Kaffee tranken, bis zu 1000 Kilokalorien am Tag mehr als Männer, die ihre Speisen ungewürzt aßen.

UND NOCH EINMAL FÜNF!

Halten Sie Ihren Stoffwechsel dauerhaft auf Trab, indem Sie die folgenden Nahrungsmittel ab jetzt häufiger genießen.

(6) GESUNDE FETTE

Es hört sich nach einem Widerspruch an, aber es gibt tatsächlich Fette, die Ihnen helfen, Fett zu verbrennen. Einfach ungesättigte Fettsäuren, zum Beispiel aus Olivenöl, Rapsöl, Cashewnüssen, Haselnüssen, Erdnüssen und Hühnerfett) helfen dabei, die Mengen von Cholesterin und Triglyceriden im Blut zu reduzieren und den Blutdruck zu senken. Sie haben sich auch dabei bewährt, Diabetes in den Griff zu bekommen. Mehrfach ungesättigte Fettsäuren (Omega-3-Fettsäuren etwa aus Rapsöl, Walnüssen, Leinsamen, Hanfsamen, Lachs, Makrele, Forelle, Thunfisch, Sardinen und Hering) reduzieren ebenfalls den Triglyceridwert und beugen Entzündungen und Tumorwachstum vor. Außerdem unterstützen sie das Immunsystem und schützen uns vor dem plötzlichen Herztod. Fazit: Fett ist keineswegs immer nur Teufelszeug.

(7) TOMATEN

Tomaten schmecken nicht nur gut, sondern sind auch noch sehr gesund. Neben Vitamin C enthalten sie Zitronen-, Apfel- und Oxalsäure, die allesamt Ihren Stoffwechsel beschleunigen. Diese natürlichen Säuren sorgen dafür, dass mehr Wasser durch Ihre Nieren gepumpt wird, was indirekt die Fettausscheidung begünstigt. Tomaten sind zudem reich an Lycopin, einem Antioxidans, das Krebs vorbeugen kann und das Ihre Stoffwechselrate um bis zu ein Drittel erhöht.

⑧ FETTARMER NATURJOGHURT

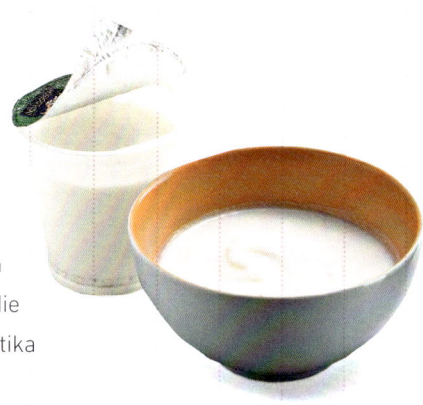

Joghurt enthält gesunde Fette, Proteine und probiotische Bakterien, die wichtig sind für den Verdauungstrakt.
Probiotika enthalten Bakterien oder Hefepilze, die im Darm
einer Fehlbesiedelung entgegenwirken. Eine britische Studie
hat zudem nachgewiesen, dass Nahrungsmittel mit Probiotika
den Stoffwechsel positiv beeinflussen können.

⑨ KNOBLAUCH UND ZWIEBELN

Gut für den Stoffwechsel: Knoblauch ist ein natürliches harntreibendes Mittel. Er enthält Senföl, das im Körper den Job einer Reinigungs-
kraft übernimmt. Vereinfacht gesagt unterstützt es Ihren Körper
außerdem dabei, bestehende Fettpölsterchen „aufzubre-
chen", damit diese abgebaut werden können. Auch Zwiebeln
enthalten Mineralien und Öle, die Fettablagerungen abbauen
helfen und den Stoffwechsel beschleunigen.

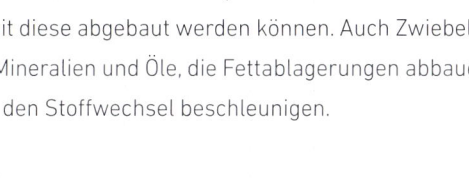

⑩ GRÜNZEUG

Grünzeug kann wahre Wunder wirken. Spargel enthält Asparaginsäure, die Nierenfunktion und
Kreislauf stimuliert und Fett abbaut. Er enthält auch einen Stoff, der hilft, Abfall-
und Giftstoffe aus dem Körper zu transportieren, indem er Oxalsäure
abbaut. Diese „klebt" das Fett quasi an die Zellen. Der Abbau der
Säure löst die Verbindung, und das Fett kann reduziert werden.
Kohl, wie Knoblauch ein natürliches Diuretikum, hilft gegen
Blähungen oder den „Rettungsring", den manche herum-
schleppen. Er enthält Schwefel und Jod, die helfen,
Magenschleimhaut und Darm zu reinigen und
die Fettzellen in dieser Region aufzuspalten.

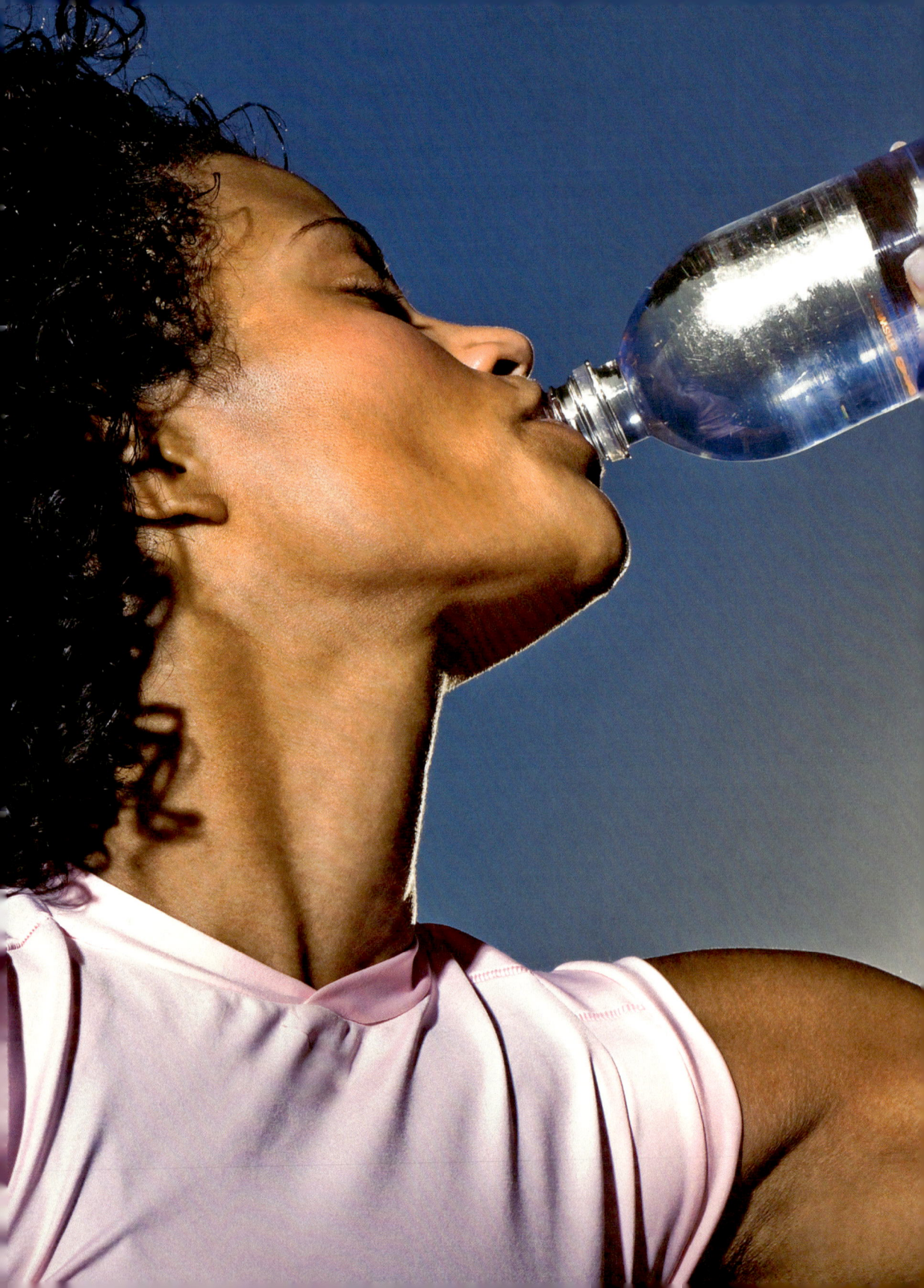

Die Kraft des Wassers

Wenn Sie die Schönheit einer Blüte oder eines sprudelnden Gebirgsbachs bewundern, sind Sie Zeuge der magischen Kraft des Wassers. Wasser ist der absolute Schlüsselfaktor für die Entstehung und Aufrechterhaltung des Lebens. Sucht die Astronomie nach Leben auf fernen Planeten, sucht sie zuallererst nach Wasser. Die farblose Flüssigkeit H_2O, deren Moleküle aus je einem Wasserstoff- und zwei Sauerstoffatomen bestehen, sorgt dafür, dass der menschliche Körper und alles andere an Fauna und Flora auf dieser Welt nicht austrocknet. Ohne Wasser kein Überleben.

Oft wird Wasser übersehen, wenn man sich fragt: Was sollen wir trinken? Viele entscheiden sich für aufwendigere Getränke; verglichen mit Wasser sind all diese Getränke aber Blender. Sie werden nie den gleichen gesundheitlichen Nutzen für uns haben wie reines, frisches Wasser. Dieses ist nicht nur der Hauptbestandteil des Bluts in unseren Adern, sondern auch all der Flüssigkeiten, die unser Gehirn, unsere Zellen und Muskeln, unsere Gelenke und Organe umgeben. Der menschliche Körper besteht zu fast 70 % aus Wasser. Wir können mehrere Wochen ohne Nahrung überleben, aber keine vier Tage ohne Wasser.

Untersuchungen zufolge trinken die meisten von uns trotz der allgegenwärtigen Wasserflasche auf dem Schreibtisch, in der Handtasche oder neben dem Bett immer noch nicht genug Wasser. Softdrinks, Kaffee, Tee und Säfte sagen den Geschmacksknospen mehr zu, und auch unser Einkaufsverhalten bestätigt, dass wir eher zu aromatisierten oder süßen Getränken greifen, obwohl eigentlich Wasser das ist, was wir wirklich brauchen. Am allerbesten am Wasser ist: Es ist clean!

„Andere Getränke werden
nie den gleichen gesund-
heitlichen Nutzen für
uns haben wie reines,
frisches Wasser."

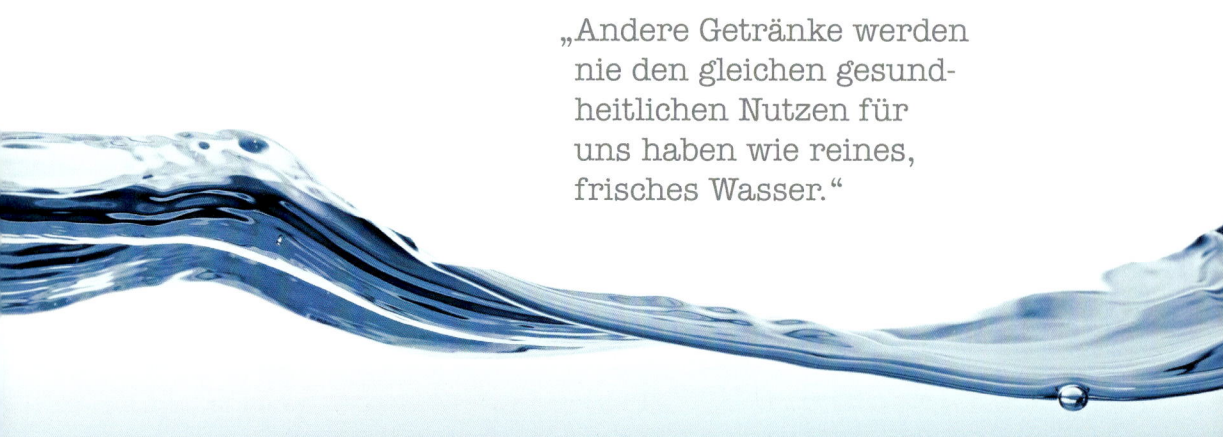

WOZU WIRD WASSER GEBRAUCHT?

> „Der menschliche Körper besteht zu fast 70 % aus Wasser."

Man sollte eher umgekehrt fragen: Wozu wird *kein* Wasser gebraucht?

Die physikalisch-chemische Beschaffenheit von Wasser macht es zu einem universellen Lösungsmittel. Fast alles kann in Wasser gelöst werden. Es versorgt unser gesamtes Gewebe mit Nährstoffen und erleichtert den Abbau von Schad- und Giftstoffen. Unsere Zellen schwimmen in einer Substanz, der extrazellulären Flüssigkeit. Diese macht ungefähr ein Drittel der Wassermenge im Körper aus. Die anderen zwei Drittel bestehen aus intrazellulärer Flüssigkeit in den Zellen. Eine wässrige Sache also, unser Körper!

Die verschiedenen Flüssigkeiten erfüllen viele Aufgaben. Sie dienen unter anderem den Organen und unserem Gehirn als Stoßschutz, machen die Gelenke gleitfähig, halten alles Gewebe sauber und umspülen schützend den Fötus in der Gebärmutter. Stellen Sie sich mal vor, wie unser Körper ohne konstante Flüssigkeitszufuhr den Betrieb einstellen würde.

Wasser ist außerdem maßgeblich an der Regulierung der Körpertemperatur beteiligt. Der Körper will sich weder überhitzen noch auskühlen. Auch wenn es manchmal unangenehm riecht: Schweiß und der Vorgang der Transpiration sind absolut notwendig! Wenn es uns zu heiß wird, schwitzen wir; der Schweiß verdunstet auf unserer Haut und kühlt unseren Körper dadurch ab. Der Hauptbestandteil von Schweiß? Klar: Wasser!

Wasser ist absolut unerlässlich für alle grundlegenden Körperfunktionen. Ohne genug Flüssigkeit würden wir austrocknen und ... na ja, Sie wissen es jetzt allmählich.

DEHYDRIERUNG

Der menschliche Körper benötigt Wasser für so viele Prozesse und Funktionen, dass es schnell zu einer Dehydrierung kommen kann, wenn wir den Wasserkonsum nicht konstant aufrechterhalten. Die entscheidende Rolle, die Wasser bei Verdauung, Temperaturregulierung und anderen Funktionen hat, lässt es rasch zur Neige gehen. Unsere Reserven müssen über den Tag verteilt immer wieder aufgefüllt werden, sonst droht Dürre. Ein Lexikon definiert Dehydrierung unter anderem als „Mangel an Vitalität". Wasser ist Leben!

20 ARTEN, WIE WIR UNS DEHYDRIEREN

1 **Atmung:** Zum einen ist unser Körper auf Wasser angewiesen, um die Lunge feucht zu halten, zum anderen geben wir mit jedem Atemzug Feuchtigkeit ab.

2 **Stress**

3 **Verdauung**

4 **Schwitzen**

5 **Schwangerschaft**

6 **Altern:** Das Durstempfinden lässt im Alter nach, was zu verminderter Flüssigkeitszufuhr führt.

7 **Wachstum:** Ein größerer Körper benötigt mehr Wasser, um zu funktionieren.

8 **Fettleibigkeit:** Auch ein schwererer Körper braucht vergleichsweise mehr Wasser.

9 **Fehlernährung:** industriell verarbeitete Lebensmittel mit Chemikalien, Zucker, Salz, Alkohol und Koffein

10 **Giftstoffe:** Zufuhr von belasteten Speisen und Getränken einschließlich Alkohol und Drogen

11 **Mangelnde Flüssigkeitszufuhr**

12 **Mineralstoffmangel:** Mineralstoffe sind nötig, um Wasser im Körper zu binden und den Wasserhaushalt im Gleichgewicht zu halten.

13 **Medikamente**

14 **Sport**

15 **Fieber**

16 **Durchfall**

17 **Erbrechen**

18 **Chronische Krankheiten**

19 **Hautverbrennungen**

20 **Sonnenbaden**

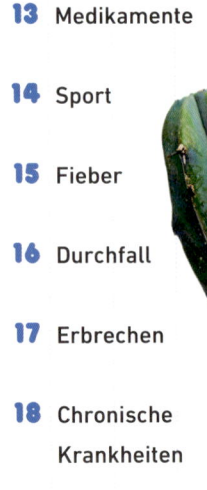

Sie waren bestimmt schon dehydriert, ohne es zu merken. Die Symptome leichter Dehydrierung sind unauffällig.

- Kopfschmerzen
- Stimmungsschwankungen
- Antriebslosigkeit
- Verwirrtheit
- Trockene Lippen
- Verstopfung

Diese Symptome gleichen denen, die viele im Nachmittagstief erleben. Viele haben einfach nur Durst! Fühle ich mich so, greife ich sofort zum Wasser, bevor ich irgendetwas anderes unternehme, denn meistens habe ich einfach nicht genug getrunken. Früher habe ich in solchen Fällen zu einem Schokoriegel gegriffen, um das Energieloch mit Zucker zu stopfen. Heute gebe ich meine Wasserflasche kaum noch aus der Hand, da ich weiß, dass mein Körper nach Flüssigkeit lechzt. Die Verringerung des Körperwassergehalts um nur ein Prozent schwächt die Arbeitsleistung um volle zehn Prozent! Rechnen Sie weiter: Nimmt Ihr Körperwassergehalt um drei Prozent ab, verringert sich Ihre Leistungsfähigkeit um 30 %! Das ist eine Menge und kostet Sie eine Menge Produktivität.

Ist die Dehydrierung weit fortgeschritten, kann sie schwerwiegende Folgen haben. Die Symptome sind unter anderem dunkelgelber Urin, Halluzinationen und ein allgemeines Schmerzempfinden. Nach einigen Stunden ist man nicht mehr in der Lage, überhaupt Urin auszuscheiden. Dies ist meist ein Indikator für ein Nierenversagen, ein ernst zu nehmender Zustand, der in der Notaufnahme behandelt werden sollte. Weitere Folgen einer schweren Dehydrierung sind:

- Hitzekollaps
- Hirnschwellung
- Krampfanfälle
- Volumenmangelschock (verminderter Blutrückstrom zum Herzen infolge von Blutarmut)
- Verstopfung
- Nierensteine
- Harnwegsinfekte
- erhöhtes Risiko, an bestimmten Krebsarten zu erkranken
- Koma
- Tod

Dass Sie zu viel Wasser trinken, ist kaum denkbar, wenn Sie gesunde Nieren haben. Dennoch ist es möglich. In den Nachrichten hörte ich von einer Frau, die wegen einer Wette unglaubliche Mengen Wasser trank. Sie starb wegen dieser Überdosis. Also: Trinken Sie immer reichlich, aber übertreiben Sie es nicht!

Beschäftigen Sie sich intensiver mit Ihrem Wasserhaushalt. Lernen Sie, die ersten Anzeichen von Durst wahrzunehmen: Kopfschmerzen, Trägheit und Konzentrationsprobleme sind häufig Hilferufe Ihres durstigen Körpers!

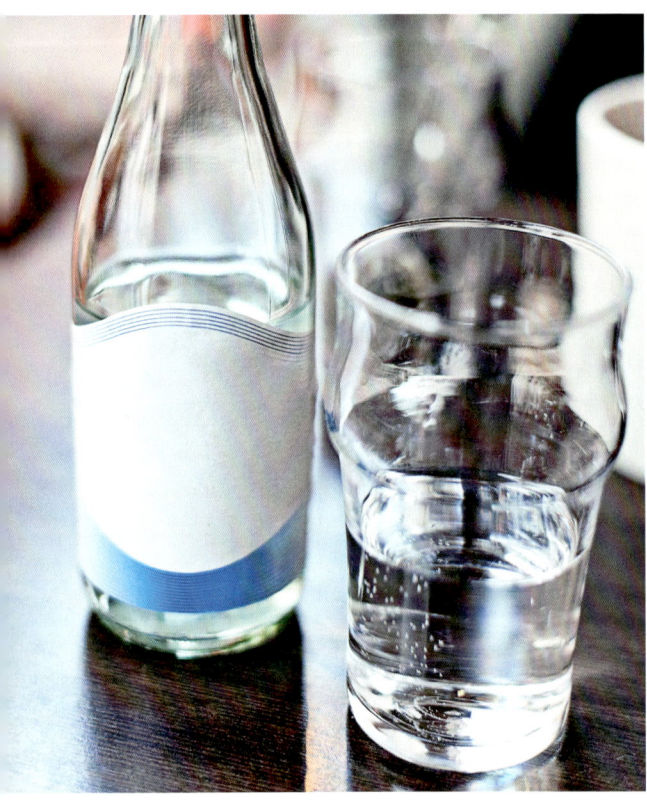

WIE VIEL WASSER IST GENUG?

Die Debatte darüber, wie viel Wasser der Mensch täglich trinken sollte, hält seit Jahren an. Manche sagen, ein Liter reiche vollkommen aus, andere halten bis zu sieben Liter für angemessen. Das führt zu allgemeiner Verwirrung. Ich persönliche halte mich an einen Wasserkonsum von zwei bis drei Litern am Tag, je nachdem, wie viel Sport ich treibe. Mein Körper lässt mich in der Regel spüren, wenn er mehr Wasser braucht: Wenn ich durstig bin, fange ich an, meine Lippen häufiger mit der Zunge

zu befeuchten, und werde müde und schläfrig. Das ist der Moment, an dem ich aufhorche und zur Wasserflasche greife!

KLEINER RECHENSPASS

Multiplizieren Sie Ihr Körpergewicht in Kilo mit 35. Das Ergebnis besagt, wie viele Milliliter Wasser Sie täglich mindestens trinken sollten. Angenommen, Sie wiegen 65 Kilo. Multiplizieren Sie diesen Wert mit 35, ergibt sich eine Trinkmenge von (mindestens) 2275 Millilitern, also ca. 2,3 Litern Wasser pro Tag. Wenn Sie schwitzen, mit dem Flugzeug verreisen, schwanger sind oder Alkohol konsumieren, erhöht sich diese Minimalmenge, und zwar unter Umständen ganz extrem.

Die Deutsche Gesellschaft für Ernährung (DGE) empfiehlt für Erwachsene mindestens 30 bis 40 Milliliter Wasserzufuhr pro Tag und Kilo Körpergewicht; Ausnahmen machen Patienten mit Herzmuskelschwäche oder eingeschränkter Nierenfunktion.

TIPP

Trinken Sie ein Glas Wasser, sobald der Heißhunger kommt. So stellen Sie fest, ob Sie wirklich hungrig sind oder nur Durst haben. Schaden kann das zusätzliche Wasser nie. Sie tun im besten Fall etwas für die schlanke Linie.

Es ist so klar wie Wasser, dass es unzählige Theorien gibt, wie viel man trinken sollte. Das Wichtigste ist und bleibt, dass Sie lernen, auf Ihren Körper zu hören: Er sagt Ihnen, wann er durstig ist. Das Durstempfinden kann oft geschwächt sein oder sich als Hunger tarnen. Sie sollten üben, in sich selbst hineinzuhören, um zu erkennen, was Ihr Körper braucht. Besser noch: Machen Sie Wasser zum festen Bestandteil Ihrer sechs Mahlzeiten am Tag. Wenn Sie die Ernährungspläne (ab Seite 236) lesen, werden Sie sehen, dass ich das Wasser mit auf den Speiseplan gesetzt habe. Es gibt viele Menschen, die nicht genug Disziplin aufbringen oder es einfach vergessen, über den Tag verteilt genügend Wasser zu trinken. Aber sobald Sie das Trinken zum Bestandteil Ihrer Eat-Clean-Routine gemacht haben, wird es für Sie kein Problem mehr sein, ausreichend zu trinken. Eine Theorie besagt, dass man eine Sache zehnmal wiederholen muss, bis sie zur Gewohnheit wird.

Wenn Sie sich clean ernähren und Ihr Speiseplan eine ausgewogene Mischung aus Obst, Gemüse, fettarmen Proteinquellen und Voll-kornprodukten aufweist, werden Sie ohne Weiteres um die 20 % Ihres Flüssigkeitsbedarfs schon durch Ihr Essen decken. Die restlichen 80 % nehmen Sie in Form von Getränken zu sich. Es liegt an Ihnen, sich für die richtigen Getränke zu entscheiden!

UNTERSCHEIDEN SIE GENAU

So wie es gute (cleane) und schlechte Nahrungsmittel gibt, gibt es auch Getränke, die gut und gesund oder schlecht und schädlich sind. Wie Sie nun wissen, ist Wasser mit das Beste, was Sie Ihrem Körper antun können.

Auch Kaffee und schwarzer und grüner Tee liefern Flüssigkeit. Leider enthalten sie auch eine ordentliche Portion Koffein, das harntrei-

„Machen Sie Wasser zum festen Bestandteil Ihrer sechs Mahlzeiten am Tag."

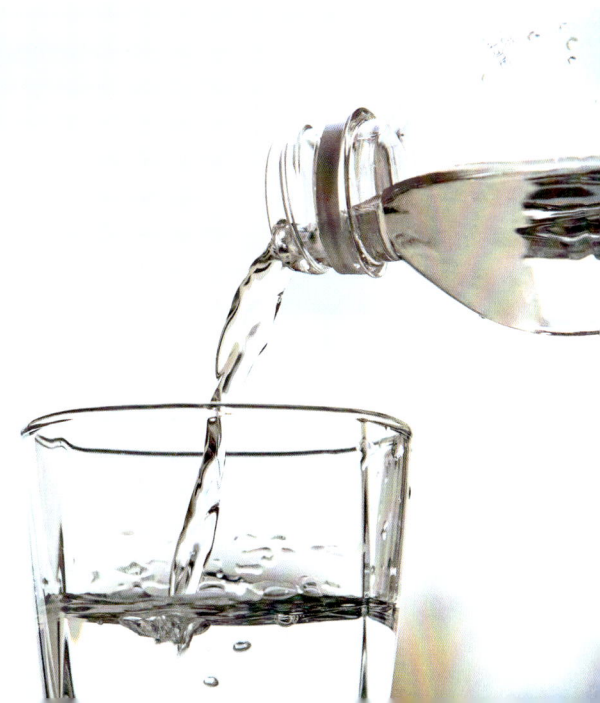

bend wirkt. Flüssigkeit, die Sie in koffeinhaltigen Getränken zu sich nehmen, wird vermehrt wieder ausgeschieden, weshalb diese zwar als Genussmittel taugen, aber nicht für die Wasserversorgung. Ich selbst kann und will keineswegs auf meinen morgendlichen Kaffee verzichten. Ich genieße meine tägliche Tasse Kaffee direkt nach dem Aufstehen und gleiche meinen Flüssigkeitshaushalt aus, indem ich über den Tag verteilt reichlich Wasser trinke. Koffeinfreie ungesüßte Kräutertees sind eine gute Alternative zu Wasser. Besonders am späten Nachmittag oder am frühen Abend eignen sie sich bestens, um nach einem anstrengenden Tag wieder runterzukommen. Ich trinke so viel Tee, dass ich meiner Kräuterteekollektion eine komplette Küchenschublade eingeräumt habe!

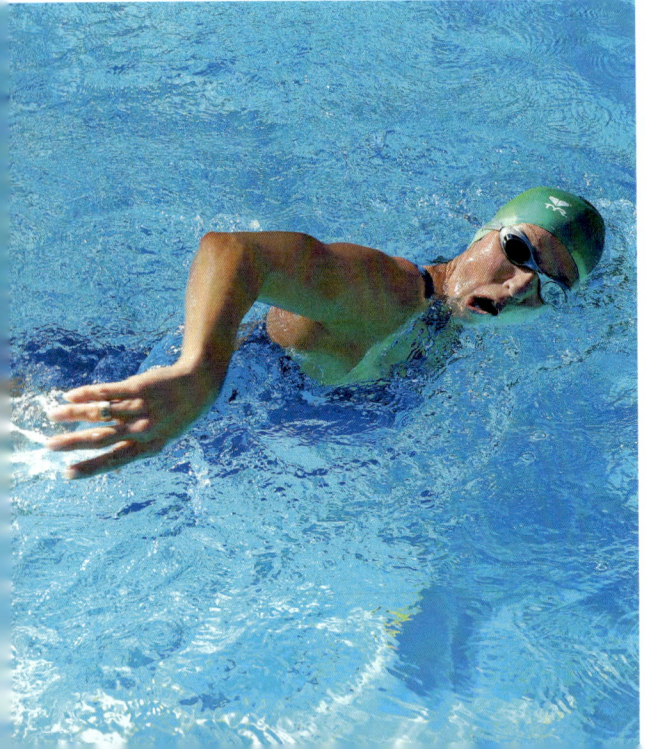

In meinen Augen sind Fruchtsäfte und andere alkoholfreie Getränke völlig überflüssig, werden aber überreichlich konsumiert. Die meisten Säfte und Softdrinks sind vollgepackt mit Zucker, Toxinen und leeren Kalorien. Nehmen Sie beispielsweise eine 0,3-Liter-Flasche Orangensaft. Sie enthält locker zwei Portionen Obst, denn der Saft darin entspricht drei bis vier Orangen. Jetzt stellen Sie sich vor, Sie würden auf einen Schlag vier Orangen mitsamt dem Fruchtzucker darin essen. Das ist viel mehr, als man braucht! Und dem Saft fehlen die Vorzüge der ganzen Frucht, nämlich deren Ballaststoffe in Form pflanzlicher Fasern. Der übermäßige Konsum von Zucker in Form von Fruchtsäften belastet Ihre Bauchspeicheldrüse und Ihre Nieren, da diese Organe auf Hochtouren laufen müssen, um die Unmengen Zucker abzubauen. Also bitte Finger weg von Fruchtsäften und Softdrinks!

Sogenannte Sportgetränke enthalten abartig viel Zucker, selbst wenn sie als „Gesundheitsprodukte" getarnt daherkommen. Studieren Sie die Nährwertkennzeichnung immer ganz genau, um sicherzugehen, was Sie da trinken.

Der Zucker in diesen Getränken ist oft getarnt mit den Begriffen „Maissirup" oder „Fruktose-Glukose-Sirup" oder einer anderen Bezeichnung für Zucker. Achten Sie vor allem auf Wörter, die auf „-ose" enden. Sportgetränke werben gern mit einer isotonischen Wirkung, jedoch sind sie nicht wirklich notwendig, wenn Sie nicht gerade einen Marathon laufen.

Bestimmt wissen Sie bereits, dass Alkohol nicht die beste Wahl ist, wenn Sie Ihren Flüssigkeitshaushalt managen wollen. Diejenigen unter Ihnen, die sich ab und zu ein Glas Bier oder Wein gönnen, sind bestimmt mit dem Harndrang vertraut, der immer kurz nach dem Trinken kommt. Alkohol wirkt, genau wie Kaffee und Tee, harntreibend.

Ich bin bestimmt einem Glas Wein oder einer Flasche Light-Bier nicht grundsätzlich abgeneigt, achte jedoch immer darauf, den Wasserverlust auszugleichen. Ich bin sozusagen ein Zweihandtrinker: In der einen Hand halte ich das Weinglas, in der anderen das Wasserglas; das geht dann Schluck für Schluck. Sie können genauso gut im Wechsel trinken, also nach jedem Glas Wein ein Glas Wasser. So vermeiden Sie mit etwas Glück auch mögliche Kopfschmerzen am nächsten Tag.

„Sogenannte Sportgetränke enthalten abartig viel Zucker, selbst wenn sie als ‚Gesundheitsprodukte' getarnt daherkommen."

GENUG TRINKEN, IMMER WASSER MITNEHMEN

Stets genug Wasser zu trinken kann lästig sein, besonders wenn Sie gerade erst damit angefangen haben, mehr zu trinken. Sind Sie aber daran gewöhnt, werden Sie förmlich nach Wasser lechzen, ob Sie es glauben oder nicht. Nach einer gewissen Zeit müssen Sie auch nicht mehr so oft auf die Toilette.

Wenn Sie sich clean ernähren, sollten Sie zu jeder Ihrer sechs Mahlzeiten Wasser trinken. Ich selbst beginne jeden Tag mit einem großen Glas Wasser, noch bevor mir irgendetwas Essbares in den Magen kommt. Das ist zugleich eine Form der inneren Reinigung und revitalisiert sämtliche Zellen des Körpers.

Wie schon erwähnt, nehme ich überallhin eine Kühltasche mit cleanen Lebensmitteln mit. Auch Wasser ist mein ständiger Begleiter. Ich muss es stets griffbereit haben und habe immer eine 1-Liter-Edelstahlflasche mit. So sehe ich auch sofort, wie viel ich getrunken habe. Wenn Sie immer eine Flasche Wasser dabeihaben, sind Sie auch seltener versucht, sich irgendein zuckerhaltiges Getränk zu kaufen.

Auch beim Work-out sollten Sie immer an Ihre Wasserration denken. Es ist sehr wichtig, dass Sie ausreichend trinken, da Sie durch das Schwitzen sehr viel Wasser verlieren. Gewöhnen Sie sich daran! Ohne Wasser geht nichts!

WAS IST BPA?

Nachdem wir endlich begriffen haben, wie viel von unserem Müll auf dem Boden, im Wasser und in der Luft landen, haben wir immerhin angefangen, unsere Lebensweise „grüner", also nachhaltiger und ökologischer zu machen.

Genauso sollten wir uns jetzt anstrengen, unseren Körper „grün" zu machen. Eine sichtbare Veränderung der letzten Jahre war der Wechsel von Plastik zu Glas oder Edelstahl bei Trinkflaschen. Wissen Sie den Grund dafür?

BPA MEIDEN, WEG MIT PLASTIKFLASCHEN!

Die meisten Plastikflaschen enthalten einen Stoff namens Bisphenol A (BPA). Diese fiese Chemikalie spielt eine große Rolle in der Kunststoffherstellung, stört aber leider in unserem Körper den Hormonhaushalt und kann tatsächlich die männlichen und weiblichen Fortpflanzungsorgane schädigen. BPA kann auf verschiedenen Wegen in Ihr Wasser gelangen. Lassen Sie eine Plastikflasche etwa längere Zeit im Auto, in Ihrer Handtasche oder auf dem Schreibtisch, besteht die Gefahr, dass der BPA-Gehalt des Wassers ansteigt. Der sicherste Weg, BPA zu meiden, ist der komplette Verzicht auf Plastikflaschen. Geben Sie die Flaschen, die Sie noch zu Hause haben, zum Recycling und kaufen Sie künftig keine neuen. Besorgen Sie sich stattdessen eine Karaffe mit Wasserfilter oder gleich einen Wasserhahnfilter und füllen Sie Ihr Wasser in langlebige Glas- oder Edelstahlflaschen. Diese müssen Sie nur regelmäßig mit heißem Wasser und etwas Spülmittel reinigen, um Bakterienbildung zu verhindern.

Mit einer langlebigen Flasche reduzieren Sie nicht nur die Menge an Giftstoffen, die in Ihren Körper gelangen, sondern tragen etwas dazu bei, dass weniger Müll entsteht. Das sind gleich zwei Dinge, um Ihren CO_2-Fußabdruck zu verkleinern. Und Glasoder Edelstahl sind nebenbei viel ästhetischere und appetitlichere Materialien. Ihre Trinkflasche kann gar nicht edel genug sein, um dem wichtigen Thema Wassertrinken gerecht zu werden!

TRENDGETRÄNK WASSER

Flaschenwasser als edles Markenprodukt ist der letzte Schrei. Jeder Getränkehersteller, der etwas auf sich hält, zieht bei diesem Trend mit. Von still bis leicht, mittel oder stark sprudelnd, ob fruchtig aromatisiert oder mit Vitaminen versetzt –, es gibt nichts, was es nicht gibt. Aber ist das sinnvoll oder notwendig? Klar: Wenn Ihnen aromatisiertes Wasser hilft, genug zu trinken, dann empfehle ich es Ihnen. Aber studieren Sie gründlich das Etikett, bevor Sie es hinuntergluckern lassen. Aromatisiertes Wasser darf keine künstlichen Aromen oder Farbstoffe enthalten. Es darf auch nicht voller Zucker oder Salze sein. Stoffe wie Aspartam (E 951) oder Sucralose (E 955) sind tabu! Solche Süßstoffe (in der EU gekennzeichnet mit E-Nummern vor allem zwischen 950 und 968) kommen besonders häufig in Instant-Getränkepulver und -granulat vor und sollten in jedem Fall vermieden werden. Schauen Sie sich die Zutatenliste genau an, bevor Sie aromatisiertes Wasser oder Instant-Getränkepulver kaufen. Die bessere Wahl ist natürlich, sich das Wasser selbst zu veredeln.

NICHT ZU VIEL MINERALWASSER

Wenn Ihr Leitungswasser in Ordnung ist, trinken Sie Mineralwasser lieber nur sporadisch. Abgesehen von den vergleichsweise immensen Kosten und dem umweltschädlichen Aufwand für Verpackung und Transport, enthält es oft relativ viel Phosphor, der Ihnen für den Knochenbau notwendige Mineralien entziehen kann. Leitungswasser ist Wasser in Flaschen oft qualitativ überlegen!

WASSER DE LUXE ZUM SELBERMACHEN

Sie können Wasser mit einigen Zutaten leicht interessanter machen. Mit einem Hauch Aroma verleihen Sie ihm den gewissen Kick:

- Scheiben von Zitrusfrüchten
- Gurkenscheiben
- ein Spritzer ungesüßter Fruchtsaft (Orange, Cranberry, Grapefruit, Apfel…)
- koffeinfreier Kräutertee im Beutel
- Blütenessenzen
- Pfefferminzblätter

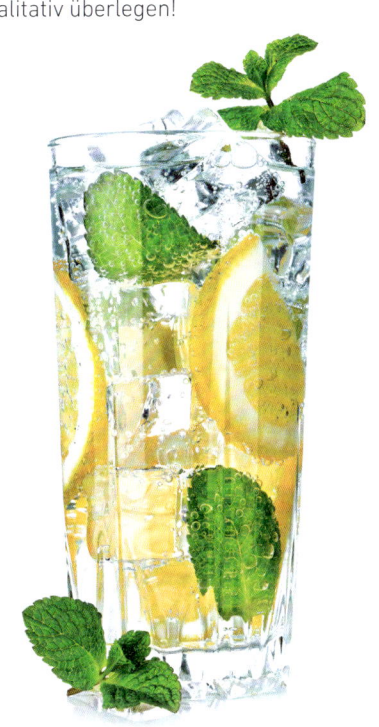

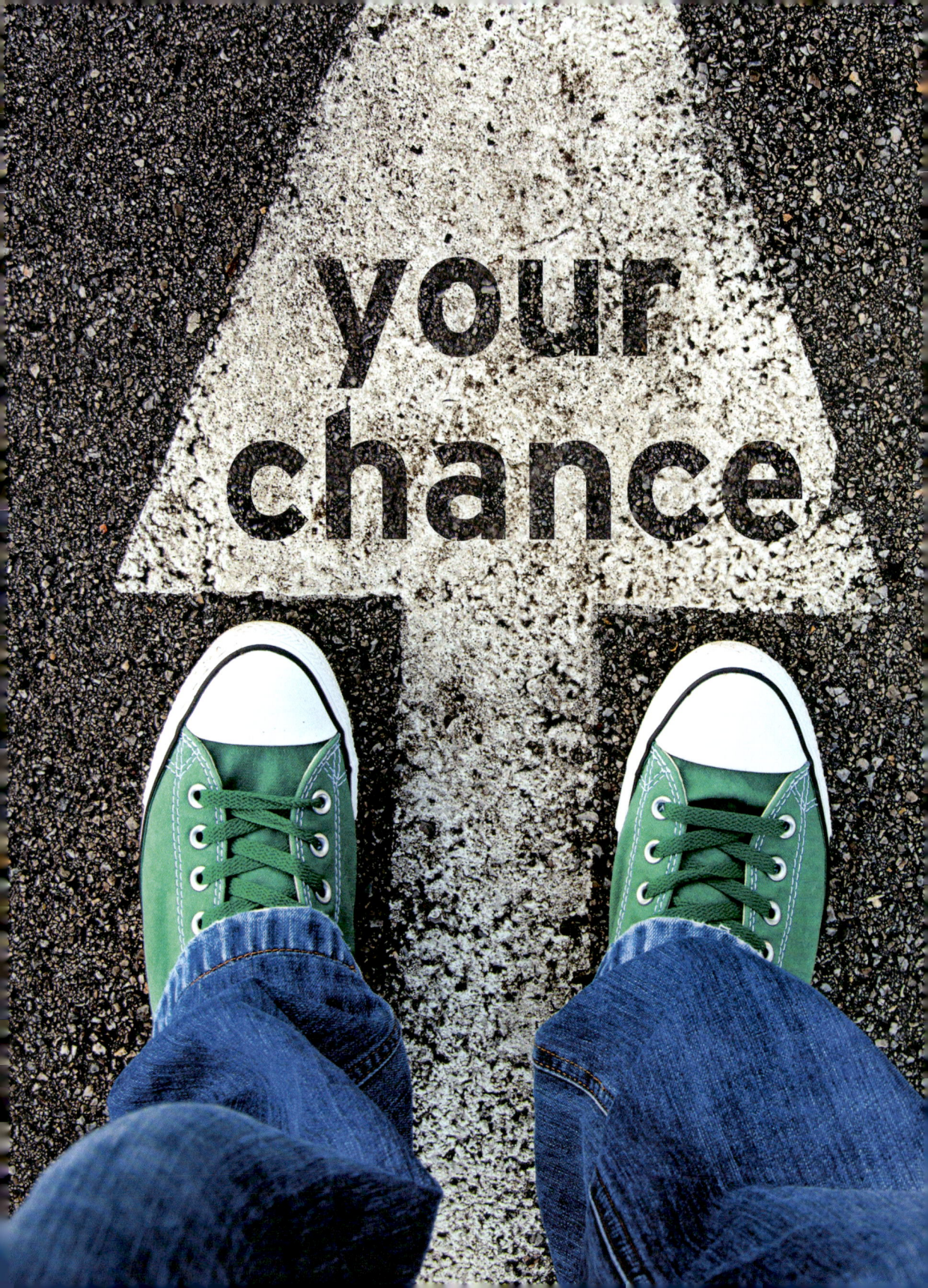

Erobern Sie Ihr Leben zurück

Denken Sie an Ihre Kindheit. Wie sahen Ihre Träume aus? Ist Ihr Leben heute so, wie Sie es sich damals ausgemalt haben? Als ich meine Teenagerjahre durchlebte, hatte ich noch keine klare Vorstellung davon, wie mein Leben aussehen würde, aber ich hatte einen wiederkehrenden Traum. Ich wollte eines Tages auf der Bühne stehen. Als junge Mutter konzentrierte ich mich dann darauf, meine Kinder großzuziehen, und meine Vorstellung von der Zukunft wurde noch diffuser. Meine Dreißiger waren von einer langen Reihe von Verpflichtungen überschattet, und ich verlor darüber alle Ambitionen von einst aus den Augen.

Wir können die Zeit nicht zurückdrehen und unsere Entscheidungen revidieren; genauso wenig, wie wir durch Magie grandiose Schauspieler oder Sänger werden. Aber wir können immer einen Weg einschlagen, der zu unserem wirklichen Selbst zurückführt, das es irgendwo in uns gibt. Dazu muss man Mut aufbringen, um sozusagen von der Klippe ins große Unbekannte zu springen.

Vor meiner „Verwandlung" im Alter von 40 Jahren erkannte ich mich selbst nicht wieder. Ich war einst ein glückliches und aktives Mädchen voller Träume mit einem Leben voller Möglichkeiten. Aber mit den Jahrzehnten wurde ich immer unglücklicher. Dann war ich eine dicke, ungesunde Frau mittleren Alters, die zu Hause saß und in ihre Schmutzwäsche hineinheulte. Ich war unglücklich in der Ehe und mit mir selbst. Der Mensch, der ich früher war, schien verschwunden zu sein!

MEIN NEUES LEBEN

Der Tag, an dem der Groschen fiel und ich beschloss, mein Leben zu ändern, ist für mich der Tag meiner Wiedergeburt. Nicht nur dass ich dem unglücklichen Leben entkam, das ich bis dahin geführt hatte, ich brachte auch endlich die Person zum Vorschein, die ich schon immer sein wollte. Heute, zehn Jahre später, bin ich immer noch dieser neue Mensch – mein wahres Ego. Ich wache morgens auf, strotze nur so vor Energie und bin für alles bereit, was mir der Tag zu bieten hat. Jeder Tag bringt neue Verheißungen mit sich.

Was ich kann, das können Sie auch! Sie müssen nicht dort bleiben, wo Sie gerade stehen. Warum sollte jemand einsam, verlassen, unglücklich und süchtig nach ungesundem Essen sein wollen? Trotzdem erzählen mir die Menschen wieder und wieder, dass sie es nicht ändern können oder dass es zu spät sei. Ich habe das von Menschen in ihren Vierzigern bis Sechzigern gehört, aber auch von Leuten in den frühen Zwanzigern. Ja, wirklich! Das Wissen, dass Sie sich verändern können, und zwar in jedem Alter, sollte tief in Ihrem Innersten verankert sein. Dass Sie es bisher nicht getan haben, heißt nicht, dass Sie es nicht können oder nie tun werden. Ich glaube fest daran, dass es kein Verfallsdatum für Fitness und Gesundheit gibt. Kaum jemand zwischen 40 und 70 Jahren muss Slipper, Lockenwickler oder Krücken als natürliche Begleiter des Älterwerdens akzeptieren. Entdecken Sie Ihr wahres Potenzial!

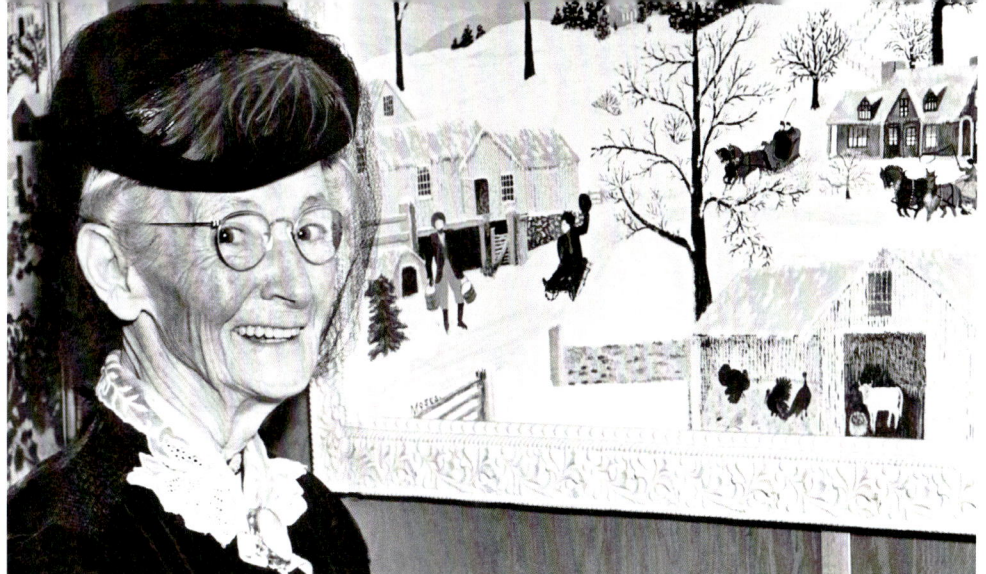

(MEINE) VORREITERINNEN

Die in den USA bekannte Grandma Moses begann ihre Karriere als Malerin und Illustratorin mit 75 Jahren. Laura Ingalls Wilder, Autorin der Klassiker-Reihe *Unsere kleine Farm* (Vorlage der späteren Fernsehserie), schrieb ihr erstes Buch in ihren Sechzigerjahren. Julia Child machte aus ihrer Liebe zum Kochen erst einen profitablen Beruf, als sie Mitte 50 war. Die niederländische Leichtathletin Fanny Blankers-Koen gewann 1948 in London viermal olympisches Gold und stellte einen Weltrekord auf; sie war 30 und hatte schon zwei Kinder geboren! Für diese Frauen war das Alter kein Grund, mit dem Leben aufzuhören. Sie haben es angepackt – in einem Alter, wo andere ihre Füße hochlegen und auf der Couch ausruhen.

Bei mir war es nicht anders als bei diesen Frauen. Meine Freunde sagen, ich würde die Dinge immer genau umgekehrt angehen. Erst als ich 40 wurde, packte mich der Ehrgeiz, und ich fing an, eine Fitnesskarriere zu verfolgen und mich als Bademoden-Model, Bodybuilderin und Motivationstrainerin zu versuchen. Die meisten anderen Models waren gerade mal 21! Zugleich nahm ich auch all meinen Mut zusammen, um einen anderen Traum zu verwirklichen: das Schreiben. Sobald ich angefangen hatte, konnte ich kaum noch aufhören, und das, obwohl ich nach jedem Buch das Gefühl hatte, mir wären nun endgültig die Worte ausgegangen. Aber so war es nicht. Auch heute liegen viele Ideen und Projekte auf meinem Schreibtisch und ich freue mich auf jedes.

Vor Kurzem bekam ich einen Brief von einer Frau in ihren Siebzigern. Sie hatte beschlossen, 35 Kilo abzunehmen, die sie die meiste Zeit ihres Lebens mit sich herumgetragen hatte. Sie nahm ab und begann regelmäßig an Fitnesskursen teilzunehmen, bis ein Mitarbeiter im Fitnessstudio sie fragte, ob sie nicht Interesse daran hätte, einen Kurs zu leiten. So kam es, dass sie sich mit 75 zur Fitnesstrainerin ausbilden ließ und jetzt eigene Kurse leitet. Was soll man da sagen? „Hipp, hipp, hurra!"

Ich bewundere auch eine gewisse Andora Quinby. Nachdem Sie acht Kinder zur Welt gebracht und als Physikerin im Zweiten Weltkrieg gedient hatte, wurde Andora mit 46 Jahren Wassersportlehrerin. Mit 75 erwarb sie einen Masterabschluss in Gesundheits- und Sozialmanagement. Mit 78 entdeckte sie den Kraftsport. Ihre Begeisterung ging so weit, dass sie mit 89 Weltmeisterin im Gewichtheben wurde. Andora hat bis ans Lebensende Kraftsport getrieben und wöchentlich Aqua-Fit-Kurse geleitet, in denen sie gern über 60-Jährige spottete, die sich zu alt für diesen Sport fanden. Sie ist mit 94 Jahren verstorben.

> „Gut für sich selbst sorgen und mit sich selbst im Reinen sein, das ist die einzig wahre Art zu leben."

Was hält Sie zurück? Ist es die Angst vor dem Unbekannten? Fühlen Sie sich wohl, wie Sie sind? Sind Sie so pessimistisch, dass Sie es gar nicht erst versuchen? Ich weiß, wie Sie sich fühlen! Mir ging es genauso, bevor ich mich aufgerafft habe. Solche Gedanken sind völlig normal, sogar bei den Erfolgreichsten. Wenn Sie sich nicht von ihnen zu lösen lernen, verzichten Sie darauf, die bestmögliche Version Ihrer selbst zu werden. Pessimismus ist eine selbstbegrenzende und grausame Denkweise. Er raubt Ihnen die Möglichkeit, ein reiches, erfülltes, glückliches und selbstbestimmtes Leben zu führen: das einzig lebenswerte.

DIE ANGST VOR DEM UNBEKANNTEN

Stellen Sie sich vor, Sie würden nie etwas Neues versuchen, weil Sie nicht wissen, wohin es führt. Hätten Sie Ihr Leben lang so gedacht, wären Sie noch heute ein Kleinkind, das weder sprechen noch laufen kann. Sie hätten nie gespielt, wären nie in die Schule gegangen, wären auch nie verreist, hätten nie gesungen, getanzt, jemanden geküsst oder geheiratet. Das Leben beginnt erst mit dem Unbekannten, und wenn wir Glück haben, dürfen wir unser Leben lang immer wieder Neues erleben.

Es ist richtig, sich vor Unbekanntem zu fürchten, wenn man mitten in der Nacht eine dunkle Höhle betritt oder einen einsamen Weg geht. Das dient dem Selbstschutz. Aber die Furcht davor, Fett loszuwerden, ist nicht sinnvoll. Was Sie sich da angefuttert haben, macht nicht Sie als Menschen aus. Es ist nur eine äußere Hülle! Wenn das Fett wegschmilzt und eine schlankere Figur zutage tritt, können Sie endlich zeigen, wer Sie wirklich sind: der Mensch, der Sie immer hätten sein sollen. Weder Ihr Geist noch Ihre Seele oder Ihr Herz werden sich verändern; Ihrem physischen Herzen wird es allerdings besser gehen. Ihr Geist wird Sie zu Ihrer eigenen Vernunft beglückwünschen, und Ihre Seele wird jauchzen über Ihr neues Glück!

Wenn ich Ihnen etwas wünschen darf, dann ist es, dass Sie wie ich erkennen: Gut für sich selbst sorgen und mit sich selbst im Reinen sein, das ist die einzig wahre Art zu leben.

DIE KOMFORTZONE

Ihnen gefällt nicht, was Sie im Spiegel sehen, aber der Anblick ist Ihnen längst vertraut: Ihr altes, bequemes Selbst. Der Durchschnittsmensch verbringt täglich leicht 45 Minuten damit, sich für die Arbeit oder anderes zurechtzumachen. Einen Großteil dieser Zeit stehen wir vor dem Spiegel, und wir werfen noch gut fünfmal pro Tag einen prüfenden Blick in andere Spiegel. Wir sind so vertraut mit unserem Anblick, dass wir oft kaum noch richtig wahrnehmen, wie wir wirklich aussehen.

Bei meinen Töchtern, die sehr oft vor dem Spiegel stehen, ist mir ein Muster aufgefallen: Zuerst stellen sie sich frontal hin, ziehen den Bauch etwas ein und drehen sich dann zur Seite. Dann ziehen den Bauch noch mehr ein; von der Seite her sieht man oft schlanker aus. Dann kommt der Punkt, an dem sie sich entscheiden, wie zufrieden sie mit ihrem Aussehen sind. Ich mache das auch und glaube, wir alle tun das. Aber die Seitenansicht kann etwas in die Irre führen.

Von der Seite sehen wir vielleicht schlanker aus als frontal, aber das ist nicht die Wahrheit. Um Ihr Gewicht langfristig zu ändern, müssen Sie aus der Komfortzone heraus, also mit Ihrer alten Sichtweise brechen. Das erfordert Mut und wirklich verdammt viel Disziplin – beides Attribute, die Sie womöglich in einer jüngeren, hoffnungsvolleren Version Ihrer Selbst zurückgelassen haben. Es ist ja auch wirklich viel bequemer, auf der Couch zu sitzen mit

der Fernbedienung in der Hand. Aber auf der Couch zu versumpfen ist eine schlechte Angewohnheit. Sie werden träge und fragen sich, ob oder wann sich jemals etwas ändern wird.

Gewohnheiten haben entweder positive oder negative Auswirkungen auf unser Leben. Zähneputzen ist eine gute Angewohnheit, sich bei jeder Gelegenheit auf die Couch zu werfen eine schlechte. Gezuckerte Cornflakes zu essen ist eine ungesunde Angewohnheit, aber Sie essen sie jeden Morgen. Sie durch eine Schüssel Haferbrei und ein Eiweißomelett zu ersetzen würde Sie aus Ihrer Komfortzone holen. Wenn Sie Ihre Frühstücksgewohnheiten ändern, könnte dies der erste Schritt Ihrer persönlichen Gesundheitsreform sein. Was ist nun stärker: Ihr Wunsch nach einem neuen Selbst oder diese alte schlechte Angewohnheit?

Sich von der Couch aufzuraffen kann verdammt hart sein und sich furchtbar anfühlen – vor allem beim ersten Mal. Es ist schwer, weil Sie Ihre Wohlfühlzone verlassen müssen; aber wenn Sie es schaffen, sich zu verändern, ist der Lohn dafür hoch. Vielleicht haben Sie sich angewöhnt, vormittags immer zum Bäcker zu gehen und sich einen Kaffee mit Milch und Zucker und ein süßes Teilchen zu holen. Bei mir war das eine Art Ritual. Vor meiner Reno-vierung habe ich das jeden Tag getan.

Die Verkäuferin erwartet Sie bald jeden Tag. Irgendwann wird sie schon den Kaffee hinstellen und Ihr Teilchen verpacken, ohne

Ihre Bestellung abzuwarten. So mögen Sie sich wertgeschätzt fühlen: Immerhin weiß da jemand genau, was Sie mögen. Wie nett. Und wenn Sie einmal nicht erscheinen, fragt sich die Verkäuferin, ob etwas nicht in Ordnung ist. Und genau das ist eine Angewohnheit, die Sie verändern sollten, wenn Sie im Spiegel einen Unterschied sehen wollen.

Liebe Tosca,

ERFOLGSGESCHICHTE

Hallo an alle,

ich möchte meine Erfolgsgeschichte mit der Eat-Clean-Diät und meinem neuen Trainingsprogramm mit euch teilen. Ich habe in den letzten drei Jahren über 90 Kilo abgenommen. Mein Leben hat sich dramatisch verändert! Ich war mein Leben lang übergewichtig, bis zu meiner „Erweckung" 2005. Mir wurde damals schmerzhaft bewusst, wie viel gemeinsame Zeit mit meinem Sohn mir entging, weil ich fettsüchtig war. Mein Leben ist viel besser geworden! Ich habe meine Leidenschaft entdeckt, anderen Menschen dabei zu helfen, gesund zu werden, weshalb ich jetzt Kurse gebe – in meinem eigenen Fitnessstudio. Eine echte Leistung für eine ehemalige Couch-Potato! In meinem Hauptberuf als Krankenpflegerin nehmen übergewichtige Patienten meine Ratschläge besser an, da sie wissen, dass ich nachempfinden kann, was sie fühlen. Ich habe mir geschworen, alle Menschen in meinem Umfeld zu einem gesunden Lebensstil zu ermutigen. Alle Mühe, die ich für Eating clean und mein Trainingsprogramm auf mich nehmen musste, sind es definitiv wert gewesen. DAS LEBEN IST GUT!

Terri Stewart

Mein Leben ist viel besser geworden!

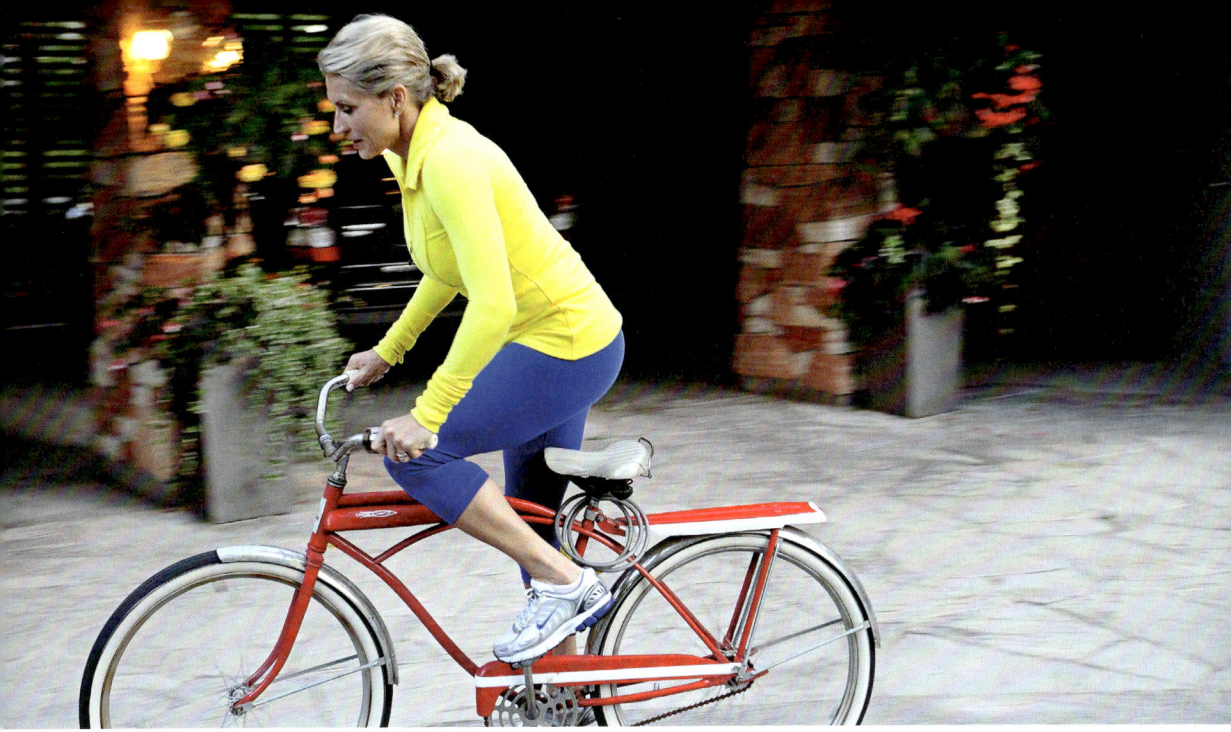

Ihre Abende verbringen Sie in Jogginghosen auf der Couch, der Fernseher läuft, und Sie teilen sich eine Tüte Chips mit Ihrem Mann. Es ist bequem, und es ist Ihre Routine. Das Gegenteil davon wäre, nach dem Abendessen eine Runde zu joggen, dann zu duschen und früh ins Bett zu gehen. Oha! Wie unbequem! Ich kenne Frauen und Männer, die keinen Sport treiben, weil sie es ekelhaft finden, verschwitzt und klebrig zu sein. Ich muss ein komischer Mensch sein, denn ich liebe das! Ein bisschen Schweiß konnte mich noch nie von irgendetwas abhalten.

Wenn Sie Ihr Leben zurückgewinnen wollen und Ihre schlankere Version werden wollen, die jetzt noch unter einer Fettschicht steckt, dann müssen Sie aus Ihrer Komfortzone herauskommen. Sie verändern nichts, wenn Sie an Ihren Gewohnheiten festhalten. Der

Film *Besser geht's nicht!* mit Jack Nicholson in der Hauptrolle trifft für mich den Nagel auf den Kopf: Er spielt darin einen Mann mit einer Zwangsstörung, den seine Angst vor Keimen regelrecht lähmt. Im Lauf der Handlung nimmt er mehr und mehr Wagnisse auf sich, die ihn all der Unordnung aussetzen, die sich Leben nennt, bis er eines Tages seine große Liebe findet, einen völlig neuen Sinn im Leben entdeckt und es endlich auskostet.

Wenn Sie kleine Schritte in Richtung auf Ihr strahlendes neues Ich zugehen, werden Sie sich zum Besseren verändern. Über kurz oder lang wird der gesunde und wunderbare Eat-Clean-Lifestyle zu Ihrer neuen Komfortzone werden. Sie werden so beschwingt sein durch all die positiven Veränderungen durch das Eating clean, dass Sie es nie wieder aufgeben möchten! Das verspreche ich Ihnen.

AUFMERKSAMKEIT MACHT ANGST

Viele Übergewichtige haben mir erzählt, dass sie sich mit ihren Kilos abschotten. Auch bei mir war das so. Dass man meint, sich so schützen zu müssen, kann vielerlei Gründe haben. Manche wollen sich schützen vor Missbrauch, Schüchternheit und Unglücklichsein. Anderen dienen sie dazu, sich das Leiden an ihrem Übergewicht immer wieder vor Augen zu führen und zu bestätigen, dass sie anders sind als die meisten anderen Menschen.

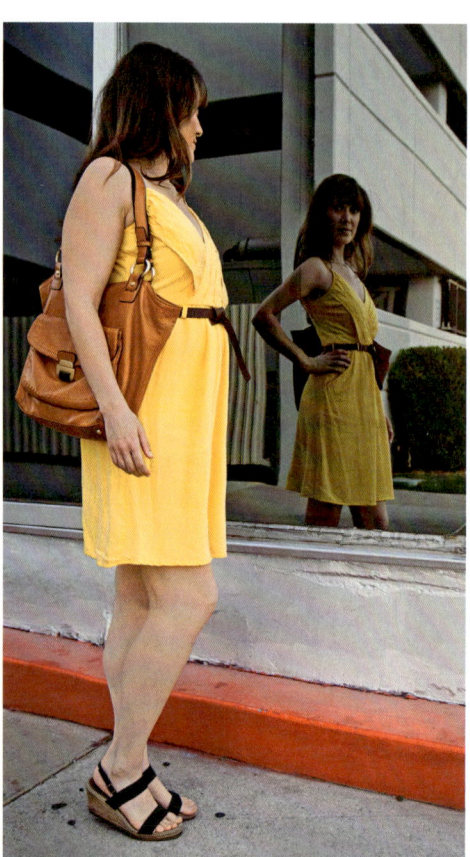

Die Denkfehler liegen auf der Hand, denn Übergewicht ist längst ein Massenproblem und Grund seelischer Qualen und körperlicher Erkrankungen. Übergewichtige werden in der Gesellschaft stigmatisiert, obwohl die meisten von uns zu viele Kilos auf den Rippen haben. Ich habe die Erfahrung gemacht, dass die schlimmsten Depressionen aus der Kombination von schwachem Selbstwertgefühl und Unzufriedenheit entstehen – beides Gefühle, die Übergewichtige häufig wegen ihres Äußeren quälen. Das tut mir im Herzen weh.

Wenn Ihre Dämonen schuld daran sind, dass Sie sich vor der Welt hinter einer Schicht aus Fett verstecken oder ihr auf andere destruktive Weise zu entfliehen versuchen, müssen Sie lernen, Ihr Problem anders zu bewältigen. Verstecken und Weggucken bringen keine positiven Veränderungen, sondern verlängern nur Ihre Haftstrafe in einem unglücklichen, ungesunden Körper. Nur Sie selbst können sich befreien! Bob Marley sagte einmal: „Befreien Sie sich von geistiger Sklaverei", und obwohl das nicht auf das Thema Gewicht gemünzt war, gilt seine Aufforderung für alle, die unfreiwillig in einem selbst errichteten Gefängnis sitzen.

> „Die schlimmsten Depressionen entstehen aus der Kombination von schwachem Selbstwertgefühl und Unzufriedenheit."

Falls Ihnen sexuelle Aufmerksamkeit unangenehm ist, müssen Sie sich nicht weiter sorgen. Zweifellos werden Sie sich mit Ihrem schlanken Ich attraktiver fühlen. Aber wenn Sie keine sexuelle Aufmerksamkeit auf sich ziehen wollen, müssen Sie das nicht. Wie andere Sie wahrnehmen, bestimmen Sie damit, wie Sie sich geben. In ihrer „schwersten" Zeit hatte Anna Nicole Smith über 45 Kilo Übergewicht, und die Männer standen immer noch Schlange bei Ihr. Umgekehrt wird selbst das durchtrainierteste Mauerblümchen immer ein solches bleiben. Übergewicht macht Sie nicht unsichtbar, genauso wenig wie eine schlanke Figur Sie automatisch ins Rampenlicht katapultiert.

Es geht darum, wie man sich selbst behandelt und wie man sich der Welt zeigt. Marilyn Monroe war bei ihren Freunden dafür bekannt, dass sie in einer Menschenmenge untertauchen konnte. Sie, eine der berühmtesten Frauen aller Zeiten, konnte eine Straße entlanggehen, ohne dass irgendjemand Notiz von ihr nahm. Sie wusste, wie man „es abschaltet". Sie nahm eine andere Körperhaltung ein und machte ein schüchternes Gesicht. Nach einigen Minuten in diesem Zustand konnte sie das Licht wieder „anknipsen" und nahm eine selbstbewusste Haltung ein, ließ ihren Gang bestimmter werden und ihre Augen strahlen. Sie öffnete sich der Welt, und die Menschen nahmen sie wieder wahr. Sie hatte all das unter Kontrolle. Wenn Sie wollen, können Sie es ebenso „abschalten" wie Marilyn. Allerdings könnte es sein, dass Sie bald nach *mehr* Aufmerksamkeit verlangen, nicht nach weniger – wenn Ihnen nämlich bewusst wird, wie toll Sie inzwischen aussehen.

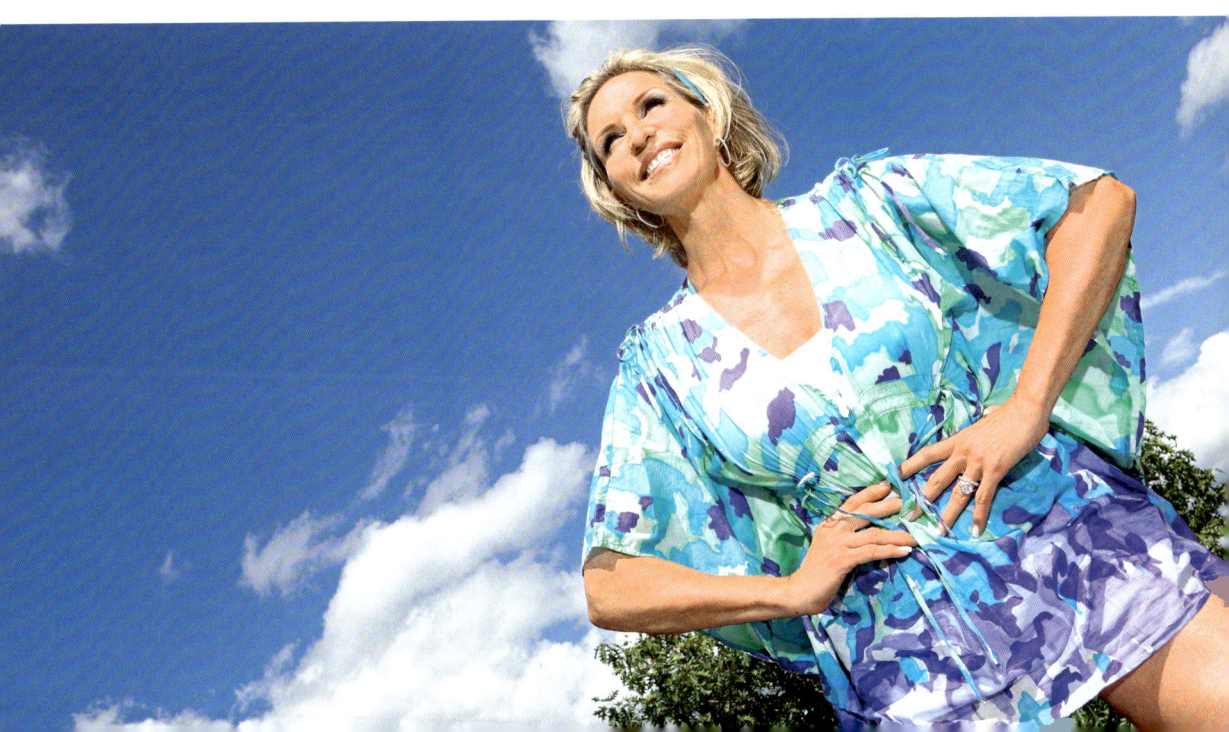

MEIN LEBEN IST EIN EINZIGER MISSERFOLG!

Vielleicht glauben Sie, dass Sie auf Misserfolg gepolt sind. Immer wieder in Ihrem Leben haben Sie etwas angestrebt, sind aber damit gescheitert. Raucher brauchen im Durchschnitt 14 Anläufe, bis es ihnen gelingt, mit dem Rauchen aufzuhören. Wenn ein Raucher nach dem 13. Mal sagt: „Was soll's? Ich werd's ja eh nie schaffen!", hätte er damit recht. Wer sich aber sagt: „Dieses Mal schaffe ich es!", der schafft es auch. Der berühmte Erfinder Thomas Edison, der nur wenige Wochen eine Schule besucht hatte, brauchte über 10 000 Anläufe, um eine brauchbare Glühbirne zu erfinden! Er sagte: „Ich musste damit Erfolg haben, weil mir die Möglichkeiten zum Scheitern ausgegangen waren." Ich liebe diese Einstellung!

Die Wahrheit ist doch: Je öfter Sie etwas tun, desto besser werden Sie darin. Übung macht den Meister. Das sieht man schon daran, dass Sie gerade dieses Buch lesen und nicht irgendein anderes, in dem steht, Sie könnten in ein paar Tagen mehrere Kilos abnehmen. Nach unzähligen Versuchen, unerwünschte Kilos zu verlieren, wissen Sie mittlerweile, dass Modediäten nicht funktionieren. Ihre bisherigen Bemühungen haben keinen dauerhaften Erfolg gehabt. Mal ganz ehrlich: Könnte es sein, dass Sie nach all den erfolglosen Diäten sogar schwerer sind denn je zuvor?

Sich mit Ihren Schwächen vertraut zu machen ist Teil eines erfolgreichen Eat-Clean-Lifestyles. Sie müssen wissen, wie Sie mit ihnen umgehen, wenn es Ihnen ernst damit ist, abzunehmen und ein gesünderes Leben zu führen. Sie finden in diesem Buch Strategien, die Ihnen helfen, auch dann bei der Stange zu bleiben, wenn große und kleine Versuchungen locken. Viele brauchen einen Eat-Clean-Plan für die nächste Party oder andere Feiern. Viele schaffen es nicht, auf Kurs zu bleiben, wenn sie ihre Mahlzeiten nicht planen; vor allem wenn sie auswärts essen. Aber Versuchungen warten überall auf Sie! Wenn Sie Süßigkeiten im Schrank haben, werden diese so lange nach Ihnen rufen, bis Sie schwach werden! Warum also sollten Sie sie überhaupt bei sich lagern? Ihr neues Leben beginnt genau jetzt.

Abnehmen ist kein furioser Sprint in Richtung Zielgerade. Das Abnehmen mit Eating clean dauert eine Weile, aber der Gewichtsverlust ist dafür dauerhaft. In einem Jahr, in fünf Jahren, in 10, 20, 30 Jahren werden Sie immer noch schlank, gesund und dynamisch sein und blendend aussehen, statt sich wie eh und je darüber zu beklagen, dass Sie wieder einmal 5 Kilo zugenommen haben. Wenn Sie noch jung sind und Ihre Jahre nicht damit vergeudet haben, jeder neuen Diät hinterherzurennen, können Sie sich glücklich schätzen! Denn dann sind Sie schlauer, als ich es damals war!

Es spielt keine Rolle, dass Sie Ihre Abnehmziele bisher nicht erreicht haben. Was vorbei ist, ist vorbei und nicht mehr zu ändern. Aber die Zukunft liegt in Ihrer Hand! Entscheiden Sie sich hier und jetzt für den Weg, der Sie garantiert ans Ziel bringt.

Versuchen Sie es mit dieser Visualisierung: Stellen Sie sich zwei Wege vor. Am Ende des einen liegt eine trostlose, kümmerliche, verschmutzte und graue Stadt, bevölkert von kranken und unglücklichen Menschen. Der andere Weg führt zu einem hübschen Städtchen am Meer mit sauberer Luft und heiteren Menschen. Dieser Ort ist geprägt von einer Stimmung des Wohlbefindens. Der Weg zu diesem paradiesischen Ort ist womöglich beschwerlich und führt über hohe Berge und steiniges Terrain; der Weg zu der schmutzigen Stadt ist vielleicht einfacher zu bewältigen. Wenn Sie aber feststellen würden, dass Sie sich auf dem Weg zu dieser trostlosen Stadt befinden, würden Sie diesen Weg dann weitergehen? Würden Sie nicht kehrtmachen und den anderen Weg wählen, auch wenn sich das mühsamer gestaltet?

Wenn Sie sich dafür entscheiden, sich von nun an clean zu ernähren, befinden Sie sich auf dem Weg zu der schönen Stadt am Meer. Wenn Sie weiter Junkfood essen und sich und Ihren Körper vernachlässigen, entscheiden Sie sich für den Weg, der Sie zu der trostlosen, schmutzigen Stadt bringt. Treffen Sie die richtige Entscheidung, und treffen Sie sie jeden Tag aufs Neue! Wenn Sie das Gefühl haben, dass Sie vom Weg abgekommen sind, dass Sie sich verlaufen haben, dann ärgern Sie sich nicht und geben Sie nicht auf. Ändern Sie einfach Ihren Kurs, bis Sie wieder auf dem richtigen Weg sind. Tun Sie das jeden Tag, und Sie werden bald erkennen, dass das Eating clean keine Diät im klassischen Sinne ist. Es ist ein Lifestyle, der es Ihnen möglich macht, die Kontrolle über Ihr Leben zurückzuerlangen. Was für ein wundervolles Leben!

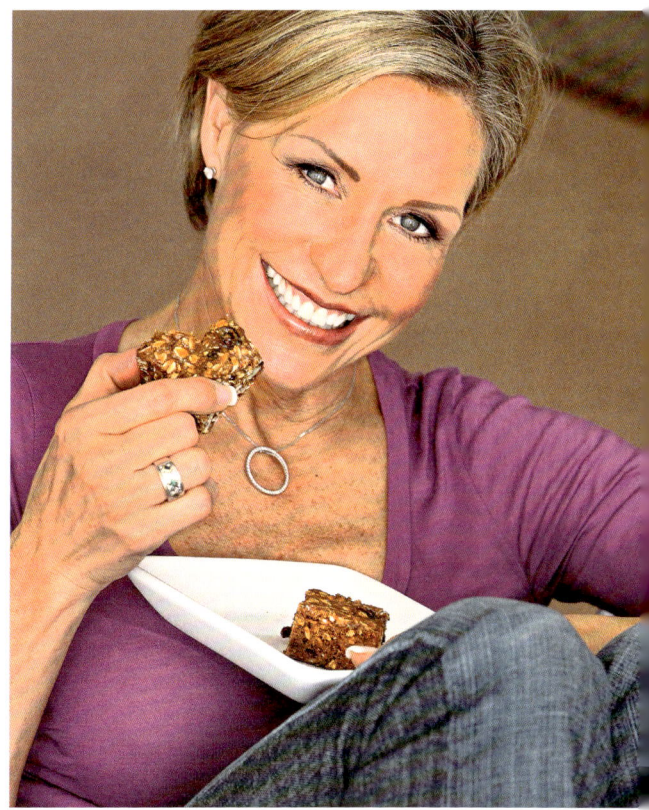

„Wer sich sagt: ‚Dieses Mal schaffe ich es!‘, der schafft es.“

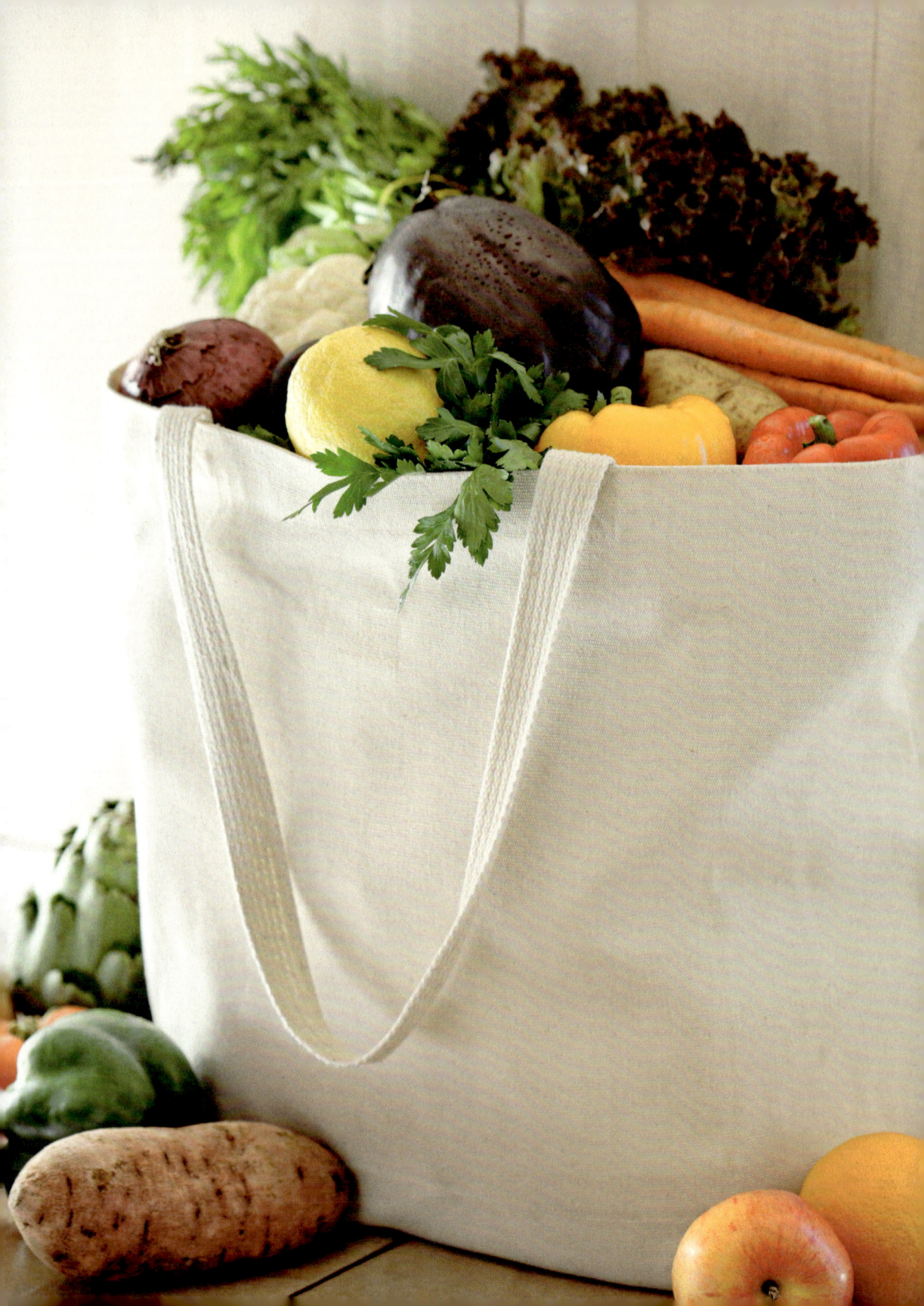

Clean einkaufen

SO FINDEN SIE, WAS SIE SCHLANK MACHT

Herzlichen Glückwunsch: Sie sind auf dem besten Weg zum Eating clean! Sie sehen sie bereits vor sich, die neue, schlankere Version Ihrer selbst, gesund und voller Energie. Sie haben den ganzen ungesunden Fraß aus Ihrer Küche verbannt und das Bier aus dem Kühlschrank. Weit und breit keine Chipstüte, und nach der Limonade sucht man vergebens. Ihre schlechten Ernährungsgewohnheiten gehören der Vergangenheit an. Sie sind bereit … und allmählich auch ein wenig hungrig. Was also tun? Zeit zum Einkaufen!

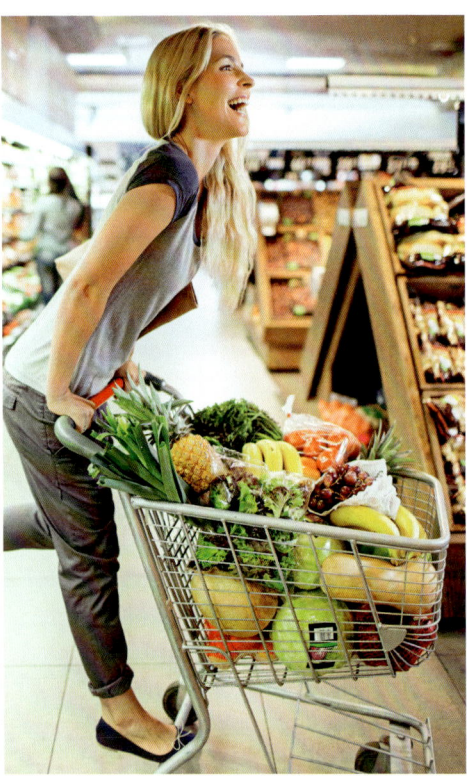

Es klingt vielleicht erst einmal schwierig: Wo kaufe ich Nahrungsmittel ein, die clean sind? Was soll ich kaufen? Wie kann ich den Versuchungen in der Süßwarenabteilung widerstehen? Wie viel wird das Eating clean mich kosten? Wenn Sie sich solche Fragen stellen, seien Sie beruhigt: Es geht nicht nur Ihnen so. Als ich mit dem Eating clean anfing, hatte ich beim Einkaufen Angst davor, die falschen Lebensmittel zu kaufen. Die Gefahr ist groß, dass man sich auf das konzentriert, was man *nicht* mehr essen darf, statt auf all die wunderbaren frischen, nährstoffreichen Lebensmittel, die man von nun an *im Überfluss* zu sich nehmen darf. Meine Angst hielt nicht lange an. Ich bin eher der Alles-oder-nichts-Typ. Also hieß es natürlich: Augen zu und durch, anpacken!

KEINE FRAGEN MEHR!

Sie werden bald merken, dass das Eating clean dem Rätselraten beim Einkaufen ein Ende macht. Der Einkauf kann zum angenehmen Erlebnis werden und sich wie ein Abenteuer anfühlen, wenn man weiß, was man will und wo man es findet. Es ist spannend, sich auf die Suche nach ausgefallenen Sachen zu machen, die zum Eat-Clean-Lifestyle passen. Ich finde es richtig aufregend, in der Obst- und Gemüseabteilung Palmkohl oder Sternfrucht zu finden. Und wenn ich an der Kasse stehe, bin ich stolz darauf, dass mein Einkaufswagen überquillt von gesunden, nährstoffreichen Lebensmitteln. Ich bin sicher, dass Sie bald ebenso stolz sein werden wie ich.

BEVOR SIE LOSLEGEN

Planen Sie! Egal ob Sie nur für sich oder Ihre Familie und vielleicht noch Gäste einkaufen wollen: Es ist eine Selbstverständlichkeit, sich im Voraus zu überlegen, was Sie für die kommenden Tage alles brauchen. Die Größe meiner Familie schwankt zwischen fünf und zehn Personen, je nachdem, wer uns die Ehre erweist. Da steckt schon gute Organisation dahinter, dass der Kühlschrank nie leer wird!

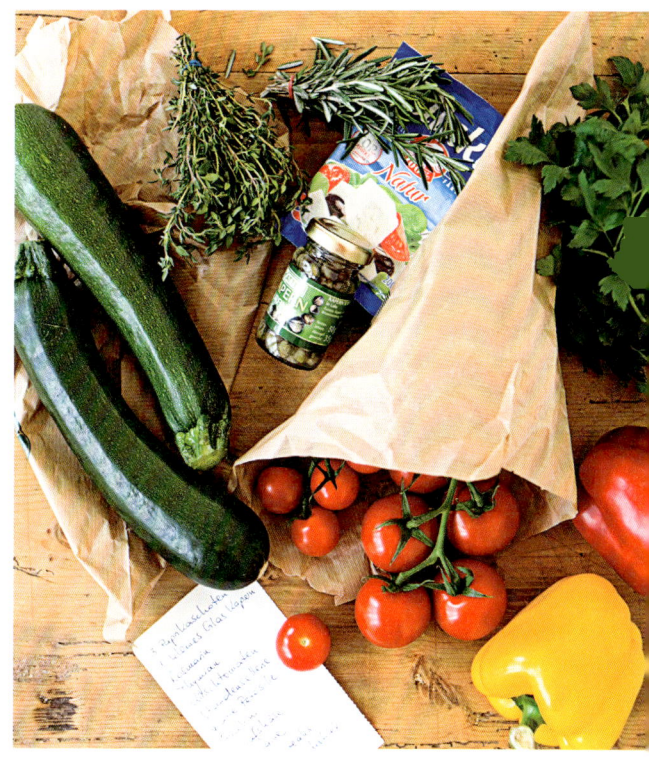

Gewöhnen Sie sich an, vor den Haupteinkäufen einen Speiseplan für die kommende Woche zu schreiben. Selbst wenn Sie die meisten Mahlzeiten alleine einnehmen, ist das ein absolutes Muss. Machen Sie eine Inventur der Sachen, die Sie bereits im Kühlschrank oder in der Speisekammer haben, und kombinieren Sie diese mit den Lebensmitteln, die Sie einkaufen, um genügend Eat-Clean-Mahlzeiten für die gesamte Woche kreieren zu können. Es gibt Lebensmittel, die Sie jede Woche frisch kaufen müssen, wie Milchprodukte, Obst und Gemüse. Vieles können Sie gut auf Vorrat kaufen, etwa getrocknete Hülsenfrüchte. Behalten Sie den Überblick darüber, was Sie auf Vorrat haben, und füllen Sie diesen bei Bedarf auf. Wer weiß, wann die Dose Kichererbsen ihren Einsatz haben wird? Ich bin gelassener beim Kochen, wenn ich weiß, dass meine Speisekammer gut bestückt ist und ich im Notfall mühelos aus dem Stand eine Mahlzeit auf den Tisch bringen kann. Meine Lebensmittellisten (Speisepläne und Einkaufslisten ab Seite 231) werden Ihnen dabei helfen, Ihre Vorräte zu organisieren.

Schreiben Sie einen Einkaufszettel und halten Sie sich dran! Sie werden nicht nur weniger Zeit und hart verdientes Geld verschwenden; es wird Ihnen auch leichter fallen, Versuchungen zu widerstehen. Die Süßwarenabteilung raunt von Zeit zu Zeit immer noch meinen Namen, aber Dinge, die nicht auf meinem Einkaufszettel stehen, landen eben nicht in meinem Einkaufswagen. Das ist eine sehr praktische Grundregel. Hin und wieder können Sie mal eine Ausnahme machen. Ich spreche aber nur von den tiefroten Erdbeeren, die einfach zu prall und saftig aussehen, um an ihnen vorbeizulaufen, und nicht etwa von der Schokolade, die gerade im Angebot ist.

Wenn Sie für eine Familie einkaufen, sollten Sie das ohne Begleitung tun. Es mag Ihnen leichtfallen, sich selbst all den ungesunden Fraß zu versagen, den Sie früher verschlungen haben; aber die Erfahrung lehrt, dass es fast unmöglich ist, in die süßen kleinen Gesichter Ihrer Kinder zu schauen und standhaft Nein zu sagen, wenn sie um „nur eine einzige" Süßigkeit betteln. Bis die molligen Fingerchen von selbst nach Bananen und Karotten greifen, ist es am besten, Sie gehen alleine einkaufen. So ist auch mehr Platz in Ihrem Einkaufswagen für cleane Lebensmittel. Es ist erstaunlich, wie schnell sich so ein Wagen füllt. Bald schon wird auch Ihre Familie anfangen, sich für das cleane Einkaufserlebnis zu interessieren, und Ihnen so die Möglichkeit geben, den Einkauf zum Abenteuer zu machen. Meine Kinder begleiten mich sehr gerne, vor allem wenn wir auf dem Bauernmarkt oder in einem Biosupermarkt einkaufen. Auch ihnen macht es Spaß, gute Lebensmittel auszusuchen.

Essen Sie etwas, bevor Sie einkaufen. Es fällt schwer, sich an den Zettel zu halten, wenn man hungrig einkauft. Nicht nur dass Sie dann zu viel kaufen werden; Sie werden sich auch für Lebensmittel entscheiden, die Sie normalerweise nicht kaufen würden. Klingt nach einem Rezept für ein Eat-Clean-Desaster!

> „Eine gute Faustregel ist: Immer an der Wand lang! Halten Sie sich an die Außenwände des Supermarkts."

IM SUPERMARKT

Supermärkte können uns umhauen: Ein riesiger Raum ohne Fenster oder Uhren, und überall lauert die Versuchung! Jetzt, da Sie wissen, wie man sich clean ernährt, werden Sie Ihre Traumfigur und Ihre Gesundheit nicht riskieren wollen, indem Sie auf Anti-Lebensmittel setzen. Supermärkte sind natürlich so aufgebaut, dass Ihr Kaufverhalten manipuliert und Ihr Einkauf maximiert wird. Wenn die Tür sich öffnet, sind Sie in fast jedem Supermarkt mit buntem Obst und Gemüse konfrontiert, und aus der Backwarenabteilung dringt Ihnen der Duft von frischen Brötchen in die Nase. Himmlisch! Genau damit wollen die Betreiber Sie in Versuchung führen. Es ist Teil ihres Plans, der darin mündet, dass Sie möglichst viel Geld in ihrem Geschäft ausgeben. Denken Sie immer daran und stehen Sie darüber!

Ein Vorteil der gängigen Läden ist, dass sie alles an einem Ort bieten. Ich selbst kaufe aber nicht alles im Supermarkt (warum, dazu später); aber wenn nötig findet man auch dort alles für die cleane Ernährung.

Eine gute Faustregel ist: Immer an der Wand lang! Halten Sie sich an die Außenwände des Supermarkts und meiden Sie die Regale in der Mitte. Natürlich werden Sie manchmal etwas von dort brauchen, aber im Allgemeinen ist es ein guter Tipp für alle, die sich clean ernähren wollen, sich im Supermarkt nach außen zu orientieren: Frische Lebensmittel wie Obst,

Gemüse und oft auch aufgebackenes Brot werden am Anfang und Ende des Wegs durch den Laden angeboten. Auch unverarbeitete Lebensmittel, die gekühlt werden müssen (Frischmilch, Joghurt, Eier, Fleisch), befinden sich meist in Kühlregalen entlang der Wände Kaufen Sie also im Supermarkt zunächst entlang den äußeren Wänden ein und dann bei Bedarf an den Regalreihen in der Mitte. Wenn Sie dort angelangt sind, ist Ihr Einkaufswagen wahrscheinlich schon gut gefüllt mit frischen, gesunden Nahrungsmitteln, und es bleibt gar nicht mehr viel Platz für Fertiggerichte und abgepackte Lebensmittel. Sehen Sie auf Ihren Einkaufszettel und beladen Sie den Wagen mit Obst, Gemüse, magerem Fleisch und Vollkornprodukten. Dazu brauchen Sie Dinge wie frisches Brot, Tortillafladen (Wraps), Milch und Naturjoghurt sowie Kuhmilchalternativen wie Soja-, Mandel- und Reismilch.

Bleiben Sie fokussiert, wenn Sie Regale in der Mitte ansteuern: Mögliche Fehlkäufe, wohin Sie auch blicken! Die Fächer sind von oben bis unten voll, ohne einen Zentimeter Luft zwischen den Produkten. Die Sardinendosen drängen sich genauso wie die Sardinen darin. Deshalb sollten Sie nicht hungrig einkaufen gehen. Heißhunger in Ihnen, ein wahnsinniges Übermaß an Lebensmitteln um Sie herum – wer von uns könnte da noch zielgerichtet einkaufen? Klappern Sie bloß nicht jede Regalreihe im Supermarkt ab. Manche Regale ignoriere ich komplett. Raten Sie mal, welche. Die mit Süßwaren und Softdrinks? Bingo!

Beginnen Sie den Einkauf in der Tiefkühlabteilung. Hier können Sie gut zwischen cleanen und Anti-Produkten unterscheiden. Nichts, was damit beworben wird, dass es in nur fünf bis 15 Minuten im Ofen oder in der Mikrowelle fertig ist, sollten Sie Ihrer Familie zumuten. Lernen Sie, Nährwertangaben richtig zu lesen (siehe nächste Doppelseite). Wenn bestimmte Begriffe mehr nach Labor als nach Küche klingen: zurück mit der Packung! Lassen Sie Tiefkühlpizzen, tiefgekühlte Fertiggerichte und Softdrinks links liegen. Zugreifen dürfen Sie bei ungesüßten tiefgekühlten Früchten und Beeren. Vor allem im Winter sparen Sie damit bares Geld, weil dann manche Obstsorten keine Saison haben. Auch tiefgefrorenes Gemüse ist toll, wenn man mal nichts Frisches im Haus hat. Natürlich darf dann nichts als das Gemüse selbst auf der Verpackung als Zutat angeführt sein.

Die Regale mit den Konservendosen können ein Paradies für cleane Eater sein. Halten Sie Ausschau nach salzarmen Versionen Ihrer Lieblingsprodukte: Dosentomaten, Tomatenmark, Hülsenfrüchte (weiße Bohnen, Kichererbsen, Linsen, Kidneybohnen, gemischte Bohnen, Erbsen), Mais, Thunfisch und Lachs (ohne Öl) sowie fettarme Suppen eignen sich bestens, um Ihre Speisekammer zu füllen. Eine gut bestückte Speisekammer ist die Rettung, wenn es darum geht, aus dem Stand eine gesunde Mahlzeit auf den Tisch zu bringen.

DIE NÄHRWERTANGABEN VERSTEHEN

Manche Nährwertkennzeichnungen sehen aus, als wären sie in einer Fremdsprache geschrieben, sind aber dazu da, Ihnen zu helfen, und nicht, Sie zu verwirren. Es ist leicht, sie zu lesen, solange Sie wissen, wonach Sie suchen müssen. Außerdem sollten Sie nicht alles glauben, was Sie lesen. Viele große Lebensmittelkonzerne führen den gutgläubigen Kunden hinters Licht, indem sie allerlei wahnwitzige Behauptungen über ihr Produkt in den Raum stellen. Nehmen Sie sich in Acht vor den glänzenden Verpackungen und den haarsträubenden Werbeversprechungen!

Seit 13. Dezember 2014 gilt in allen EU-Mitgliedsstaaten die Lebensmittel-Informationsverordnung. Diese regelt, welche Angaben auf den Verpackungen abgepackter Lebensmittel zu stehen haben. Mindestens müssen die sogenannten Big Seven angegeben sein: Energiegehalt, Fett, gesättigte Fettsäuren, Kohlenhydrate, Zucker, Eiweiß (Protein) und Salz. Wenn Werbeaussagen auf der Verpackung einen Gehalt an Vitaminen oder anderen Nährstoffen behaupten, müssen diese Stoffe zusätzlich beziffert sein. Weitere freiwillige Angaben dazu sind zulässig.

DURCHSCHNITTLICHE NÄHRWERTE	PRO 100 ML (Ø)	PRO GLAS (Ø)	% RI* PRO GLAS
Energie (kJ/kcal)	194/46	485/115	5 %
Fett davon gesättigte Fettsäuren	1,5 g 1,0 g	3,9 g 2,4 g	6 % 12 %
Kohlenhydrate davon Zucker	4,7 g 4,7 g	11,8 g 11,8 g	6 % 14 %
Eiweiß	3,4 g	8,5 g	18 %
Salz	0,12 g	0,3 g	5 %
MINERALSTOFFE	**PRO 100 ML (Ø)**	**% NRV***	
Kalzium	125 mg	16 %	

  * RI = Reference Intake = Referenzmenge für einen durchschnittlichen Erwachsenen (8400 kJ/2000 kcal)
** NRV = Nutrient Reference Value = Nährstoffbezugswert;
     früher: empfohlene Tagesdosis (RDA = Recommendend Daily Allowance)

Alle Angaben beziehen sich auf eine Produkt-menge von 100 Gramm bzw. 100 Milliliter, je nachdem ob fest oder flüssig. Angaben pro Portion oder pro Stück oder „Verzehreinheit" dürfen zusätzlich auftauchen. Zulässig sind auch Angaben bezogen auf die empfohlene Referenzmenge für einen durchschnittlichen Erwachsenen, also den prozentualen Beitrag einer Portion des betreffenden Produkts zum Tagesbedarf an dem jeweiligen Nährstoff.

(1) Aus dem **Kopf der Tabelle** ersehen Sie meist die vom Hersteller angenommene Portionsgröße (hier „Glas") oder „Verzehr-einheit" (z. B. Riegel), die im Allgemeinen praktischer ist als die Angabe nach Gewicht oder Volumen. Diese ist nur dann wichtig, falls Sie anhand der Angaben in der rechten Spalte die Nährstoffzufuhr für einen Tag zahlenmäßig planen oder prüfen wollen. Packungen enthalten oft mehrere Portionen!

(2) Hier finden Sie den **Gehalt des Produkts** an Energie (Brennwert in Kilojoule/Kilo-kalorien), Fett, gesättigten Fettsäuren, Kohlenhydraten, Zucker, Eiweiß (Protein) und Salz. An gesättigten Fettsäuren, Zucker und Salz führen wir uns im Regel-fall zu viel zu, weshalb wir diese Stoffe meiden sollten. Produkte, die ich als clean betrachte, enthalten diese Stoffe

im Allgemeinen gar nicht. Was wir zu uns nehmen sollten, sind ungesättigte Fette, die leider nicht verpflichtend deklarierten Ballaststoffe und Proteine. Diese Stoffe halten unseren Blutzuckerspiegel stabil, befriedigen den Magen und gewährleis-ten optimale Gesundheit. Die Prozentan-gaben auf der rechten Seite der Tabelle sind nach der regulären Tageszufuhr eines erwachsenen Menschen berechnet und entsprechen einer Kalorienaufnahme von 2000 Kilokalorien pro Tag. Da wir beim Eating clean keine Kalorien zählen, sind diese Prozentangaben im Einzelnen für uns eher uninteressant.

(3) Aus dem vom Hersteller freiwillig ange-botenen **zweiten Teil der Tabelle** erfah-ren Sie, welche Mengen von als gesund geltenden Nährstoffen in dem Lebensmit-tel stecken, falls es der Anbieter mitteilen will. Das tut er in der Regel gern. Wenn der Text auf der Verpackung plakativ auf den hohen Gehalt an Kalzium, Vitamin C, Ballaststoffen oder sonst einem Nähr-stoff hinweist, muss dieser hier konkret beziffert sein, damit Sie die Werbeaus-sage bewerten können. Idealerweise nehmen Sie täglich 100 % aller empfohle-nen Nährstoffe zu sich. Mit diesen kargen einzelnen Angaben auf den Verpackungen kommen Sie aber nicht weit.

Wenn Sie Getreide kaufen, nehmen Sie immer Vollkornware. Haferflocken, Weizenkeime, Grieß, Bulgur, Hirse und Quinoa finden Sie entweder bei den Frühstückscerealien, bei den Vollkornprodukten oder bei den Backzutaten. Falls Ihr Lieblingsladen eine Bio-Abteilung hat, finden Sie auch dort, was Sie suchen.

Die Regale mit den Backzutaten müssen Sie ab und zu aufsuchen. Neben verbotenem Marzipan, minderwertiger Billigschokolade und teuflischem Zuckerkram finden Sie hier nämlich auch Vollkornmehl, Vanilleschoten, Backpulver, oft hochwertige Öle, Samen und Nüsse und meist in unmittelbarer Nähe eine Vielzahl von Gewürzen. Gutes Würzen ist ein wesentliches Element des Eating clean. Gewürze sparen unnötiges Fett und Chemikalien im Essen. Essen Sie gern scharf? Kein Problem: Fügen Sie einfach etwas Cajun-Mischung hinzu. Lieben Sie die vielfältigen Aromen Indiens? Versuchen Sie es mit Currypulver oder Fünf-Gewürze-Mischung. Ich liebe Garam Masala.

ANDERE EINKAUFS-MÖGLICHKEITEN

Wenn Sie in einer Großstadt oder einem Ballungsraum leben, stehen Ihnen bei der Suche nach cleanen Lebensmitteln wahrscheinlich mehrere Einkaufsmöglichkeiten zur Verfügung, wobei ich keine Tankstellen mitzähle. Auch wenn es aufwendiger ist, verschiedene Läden abzuklappern, lohnt es sich eventuell, und zwar aus mehreren Gründen. Sie können

wählerischer sein und sich beispielsweise für die Marken Ihres Vertrauens entscheiden. Außerdem bekommen Sie die frischeste Ware, die besser schmeckt, nahrhafter ist und Sie und Ihre Lieben gesund hält. Besser kaufen Sie reifes Sommergemüse lokal beim Bauern oder Gärtner, statt Ware vom Supermarkt zu beziehen, die weite Lieferwege hinter sich hat, unreif geerntet ist und vielleicht gar nicht reif ist. Für mich ist das in vielerlei Hinsicht sinnvoll, auch wegen unseres CO_2-Fußabdrucks. Natürlich kommt es auch der regionalen Landwirtschaft und damit Ihrer Umgebung zugute.

FACHGESCHÄFTE

Biosupermärkte oder Naturkostläden eignen sich besonders dazu, die Einkaufstour dort zu beginnen, da solche Läden Kunden ansprechen, die bewusst nach gesünderen, natürlicheren Produkten Ausschau halten – Kunden wie Sie! Der Nachteil ist, dass diese Geschäfte etwas teurer sein können. Die Vorteile aber sind zahlreich! Bioläden haben oft Produkte im Sortiment, die sonst nicht so leicht zu finden sind, etwa fettarmen Bio-Hüttenkäse, Laban, Dinkel, Buchweizen oder auch Reisnudeln, Brot aus Keimlingen und andere Vollkornprodukte. Das Obst und Gemüse in Bio- und Naturkostläden ist besonders frisch und oft komplett unbehandelt. Solche Läden arbeiten oft mit Landwirten und Organisationen in der Region zusammen und unterstützen Initiativen, die im

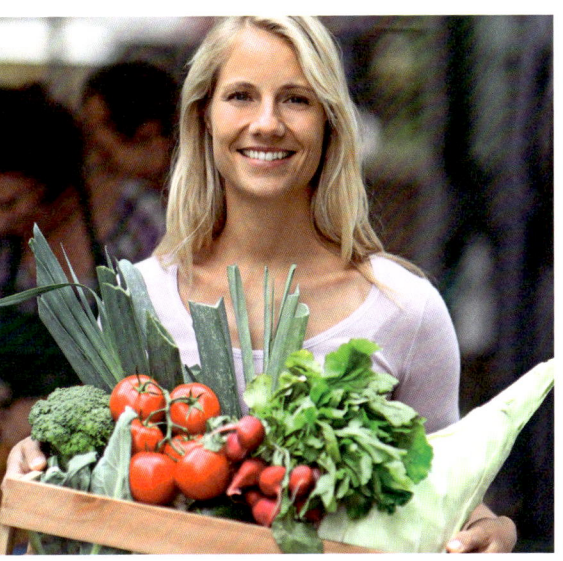

Kleinen der Gemeinde und aufs große Ganze dem Planeten Erde dienen. Wenn wir Lebensmittel auswählen und kaufen, geben wir damit nebenbei immer auch eine Stimme ab. Unser Geld unterstützt entweder große Lebensmittelkonzerne, die sich – von Ausnahmen abgesehen – für nichts anderes interessieren, als ihren Gewinn zu maximieren, oder es unterstützt den ortsansässigen Landwirt, dem Ihre Gesundheit und unser Planet eher am Herzen liegen. Unterschätzen Sie nicht die Bedeutung einer guten, eine cleanen Lebensmittelauswahl. Ihre Ausgaben summieren sich und können einen großen Unterschied ausmachen.

BIOPRODUKTE – JA ODER NEIN?

Jeder von uns kennt Bio-Gemüse und -Obst aus dem Supermarkt. Dort wird es selbstgefällig bis scheinheilig mit bunten Ökosiegeln und teuren Preisschildern beworben. Ist Bioware wirklich so viel besser als gewöhnliches Obst und Gemüse? Diese Frage ist wichtig, weil nicht alle Erzeuger von Bioprodukten nur das Wohl des Verbrauchers im Blick haben. Sie, der Eat-Clean-Konsument, müssen stets auf der Hut sein – auch in Bio-Abteilungen.
Es gibt durchaus gute Gründe, Bioprodukte zu kaufen. In erster Linie unterstützen Sie dadurch kleinere, regionale Landwirtschaftsbetriebe, die für ihre Bioerzeugnisse einen faireren Preis bekommen. Bio-Obst und -Gemüse sind aber auch für Sie selbst besser.

Untersuchungen haben gezeigt, dass selbst nach gründlichem Waschen noch Chemikalien und Pestizidrückstände an Obst und Gemüse haften. Bauern müssen harte Auflagen erfüllen, um das Biozertifikat zu erlangen und zu behalten. Wenn Sie diese **ökologisch arbeitenden** Landwirte unterstützen, helfen Sie damit auch unseren Planeten: Er wird grüner und sauberer.
In einer perfekten Welt würden wir alle nur noch Bioprodukte kaufen. Genau genommen müssten wir Pestizide und Chemikalien in einer perfekten Welt gar nicht erst einsetzen! Da die Welt aber nicht so ist, können wir immerhin clever einkaufen, indem wir bei Produkten, die oft besonders stark mit Pestiziden belastet sind, immer zu Bioware greifen. Bei allen anderen Lebensmitteln können wir getrost die konventionelle Variante nehmen.

DIE 12 AM STÄRKSTEN MIT PESTIZIDEN BELASTETEN OBST- UND GEMÜSESORTEN

1 Äpfel	7 Nektarinen
2 Birnen	8 Paprikaschoten
3 Erdbeeren	9 Pfirsiche
4 Himbeeren	10 Sellerie
5 Kartoffeln	11 Spinat
6 Kirschen	12 Weintrauben (Import)

DIE 12 AM WENIGSTEN PESTIZIDBELASTETEN SORTEN – VIELE MIT DICKER, SCHÜTZENDER SCHALE

1 Ananas	7 Kiwis
2 Avocados	8 Mais
3 Bananen	9 Mangos
4 Blumenkohl	10 Papayas
5 Brokkoli	11 Spargel
6 Erbsen	12 Zwiebeln

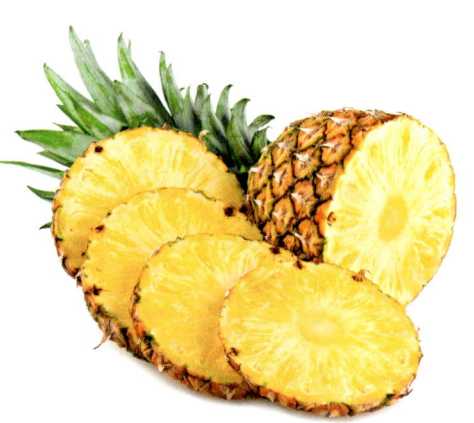

DAS REFORMHAUS

Ein Reformhaus ist ein kleinerer Naturkostladen und bietet insbesondere Nahrungsergänzungsmittel und Naturarzneimittel. Sie finden dort Vollkornprodukte, Vitamin- und Nahrungsergänzungspräparate, bedingt auch frisches Obst und Gemüse, außerdem auch manche weniger gängige Produkte wie etwa Algen, Miso, Tempeh oder Kombu. Reformhäuser sind oft selbstständig geführte, unabhängige Unternehmen, in denen nicht selten der Chef persönlich anwesend ist und genaue Auskunft über seine Produkte und deren Herkunft geben kann. Dinge wie Vitamine, Blütenpollen, Leinsamen, Weizenkeime und Proteinpulver kaufen Sie am besten im Reformhaus. Auch wenn Sie natürlichere Proteinquellen suchen, finden Sie dort nicht nur viele Sorten Proteinpulver, sondern auch vegetarische und vegane Alternativen wie etwa Hanf- und Sojaprodukte.

Mein Lieblingsreformhaus führt auch Fleisch und Geflügel aus ökologischer Haltung, Fisch aus Wildfang, Eier von frei laufenden Hühnern und viele exotische Öle, Essig und Gewürze, die meine Eat-Clean-Küche sehr bereichern.

„In Reformhäusern ist nicht selten der Chef persönlich anwesend und kann genaue Auskunft über seine Produkte und deren Herkunft geben."

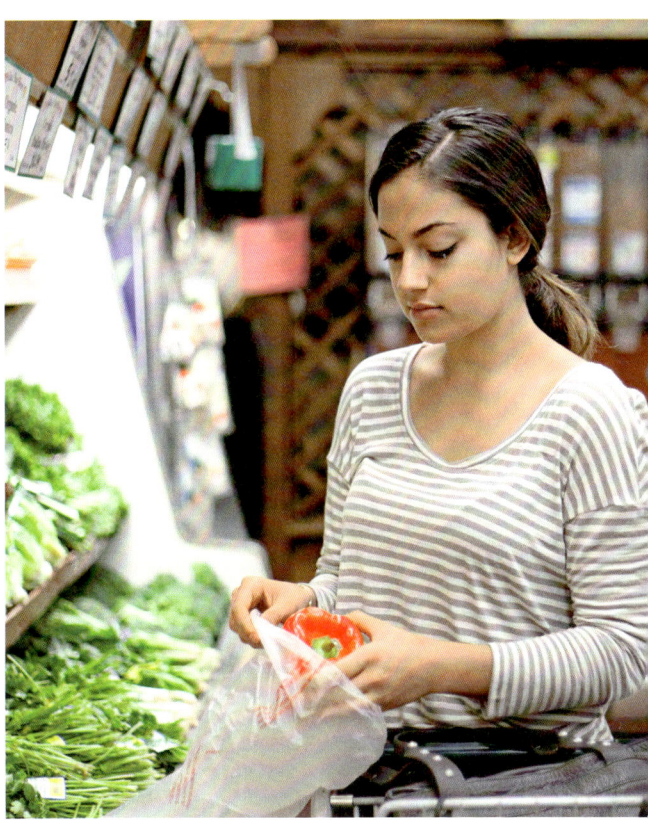

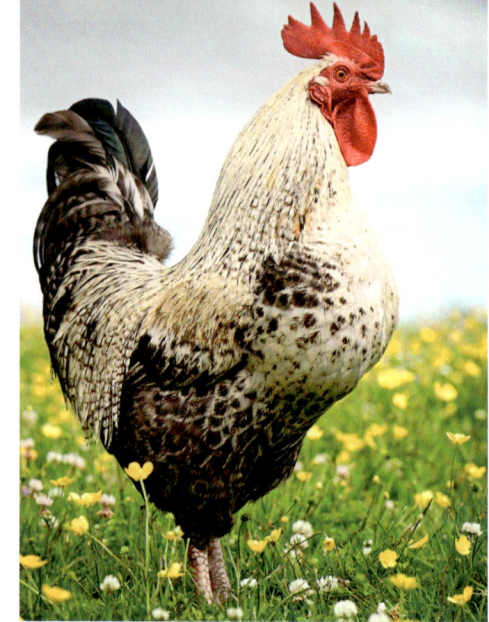

FLEISCH, PROTEINE UND MEHR

Sie brauchen Ihr Fleisch nicht im Supermarkt zu kaufen. In unserer heutigen Welt, die ganz auf Bequemlichkeit ausgerichtet ist, denken viele kaum noch daran, zu einem Metzger oder Hofladen zu gehen, um Fleisch zu kaufen. Aber wir können es tun, und es ist gar kein Problem. Fleisch direkt vom Erzeuger ist nicht nur günstiger als das aus der Frischetheke im Supermarkt, sondern auch gesünder für Sie und die Natur. Sie haben es in der Hand, Fleisch von Tieren zu kaufen, die sich frei auf der Weide bewegen konnten und mit natürlichem Futter und Gras großgezogen wurden. Im Geschmack ist dieses Fleisch dem vom Supermarkt haushoch überlegen. Auch werden die Tiere in kleineren Biobetrieben von der Geburt bis zur Schlachtung um einiges besser behandelt als in der Massentierhaltung.

Wenn Sie zum nächsten Hofladen einen weiteren Weg haben, dann kaufen Sie dort eben gleich eine Großmenge; dann lohnt sich die Anfahrt. Das meiste Fleisch, auch Hähnchenbrust, lässt sich sehr gut einfrieren. Ich habe immer eine ganze Menge Hähnchenbrust in der Tiefkühltruhe und stocke meine Fleischvorräte bei guten Gelegenheiten auf, womit ich nicht den Preis meine. Wenn Ihnen keine andere Möglichkeit als der Supermarkt bleibt, finden Sie Biofleisch heute meistens auch dort. Das ist zwar nicht ganz dasselbe wie der Kauf beim Erzeuger, aber immer noch besser als Fleisch aus rein konventioneller Tierhaltung.

Auch wenn ich immer wieder betone, wie wichtig es ist, dass Sie bei jeder Mahlzeit Proteine zu sich nehmen, verlange ich keineswegs, sechsmal am Tag tierische Proteine zu essen. Ich selbst ziehe es vor, so oft wie möglich zu variieren und immer wieder neue eiweißhaltige Lebensmittel kennenzulernen. Ich tue das nicht nur aus Gründen der Gesundheit, sondern auch weil pflanzliche Proteinspender preisgünstiger und in der Herstellung viel umweltfreundlicher sind als tierische.

In seinem äußerst aufschlussreichen Buch *Food matters* schreibt Mark Bittman: „Für einen durchschnittlichen Mastochsen wird in seinem Leben der Gegenwert von 511 Litern Benzin verbraucht … Stellen Sie sich vor: Jede Milchkuh auf diesem Planeten erfordert über 1100 Liter Rohöl." Der enorme Verbrauch addiert sich aus dem Einsatz von Maschinen, Anbau, Bewässerung und Transport von Futter, Herstellung und Einsatz von Düngemitteln, Pestiziden, Medikamenten, Wasser etc.

OBST UND GEMÜSE

Wenn Sie Obst und Gemüse auf dem Bauernmarkt kaufen, ist das am klügsten. Nicht nur dass die Ware dort preisgünstiger ist und in der Regel nach ökologischen Standards produziert ist; meist stammt sie aus der Region, hat also keine vermeidbaren Schäden und Belastungen verursacht und ist überaus frisch und nährstoffreich. Die Ware auf dem Markt ist in der Regel vollreif geerntet. Meist können Sie sich dort direkt von den Erzeugern beraten lassen. Ich habe außerdem schon viele Raritäten auf meinem Bauernmarkt entdeckt, zum Beispiel alte Tomaten- und Apfelsorten, die selten und sonst schwer zu bekommen sind.

Wenn Sie auf dem Land leben, haben Sie vielleicht das Glück, in der Nähe eines Bauernhofs zu wohnen, der ab Hof verkauft. Es gibt nichts Besseres als erntefrisches Gemüse und Erdbeeren direkt vom Feld!

Leben Sie in der Stadt, können Sie einen der zahlreichen Lebensmittel-Lieferdienste in Anspruch nehmen. Besonders empfehlenswert sind die von vielen Höfen angebotenen Öko- oder Biokisten. Für wenig Geld bekommen Sie wöchentlich oder öfter eine große Kiste frisches, regional angebautes Obst und Gemüse direkt an die Haustür geliefert. Noch bequemer geht's nicht! In vielen größeren Städten finden jede Woche Bauernmärkte statt. Machen Sie sich schlau über die Angebote in Ihrer Stadt. Sie werden vielleicht überrascht sein, was Sie in Ihrer Nähe alles bekommen können.

WERDEN SIE SELBSTVERSORGER

Wer einen grünen Daumen, etwas freie Zeit und ein Fleckchen Land hat, sollte sich einen eigenen Gemüsegarten anlegen. Bauen Sie Ihren eigenen Kürbis, Zucchini und Kohl an und ziehen Sie die herrlichsten Tomaten und Kräuter! Nicht nur, dass die Gartenarbeit unglaublich entspannend und stressabbauend sein kann; wenn Sie sich für biologischen Anbau entscheiden, können Sie auch noch sicher sein, dass das Obst und Gemüse frei ist von Pestiziden und Chemikalien. Ich habe die Erfahrung gemacht, dass man Schädlinge auf natürliche Weise fernhalten kann, indem man Knoblauch, Steinkraut und Ringelblumen zwischen die anderen Pflanzen sät. Und mit der Ausbeute nach all der Gartenarbeit können Sie mächtig Eindruck schinden, wenn Sie mit Ihren Freunden das frisch zubereitete Abendessen genießen, das aus Ihrem Garten kommt! Noch wertvoller ist die Lehre, die Ihre Kinder aus dem gemeinsamen Gartenbau ziehen können. Wir müssen der nächsten Generation ein Vorbild sein und sie lehren, gut mit unserer Erde umzugehen und sich gesund zu ernähren.

Während ich hier sitze und an diesem Buch arbeite, sprießen in meinem kleinen Garten blaue Kartoffeln, Schalotten, Romanasalat, Kopf- und Pflücksalat, Rucola, Grünkohl, Tomaten, Erbsen, Bohnen, Paprika, Fenchel, Gurken, Kürbis, Karotten und Radieschen. Jeder Tag beginnt mit einer Freude, wenn ich mein kleines Paradies betrete!

CLEAN EATING IST GREEN EATING!

DIE UMWELTBEWEGUNG

Wir müssen endlich Verantwortung übernehmen – nicht nur für unseren Konsumwahn, sondern auch für den Müll, den wir hinterlassen. Während ich an diesem Buch arbeite, werden in vielen US-Bundesstaaten Plastikeinkaufstüten verboten und durch langlebige Einkaufstaschen ersetzt. In vielen europäischen Ländern nimmt man bereits seit Jahrzehnten wieder seine eigene Tasche zum Einkauf mit. Diese einfache Veränderung sorgt dafür, dass Milliarden Plastiktüten weniger auf den Deponien landen. Internationale Veranstaltungen wie der Earth Day (Tag der Erde) oder die Earth Hour (Stunde der Erde) rufen die Menschen weltweit dazu auf, sich umweltbewusst zu verhalten und ihren kleinen, aber bedeutsamen Teil dazu beizutragen, dass der Planet sauberer und grüner wird. Aber etwas ist Ihnen vielleicht neu: Wenn Sie clean essen, essen Sie auch green, also umweltbewusst.

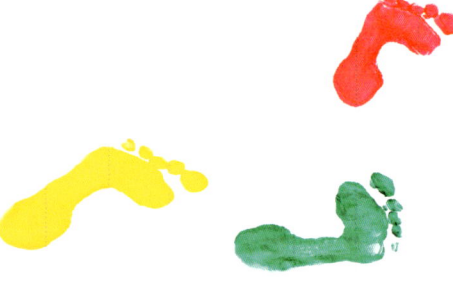

CLEAN HEISST VERANT-WORTUNGSBEWUSST

Indem Sie bei der Ernährung klügere Entscheidungen treffen, tun Sie nicht nur Ihrer Gesundheit etwas Gutes, sondern auch unserem Planeten. Was wir essen, hat enorme Auswirkungen auf die Welt. Eine davon ist der CO_2-Fußabdruck. Dieser macht die Mengen an Kohlendioxid vergleichbar, die direkt oder indirekt von den Menschen durch bestimmte Verhaltensweisen erzeugt werden.

Jedes Lebewesen besteht teilweise aus Kohlenstoff. Dieser kann als Gas, mineralisch oder als Gestein auftreten. Der Kohlenstoffkreislauf des Planeten bewirkt, dass dieses Element zwischen der planetaren Atmosphäre und den Ozeanen zirkuliert. Die Menge des Kohlenstoffs auf dem Planeten Erde bleibt von Natur aus stets gleich. Aber verantwortungsloses menschliches Handeln wie die uferlose Kohle-, Gas- und Ölverbrennung oder der Einsatz von Düngemitteln auf Erdölbasis bringt immer größere Mengen gasförmiges Kohlendioxid in die Atmosphäre. Das hat die natürliche Ordnung zerstört, und das eigentlich sich selbst regulierende System ist aus dem Lot geraten.

Ihren persönlichen CO_2-Fußabdruck können Sie auf verschiedene Weise messen, aber am praktikabelsten ist es, bei der Ernährung darauf zu achten, woher die Lebensmittel stammen, welche Verarbeitung sie hinter sich haben und wie viel CO_2 dabei freigesetzt worden ist. Wenn Sie im Winter vor den Blaubeeren aus Chile, Südafrika oder Neuseeland stehen, halten Sie inne und überlegen Sie, unter welchen Bedingungen die Beeren dort wohl angebaut und geerntet worden sind, wie sich der Transportweg in der CO_2-Bilanz niederschlägt und nicht zuletzt, woraus die Verpackung besteht. Die übliche Einweg-Plastikschale besteht ja aus Erdölerzeugnissen. Dass wir blind und sorglos draufloskaufen und -essen konnten, diese nur scheinbar seligen Zeiten sind längst Vergangenheit.

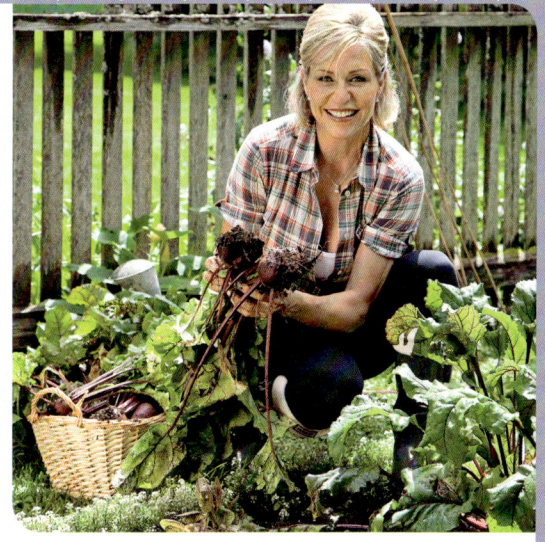

An dieser Stelle kommt das Eating clean ins Spiel. Indem Sie Ihre Ernährungsgewohnheiten unter die Lupe nehmen und vernünftigere Kaufentscheidungen treffen, nutzen Sie Ihr Geld dafür, Produkte aus verantwortlicher, nachhaltiger Herkunft zu fördern, und helfen zugleich Ihrer Gesundheit. Sehen Sie sich um und nutzen Sie alle vorhandenen alternativen Quellen: Beeren könnten Sie etwa bei einem Gärtner in der Umgebung kaufen. Das Rindfleisch könnte von Tieren aus Weidehaltung stammen und ohne den Einsatz von Unmengen an Antibiotika, Düngemitteln und Erdöl produziert sein. Eier und Geflügel könnten Sie von einem Bauern am Ort beziehen.

Zu den positiven Veränderungen Ihres Körpers kommen weitere Verbesserungen hinzu: Luft, Wasser und Böden werden sauberer. Kaufen Sie Lebensmittel von regionalen Produzenten, und zwar besonders dann, wenn sie gerade Saison haben. So bekommen Sie nicht nur die frischeste, nährstoffreichste Ware, sondern verringern auch Ihren CO_2-Fußabdruck. Kaufen Sie Blaubeeren im Sommer, die auf der Erde vor Ihrer Haustür angebaut worden sind und keine Weltreise bis zu Ihnen hinter sich haben. Vollwertiges Obst und Gemüse sowie andere ökologische Produkte werden meist lose verkauft und brauchen daher kaum Verpackung. Je mehr Sie auf Vollwertkost, Obst und Gemüse setzen und verarbeiteten Lebensmitteln abschwören, desto mehr tragen Sie dazu bei, Verpackungsmüll zu vermeiden. Die nachhaltigere Art zu leben ist also ein weiterer Grund dafür, sich auf das Eating clean umzustellen.

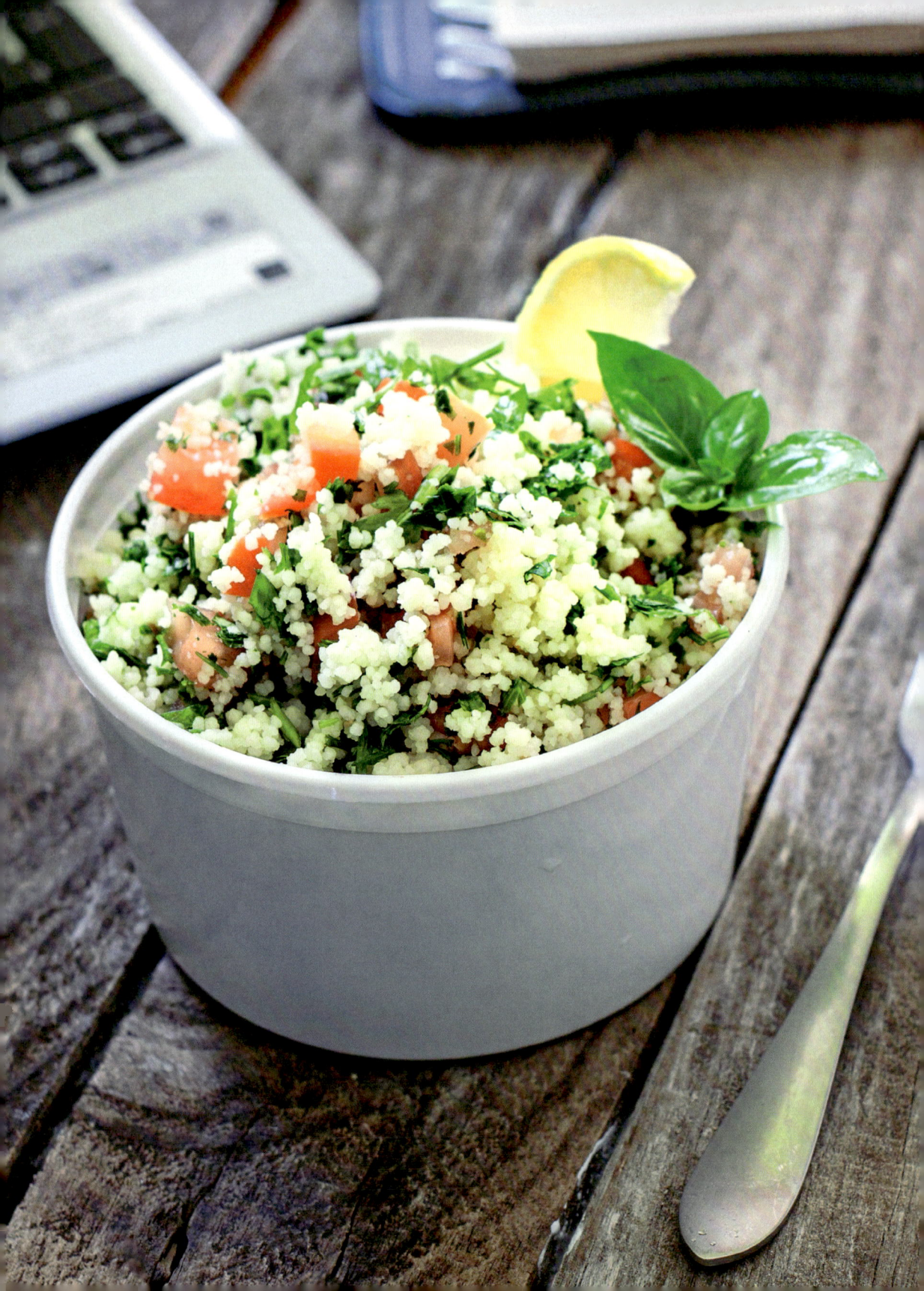

Eating clean auf Achse

Das Leben ist nicht mehr, wie es mal war! Ihre und auch meine Eltern lebten vor nur wenigen Jahrzehnten völlig anders. Vermutlich gingen sie zu Fuß zur Schule oder fuhren mit dem Fahrrad, und bestimmt aßen Sie zu Hause zu Mittag. Heute kommen viele Haushalte nur mit zwei Einkommen über die Runden. Dass beide Elternteile arbeiten, bedeutet häufig Hetze am Morgen und hastiges Essen am Abend. Dazu kommen mittags furchtbare Ernährungssünden wie Fast Food oder Schinken-Käse-Sandwiches aus dem Supermarkt.

STRESS, HEKTIK, KEINE ZEIT FÜR GAR NICHTS

Die meisten haben immerhin eine vage Vorstellung davon, was sie eigentlich essen sollten; nur leider bleibt das bessere Wissen im hektischen Alltag oft auf der Strecke, also graue Theorie. Sie beginnen vielleicht die Woche mit dem guten Vorsatz, darauf zu achten, dass Sie und Ihre Familie sich gesund ernähren. Aber bevor Sie sich's versehen, lassen Sie Ihr Frühstück sausen, kippen Ihren Kindern gezuckerte Cornflakes in die Müslischale und drücken ihnen beim Verlassen des Hauses noch schnell ein bisschen Geld in die Hand, damit sie sich ihr Mittagessen in der Schulkantine kaufen können.

Mit dem Abendessen sieht es nicht besser aus. Ihre Kinder sind wahrscheinlich vor Ihnen zu Hause und haben auf der Suche nach etwas Essbarem längst Kühlschrank oder Schränke geplündert, wenn Sie zur Tür hereinkommen. Sie selbst sind zu müde, um auch nur daran zu denken, Gemüse oder etwas mageres Fleisch zuzubereiten, und werfen deshalb schnell ein paar Hähnchen-Nuggets und Pommes in den Ofen. Das geht fix, ist einfach, und die Kinder essen es gern. Sie selbst haben am Morgen auf dem Weg zur Arbeit ein Schokocroissant gegessen, sich mittags rasch ein Sandwich mit Mayonnaise reingedrückt und sind mittlerweile so ausgehungert, dass Sie Cracker und Käse knabbern, während Sie darauf warten, dass die Hähnchen-Nuggets endlich fertig sind.

WIRD ZU VIEL VON UNS ERWARTET?

Ich weiß genau, wie dieser Spagat in der Küche sich anfühlt, denn bei mir ging es jahrelang ähnlich zu. Nach einem langen, anstrengenden Arbeitstag kam ich nach Hause, und mir graute schon vor dem Gang in die Küche. Ich wusste, dass von mir erwartet wurde, dass ich ratzfatz das Abendessen mache. Der Druck, schnell etwas auf den Tisch zu bringen, kann einem ganz schön zusetzen, vor allem wenn die ganze Familie schon darauf wartet, dass das Abendessen endlich fertig ist. Dieses Buch wird Ihnen dabei helfen, aus dem Stegreif die richtigen Entscheidungen in Sachen Ernährung zu treffen, und es Ihnen erleichtern, instinktiv zu gesünderen Lebensmitteln zu greifen und sie gesünder zuzubereiten.

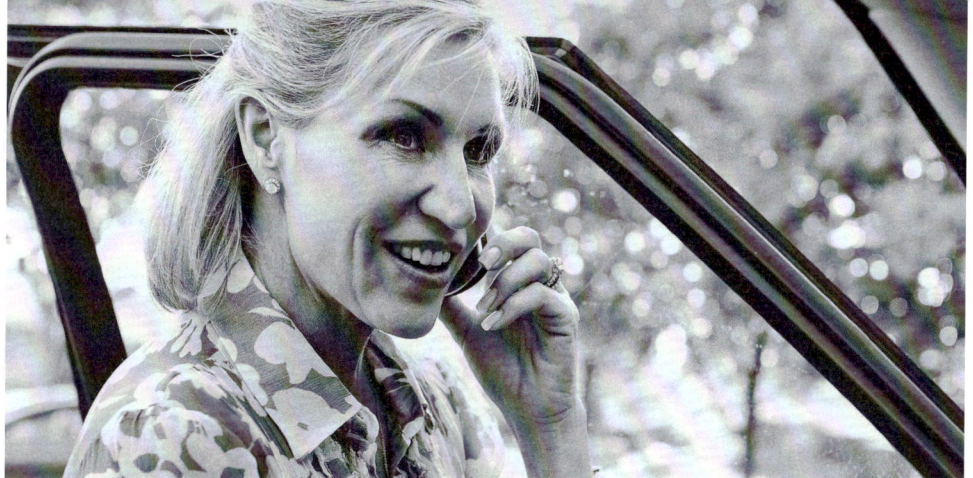

Sie wollen Ihre alten Ernährungsgewohnheiten nicht beibehalten und haben sich deshalb mit dem Kauf dieses Buchs für einen neuen Weg entschieden. Wie dieser Weg genau aussieht, erfahren Sie auf den folgenden Seiten. Sie und Ihre Familie werden damit anfangen, Dinge zu essen, die nicht nur nahrhaft sind, sondern auch Ihre Gesundheit und Ihr Wohlbefinden wiederherstellen. Wäre es nicht wundervoll, energiegeladen durch den Tag zu kommen und dabei das Gefühl zu haben, die volle Kontrolle zu haben über das, was man isst, statt sich am Nachmittag wie überfahren zu fühlen und bei der Frage, was am Abend auf den Tisch kommt, hoffnungslos überfordert zu sein?

Sie wollen nach Hause und Zeit mit der Familie verbringen, statt ausgelaugt und mürrisch zu sein. Sie möchten problemlos einschlafen können und dabei denken: Welch ein toller Tag, statt lange wach zu liegen und sich nur zu wünschen, irgendetwas ändern zu können. Das Leben voll auszukosten ist eines der wertvollsten Geschenke, die Sie sich und Ihrer Familie machen können, und doch wird es von vielen als selbstverständlich angesehen.

VERÄNDERUNG IST DRIN

Sie können etwas ändern! Ich weiß das, weil ich selbst viele Veränderungen vorgenommen habe. Meine Kinder haben schon immer gesund gegessen, aber sie haben, Mamas Ignoranz sei Dank, eben auch viel Müll in sich hineingestopft. Ich habe mich vor allem von Kaffee mit Milch und Zucker ernährt. Um abzunehmen, habe ich immer wieder Mahlzeiten ausgelassen und bin deshalb manchmal sogar wegen Unterzuckerung umgekippt. Ich erinnere mich an einen glorreichen Moment, als ich mitten im Supermarkt ohnmächtig wurde.

Seit ich gelernt habe, wie man sich clean ernährt, hat sich nicht nur mein Äußeres gewandelt, sondern auch mein Inneres. Ich liege nachts nicht mehr wach und wache auch nicht mehr so übermüdet auf, dass ich mich fragen muss, ob ich überhaupt geschlafen habe. Das alte, übermüdete Ich hat morgens einen riesigen Becher Kaffee getrunken und dadurch versucht, irgendwie wach zu werden. Eating clean hat mein Energielevel in Höhen katapultiert, die ich niemals für möglich gehalten hätte.

Mehr zu essen hat mich nicht träge oder schwerfällig gemacht; ganz im Gegenteil: Ich habe so viel überschüssige Energie, dass es ein Leichtes für mich ist, mehr zu kochen und regelmäßig Sport zu machen. Die größte Hürde ist wie so oft der Anfang. Wo Sie gerade stehen, haben Sie noch kein Plus an Energie, weil Sie sich noch nicht clean ernähren. Es ist, als würden Sie sich für einen Job bewerben, in dem Sie keine Erfahrung haben. Keiner stellt Sie so ein, aber Sie können keine Erfahrung sammeln, wenn Sie niemand einstellt. Hier und jetzt ist die Gelegenheit, alle Antworten zu erhalten und alle Erfahrungen zu sammeln, die Sie brauchen. Ich werde Ihnen so viele Ideen für schnelles, einfaches, cleanes Essen vorstellen, dass Sie keine Ausrede mehr haben, nicht sofort mit dem Eating clean zu beginnen!

Liebe Tosca,

ERFOLGSGESCHICHTE

ich bin 44. Seit ich vor drei Jahren aufgehört habe zu rauchen, gehe ich regelmäßig ins Fitnessstudio. Ich wollte schon immer fünf bis sechs Kilo abnehmen, aber Woche für Woche zeigte meine Waage das gleiche Gewicht an, und nichts änderte sich. Ich trainierte auf dem Laufband, schwitzte auf dem Stepper, machte Krafttraining. Und ich las alles zu diesem Thema, was mir unterkam. Aber meine Waage blieb stur. Eines Tages stieß ich auf das Magazin *Oxygen* und damit auf deine Eat-Clean-Diät! Heute habe ich mich gewogen – und was soll ich sagen? Ich habe vier Kilo abgenommen in nur acht Wochen Eating clean! Dieses Gewicht habe ich seit zehn Jahren nicht mehr gehabt! Ich habe jede Woche ein bis drei Pfund abgenommen. Ich halte mich bis heute an mein Fitnessprogramm, gehe joggen und walken. Der Unterschied liegt nur in der Ernährung. Endlich purzeln meine Kilos!

Vielen Dank!
Kathy Temple

Endlich purzeln meine Kilos!

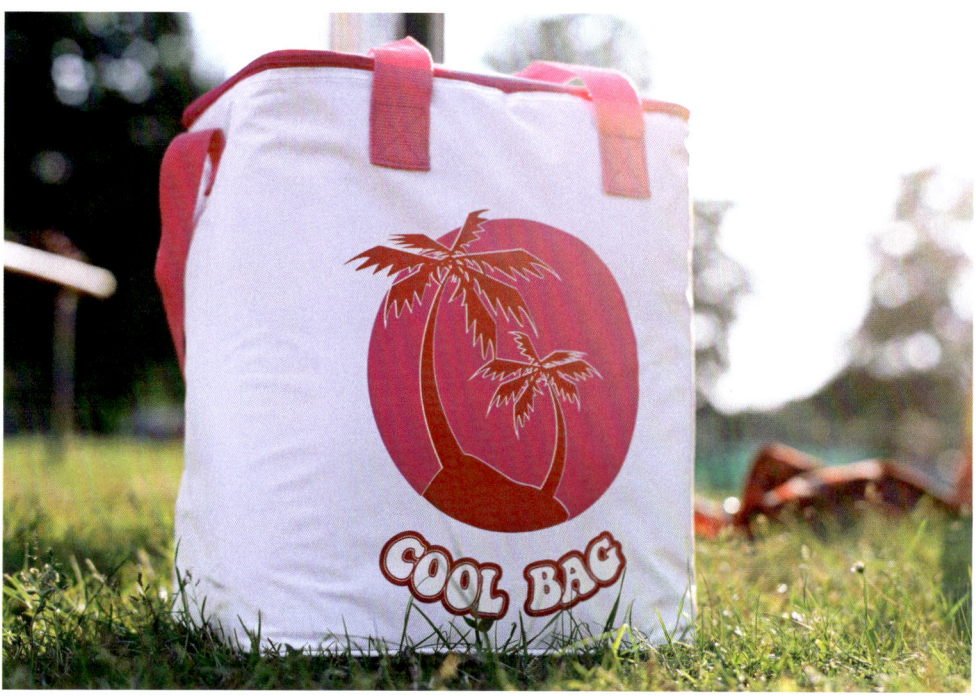

NEHMEN SIE'S MIT

Wenn Sie sich nicht täglich eine Kühlbox oder -tasche packen mit dem Essen, das Sie brauchen, um durch den Tag zu kommen, wird es Ihnen schwerfallen, sich an den Eat-Clean-Lifestyle zu halten und Erfolge zu erzielen. Wenn Sie nicht die Möglichkeit haben, sich eine ganze Kühltasche vollzupacken, nehmen Sie wenigstens ein paar Lebensmittel in der Handtasche oder im Aktenkoffer mit, um sich für Hungerattacken zu wappnen.

Wenn Sie einen siebentägigen Campingtrip in die Wildnis machen, nehmen Sie doch so viel Essen mit, dass es für die ganze Woche reicht, oder? Wenn Sie auf einen Segeltörn von zwei oder drei Tagen gehen, achten Sie darauf, dass Sie Proviant für zwei oder drei Tage an Bord haben. Warum packen Sie dann, wenn Sie für acht oder mehr Stunden das Haus verlassen, um arbeiten zu gehen, nicht genug Essbares ein? Vielleicht sind Sie der Meinung, dass Sie in diesen acht Stunden nichts zu essen brauchen. Vielleicht denken Sie, dass man sich wegen nur acht Stunden nicht den Kopf zerbrechen sollte. Ihre Notlösung fürs Essen außer Haus besteht vielleicht in Fast Food, einer Kantinenmahlzeit oder einer Sammelbestellung im Büro. Aber nach den Grundregeln des Eating clean sollten Sie in diesen acht Stunden drei Mahlzeiten einnehmen. Was werden Sie essen, wenn Sie nichts mitgenommen haben?

ACHTEN SIE AUF DIE HAUPTPERSON: SICH SELBST!

Ihre Vorfahren mussten ihre Versorgung volle sechs Monate im Voraus planen. Sie mussten durch den Winter und den Frühling kommen, bevor es wieder etwas zu sammeln oder zu ernten gab. Hätten sie das nicht sorgfältig geplant, wären ihre Familien wohl verhungert.

Da Sie auf der Welt sind und dies lesen, müssen Ihre Vorfahren erfolgreich gewesen sein, und zwar Jahr für Jahr. Unsere Ahnen haben die härtesten Bedingungen überstanden, und nun kommen Sie und sagen, dass Sie keine Mahlzeiten für sich und Ihre Familie planen können, nicht einmal für einen Tag? Ich glaube, Sie trauen sich allzu wenig zu!

Merken Sie sich bitte vor allem dies: Supermärkte mit all ihren Verlockungen, die Fast-Food-Restaurants, die am Weg zur Arbeit liegen, der Snackautomat am Bahnhof, der Kiosk und der Imbissstand existieren nur, um Ihnen das Geld aus der Tasche zu ziehen. Das ist die Wahrheit! Es geht all diesen Läden und Automaten nicht um Ihr Bestes und schon gar nicht um Ihre Gesundheit. Dort werden Lebensmittel angeboten, die darauf ausgelegt sind, mit möglichst vielen Kunden den größtmöglichen Profit zu machen. Das heißt: Angeboten werden industriell erzeugte, stark verarbeitete Lebensmittel mit massenhaft Salz, Zucker und Fett (darunter Transfettsäuren). Rein gar nichts davon ist cleanes Essen!

Wenn Sie wirklich eine gesunde, cleane Ernährungsweise pflegen möchten, müssen Sie es sich zur Gewohnheit machen, Ihr Essen vorzubereiten und mitzunehmen. Wenn Sie Ihre Mahlzeiten selbst zubereiten und mitnehmen, wissen Sie genau, was drinsteckt. Sie müssen den Nährstoffgehalt nicht unter die Lupe nehmen und sich nicht fragen, ob Sie cleanes Essen vor sich haben oder vielleicht doch Anti-Lebensmittel. Wenn Sie Ihr eigenes

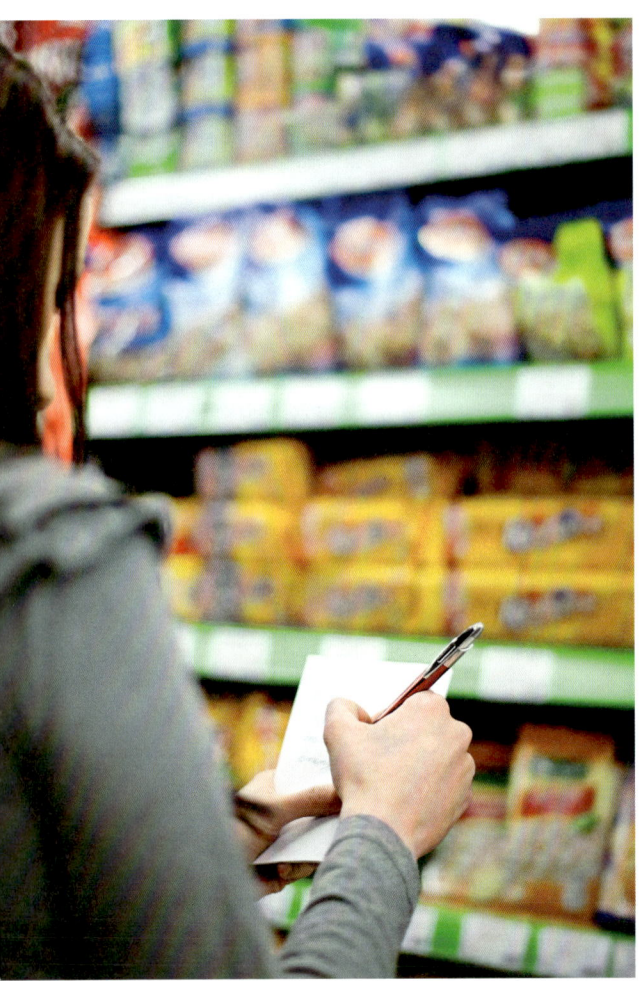

Essen dabeihaben, müssen Sie sich weniger Gedanken machen, und wir könnten doch alle ein bisschen weniger Stress in unserem Leben vertragen! Außerdem brauchen Sie alle zweieinhalb bis drei Stunden etwas zu essen. Das dürfen Sie nicht dem Zufall überlassen, und da spart das Mitgebrachte im Endeffekt auch noch Zeit.

IHRE KÜHLTASCHE

Zum Glück haben die Hersteller von Kühltaschen den Ruf von uns clean Eaters gehört! Bis vor wenigen Jahren konnte man kaum eine Kühltasche finden, die man den ganzen Tag durch die Gegend tragen konnte. Heute haben wir große Auswahl bei Machart, Farbe und Größe. Es gibt Modelle für Picknicks im Freien, aber auch für den Gang ins Büro. Ich habe sogar schon Kühltaschen gesehen, die wie zauberhafte Handtaschen wirken! Ich kann verstehen, dass Sie keine altbackene Lunchbox aus Hartplastik mit zur Arbeit tragen möchten; aber welche Ausrede bleibt Ihnen noch, wenn Ihre Kühltasche auch noch ein cooles Modeaccessoire ist?

Wenn Sie sich eine Kühltasche ausgesucht haben (vielleicht auch mehrere), was brauchen Sie sonst noch? Am wichtigsten sind ein paar Frischhaltedosen zur Aufbewahrung Ihrer Mahlzeiten. Ich persönlich versuche Plastik zu meiden, um meinen CO_2-Fußabdruck und unnötigen Müll auf den Deponien zu reduzieren. Außerdem vermeide ich damit die Giftstoffe und Weichmacher, die in Plastik enthalten sind und in unser Essen übergehen. Das ist gar nicht so leicht zu machen, obwohl viele Unternehmen inzwischen den Wert nachhaltiger Materialien für ihre Produkte und Verpackungen erkennen. Es gibt längst eine riesige Auswahl an sehr appetitlichen und ästhetischen Behältern aus Edelstahl. Ich selbst habe mir Frischhaltedosen aus Borosilikatglas mit fest schließendem Deckel gekauft (besser bekannt unter dem Markennamen Pyrex). Diese Behältnisse finden Sie in verschiedensten Größen und Formen, und sie eignen sich perfekt zum Abpacken und Mitnehmen von Mahlzeiten. Ob Sie sich nun aber für Edelstahl oder Glas entscheiden, achten Sie immer darauf, dass sich die Behälter dicht verschließen lassen.

Außerdem sollten Sie Frischhaltefolie, Alufolie oder Pergamentpapier und Brotzeittüten griffbereit haben. Sie sollten auch immer Besteck mitnehmen, wenn Sie so etwas an Ihrem Arbeitsplatz nicht in der Teeküche finden. Mittlerweile gibt es tolles, federleichtes Mehrwegbesteck aus Bambus. Es ist besonders nachhaltig und umweltverträglich. Auch damit vermeide ich Plastik, das nach einer Benutzung in den Müll wandert. Selbst die Organisiertesten unter uns sind manchmal vergesslich. Wenn Ihre Kühltaschen-Rationen in der Regel für den Arbeitsplatz bestimmt sind, sollten Sie dort also auch Ersatzbesteck aufbewahren. Ratsam ist es auch, sich ein paar Kühlakkus anzuschaffen, damit das Essen appetitlich kühl und frisch bleibt.

IDEALE KOMBINATIONEN: FETTARME PROTEINSPENDER UND KOMPLEXE KOHLENHYDRATE

- Hummus mit Rohkost
- Apfel oder Banane mit natürlichem Nussmus oder ungesalzenen rohen Nüssen
- Gegrillte Hühnerbrust mit frischem Gemüse in einem Tortilla-Wrap aus Vollkornmehl
- Rindereintopf mit Gemüse und Kartoffeln
- fettarmer Hüttenkäse mit Leinsamen, ungesalzenen Mandeln und klein geschnittenen frischen Früchten
- Thunfisch aus der Dose (im eigenen Saft) mit etwas Salsa auf grünem Salat
- Proteinshake aus natürlichem Proteinpulver, Magermilch und fettarmem Naturjoghurt mit frischen oder gefrorenen Früchten
- Pilaw aus Naturreis, Lachs und Gemüse
- Rindercurry mit Naturreis
- Salat mit Kichererbsen
- Vollkornpasta mit selbst gemachten Fleischbällchen und Tomatensauce
- Gekochte Eiweiße im Vollkorn-Tortilla-Wrap mit Hummus und Babyspinat
- Vollkorn-Tortilla-Wrap mit Nussmus und Banane

DAS KOMMT IN DIE KÜHLTASCHE

Nun, da Sie ausgerüstet sind, stellt sich die Frage: Was mitnehmen? Überlegen Sie zunächst, wie viele Mahlzeiten Sie an dem jeweiligen Tag außer Haus einnehmen werden. Je nach Beruf sind das bei den meisten Leuten von Montag bis Freitag je drei Mahlzeiten. Sie frühstücken zu Hause und essen dann Ihr zweites Frühstück, Ihr Mittagessen und Ihre nachmittägliche Zwischenmahlzeit außer Haus aus Ihrer Kühltasche.

Ihre Vormittags- und Nachmittagsmahlzeiten sind etwas kleiner und werden keinen großen Zubereitungsaufwand erfordern. Das Mittagessen ist zwar in der Vorbereitung ein klein wenig zeitintensiver, jedoch ist auch das wirklich machbar. Den Eat-clean-Grundsätzen zufolge müssen Sie drei Mahlzeiten vorbereiten, die sowohl fettarme Proteinlieferanten als auch komplexe Kohlenhydrate enthalten.

Vergessen Sie bloß Ihre Wasserflasche nicht, falls Sie am Arbeitsplatz keine stehen haben, die Sie dort laufend füllen können! Sie müssen wirklich darauf achten, zu den Mahlzeiten und dazwischen genügend Wasser zu trinken. Ich vermeide Plastik und nehme deshalb immer meine Edelstahlflasche von zu Hause mit. Aber für welches Material auch immer Sie sich entscheiden, trinken Sie mindestens zwei Liter Wasser am Tag, besser drei, besonders wenn Sie Sport treiben.

EINMAL KOCHEN, MEHRMALS ESSEN

Eine der Standardausreden dafür, dass man es einfach nicht schafft, sich gesund zu ernähren, ist diese: Keine Zeit! Man macht sich und anderen vor, man hätte keine Zeit, sich gesundes Essen zuzubereiten. Was tun Sie, wenn Sie Hunger haben, nichts Essbares greifbar ist und Sie gerade nicht in Ihrer Küche sind? Viel zu viele steuern in dieser Situation schnurstracks den nächsten McDonald's oder Burger King an oder holen sich auf die Schnelle einen Schokoriegel von der Tankstelle. Das alles ist keine gute Ernährung, und Sie sind danach immer noch hungrig. Was also tun?

Einen Schlachtplan für Hungerzeiten parat zu haben ist unabdingbar, wenn Sie erfolgreich abnehmen und dann Ihr Gewicht stabilisieren wollen. Was Sie brauchen, sind geplante Reste von den Mahlzeiten, die Sie ohnehin zubereiten. Mit Resten fertiger Speisen, die Sie in Ihrer Kühltasche mitnehmen, haben Sie stets etwas Essbares zur Hand, das clean ist. Das ist Ihr Schlachtplan für jeden stressigen Tag! Wenn Sie cleane Mahlzeiten in Ihrer Kühltasche dabeihaben, gibt es keine Ausrede mehr für Fast Food. Sehen Sie das als Ihre Abnehmgarantie. Ihre Kühltasche und Ihr vorgekochtes Essen sind Ihre wichtigste Waffe im Kampf gegen Übergewicht und Krankheiten.

Es gibt kaum ein unangenehmeres Gefühl, als im Büro oder im Auto eingesperrt zu sein und nichts anderes zu essen zu haben als Burger

und Donuts. Essen vom Vorabend rettet Ihnen den Hals und schont Ihren Geldbeutel, weshalb ich Ihnen rate, immer mehr zu kochen, als Sie für die jeweilige Mahlzeit brauchen. Mehr von einer Mahlzeit zuzubereiten ist viel weniger aufwendig und mühsam als mehrere kleine Mahlzeiten zuzubereiten. Man kann sogar sagen, dass Sie zur Wirtschaftlichkeit und zum Umweltschutz beitragen, wenn Sie absichtlich etwas mehr kochen. Wenn Sie acht Hühnerbrustfilets grillen, dauert das nicht länger als

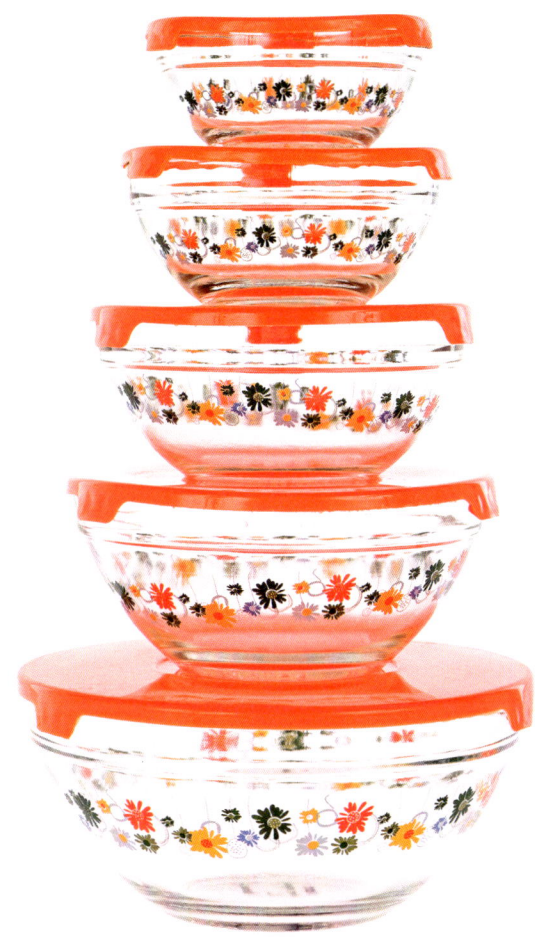

bei vier. Einen großen Topf Naturreis zu kochen dauert nur Sekunden länger als das Garen der halben Menge. Es ist auch egal, ob Sie zwölf, zehn oder drei Eier kochen. Zeit- und Energieaufwand bleiben nahezu gleich. Es ist also sinnvoll, bei jeder Zubereitung mehr zu kochen! Sie können die Reste entweder einen bis zwei Tage im Kühlschrank lagern oder einfrieren oder am nächsten Tag verzehren.

Bei Gemüse, das bekanntlich den Großteil Ihrer Eat-Clean-Ernährung ausmachen sollte, ist es das einzig Wahre, es in größeren Mengen zu waschen und zu schneiden. Wenn Sie Ihren Wochenvorrat an Karotten, Sellerie, Paprika, Gurken, Brokkoli und anderem Gemüse gekauft haben, waschen Sie es am besten gleich, wenn Sie zu Hause sind, und schneiden es mundgerecht. Damit ist es roh verzehrfertig oder kann auch gleich in der Pfanne landen – was für eine enorme Zeitersparnis! An Abenden, an denen mir der Verkehr auf dem Heimweg wertvolle Zeit raubt, setze ich auf vorgekochtes Gemüse.

Ein weiterer Zeitspartipp: Bohnen und andere Hülsenfrüchte bereits am Vorabend in reichlich Wasser einweichen. Am nächsten Tag müssen Sie sie nur noch mit etwas Gemüse, Fleisch oder Brühe in eine Pfanne geben und braten oder dünsten – fertig ist das Essen. Das geht schnell, und den Geschmack können Sie nach Belieben variieren, je nachdem, was Sie auf Lager haben. Der erste Grundsatz beim cleanen Kochen und Essen ist es, stets vorbereitet zu sein, indem Sie mehr nährstoffreiche Lebensmittel zubereiten und essen. Vergessen Sie Fast Food vom Drive-in-Schalter! Ab sofort haben Sie genug „Fertiggerichte" für den nächsten und vielleicht sogar für den übernächsten Tag – mit dem Unterschied, dass es cleane Gerichte sind, die Ihren Körper nähren und zugleich schlanker machen.

Wenn wir uns clean ernähren, um in Bestform zu bleiben, essen wir um die 2190 Mahlzeiten pro Jahr (inklusive Nachtessen). Das sind sehr, sehr viele Mahlzeiten; also sollten wir schleunigst herausfinden, wie wir es richtig angehen. Warum sollten Sie Ihre Gesundheit, Ihren Körper und Ihr persönliches Glück dem Schicksal überlassen, wenn es nicht mehr als ein wenig Voraussicht bedarf, Erfolg zu haben? Sie haben beschlossen, Ihr Leben fortan clean zu führen. Also werfen Sie nicht alles hin, nur weil Sie keine Lust aufs Planen haben! Mir persönlich gibt ein wenig Planung Sicherheit und dazu die Aussicht darauf, Geld zu sparen. Wenn ich vorbereitet bin, fühle ich mich besser in der Lage, mit dem umzugehen, was das Leben an Überraschungen für mich bereithält. Wenn ich mein Essen vorbereite, tue ich etwas dafür, mein Leben im Griff zu behalten.

> „Sie haben beschlossen, Ihr Leben fortan clean zu führen. Also werfen Sie nicht alles hin, nur weil Sie keine Lust aufs Planen haben!"

MEHR KOCHEN
UND AM NÄCHSTEN TAG GENIESSEN

Abendessen

Lachsfilet mit **Naturreis** und gedünstetem Spinat

Gegrillte **Hähnchen**spieße mit einer halben Ofensüßkartoffel und gegrilltem Spargel

Mahlzeit am Folgetag

Grüner Salat mit kaltem **Naturreis** und **Lachsfilet**würfeln

Vollkorn-Tortilla-Wrap mit Zaziki, Gemüse und gegrilltem **Hähnchen**

HALTBARES:
IMMER AUF LAGER

Zusätzlich zu Vorgekochtem im Kühlschrank gibt es eine Reihe von Lebensmitteln, die Sie immer bevorraten sollten, damit Sie auch dann clean essen können, wenn die Zeit knapp ist. Zu meinen Favoriten gehören Tiefgekühlgemüse und Obst (besonders Spinat, Edamame, Erbsen und Beeren), Haferflocken, Kichererbsen, Linsen und Bohnen aus der Dose, Dosentomaten und Vollkornnudeln. Ich habe auch immer eine reiche Gewürzpalette, um meine Gerichte damit aufzupeppen.

Ich habe so gut wie immer gegarten Naturreis, hart gekochte Eier, gegrillte Hähnchenbrust und ein paar Knollen gerösteten Knoblauch im Kühlschrank. Früher hatte ich fast Angst vor der Küche, einem Ort, wo ich nur versagen konnte – als Köchin und als Mutter. Heute liebe ich es, mit Rezepten, Zutaten und Gewürzen zu experimentieren. Manchmal misslingt mir etwas, und manchmal kreiere ich ein Gericht, das eines Sternerestaurants würdig wäre. Meistens aber mache ich Hausmannskost, die vor Nährstoffen und Liebe nur so strotzt.

Mit wenigen Lebensmitteln können Sie ein riesiges Spektrum an Gerichten zubereiten. Schon der Gedanke an all die Köstlichkeiten lässt mir das Wasser im Mund zusammenlaufen! Die Kombinationen sind endlos: Pasta mit schwarzen Bohnen, Spinat mit geröstetem Knoblauch, Hühnersuppe mit Reis, Reis-Pilaw mit Eiern und Kichererbsen. Nicht nur das: Sie werden das Abendessen für die komplette Familie schneller zubereiten, als man braucht, um einmal zu McDonald's und zurück zu fahren, und sparen dabei auch noch Geld!

FAST FOOD

Schlechteste Wahl, beste Wahl und Alternativen für zu Hause

MCDONALD'S

Big Mac, große Pommes frites und große Cola	
Kilokalorien gesamt	1167
Fett gesamt	48 g
davon gesättigte Fettsäuren	12 g
Salz	3,02 g

6 Chicken McNuggets mit Barbecue-Sauce, große Pommes frites, große Lift-Apfelschorle	
Kilokalorien gesamt	891
Fett gesamt	36,3 g
davon gesättigte Fettsäuren	3,7 g
Salz	3 g

Big Salad Chicken mit Joghurt-Senf-Dressing und Tafelwasser	
Kilokalorien gesamt	255
Fett gesamt	12 g
davon gesättigte Fettsäuren	0,2 g
Salz	0,96 g

McWrap Curry Chicken, Bio-Apfeltüte und Tafelwasser	
Kilokalorien gesamt	519
Fett gesamt	21,1 g
davon gesättigte Fettsäuren	3,7 g
Salz	2,6 g

Räucherlachs-Bagel (Lachs, Kapern und fettarmer Frischkäse auf einem halben Bagel-Brötchen) und Wasser	
Kilokalorien gesamt	380
Fett gesamt	8 g
davon gesättigte Fettsäuren	2,7 g
Salz	1,1 g

Gekochte Eiweiße mit Gurken- und Tomatenscheiben auf einer Reiswaffel, dazu 1 Handvoll Trauben und Wasser	
Kilokalorien gesamt	240
Fett gesamt	8 g
davon gesättigte Fettsäuren	2,7 g
Salz	0,2 g

BURGER KING

Double Whopper mit Käse, große Portion Onion Rings und großes Sprite

Kilokalorien gesamt	1370
Fett gesamt	68 g
davon gesättigte Fettsäuren	24,8 g
Salz	1,7 g

Hamburger, Delight Salad (mit Balsamico Vinaigrette) und Tafelwasser

Kilokalorien gesamt	302,6
Fett gesamt	10,2 g
davon gesättigte Fettsäuren	3,5 g
Salz	0,6 g

Vollkorn-Tortilla-Wrap mit gebratenem Hähnchen (115 g Hähnchen, Salat, Tomate, Gurke, Hummus), 1 Handvoll gemischte Beeren und Wasser

Kilokalorien gesamt	254
Fett gesamt	7 g
davon gesättigte Fettsäuren	1,6 g
Salz	0,3 g

NORDSEE

Fish & Chips groß mit großer Cola

Kilokalorien gesamt	1055,3
Fett gesamt	43,1 g
davon gesättigte Fettsäuren	k. A.
Salz	k. A.

Thunfisch Wrap und Tafelwasser

Kilokalorien gesamt	286,9
Fett gesamt	12,1 g
davon gesättigte Fettsäuren	k. A.
Salz	k. A.

Thunfischsalat (grüner Salat, Tomaten, Gurke, 140 g Thunfisch aus der Dose im eigenen Saft, 1 EL Olivenöl), 1 Handvoll Trauben und Wasser

Kilokalorien gesamt	338
Fett gesamt	14,5 g
davon gesättigte Fettsäuren	0,3 g
Salz	0,4 g

SUBWAY

BBQ Rib Sandwich (15 cm Italian Brot mit Schweinefleisch, Salat, Tomaten, Zwiebeln, grüner Paprika und Gurken), ein Double Chocolate Cookie und große Cola

Kilokalorien gesamt	926
Fett gesamt	30,2 g
davon gesättigte Fettsäuren	13,5 g
Salz	1,1 g

Tuna Sandwich (15 cm Italian Brot mit Salat, Tomaten, Zwiebeln, grüner Paprika und Gurken), ein Chocolate Chip Cookie und große Cola

Kilokalorien gesamt	778
Fett gesamt	22 g
davon gesättigte Fettsäuren	7,6 g
Salz	0,9

Turkey & Ham Sandwich (15 cm Italian Brot mit Puten- und Kochschinken, Salat, Tomaten, Zwiebeln, grüner Paprika und Gurken), ein Päckchen Apfelschnitten und Tafelwasser

Kilokalorien gesamt	323
Fett gesamt	4,4 g
davon gesättigte Fettsäuren	2 g
Salz	0,9 g

Veggie Delite Sandwich (15 cm Italian Brot mit Salat, Tomaten, Zwiebeln, grüner Paprika und Gurke), ein Päckchen Apfelschnitten und Tafelwasser

Kilokalorien gesamt	249
Fett gesamt	2,4 g
davon gesättigte Fettsäuren	1,3 g
Salz	0,3 g

Griechischer Salat mit gebratener Hähnchenbrust (115 g Hähnchen, Tomate, Gurke, Zwiebel, fettarmer Feta-Käse, Zitronensaft, 1 EL Olivenöl), Vollkorn-Cracker (oder Vollkorn-Knäckebrot), dazu Wasser

Kilokalorien gesamt	395
Fett gesamt	23,5 g
davon gesättigte Fettsäuren	1,9 g
Salz	0,6 g

Putensandwich (115 g Putenbrust, Salat, Tomate, Dijon-Senf auf Vollkornbrötchen), 8 Babykarotten, dazu Wasser

Kilokalorien gesamt	266
Fett gesamt	2 g
davon gesättigte Fettsäuren	0,1 g
Salz	0,6 g

TIPPS FÜR RESTAURANT-BESUCHE

Auswärts zu essen ist fester Bestandteil unserer Lebensart. Cleanes Essen im Restaurant zu bestellen kann sich durchaus schwierig gestalten. Also ist es unerlässlich, stets seine Eat-Clean-Strategie parat zu haben. Im nächsten Kapitel erfahren Sie mehr zu diesem Thema, jedoch habe ich hier bereits das Wichtigste zum schnellen Nachsehen für Sie zusammengestellt.

BESTELLEN LEICHT GEMACHT

- **Vergessen Sie den Brotkorb.** Steht er auf dem Tisch, wenn Sie hungrig auf Ihr Essen warten, werden Sie dazu verleitet, Brot zu essen. Lassen Sie sich Rohkost und/oder Oliven bringen oder verzichten Sie ganz auf etwas vorweg.

- **Bestellen Sie die magersten Fleischstücke,** besonders wenn Ihnen der Sinn nach rotem Fleisch steht. Ein Rinderfilet ist magerer als ein T-Bone-Steak oder ein Rostbraten. Hähnchen- und Putenbrust sind noch magerer. Scheuen Sie sich nicht, weniger gängiges rotes Fleisch wie Lamm, Ziege, oder Wild zu wählen, wenn dieses angeboten wird. Diese Tiere leben in der Regel wild oder werden frei laufend gehalten und artgerecht gefüttert, was das Nährstoffprofil des Fleischs in der Regel fundamental verbessert.

- **Bestellen Sie Pasta** (wenn möglich Vollkornpasta) immer mit einer roten Sauce auf Tomatenbasis statt mit einer hellen, die meist viel Butter und/oder Sahne enthält.

- **Stellen Sie sich Ihren Hauptgang auf dem Teller vor** und bestellen Sie möglichst so, dass Sie etwa ein Drittel Proteine und zwei Drittel komplexe Kohlenhydrate bekommen. Die komplexen Kohlenhydrate sollten zum Großteil aus Gemüse stammen. Nutzen Sie Ihre Hände, um die angemessene Portionsgröße zu bestimmen (siehe Seite 35).

- **Bestellen Sie eine Vorspeise, nehmen Sie immer einen Salat und das Dressing separat dazu.** Ist das Dressing weiß, ist es in der Regel mit viel Sahne und Fett angemacht. Lassen Sie sich stattdessen Zitronensaft, Essig und Olivenöl bringen.

- Hat der Restaurantbesuch einen feierlichen Anlass? Wenn ja, **bestellen Sie ein Dessert zu zweit und teilen es** mit Ihrer Begleitung. Wahrscheinlich ist die Nachspeise so mächtig, dass Sie sie alleine sowieso nicht geschafft hätten.

- **Nehmen Sie Mineralwasser oder stilles Wasser mit einem Schuss Zitrone oder Limette anstelle eines Cocktails.** Die meisten Cocktails enthalten wegen der enthaltenen Säfte Massen von Zucker und natürlich Alkohol. Zucker zu meiden ist Ihre beste Gewähr dafür, auf dem richtigen Weg zu bleiben und erfolgreich abzunehmen.

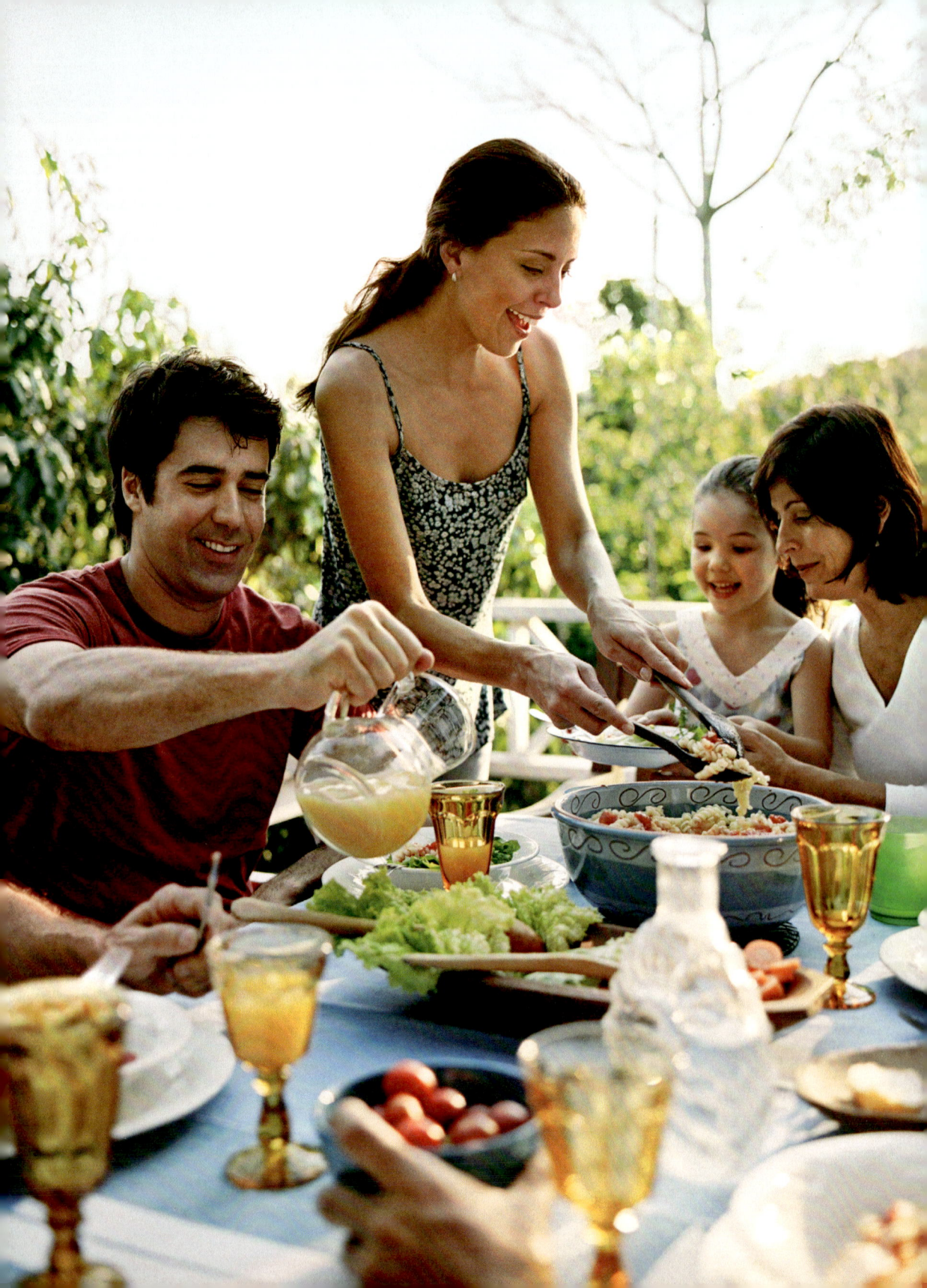

Eating clean in Gesellschaft

ESSEN IST ÜBERALL

Sie haben mit dem Eating clean angefangen und sehen bereits erste Ergebnisse. Ihre Kleidung sitzt schon lockerer, Ihr Haar ist glänzender, Ihre Nägel sind stärker, und Ihre Haut strahlt. Ihr Selbstwertgefühl steigt, Sie fühlen sich toll und denken: Diese Sache möchte ich mein ganzes Leben lang durchziehen! Sie sehen in den Spiegel und lächeln sich zu.

Am nächsten Tag laufen Sie im Büro an der Teeküche vorbei und sehen, dass jemand selbst gebackene Kekse mitgebracht hat. Sie duften verführerisch, aber glücklicherweise haben Sie genug Willensstärke, um einfach daran vorbeizulaufen! Dann ruft plötzlich Ihre beste Freundin an und möchte Sie zum Mittagessen in Ihrem Lieblingsrestaurant treffen. Da geraten Sie in Panik. Wie sollen Sie es schaffen, in Restaurants, auf Partys oder bei Verabredungen konsequent clean zu essen? Wie sollen Sie das Eating clean durchhalten, wenn Sie im Verkehr feststecken oder einmal ohne Ihre Kühltasche unterwegs sind?

Zu Hause, wo Sie den Luxus genießen, aus Zutaten Ihrer Wahl Ihr eigenes Essen zuzubereiten, ist es einfacher, clean zu essen. Zu Hause wissen Sie ganz genau, was in Ihren Mahlzeiten steckt. Aber Sie versorgen sich nun mal nicht ausschließlich aus Ihrer Küche. Auswärts zu essen ist ein Teil unserer Kultur und in vielen privaten und gesellschaftlichen Zusammenhängen auch ein Ritual, das oft sogar verpflichtenden Charakter hat.

Aber gesellschaftliche Ereignisse müssen Ihnen keine Sorgen machen. Wenn Sie eine Strategie haben, wie Sie mit Essen in Gesellschaft umgehen, müssen Sie weder ein Montagsmeeting mit frischen Bagels auf dem Tisch fürchten noch abendfüllende üppige Arbeitsessen. Eating clean in Gesellschaft ist machbar; es braucht lediglich ein wenig Know-how und eine praxisgerechte Strategie. Essen und Trinken sind nun einmal das erste Grundbedürfnis, und so sind wir (Privilegierten) mehr oder weniger laufend von Speisen und Getränken umgeben. Das Anbieten und Einladen dazu und das kulinarisch untermalte gemeinsame Feiern sind so feste Bestandteile des sozialen Lebens, dass man all dem nicht auf Dauer aus dem Weg gehen kann. Auf den folgenden Seiten lernen Sie einen Schlachtplan kennen, mit dem Sie durch diese Welt der kollektiven Esskultur navigieren können.

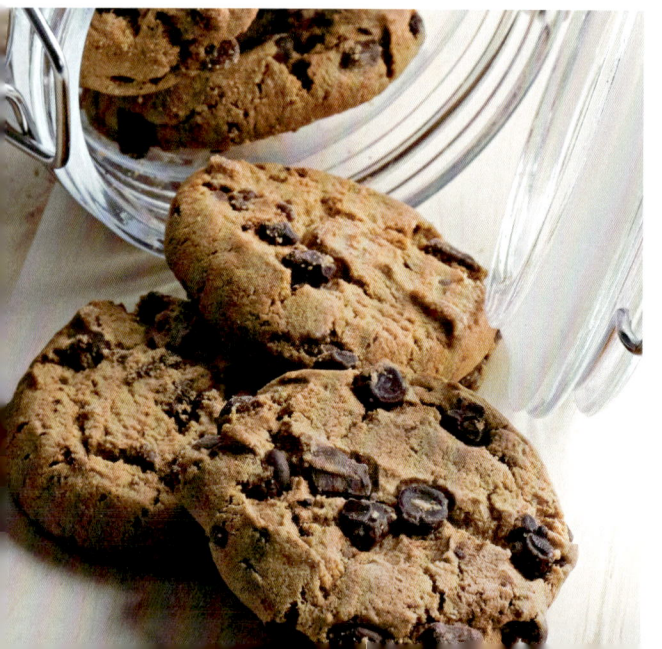

IM BÜRO

Die meisten Erwerbstätigen, darunter viele berufstätige Mütter, arbeiten außer Haus. Um die 70 % aller Frauen in der EU sind erwerbstätig. Wo immer Ihr Arbeitsplatz ist, im Büro, auf dem Bau, an Bord eines Flugzeugs oder Schiffs mitten im Ozean – Sie müssen regelmäßig essen. Sie packen also Ihre Kühltasche und nehmen sie mit.

Essen am Arbeitsplatz ist häufig ein heikles Thema. Manche Büros haben strenge Regeln, wenn es ums Essen geht. Oft ist es verboten, am Schreibtisch zu essen, da Gerüche und Geräusche stören könnten. Das Essen ist dann auf die Teeküche oder Cafeteria beschränkt. Dann kann es schwierig sein, alle zweieinhalb bis drei Stunden zu essen oder sich etwas aufzuwärmen, was Sie mitgebracht haben. Cleane Mahlzeiten müssen jedoch nicht aufwendig sein. Packen Sie Sachen ein, die Sie rasch aus Ihrer Kühltasche ziehen und einfach und leise verspeisen können, ohne zu stören. Dazu zähle ich etwa selbst gemachte Proteinsmoothies in einer Thermosflasche oder einen Vollkorn-Tortilla-Wrap mit Nussmus und Banane.

In meinem Büro haben wir Glück. Wir wissen ja, wie wichtig es ist, regelmäßig kleine Mahlzeiten zu essen, und deshalb sollen die Angestellten ihre Kühltaschen, Lebensmittelvorräte, Getränke usw. mitbringen, um sich während der Arbeit zu stärken. Wenn ich in diesem Moment aus meiner Bürotür gucke, sehe ich einen Kollegen, der eine Handvoll Mandeln knabbert. Ein anderer bereitet sich eine Schüssel Haferbrei zu, und wieder ein anderer pellt gerade ein hart gekochtes Ei. Der Wasserkocher ist im Dauereinsatz, da sich immer jemand einen Tee kocht. In unseren Büros beim Robert-Kennedy-Verlag fühlen wir uns beinahe wie zu Hause. Wir können uns wirklich glücklich schätzen. Morgen halten unsere Herausgeber ein Meeting ab, das garantiert lange dauert. Wir haben beschlossen, dabei neue Eat-Clean-Rezepte als Verpflegung auszuprobieren. Jeder der Teilnehmer bringt ein Gericht mit, sodass sich unser Meeting fast wie ein Picknick gestaltet. Wir sind kreativ im Umgang mit unserem Essen, weil uns unser Lifestyle insgesamt am Herzen liegt. Ich bin mir bewusst, dass sich nicht jeder am Arbeitsplatz diesen Luxus erlauben kann, aber Sie finden in diesem Kapitel auch Strategien, die Ihnen helfen, die am Arbeitsplatz herrschende Einstellung zum Thema Essen zu verändern.

EATING CLEAN ...

... heißt nicht, dass Sie nie wieder ein Stück Kuchen essen dürfen. Wenn Sie das aber zu oft tun, nehmen Sie wahrscheinlich zu und kehren bald zu Ihrem Ausgangsgewicht zurück. Ich hebe mir Kuchen und andere süße Sünden für besondere Ereignisse auf, etwa Geburtstagsfeiern oder Urlaube. Wenn es so weit ist, backe ich meine eigene cleane Kuchenversion und genieße jeden einzelnen Bissen davon!

In vielen Büros gibt es eine kleine Snackbar oder auch eine Schale Süßigkeiten – eine große Versuchung für alle Angestellten. Ein paar Pralinen oder Fruchtgummis summieren sich schnell. Wenn Sie Versuchungen gar nicht widerstehen können, dann machen Sie einen weiten Bogen um die Süßigkeiten und nehmen einen Umweg durchs Büro. Erklären Sie Ihren Kollegen, ohne zu sehr ins Detail zu gehen, was Sie sich vorgenommen haben, und bitten Sie sie, Ihnen keine Süßigkeiten anzubieten und ihren Süßkram unter Verschluss zu halten, damit Sie nicht bei jedem Vorbeilaufen unnötig in Versuchung kommen. Wenn sie unbedingt Süßes auf ihren Schreibtischen stehen haben müssen, dann bitten Sie sie, die Sachen wenigstens blickdicht zu verstauen, damit Sie den Inhalt nicht sehen müssen.

Eine Freundin von mir arbeitet bei einer Firma, die jeden Mitarbeitergeburtstag mit Kuchen und Wein feiert, und es gibt viele Kollegen! In der Regel ist der Kuchen nicht besonders gut, sondern eher fad und mit dicker Zuckerglasur. So einen Kuchen will ich ohnehin nicht essen. Das Wesentliche bei solchen Treffen ist eh der Kontakt mit den Kollegen und nicht das Essen. Um clean zu bleiben, müssen Sie der Party und dem Spaß nicht entsagen. Nehmen sie Ihre Wasserflasche mit, damit Sie nicht mit leeren Händen dastehen. Wenn Ihnen ein Stück Kuchen aufgedrängt wird, obwohl Sie dankend abgelehnt haben, halten Sie es in der Hand, bis die Feierlichkeit vorbei ist, und verschenken Sie es dann oder stellen es für die Allgemeinheit in die Teeküche.

IN DER STADT UNTERWEGS

Von vielen Geschäftsleuten wird erwartet, an langen Konferenzen teilzunehmen oder abends mit Klienten und Geschäftspartnern ins Restaurant zu gehen und sie dort zu bespaßen. Manche Meetings werden als Arbeitsessen abgehalten. Ihr Eating clean kann sich etwas schwieriger gestalten, wenn Sie an einem solchen Arbeitsessen teilnehmen, da Sie im Grunde auf die Lebensmittel angewiesen sind, die das Catering zur Verfügung stellt. Vielleicht fühlen Sie sich wie in einer Falle und sind frustriert, weil Sie schon wieder so ein Standardfrühstück mit langweiligem Gebäck aus Weißmehl vorgesetzt bekommen; aber es ist auch in so einem Fall möglich, sich mit nährstoffreicheren Alternativen zu versorgen.

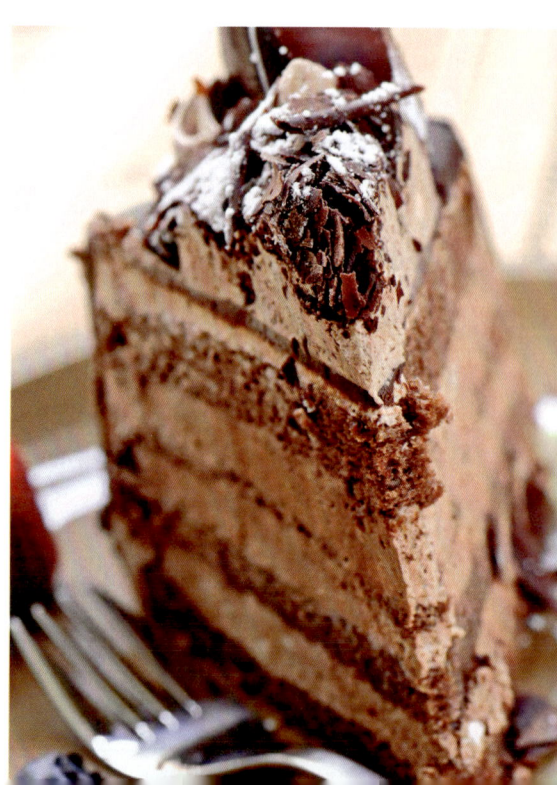

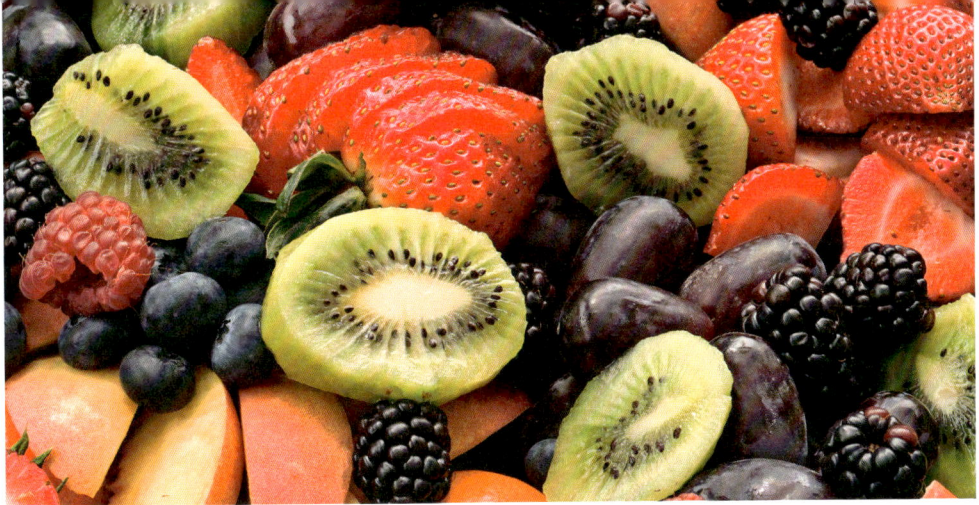

Falls es ein Frühstücksbuffet gibt, halten Sie Ausschau nach cleanen Bestandteilen wie schwarzem Kaffee, hart gekochten Eiern und Obst. Ich habe immer meine Kühltasche mit cleanen Lebensmitteln dabei, aber in der Arbeitswelt wird so etwas manchmal etwas skeptisch beäugt. Meine Tagespakete für die Kühltasche finden Sie ab Seite 232.

Um nicht in die Zwickmühle zu kommen, habe ich mir etwas angewöhnt, das ich „Voressen" nenne. Das heißt, ich habe gewisse Grundnahrungsmittel immer dabei (selbst auf Flugreisen), damit ich mich notfalls satt essen und ungesunde Alternativen meiden kann. Eines meiner Lieblings-Basics ist Vollkornknäckebrot. Zwei Scheiben enthalten laut Angabe auf der Packung 4 Gramm Ballaststoffe (das entspricht einer Portion) und viel komplexe Kohlenhydrate. Wenn Sie so ballaststoffreiche Lebensmittel essen, sorgen Sie dafür, dass Ihr Magen gut gefüllt ist, und stabilisieren außerdem Ihren Blutzuckerspiegel. Wenn Sie Knäckebrot mit Hummus, Apfelmark, naturbelassenem Nussmus, Hüttenkäse oder Joghurt kombinieren, meistern Sie spielend

jede Heißhungerattacke. Wo immer Sie frühstücken, egal wie spärlich oder beschränkt die Auswahl aussieht, bekommen Sie irgendwelches Obst; auch hier dürfen Sie zuschlagen. Vorbereitet zu sein ist die beste Strategie, wenn Sie Verlockungen widerstehen wollen.

Wenn Sie mit Geschäftspartnern im Restaurant sind, halten Sie sich an die Eat-Clean-Grundsätze und verlieren Sie Ihre Ziele nie aus dem Auge. Lassen Sie Ihre Gäste wissen, dass es ihnen freisteht zu bestellen, was immer sie wollen; natürlich auch Alkohol, wenn ihnen danach ist. Aber bleiben Sie bei Ihren eigenen Entscheidungen standhaft, es sei denn, es gibt einen besonderen Anlass. Natürlich dürfen Sie sich nach Herzenslust austoben, wenn es etwas zu feiern gibt. Nach dem Eat-Clean-Lifestyle zu leben bedeutet keineswegs, enthaltsam zu leben und allen Gaumenfreuden abzuschwören! Essen ist ein entscheidender Teil unserer Kultur und gehört zum Feiern dazu. Und das ist auch völlig in Ordnung. Essen befriedigt ein grundlegendes menschliches Bedürfnis – ein Bedürfnis, das über bloße Sättigung hinausgeht.

IM FITNESSSTUDIO

Ich höre oft die Frage, was man vor und nach dem Work-out am besten essen sollte. Wenn Sie dem Eat-Clean-Lifestyle folgen und alle zweieinhalb bis drei Stunden etwas essen, müssen Sie keine Extramahlzeit für die Zeit vor und nach dem Sport einplanen. Sie essen ohnehin regelmäßig genug, um Ihren Körper selbst bei intensivem Training zu ernähren und aufzutanken. Cleane Mahlzeiten liefern immer all die Nährstoffe, die wir brauchen, um einen schlanken Körper zu formen. Mein Ernährungsplan hat meinem Trainingsplan gegenüber stets Vorrang. Anders ausgedrückt: Wenn es an der Zeit ist, Sport zu machen, mache ich Sport, denn ich kann mich immer darauf verlassen, dass ich genug gegessen habe, um die physische Belastung der Trainingseinheit gut zu bewältigen. Wenn ich gerade erst gegessen habe, warte ich aber vor dem Training ungefähr eine halbe Stunde.

Hier eine detailliertere Antwort auf die eingangs gestellte Frage für alle, die es genauer wissen wollen: Setzen Sie beim Essen vor dem Training den Schwerpunkt auf die Energie. Das bedeutet, dass Sie leicht verdauliche komplexe Kohlenhydrate aus Bananen, Joghurt, Apfelmark oder Milch zu sich nehmen sollten. Und nach dem Training essen Sie gezielt für die Regeneration Ihrer Muskeln. Eiweiß ist der Nährstoff, den wir für Gewebereparaturen brauchen, also ist es sinnvoll, direkt nach dem Training etwas Eiweißreiches zu essen. Sie können zurückgreifen auf Proteinshakes oder -smoothies, Edamame, gegrilltes mageres Hähnchenbrustfilet, Fisch, Wild oder Rind, Tofu und nahezu jedes andere Lebensmittel, das viel Eiweiß enthält. Essen Sie dazu noch ein paar komplexe Kohlenhydrate, um Ihre cleane Mahlzeit abzurunden.

Nun wissen Sie also, dass es sinnvoll ist, vor dem Sport energiereich zu essen und danach die Muskelreparatur durch Eiweiß zu unterstützen. Auch wenn Sie morgens gleich nach dem Aufstehen trainieren möchten, ist es immer gut, davor etwas zu essen. Sie haben die ganze Nacht nichts zu sich genommen und müssen das Fasten brechen, um Ihr Stoffwechselsystem wieder in Gang zu bringen. Manche Menschen schwören darauf, dass man mehr Fett verbrennt, wenn man auf leeren Magen trainiert. Ich glaube hingegen, dass die Energie, die man sich mit der Mahlzeit vor dem Training zuführt, eine viel intensivere Trainingseinheit möglich macht, dass man also härter trainieren und mehr Fett verbrennen kann. Nach Mahlzeiten warten Sie am besten 30 Minuten mit dem Training. Achten Sie darauf, dass Ihre Mahlzeiten vor und nach dem Sport den Eat-Clean-Grundätzen entsprechen, dass Sie also fettarme Proteinbringer mit komplexen Kohlenhydraten kombinieren. Manche essen vor dem Sport gern eine Banane mit einer Handvoll ungesalzener roher Nüsse und nehmen nach dem Work-out einen Proteinshake zu sich.

RESTAURANTS

Die Essgewohnheiten in den USA haben sich in den letzten Jahrzehnten merklich verändert, und der Trend geht immer mehr in Richtung Auswärtsessen. Studien haben gezeigt, dass wir im Durchschnitt eine von fünf Mahlzeiten in einem Restaurant, Imbiss oder Schnellrestaurant einnehmen. Da es nicht mehr besonderen Anlässen vorbehalten ist, auswärts zu essen, müssen wir immer mehr darauf achten, was wir im Restaurant bestellen und wie dieses Essen zubereitet ist.

Sie können in jedem Restaurant clean essen, solange Sie eine klare Strategie im Kopf haben. Diese wird es Ihnen enorm erleichtern, außer Haus die Kontrolle darüber zu behalten, was Sie essen. Je nach Abnehmziel und innerer Haltung können Sie so streng oder liberal vorgehen bei Ihrer Bestellung, wie Sie wollen. Wenn Sie noch beim Abnehmen sind, ist es besser, den Brotkorb unberührt zu lassen, auf Wein und Bier zu verzichten und auf das

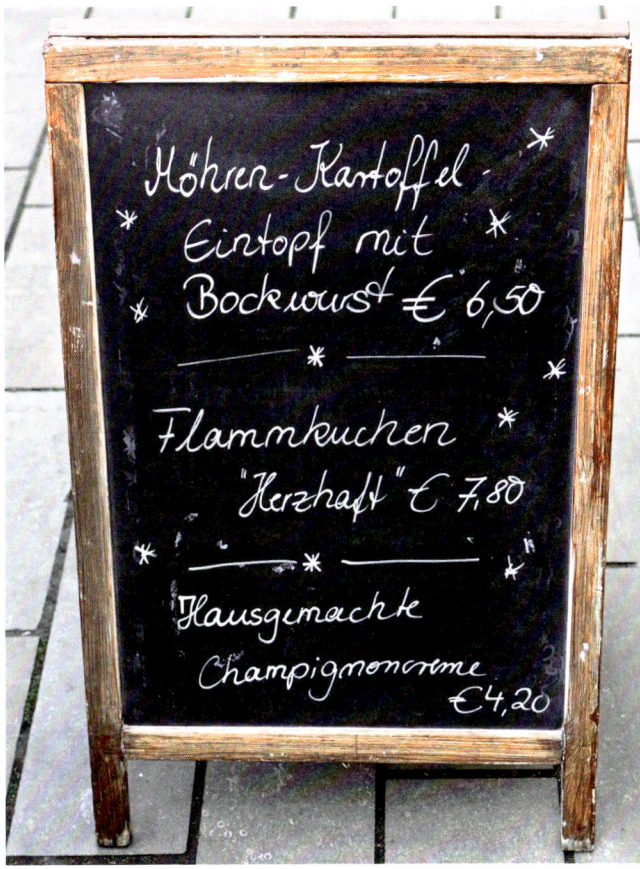

„Sie können in jedem Restaurant clean essen, solange Sie eine klare Strategie im Kopf haben."

Dessert am besten auch. Wenn Sie durch das Eating clean bereits in Bestform sind und Ihre schlanke, straffe Figur lediglich halten wollen, können Sie etwas großzügiger sein, sich ein Dessert mit Ihrer Begleitung teilen und ein Glas Wein genießen.

Sehen Sie die Speisekarte nur noch als Information, was die Küche zu bieten hat. Keine Karte ist in Stein gemeißelt, und ein guter Koch wird sich eher freuen, wenn er Ihnen ein Gericht nach Wunsch zubereiten kann. Seien Sie höflich und stellen Sie sich gut mit Ihrer Servicekraft, die ja quasi der Stellvertreter der Küche ist. Sobald Sie die Servicekraft bezirzt und zu Ihrem Agenten gemacht haben, sind Sonderwünsche kein Problem mehr. Sehen Sie Ihre Bestellung im Restaurant als Deal mit dem Kellner und dem Küchenchef. Die Art, wie Sie das tun, bestimmt, was Sie am Ende auf dem Teller haben. Der Ton macht die Musik. Seien Sie ein angenehmer, freundlicher Gast und ziehen Sie keine unnötige Aufmerksamkeit auf sich. Zeigen Sie sich aber beim Bestellen selbstbewusst. Wenn die Bestellung nicht Ihren Wünschen entsprechend umgesetzt werden kann, müssen Sie diesmal entweder damit leben oder etwas anderes bestellen. Aber wie dem auch sei, bleiben Sie immer höflich.

Sehen Sie sich die Bestandteile und Beilagen der einzelnen Gerichte an und kombinieren Sie sie nach Ihrem Bedarf neu. Das macht der Küche kaum Mehrarbeit und genügt vielleicht schon für Ihre „Extrawurst". Im Zweifel lassen Sie Ihre Servicekraft wissen, dass Sie Ihre Mahlzeit ohne zusätzliche Sauce, ohne Bratensaft, Butter, Fette und Öle serviert bekommen möchten. Bestellen Sie Fleisch, Geflügel oder Fisch entweder gegrillt oder „natur", also immer ohne Panade. Bitten Sie darum, das Gemüse gedünstet und ohne Sauce oder geschmolzene Butter zu bekommen.

Sollten Sie auf Widerstand oder Unverständnis stoßen, erklären Sie dem Kellner, dass Sie wegen Lebensmittelallergien oder -unverträglichkeiten besondere Vorschriften beachten müssen und daher auf bestimmte Zubereitungsarten angewiesen sind. Ein echter Koch ist in jedem Fall in der Lage, Ihr Essen so zuzubereiten, wie Sie es möchten; das ist schließlich sein Job. Viele Köche freuen sich, wenn ihr kulinarisches Können gefordert ist und sie von der Routine abweichen dürfen. Trotzdem werden Sie wohl nicht überall auf Gegenliebe stoßen, da heute viele Küchen diese Bezeichnung gar nicht verdienen, weil sie leider mit Fertigprodukten arbeiten.

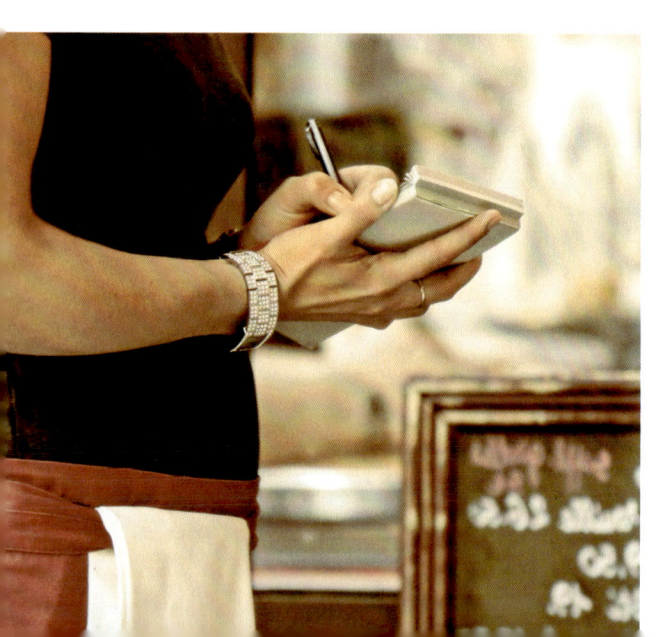

„Sobald Sie die Servicekraft bezirzt und zu Ihrem Agenten gemacht haben, sind Sonderwünsche kein Problem mehr."

DIE SPEISEKARTE ANALYSIEREN

Nutzen Sie diesen Leitfaden als Hilfe beim Bestellen im Restaurant. Nach einigen Begriffen auf Speisekarten sollten Sie Ausschau halten, von anderen dagegen Abstand nehmen.

Wählen Sie diese Zubereitungsarten:

**Gegrillt, vom Grill, kurz gebraten (trocken sautiert), geröstet,
im eigenen Saft, pochiert, gedünstet**

Meiden Sie diese Zubereitungsarten:

Paniert, gratiniert (mit Käse überbacken), **geschmort, sahnig, cremig, gebraten** (sautiert),
Tempura, Bratensauce, frittiert oder **Bisque** (Cremesuppe)

Bietet das Restaurant Naturreis, Quinoa, Süßkartoffeln oder Vollkornpasta an, sollten Sie das als Vorteil erkennen und auf jeden Fall davon bestellen. Ich war erst kürzlich mit meiner Tochter Rachel in einem fantastischen Restaurant in Portland, Oregon. Es hieß „Andina" und war auf peruanische Küche spezialisiert. Noch nie zuvor hatte ich diese Art von Essen probiert, aber die Speisekarte war großartig zusammengestellt und bot jede Menge Eat-Clean-Lieblinge wie zum Beispiel:

- **Taboulé de Cereales Andinos** (Quinoa-Salat mit spanischem Frischkäse, Avocados und Oliven)

- **Espárragos Peruanos** (Spargel, mit Olivenöl bepinselt und gegrillt)

- **Mixto Vegetariano** (Zuckererbsen, Rote Bete, Babykarotten und Pilze)

- **Tuna Nikkei** (Thunfisch, Ají Amarillo (gelbe Chilipaste), Soja, eingelegter Ingwer und japanische Gurken)

- **Quinoto de Hongos de la Montaña** (gegrilltes marktfrisches Gemüse auf einem Risotto aus Gelber Bete und einheimischen Pilzen mit einem Schuss Trüffelöl)

- **Corderito de los Andes** (ein Stück saftiges Lamm, auf den Punkt gegrillt, serviert mit peruanischen gelben Kartoffeln)

**Halten Sie Ausschau nach Restaurants wie diesem, die darauf warten,
Sie kreativ und nährstoffreich verköstigen zu dürfen.**

Immer mehr Restaurants bieten Vollkorn-produkte, etwa bei Nudeln oder Reis. Suchen Sie auch nach anderen cleanen Favoriten: Sprossen, Quinoa, Amaranth und Hirse sind perfekt. Falls nichts dergleichen angeboten wird, meiden Sie jedenfalls stärkehaltige Kohlenhydrate und bestellen Sie stattdessen eine Extraportion Gemüse, zum Beispiel Süßkartoffeln, die man mittlerweile öfter in Restaurants bekommt. Sie sind mein absoluter Favorit.

Die Dessertkarte erregt Angst und Verlangen zugleich, da der süße letzte Gang voll darauf ausgerichtet ist, den Gaumen zu verführen. Wir haben irgendwie verinnerlicht, dass ein Restaurantbesuch immer ein feierlicher Anlass ist, bei dem wir uns selbst belohnen dürfen. Die Nachspeise ist Bestandteil und sogar Krönung dieser Feierlichkeit – genau wie der Alkohol. Das Dessertangebot in Restaurants ist außerdem oft reizvoller als das, was wir zu Hause zubereiten. Auch das wirkt verlockend.

Ich esse Desserts nur bei wenigen besonderen Anlässen wie Geburtstagen oder Feiertagen. Wenn ich im Restaurant Heißhunger auf Süßes bekomme, frage ich nach frischen Beeren oder Obst als Dessert. Beeren und Südfrüchte werden oft als Garnierung verwendet und sind also meistens vorrätig. Es mag eigensinnig erscheinen, sich nicht genau an die Speisekarte zu halten; aber fragen kostet nichts. Ich habe schon viele positive Überraschungen erlebt und mitunter die schönsten und kreativsten Obstarrangements bekommen.

Wenn Sie Ihre Fitness- und Figurziele bereits erreicht haben und ein Dessert bestellen, können Sie es immer mit Ihrer Begleitung oder der ganzen Gruppe teilen. Ein oder zwei Löffelchen von einer dekadenten Köstlichkeit genügen oft schon für die süße Lust. Nach zehn Jahren Eating clean bin ich nach nur ein paar Bissen von einem üppigen Dessert schon zufrieden und brauche keine ganze Portion mehr.

Viele Restaurants servieren ihre Gerichte auf Tellern mit einem Durchmesser von etwa 33 cm. So hat man mehr Platz dafür, die Gerichte ansprechend anzurichten. Unglücklicherweise nimmt mit der Größe der Teller oft auch die der Portionen zu … und die unserer Taille! Der durchschnittliche Restaurantteller in Europa hat einen Durchmesser von 23 cm. Manchmal beträgt der Durchmesser aber 28 cm. Der Unterschied von 5 cm mag nicht groß erscheinen, aber die Oberfläche des Tellers vergrößert sich damit um 50 %!

Eine Portion im Restaurant reicht meist für zwei Personen. Teilen Sie sich also ein Gericht mit Ihrer Begleitung oder lassen Sie sich die Hälfte für später einpacken. Bitten Sie Ihre Servicekraft, noch bevor Sie anfangen zu essen, um ein Behältnis für die Hälfte des Gerichts. Genieren Sie sich nicht beim Fragen. Sie bezahlen für das komplette Gericht, und es steht Ihnen auch zu, es mitzunehmen; das ist mittlerweile üblich, und Ihre Servicekraft wird Ihnen das sicher gern ermöglichen.

PARTYS

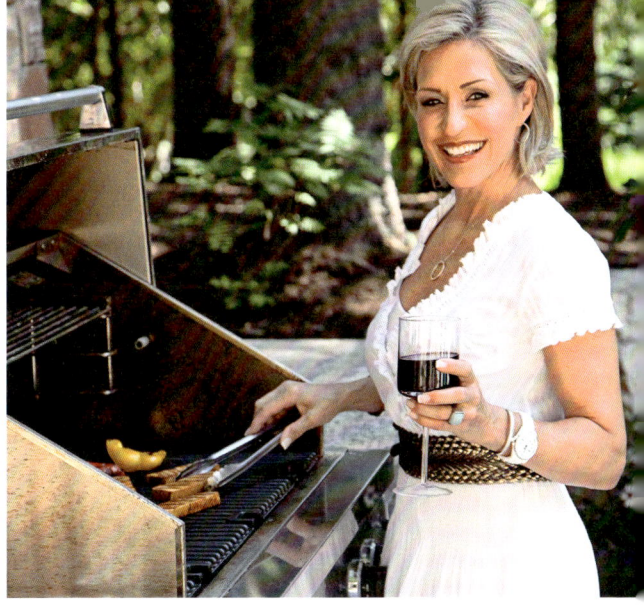

Nudelsalat, Fleischbällchen, Datteln im Speck-mantel, Weißbrot und Käsedips, später dann Donauwellen, Schokomuffins und Tiramisu – das typische Angebot auf Partys. Büfetts mit Vorspeisen, warmen Gerichten und Mengen an süßen Desserts können Ihre Moral auf eine harte Probe stellen. Da kann sich unüberlegtes Essen zur kopflosen Völlerei auswachsen.

An einem üppigen Büfett lasse ich meinen Blick zuerst schweifen, um einen Überblick zu bekommen. Meist findet sich etwas, das ich mir genehmigen kann, ohne meine Vorsätze über Bord zu werfen. Bei Partysnacks gibt es eine Vielzahl gesunder Möglichkeiten. Glück haben Sie, wenn es Sushi oder Sashimi gibt. Köstliche Knabbereien! Gibt es Shrimps, bedie-nen Sie sich, denn sie sind pures Protein. Kom-binieren Sie Ihre Auswahl mit rohem Gemüse, Dips auf Gemüsebasis und Vollkornbrot. Wenn eine Vorspeise eher klebrig oder fettig wirkt, sollten Sie sie meiden: Hier verraten sich die Hauptzutaten selbst.

Wenn dem Gastgeber kulinarische Beiträge der Gäste willkommen sind, bringe ich gern ein eigenes cleanes Gericht für alle mit, etwa Vollkorn-Pita-Ecken und rohe Gemüsesticks und dazu Joghurt-Käse-Dip und Hummus.

Häufig werde ich gefragt, ob Alkohol beim Eat-Clean-Lifestyle erlaubt ist. Alkohol ist durch Gärung umgewandelter Zucker und enthält ebenso viele unnötige Kalorien wie jedes Des-sert. Also ist es am besten, Alkohol zu meiden oder den Genuss stark einzuschränken. Auf Partys oder im Restaurant haben Sie Gelegen-heit, sich zu fragen, wie ernst Sie es mit Ihrem Ziel meinen. Wenn ich mich gerade auf ein Fotoshooting, einen Wettbewerb oder irgend-eine andere Veranstaltung vorbereite, auf der ich mich in Bestform zeigen will, entscheide ich mich stets für Wasser. Hin und wieder genehmige ich mir ein Glas Wein oder eine Flasche leichtes Bier, jedoch nur ein Glas bzw. eine Flasche davon. Bestellen Sie Wein immer im Glas und nie flaschenweise oder steigen Sie auf Weinschorle um. Zum Wein waren seitens der Wissenschaft in den letzten Jahren einige Lobgesänge zu hören, denn die Forschung hat einige durchaus positive Entdeckungen zu die-sem fermentierten Getränk gemacht. Die se-kundären Pflanzenstoffe im Wein sind potente Gegenspieler bei Krankheiten wie Krebs und haben in unserer Ernährung durchaus einen positiven Stellenwert. Ich liebe Rotwein; und wenn ich Alkohol trinke, dann meist Rotwein.

Wenn ich zum Essen einlade, bereite ich immer mehr als einen Hauptgang vor und achte auf abwechslungsreiche Beilagen, um den Vorlieben aller Gäste gerecht zu werden. Ich verlasse mich auf frische Zutaten, die ich in meinem eigenen Garten ernte oder auf dem Bauernmarkt einkaufe. So kann ich jedermanns Gaumen befriedigen. Wenn Sie zum Abendessen eingeladen sind, kann es unter Umständen schwieriger sein, die Eat-Clean-Grundsätze einzuhalten. Sprechen Sie schon im Vorfeld mit ihrem Gastgeber über Ihre besondere Ernährungsweise. Haben Sie keine Angst, das könnte ungehörig wirken. Wären Sie Vegetarier oder hätten eine Lebensmittelallergie, würden Sie auch keine Sekunde zögern, Ihr Anliegen vorzubringen. Erklären Sie Ihrem Gastgeber höflich und diskret, dass Ihnen Ihre Ziele sehr wichtig sind. Ihr Gastgeber muss schließlich auch keine ganze Mahlzeit nur für Sie allein zubereiten. Schlagen Sie einen Kompromiss vor und bitten Sie darum, dass Ihr Essen einfach ohne zusätzliche Butter oder Sauce serviert wird.

Halten Sie private Feiern schlicht. Richten Sie Ihre Aufmerksamkeit auf die Geselligkeit und den Spaß statt auf das Essen. Was habe ich mich in der Vergangenheit schon gestresst, indem ich (vergeblich) versucht habe, die perfekte Geburtstagsparty auszurichten und mich in Kleinigkeiten verzettelt habe.

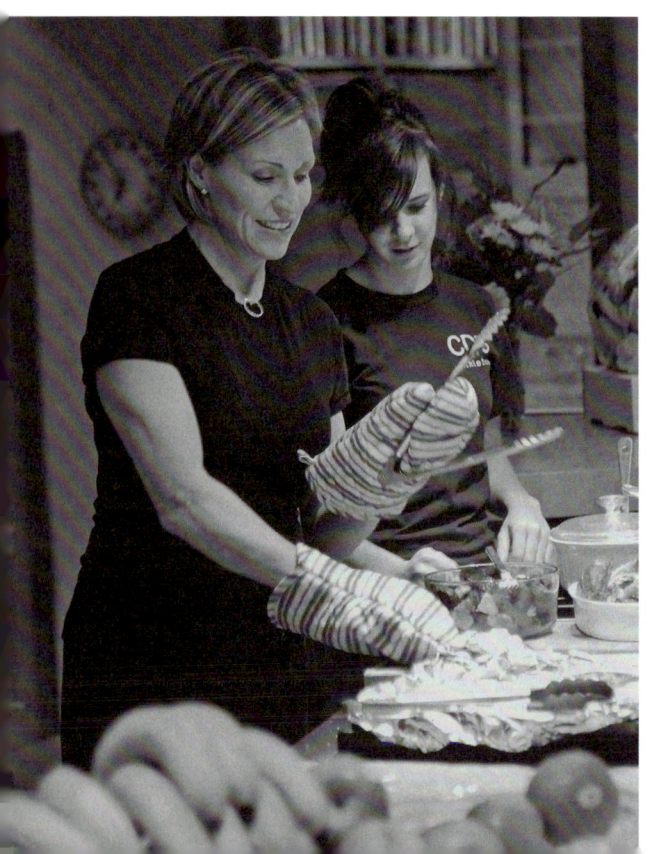

„Wenn ich zum Essen einlade, bereite ich immer mehr als einen Hauptgang vor und achte auf abwechslungsreiche Beilagen, um den Vorlieben aller Gäste gerecht zu werden."

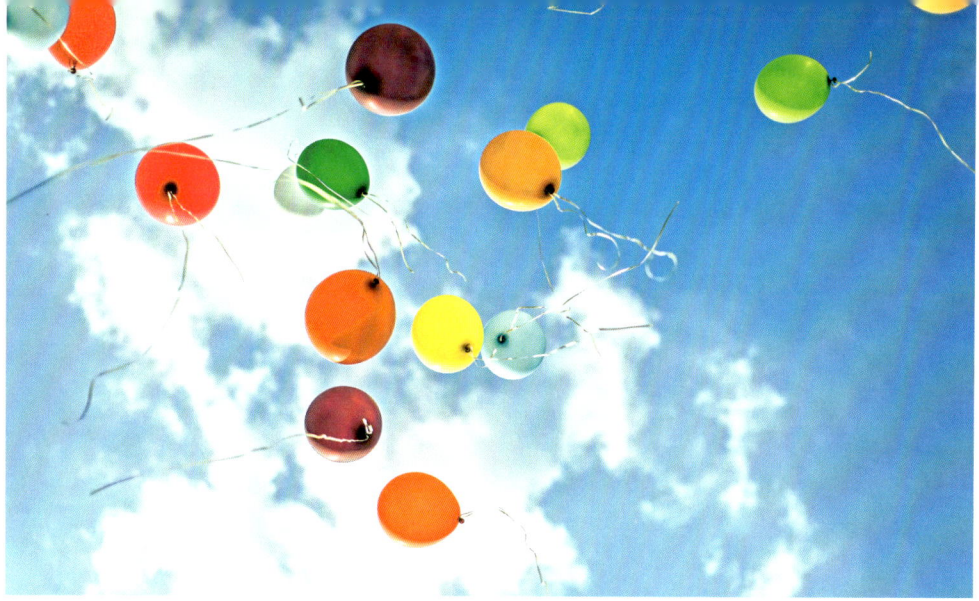

Planen Sie einen Aktiv-Geburtstag mit einem einfachen Thema wie etwa Schwimmen, Skaten, Bowling oder Tanzen oder greifen Sie auf traditionelle Partyspiele zurück und veranstalten eine Schnitzeljagd. Planen Sie ein Menü, das zu Ihren Gästen passt, und halten Sie es überschaubar. Vergessen Sie bei Ihrer Planung nicht, dass Kinder andere Vorlieben haben als Erwachsene. Während die meisten Erwachsenen gerne neue und exotische Geschmäcker ausprobieren, lieben Kinder eher einfache, ihnen vertraute Speisen. Sie sind oft eigen und wollen nichts essen, was eine „komische" Konsistenz hat oder „eklig" aussieht.

Die Erfahrung hat mich gelehrt, immer eine abwechslungsreiche Auswahl an Speisen zu servieren, die weder unnötig kompliziert gemacht noch irgendwie pingelig arrangiert sind. Je aufwendiger ich die Dinge gestalten möchte, desto weniger Erfolg habe ich damit. Bei Partys verlasse ich mich ganz darauf, was gerade Saison hat – ein einfaches, nahrhaftes Angebot. Bei der letzten Party, die ich

veranstaltet habe (für 50 Leute!), entschied ich mich für meinen „gemischten Grillteller". Im Wesentlichen handelt es sich dabei um eine Palette von gegrillten Fleisch- und Fischsorten, darunter Riesengarnelen, Hähnchen, Rinderfilet und hausgemachte Wurst. Dazu gab es mehrere Salate auf Gemüse- und Getreidebasis und eine köstliche Sangria. Der Vorbereitungsstress war überschaubar, da alle Gerichte simpel waren. Was am Menü herausstach, waren die ausgezeichnete Qualität und die Vielfalt köstlicher Speisen.

Jedes Festmahl in unserem Haus endet mit einer riesigen Schüssel mit gemischten frischen Beeren. Wenn ich sie anrichte, hoffe ich immer, dass es Reste geben wird, aber das kommt niemals vor. Offenbar sind alle ganz vernarrt in meine Beerenschüssel! Ich habe meine Gäste dabei beobachtet, wie sie ihren Karottenkuchen mit den Beeren garnieren, ihre Schokoladen-Tofu-Mousse damit verfeinern oder sich die Beeren einfach so in den Mund stecken.

UNTERWEGS

Wir leben in einer hektischen Welt, in der es nicht immer möglich ist, sich sechsmal am Tag hinzusetzen und eine ordentliche Mahlzeit zu essen. Auch wenn ich Wert darauf lege, zumindest einmal am Tag zusammen mit meiner Familie zu Hause am Tisch zu essen, esse ich den Rest des Tages meist „auf der Flucht" – sei es im Auto, am Schreibtisch oder am Flughafen. Sie können sich auch bei einem betriebsamen Lebensstil clean ernähren, besonders wenn Sie wie ich immer eine Kühltasche dabeihaben. Es bedarf lediglich ein wenig Planung und Vorbereitung.

Wenn ich es besonders eilig habe, packe ich Lebensmittel ein, die sich gut halten und ohne Weiteres essen lassen: gemischte Nüsse und Körner, handliches Obst wie Äpfel und Birnen oder Obst mit Schale wie Orangen und Bananen, fettarmen Naturjoghurt oder Hüttenkäse und Nussmus. Vollkorn-Tortilla-Wraps eignen sich hervorragend als schnelle Mahlzeit für unterwegs, genauso wie vorgeschnittenes Gemüse und hart gekochte Eier, zu Hause zubereitete Proteinsmoothies und auch Thunfisch oder andere Eiweißspender, die Sie in eine Frischhaltedose packen. Ich weiß, ich habe das schon öfter erwähnt, aber die Mahlzeit, auf die ich mich immer verlasse, wenn ich verreise, sind Haferflocken gemischt mit Leinsamen, Blütenpollen und Weizenkeimen, dazu etwas Proteinpulver und ein paar ungesüßte Trockenfrüchte wie Aprikosen, Rosinen, Cranberrys oder Kirschen. Wo immer ich bin,

bekomme ich leicht eine Tasse heißes Wasser. Alles damit vermischen und ziehen lassen – fertig ist mein persönliches „Fertiggericht". Das ist so simpel und macht so schön satt, dass ich es gar nicht oft genug erzählen kann.

Es gibt Gelegenheiten – früher oder später trifft es jeden von uns –, da finden wir uns in einer Situation, in der wir unterwegs hungrig sind und einmal leider doch keine Kühltasche dabeihaben. Es gibt weit und breit weder einen Lebensmittelladen noch ein Restaurant, und die einzige Möglichkeit, die uns bleibt, ist Fast Food. Der Begriff sollte nicht automatisch ein Synonym für Fett sein. In der Regel assoziieren wir Fast Food zu Recht mit schlechten Essgewohnheiten, da die Mehrzahl der Produkte, aus denen wir dort wählen können, wirklich nicht besonders gut ist und von ungesundem Fett oft nur so trieft. Dennoch gibt es auch mehr oder weniger cleanes Fast Food. Fast alle Schnellrestaurantketten – sie wollen ja weiter existieren – haben auf den Gesundheitstrend reagiert und bieten fettarme Milch, gegrilltes Hähnchen und verschiedene Salate an. Wenn Sie in einer Klemme wie der beschriebenen sind, müssen Sie mit dem vorliebnehmen, was da ist. Bestellen Sie das gegrillte Hähnchen ohne Sauce, lassen Sie Brötchen oder Pommes frites weg und essen Sie den Salat ohne Dressing, falls es keine annehmbare Vinaigrette gibt. Schnellrestaurants sind meistens bereit, kleinere Änderungswünsche bei der Bestellung zu berücksichtigen. Auf eine Sonderbestellung bekommen Sie zudem eher ein frisch zubereitetes Gericht als sonst.

FAST FOOD

DIE BESTE WAHL IN DEN BELIEBTESTEN SCHNELLRESTAURANTS

Im vorigen Kapitel habe ich bereits einige der besten und schlechtesten Fast-Food-Gerichte erwähnt. Nachfolgend finden Sie detailliertere Informationen, die es Ihnen erleichtern, die bestmögliche Entscheidung zu treffen, wenn Sie in der Klemme sind. Auf den Websites der jeweiligen Unternehmen finden Sie Informationen zu den Zutaten und Nährwerten.

- **Burger King:** Delight Salad (Dressing weglassen)

- **Joey's Pizza:** Salat Green Garden Plus oder Salat Caesar's Chicken (ohne Dressing)

- **Kentucky Fried Chicken:** Grilled Chicken Salad (ohne Dressing)

- **McDonald's:** Big Salad Chicken (Dressing weglassen)

- **Nordsee:** Thunfisch Wrap oder Lachs Wrap

- **Pizza Hut:** Greek Salad oder Rucola Salad

- **Subway:** Roasted Chicken Breast Sub (15 cm) mit Gemüse (ohne Saucen)

Gewöhnen Sie sich an, die Websites der Restaurants und Fast-Food-Ketten zu besuchen, bevor Sie dort essen gehen. Alle großen Unternehmen stellen die genauen Nährwertinformationen zu ihren Produkten online. So können Sie sich vergewissern, dass Sie Ihren Eat-Clean-Grundsätzen folgen und die bestmögliche Entscheidung treffen.

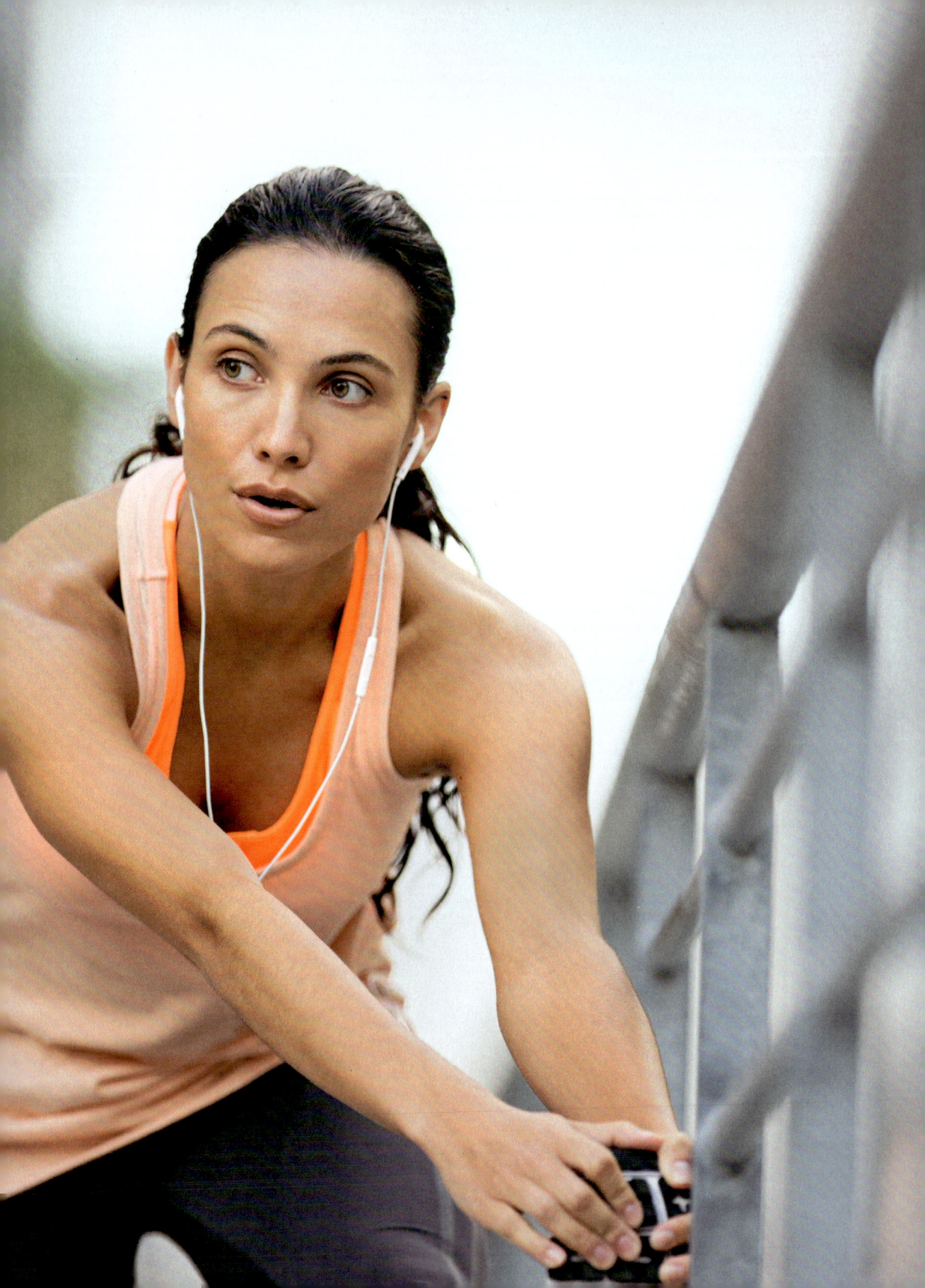

Der Einstieg in Ihr Sport- programm

DIE ENTSCHEIDUNG FÄLLEN

Sie sitzen an einem sonnigen Nachmittag auf der Couch, und der Fernseher läuft. Sie können sich nicht erinnern, wann Sie das letzte Mal einen Tag im Freien verbracht haben und Spaß dabei hatten. Sie sind sich nicht einmal sicher, ob Sie eine einfache Trainingseinheit schaffen würden, ohne nach Luft zu ringen oder sich zu verletzen. Kennen Sie das? Ich schon! Als ich wieder mit dem Sport anfing, ging es mir jedenfalls so. Ich hatte zwar in meiner Jugend Fußball gespielt, aber es war schon Jahre her, dass ich regelmäßig Sport getrieben hatte. Zu Beginn meiner Generalüberholung konnte ich nicht einmal eine Treppe hochlaufen, ohne zu hecheln. Bewegung fühlte sich wie eine Strafe für mich an. Damals hatte ich nicht das Selbstvertrauen, meine Schwächen zu überwinden. Heute, da ich weiß, wozu ich in der Lage bin, kann ich mir ein Leben ohne Bewegung gar nicht mehr vorstellen.

Nach langer Zeit wieder oder zum ersten Mal überhaupt körperlich aktiv zu werden kann eine Herausforderung sein, vor allem wenn Sie nie gelernt haben, wie man das anstellt. Dass Bewegung ein ständiger Teil Ihres Leben wird, hört sich vermutlich unwahrscheinlich an. Manche von Ihnen waren vielleicht in ihrer Jugend aktive Sportler, aber auch wenn Sie damals durchtrainiert und fit waren, glauben Sie vielleicht nicht, dass Sie noch heute wieder so in Form kommen können. Wie bei so vielem im Leben sind auch hier kleine Schritte der Schlüssel zum Erfolg. Gratulieren Sie sich, wenn Sie jeden Abend einen Spaziergang durch Ihr Wohnviertel machen. Genießen Sie den kleinen Triumph, wenn Sie es schaffen, eine Fünf-Pfund-Hantel zwölfmal nacheinander zu heben und das dreimal zu wiederholen. Und so weiter. Kleine Erfolge und Veränderungen sind viel vernünftiger und leichter beizubehalten als jeder Versuch, alles auf einmal zu erreichen, und zwar möglichst schnell.

Der allererste kleine Schritt ist es, eine Entscheidung zu fällen. Offensichtlich sind Sie irgendwie bereit dazu: Lesen Sie noch einmal die Überschrift dieses Kapitels! An diesem Punkt stehen Sie. Ihren Körper in Bewegung zu bringen ist ein entscheidender Schritt in

Richtung auf ein gesundes Leben. Vielleicht glauben Sie, dass ein bisschen Bewegung keinen großen Unterschied macht – ich bin damals dem gleichen Irrtum aufgesessen –, aber körperliche Aktivität ist für einen optimalen Gesundheitszustand absolut notwendig. Ich denke auch, Bewegung gehört einfach zum Menschsein. Unser Körper ist dazu gemacht, sich zu bewegen, und es gibt kaum etwas Tolleres, als einen schlanken, durchtrainierten menschlichen Körper in Bewegung zu sehen.

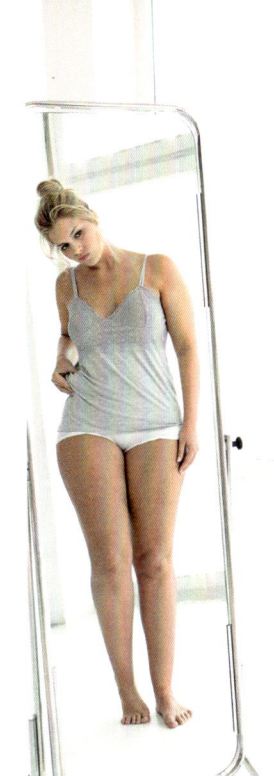
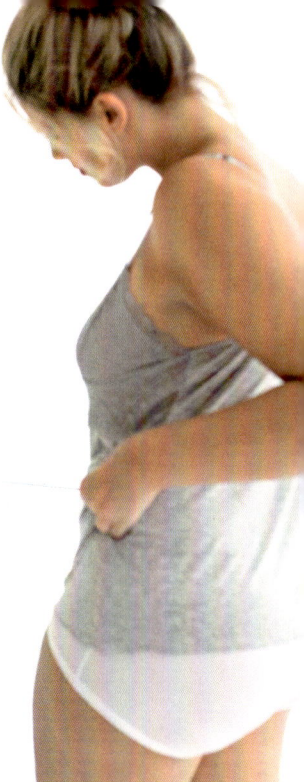

Ob Sie im Bikini eine gute Figur machen wollen oder auf der Hochzeit Ihres Kindes, irgendwo tief drin tragen Sie das Motiv dazu, aktiv zu werden. Ich selbst liebe es, meinen Körper zu bewegen, weil es mir Freude bringt. Dass meine starken Beine mich auf die höchsten Berge tragen oder mein Rad viele Kilometer in Gang halten können, gibt mir eine Ahnung, wie es sein muss, sich wie ein Superheld zu fühlen. Dieses Selbstvertrauen verleiht mir den Antrieb, um durch den Tag zu kommen.

Nehmen Sie sich etwas Zeit, schließen Sie Ihre Augen und konzentrieren Sie sich darauf, warum Sie anfangen wollen, sich zu bewegen. Haben Sie Ihre Beschwerden satt? Kommen Sie kaum noch die Treppe hoch? Schämen Sie sich, weil Sie immer zwei Flugzeugsitze buchen müssen? Niemand außer Ihnen sieht Ihre Beweggründe. Also legen Sie los und bringen Sie sie zu Papier! Schreiben Sie Ihre Gründe an den Rand dieser Seiten, wenn Sie möchten. Ein Buch, das mit Notizen vollgeschrieben ist, hat man offensichtlich sehr intensiv und

aufmerksam gelesen. Es zeigt, dass man das Gelesene wirklich verarbeitet hat. Halten Sie Ihre Notizen griffbereit und erinnern Sie sich selbst immer wieder daran, was Sie erreichen wollen. Und nun lesen Sie weiter und erfahren Sie, wie Sie schnurstracks in Schwung kommen und Ihre Gesundheit steigern.

MASS NEHMEN

Nehmen Sie als Erstes einmal Maß. Das Erste, was ich tat, als ich meinen Körper nicht mehr recht leiden mochte, war, mich im verschlossenen Bad auszuziehen. Ich schaute mich gründlich und lange im Spiegel an. Das ist nicht einfach! Da stehen Sie nun, alleine mit sich und dem Beweis, dass Sie bei Weitem zu viel Fett an den Hüften haben. Es gab Tage, da wollte ich nicht einmal das Licht einschalten, als ich mich morgens anzog, geschweige denn mein schwabbeliges Selbst im Spiegel betrachten. Ich wusste also, dass es an der Zeit war, ernst zu machen und mich meinen Problemen zu stellen. Ich wusste auch, dass ich es nicht weiter akzeptieren konnte, mich laufend unwohl zu fühlen. Die Dinge würden nur noch schlimmer werden, wenn ich nichts änderte.

Machen Sie in Ihrem Kopf eine Liste der Dinge, die Sie an Ihrem Körper mögen, und ebenso eine Liste der Aspekte, die Sie nicht mögen. Ich wiederhole: **Aspekte, die Sie mögen!** Es geht hier nicht darum, den eigenen Körper niederzumachen. Sie sollen nur ehrlich zu sich sein. Ich liebe meine Augen, meine Haare, meine Zehen. Aber meine Oberschenkel liebe ich nicht. Jeden negativen Gedanken gleichen Sie durch mindestens drei positive aus.

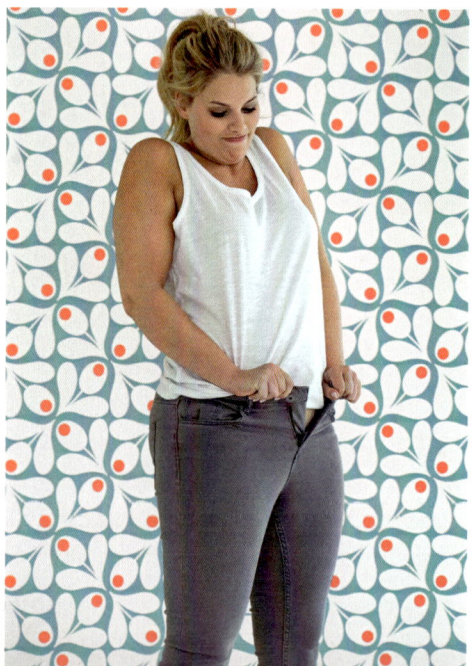

Als Nächstes nehmen Sie ein Maßband. Die Waage kann ein Albtraum sein, wenn man abnehmen will. Unser Körpergewicht schwankt ständig – abhängig vom Wasserhaushalt, dem Hormonlevel, der Nahrung und Flüssigkeit, die zum Zeitpunkt des Wiegens im Magen und Darm ist etc. Außerdem ist Muskelmasse viel dichter, also schwerer als Fettmasse, weshalb es gerade am Anfang eine Phase geben wird, in der sich Ihr Gewicht gar nicht reduziert, sich Ihr Körper aber ändert. Wegen des unterschiedlichen spezifischen Gewichts sind fünf Kubikzentimeter Muskelmasse viel schwerer als fünf Kubikzentimeter Fett, das schließlich oben schwimmt, weil es leichter ist als Wasser. Ein Maßband bietet also eine viel präzisere Möglichkeit, Veränderungen festzuhalten. Notieren Sie sich den Umfang Ihrer Taille, Ihrer Hüften, Arme, Oberschenkel und Waden sowie Ihre Oberweite. Sie könnten auch ganz einfach Ihre Lieblings-Skinny-Jeans aus dem Schrank kramen und sie als Maß verwenden, um Ihren Fettabbau zu prüfen. Gerade die Jeans-Methode funktioniert bei mir sehr zuverlässig.

Wenn Sie sich unbedingt wiegen wollen, rate ich Ihnen, sich das abzugewöhnen. Fangen Sie an, indem Sie sich nur noch einmal die Woche wiegen, dann nur noch einmal alle zwei Wochen und schließlich nur noch einmal pro Monat oder seltener. Bald genug werden Sie die Erfolge des Eating clean an sich selbst sehen können: mehr Energie, geistige Klarheit da, wo früher das Nachmittagsloch klaffte, tolle Haut und – siehe da! – Gewichtsverlust.

SICH ZIELE SETZEN

Sie haben sich entschieden und bereits Ihren Ausgangspunkt vermessen. Nun ist es an der Zeit, Ihre Ziele zu definieren. Wie bei jedem Ziel im Leben müssen Sie kleine Schritte tun, um ans Ziel zu kommen. Es ist schon aufregend, sich große Ziele zu setzen und, sagen wir, 50 Kilo abnehmen zu wollen. Besser setzen Sie sich aber kleine Zwischenziele, um motiviert zu bleiben: Pfund für Pfund, meine Lieben, Pfund für Pfund! Wenn Sie beim Eat-Clean-Lifestyle bleiben, werden Sie diese Pfunde nie wiedersehen. Und tschüss!

Mein erstes Ziel damals war, genug abzunehmen, um mich gesund zu fühlen. Ich wollte die Treppe hochlaufen können, ohne zu japsen, und meinen Töchtern eine gesunde und körperlich aktive Mutter sein. Natürlich wollte ich auch im Bikini gut aussehen. Aber bevor ich in die Nähe dieses Ziels gelangte, war es nötig, mir erst einmal kleinere Ziele zu stecken.

WICHTIGER HINWEIS

Wenn Sie gesundheitliche Probleme haben oder hatten, müssen Sie zur Abklärung einen Arzt aufsuchen, bevor Sie ein Trainingsprogramm starten. Es ist außerdem vernünftig, einen kompletten Gesundheitscheck beim Arzt durchführen zu lassen, bevor man ein Abnehmprogramm angeht. So sind Sie auf der sicheren Seite.

MYTHEN ÜBER DEN KÖRPERFETTANTEIL

Der Körperfettanteil besagt, zu wie viel Prozent Ihr Körper aus Fett besteht im Vergleich zur fettfreien Masse (FFM) der Organe, Knochen und Muskeln. Die Messmethoden variieren stark in puncto Genauigkeit und Praktikabilität. Die schicken Körperfettwaagen in Fitnessstudios und die Handgeräte zur Messung sind äußerst ungenau. Den Goldstandard auf dem Gebiet der Körperfettmessung stellen eine MRT-Aufnahme oder eine Dichtebestimmung mit einer hydrostatischen Waage dar – beides sehr aufwendig und kostspielig. Der beste Kompromiss ist eine Körperfettzange, ein sogenannter Fett-Caliper! Dieses altbewährte Gerät sieht etwa aus wie ein Zirkel, misst aber sehr akkurat, wenn man es richtig einsetzt. Außerdem ist es sehr preisgünstig. Investieren Sie lieber in eine dieser Zangen als in ein Digitalgerät, das Batterien verbraucht.

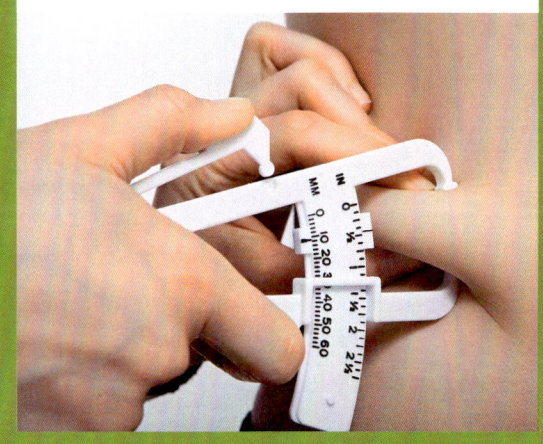

FIXIEREN SIE IHRE ZIELE

Schnappen Sie sich ein Stück Papier und legen Sie los!

- **Entscheiden Sie sich für Ihr Fernziel:** Schreiben Sie es auf und hängen oder legen Sie den Zettel an einen Ort, an dem er immer gut sichtbar ist.

- **Legen Sie kleinere Etappenziele fest:**
  a) Setzen Sie sich ein Ziel, das Sie in einer Woche ab Start erreichen wollen. Das könnte sein, dass Sie zwei Pfund abnehmen, auf Sahne und Zucker im Kaffee verzichten oder jeden Abend einen Spaziergang machen. Setzen Sie sich für jede Woche ein neues Ziel und halten Sie sich unbedingt weiter an Ihre Errungenschaften aus den vergangenen Wochen.
  b) Setzen Sie sich ein Ziel, das Sie einen Monat nach Ihrem Starttag erreicht haben wollen, und eines, das Sie innerhalb eines Jahres erreichen möchten. Gehen Sie weiter so vor, bis Sie Ihre Fernzielmarke erreicht haben.

Knipsen Sie Bilder von sich, die Ihren Fortschritt dokumentieren. Führen Sie Buch über die Trainingshürden, die Sie gemeistert haben. Halten Sie alles fest, was Ihnen dabei hilft, am Ball zu bleiben. Falls Sie davon träumen, es eines Tages auf das Cover eines Fitness- oder Sportmagazins zu schaffen, dann notieren Sie auch dieses Ziel auf ein Stück Papier und halten es in Sichtweite. Ich helfe vielen Menschen dabei, ihre Abnehmziele zu erreichen, und habe festgestellt, dass es besonders hilfreich ist, sich eine „Traum-Tafel" zu erstellen. Darauf heften Sie Bilder und Notizen, die zeigen, was Sie erreichen wollen. Der eine möchte einen Marathon laufen können, die nächste an Fitnesswettbewerben teilnehmen, wieder andere wollen sich einfach nur gut genug fühlen, um mit ihren Kindern spazieren gehen zu können. Das alles sind lobenswerte Ziele.

Ich habe meine Ziele in meinem Trainingstagebuch notiert, wo ich sie jeden Tag sehen kann. So kann ich jederzeit Anpassungen vornehmen und mich selbst motiviert halten. Ich notiere es, wenn ich auf Schwierigkeiten stoße oder Fehler erkenne, die ich gemacht habe. Auch Phasen der Müdigkeit halte ich fest oder Erfolgserlebnisse wie das, als ich es zum ersten Mal schaffte, 230 Kilo auf der Beinpresse zu stemmen! Nutzen Sie die leeren Seiten, um die Details Ihrer Entwicklung festzuhalten.

RÜSTEN SIE SICH AUS

Um Ihr Sportprogramm richtig genießen zu können, ist es wichtig, dass Sie es bequem haben. Bei der heute sehr großen Auswahl an Sportkleidung und -ausrüstung ist das nicht schwer. Hier folgt eine Checkliste mit Dingen, die Ihnen das Training erleichtern.

- **Schuhe von guter Qualität.** Diese müssen je nach Intensität und Häufigkeit Ihres Trainings möglicherweise alle paar Monate erneuert werden.
- **Bequeme Sportkleidung.** Wählen Sie bequeme und atmungsaktive Teile. Wenn Ihre Kleidung zu weit ist, kann sie sich in den Trainingsgeräten verfangen. Achten Sie deshalb auf körpernahen Sitz.
- **Wasserflasche.** Ich habe meine Edelstahlflasche immer mit, egal wo ich hingehe, und erst recht, wenn es das Fitnessstudio ist.
- **Handschuhe.** Fürs Gewichtheben empfehle ich Ihnen Trainingshandschuhe. Diese sorgen für einen besseren Halt und verhindern die Bildung von Schwielen.

Ich weiß, dass Sie sich jetzt schon besser fühlen, dabei sind wir noch nicht einmal von der Couch runter. Los geht's mit der Bewegung!

KARDIO-TRAINING

Kardiovaskuläres Training, also Herz-Kreislauf-Training, zielt auf die Kraft und Effizienz Ihres Herzens. Dieser starke Muskel ist etwa so groß wie Ihre Faust und muss kräftig und gesund gehalten werden, damit er das Blut durch den ganzen Körper pumpen kann.

Kardio-Training kann entweder Ihr schlimmster Albtraum oder Ihr bester Freund sein, je nachdem, wie Sie es angehen. In jedem Fall ist es wichtig für Ihren allgemeinen Gesundheitszustand und zügiges Abnehmen. Laufband, Step-per, Crosstrainer, Seilspringen, Step-Aerobic, Schwimmen und Radfahren sind nur einige der vielen Möglichkeiten, Ihren Körper in Bewegung statt in einen Dämmerschlaf zu versetzen. Die Liste mit Kardio-Geräten und kardiovaskulären Übungen ist schier endlos und kann gerade auf Anfänger respekteinflößend wirken. Entspannen Sie sich! Fangen Sie an, indem Sie einfach nach draußen gehen. Sie schnappen frische Luft und machen gleichzeitig ein wenig Sport. Der Gehweg in Ihrem Viertel ist vermutlich viel weniger einschüchternd als das Fitnessstudio. Und günstiger ist es allemal.

Wenn Sie so weit sind, legen Sie einen Zahn zu und nehmen an einem Fitnesskurs teil oder verabreden sich mit Freunden, um ein paar Runden zu laufen. Es ist sehr wichtig, dass Sie sich eine oder mehrere Aktivitäten aussuchen, die Ihnen Spaß machen, damit es sich nicht wie Arbeit anfühlt.

Zum Abnehmen empfehle ich Ihnen fünf bis sechs Kardio-Einheiten pro Woche jeweils mit einer Länge von mindestens 30 bis 45 Minuten. Machen Sie sich keine Sorgen, wenn Sie nicht gleich beim ersten Mal 30 Minuten durchhalten. Sogar einfaches Gehen, erst recht Walking, ist kardiovaskuläres Training; also tun Sie, was Ihnen entspricht, und gehen Sie ein Stück. Fangen Sie langsam an und arbeiten Sie auf ein gleichmäßiges, zügiges Tempo hin. Vergessen Sie nicht, sich vor dem Start fünf bis zehn Minuten lang aufzuwärmen, um Ihr Herz und Ihre Muskeln auf die Bewegung einzustimmen.

Eines der wichtigsten Dinge, auf die Sie beim Herz-Kreislauf-Training achten müssen, ist es, innerhalb Ihrer „Zielherzfrequenz" zu bleiben. Diese ist unterschiedlich, je nachdem, wie alt und wie trainiert Sie sind. Stellen Sie immer sicher, dass Sie Ihre Trainingseinheiten der zulässigen Belastung Ihres Körpers anpassen.

Auch können Sie Ihren Fortschritt messen, indem Sie die Borg-Skala der RPE-Werte (**R**eceived **P**erception of **E**xertion = subjektives Belastungsempfinden) heranziehen. Mehr Informationen zum anzustrebenden Pulsfrequenzbereich und der Borg-Skala finden Sie auf der nächsten Seite.

KARDIO KANN SPASS MACHEN

Probieren Sie es einfach aus! Sie können mir nicht weismachen, dass Ihnen von all diesen Aktivitäten gar nichts Spaß macht!

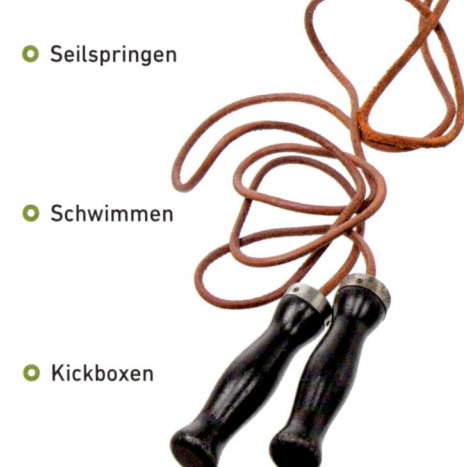

- **Seilspringen**

- **Schwimmen**

- **Kickboxen**

- **Zirkeltraining**
  (fünf Minuten Laufen, fünf Minuten Seilspringen, fünf Minuten auf dem Stepper – und dann das Ganze noch einmal!)

- **Intervalltraining**
  (zwei Minuten schnelles Laufen und drei Minuten langsames Laufen im Wechsel – fünfmal nacheinander)

- **Vereinssport**
  (Basketball, Fußball, Rudern etc.)

- **Tanzkurse**

- **Aqua-Aerobic**

IMMER IM GRÜNEN BEREICH!

So errechnen Sie Ihre beim Training maximal zulässige Herzfrequenz: Subtrahieren Sie Ihr Alter in Jahren von 220: Sind Sie 50 Jahre alt, ist Ihr Maximalpuls 220 minus 50, also 170 Schläge pro Minute.

220 minus Ihre Lebensjahre = Ihr zulässiger Maximalpuls

Anfänger sollten zwischen 55 und 65 % ihres Maximums bleiben. Multiplizieren Sie Ihren Maximalpuls also mit 0,55 und 0,65. Liegt der Maximalpuls bei 170, liegt Ihr Idealbereich zwischen $170 \times 0{,}55 = $ **93** und $170 \times 0{,}65 = $ **110,5**.

Fortgeschrittene Anfänger sollten zwischen 65 und 75 % ihrer Maximalfrequenz trainieren; **fortgeschritten Trainierte** absolvieren ihr Work-out im Bereich zwischen 75 und 85 % ihres Maximalpulses.

Den Puls können Sie beim Training mit den Geräten am Kardio-Equipment des Fitnessstudios messen, die aber ungenau sein können. Am exaktesten sind ein tragbarer Pulsmesser mit Uhrarmband oder Brustgurt oder eine manuelle Messung: Tasten Sie mit Zeige- und Mittelfinger nach Ihrer Halsschlagader (beidseitig neben der Luftröhre gelegen), üben Sie leichten Druck aus und zählen Sie Ihren Puls 15 Sekunden mit. Multiplizieren Sie diese Zahl mit 4, ergeben sich die Schläge pro Minute.

BELASTUNGSEMPFINDEN

Schätzen Sie nach dieser Skala Ihre Trainingsintensität ein. Bei gleichmäßiger Intensität sollten Sie sich zwischen Level 4 und 6 bewegen; bei Intervalltraining sollten Sie in den Belastungsphasen auf Level 8 oder 9 kommen, dazwischen auf Level 3 oder 4.

Level 1: Keine Belastung. So, als würden Sie auf der Couch sitzen.

Level 2: Mühelos. So könnten Sie eine Weile weitermachen.

Level 3: Nicht mehr ganz mühelos. Ihr Atem geht schneller.

Level 4: Moderat. Sie brechen in Schweiß aus, können aber noch gut sprechen.

Level 5: Mittelschwer. Sie schwitzen stark, können aber noch sprechen.

Level 6: Schwer. Es wird hart, und das Sprechen gerät ins Stocken.

Level 7: Sehr schwer. Sie schwitzen extrem und können sich nicht mehr unterhalten.

Level 8: Irrsinnig schwer. Sie keuchen und ächzen.

Level 9–10: Zu viel! Das halten Sie wirklich nicht durch.

KRAFTTRAINING

Als ich anfing zu trainieren, machte ich nur Kardio-Training, weil ich nichts anderes kannte. Das Laufband und ich waren damals die besten Freunde, und für mich war es ein wunderbares Gefühl, den Stress, der sich tagsüber angestaut hatte, einfach weglaufen zu können, während ich Musik hörte und mich selbst darüber vergaß. Leider stellte ich einige Monate später fest, dass ich nur zu einer schmäleren Version meines früheren schwabbeligen Selbst geworden war. Ich musste etwas unternehmen, um meine schlaffen Muskeln zu straffen. Wahrend ich also meinen zwei Lieblingsgeräten Laufband und Crosstrainer treu blieb, machte ich mir Mut, es mit den Gewichten zu versuchen. Ja: Krafttraining!

Liebe Tosca,

ERFOLGSGESCHICHTE

ich bin eine 63 Jahre alte Frau. Vor drei Jahren wog ich 102 Kilo bei einer Größe von 1,60 Metern und konnte fast nur herumsitzen. In drei Jahren habe ich 48 Kilo abgenommen und mein Aktivitätslevel von sitzend auf athletisch hochgeschraubt. Ich habe drei Marathonläufe mitgemacht und besitze mehr Energie als je zuvor. Ich fing an abzunehmen, als ich auf gesunde Ernährung und angemessene Portionen umgestiegen war – genau das, was dein Buch empfiehlt. Nachdem ich dein Buch gelesen habe, werde ich nun „cleaner" essen. Ich will zwar nicht weiter abnehmen, aber mich clean ernähren, um meine Gesundheit und mein Energielevel auf ein Optimum zu bringen und mein jetziges Gewicht zu halten.

Vielen Dank für das tolle Buch!
Ich werde es überall empfehlen.

Beste Grüße,
Marg Frers

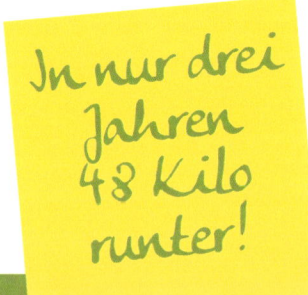

In nur drei Jahren 48 Kilo runter!

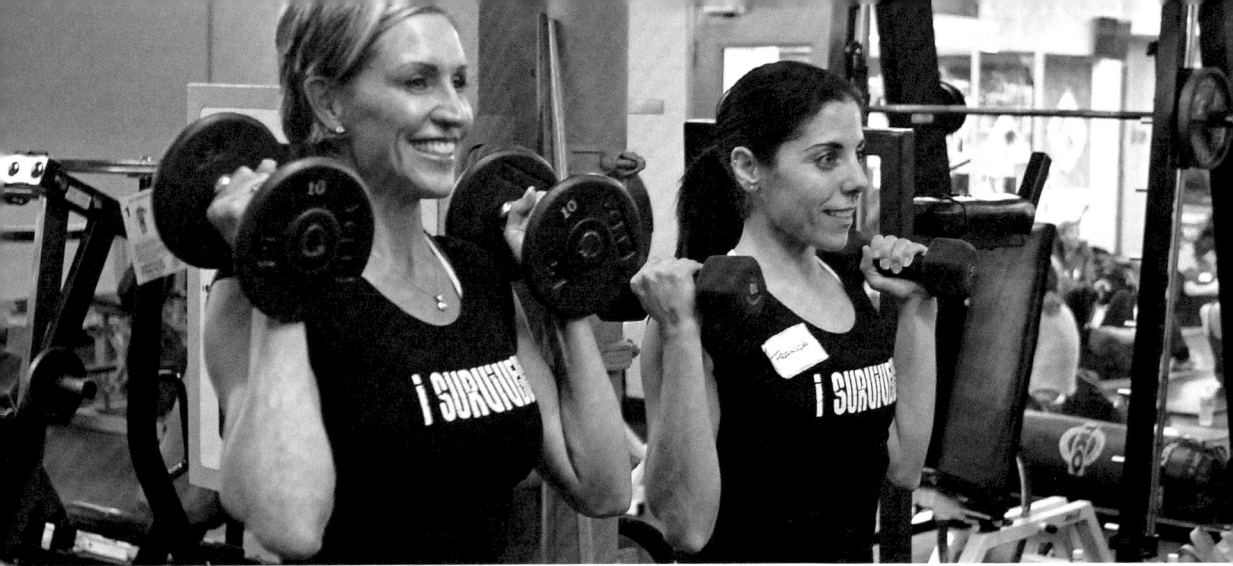

Die Vorstellung, Gewichte zu heben oder zu „pumpen", kann für einen Anfänger grauenhaft sein. Das erste Mal im Fitnessstudio war für mich ein Erlebnis, das ich nie vergessen werde. Wohin ich auch schaute, überall grunzende Männer und seltsame Geräte. Aus Angst und Unwissenheit blieb ich nur bei den Kardio-Geräten. Von Langhanteln hatte ich keine Ahnung, ganz zu schweigen vom Gravitron. Immerhin das Laufband hatte ich verstanden.

Als ich an einem Bodybuildingwettbewerb teilnehmen wollte, musste ich meine Angst vor den Gewichten überwinden. Ich machte ein paar Trainingseinheiten mit einem Personal Trainer und bekam eine Einführung ins Krafttraining. Zusammen haben wir ein Programm für mich entwickelt, und er war auch mein Schutz vor dem Geglotze und den blöden Sprüchen im Kraftraum. Er war es, der aus meinen Ängsten Enthusiasmus gemacht hat und meinen Körper von schlank, aber wabbelig, in schlank und muskulös verwandelt hat. Ich habe einen Grad an Selbstvertrauen

erlangt, wie ich ihn seit Jahren nie hatte. Schon bald hatte ich den Plan, meine Figur umzuformen, an dem ich entschlossen festhielt. Wenn ich im Fitnessstudio ankam, steckte ich mir Ohrstöpsel rein, zog mir die Kappe ins Gesicht und machte mich an die Arbeit. Was dort geschah, war die reinste Magie!

Wenn Sie den Einstieg ins Krafttraining planen, lege ich Ihnen die Teilnahme an einem Orientierungskurs in einem Fitnessstudio ans Herz. Die ausgebildeten Trainer dort können Ihnen jedes Gerät genau erklären. Sobald Sie sich souverän genug fühlen, nehmen Sie ein Notizbuch und erstellen Ihren eigenen Trainingsplan. Falls nicht, vereinbaren Sie ein paar Sitzungen mit einem Personal Trainer. Sie werden staunen, was Sie alles machen können! Der Personal Trainer ist es möglicherweise, der Ihnen Ihre Angst vor der „anderen Seite" des Fitnessstudios nimmt – dem Kraftraum. Und da wollen Sie doch auf jeden Fall hin, denn dort wird die eigentliche Veränderung Ihres Körpers stattfinden.

DER EINSTIEG INS KRAFT-TRAINING

Hier ein paar Tipps für den Einstieg:

○ **Fangen Sie bei den Geräten an:** Eine starke Körpermitte ist die Basis für das Freihanteltraining. Anfänger haben oft Probleme damit und geben bald entmutigt oder wegen einer Verletzung auf. Die Geräte stabilisieren Ihre Körpermitte.

○ **Trainieren Sie Muskelpaare:** Trainieren Sie nicht nur Ihren Bizeps; der gegenüberliegende Trizeps muss auch trainiert werden. Viele Männer beschränken sich auf den Oberkörper, jedoch ist der Unterkörper mindestens ebenso wichtig. Das Trainieren des ganzen Körpers gewährleistet die Entwicklung einer wohlproportionierten Figur.

○ **Beginnen Sie leicht und lang:** Um sich nicht gleich zu verletzen, fangen Sie an mit leichten Gewichten und langen Sätzen. Details zu Sätzen und Wiederholungen finden Sie im Kasten rechts.

○ **Fordern Sie sich:** Achten Sie darauf, dass Ihre Gewichte nicht zu leicht sind. Ihre Muskeln sollten nach dem Satz müde sein, aber nicht so erschöpft, dass Sie deshalb abbrechen müssen.

○ **Sorgen Sie für Abwechslung:** Sie sollten Ihren Trainingsplan alle vier Wochen ändern. Ihr Körper gewöhnt sich sehr schnell an Übungen, weshalb wir beim Training immer wieder auf Plateauphasen stoßen. Um laufend Fortschritte zu spüren, müssen Sie Ihr Programm immer wieder variieren.

WIEDERHOLUNGEN UND SÄTZE

Wiederholung = einmaliges Ausführen einer bestimmten Bewegung

Satz = Übungsabfolge mit einer Anzahl von Wiederholungen

Für Muskelausdauer

○ **Leichte Gewichte**

○ **Wiederholungen:** 14 bis 20

○ **Sätze:** 2 bis 3

Für Muskelfestigkeit

○ **Mittelschwere Gewichte**

○ **Wiederholungen:** 8 bis 12

○ **Sätze:** 3 bis 4

Für Muskelkraft:

○ **Schwere Gewichte**

○ **Wiederholungen:** 5 bis 8

○ **Sätze:** 4 bis 6

Anmerkung: Es muss anstrengend sein, einen Satz durchzuhalten; sonst erzielen Sie keinen guten Effekt. Ist es das nicht, sollten Sie schwerere Gewichte auflegen.

STRETCHING

Dehnübungen (Stretching) sind die beste Art
des Cool-downs nach dem Training. Stretching eignet sich auch hervorragend dazu, die
Blutzirkulation in den Muskeln anzuregen, was
wiederum Giftstoffe ausschwemmen hilft und
so den Muskelkater abschwächt. Außerdem
bleiben Sie durch das Stretching beweglicher,
was vor allem im höheren Alter Verletzungen
vorbeugt. Dehnen Sie immer die Muskeln, die
Sie gerade trainiert, also zusammengezogen
haben. Halten Sie jede Dehnung mindestens
30 Sekunden. Versuchen Sie es auch einmal
mit Yoga, um Ihre Flexibilität zu steigern. Sie
werden staunen über den Fortschritt, den Sie
in kurzer Zeit erreichen können.

> „Stretching eignet sich
> auch hervorragend, die
> Blutzirkulation in den
> Muskeln anzuregen, was
> Giftstoffe ausschwemmen
> hilft und so den Muskel-
> kater abschwächt."

DEN ÜBERBLICK BEHALTEN

Wie um Himmels willen sollen Sie all das
behalten? Genau wie das Notizbuch, in dem
Sie festhalten, was Sie essen, ist ein Trainingstagebuch das ideale Instrument, wenn Sie
den Überblick über Ihren Fortschritt behalten
wollen. Ich notiere darin meine Maße, Ziele
und täglichen Aktivitäten. Sie können Tag für
Tag notieren, was Sie alles geschafft haben:
Ihr Kardio- und Krafttraining, wie Sie sich
fühlen etc. Sie können in Ihrem Buch auch
neue Übungen notieren, von denen Sie gelesen
haben. Beim Blättern sehen Sie auch sofort,
wann es an der Zeit ist, Ihre Trainingsroutine
zu ändern, damit Sie motiviert bleiben und
weitere Fortschritte erleben.

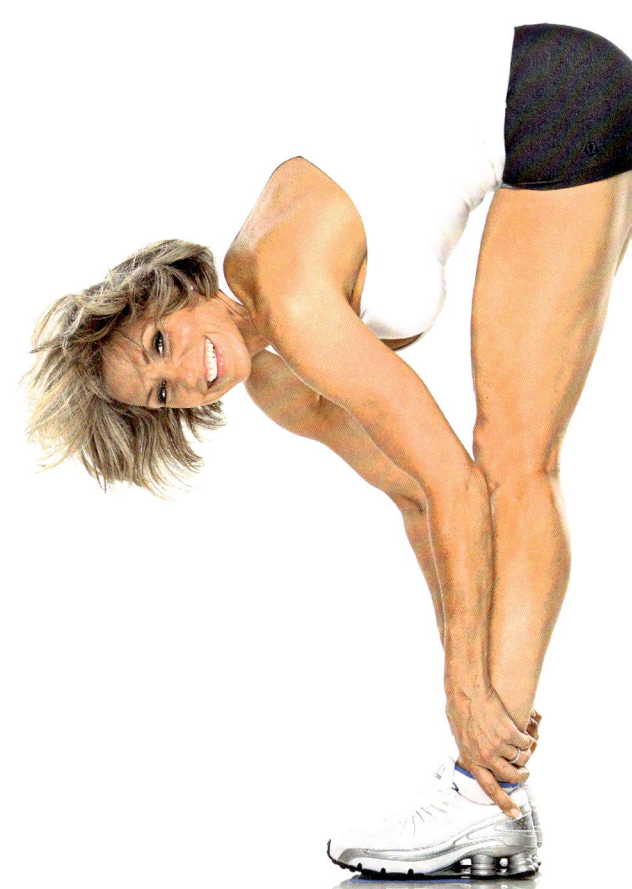

DIE SACHE MIT DEN PROTEINRIEGELN

Frage: Wann ist etwas Gutes nichts Gutes mehr?

Antwort: Wenn das Gute Ihr Standardsnack wird und Sie zu viel davon essen.

„Was soll ich jetzt essen?" Aus Bequemlichkeit oder Gewohnheit glauben viele, dass Proteinriegel die Patentlösung für jeden Notfall sind, wenn der Hunger kommt. Das Problem mit Proteinriegeln: Obwohl sie einen bestimmten Zweck gut erfüllen, ist es gefährlich, sie als Mahlzeit-Ersatz zu betrachten, nicht nur weil sie neben Protein noch viele andere Zutaten enthalten, sondern auch weil wir Gefahr laufen, zu viele von ihnen zu essen.

Mein Grundsatz ist, dass ich gekaufte Proteinriegel nur dann esse, wenn ich in einer absoluten Hungerkrise stecke und meine treue Kühltasche gerade nicht dabeihabe, was etwa ein- oder zweimal im Jahr passiert. Der Grund: Wenn etwas zu gut schmeckt, um wahr zu sein, liegt das sicher daran, dass darin eine Riesenmenge Zucker und andere fragwürdige Zutaten stecken – Zutaten, die ich kaum aussprechen kann und die mein Körper nicht ohne Weiteres verarbeitet. In der Theorie ist ein Proteinriegel eine gute Sache. Auf den ers-

ten Blick ein idealer Energielieferant, voll von nützlichem Protein und schön handlich. In der Praxis jedoch sind die meisten Riegel das genaue Gegenteil eines gesunden Nahrungsmittels: Skrupellose Hersteller haben das enorme Absatzpotenzial dieser Riegel für sich entdeckt und packen oft allerlei billige Füllstoffe hinein, die dem eigentlichen Sinn der Riegel absolut zuwiderlaufen. Anders ausgedrückt: Proteinriegel ist nicht gleich Proteinriegel.

Ein hochwertiger Proteinriegel kann bei einer sonst ungesunden Ernährungsweise eine bequeme und sinnvolle Ergänzung sein; sobald Sie jedoch mit dem Eating clean anfangen, werden Sie schnell merken, dass Sie diese Riegel nicht mehr brauchen und sie deshalb nur eine Nebenrolle in Ihrer Ernährung verdienen – außer Sie stecken gerade in der Klemme. Einer der großen Vorteile des Eat-Clean-Lifestyles ist, dass Sie ohnehin mindestens sechsmal am Tag Protein zu sich nehmen. Es ist ganz einfach Teil Ihres Ernährungsplans. So passiert es Ihnen kaum, dass Sie nicht genug Protein zu sich genommen haben. Seien Sie also vorsichtig mit den Riegeln. Außerdem essen wir in unserer westlichen Gesellschaft ohnehin oft zu viel Protein.

Wenn Sie körperlich aktiv sind und entweder regelmäßiges kardiovaskuläres Training treiben oder Metabolic Resistance Training, müssen Sie bewusst auf Ihren Eiweißkonsum achten. Der ideale Treibstoff für einen schlanken, muskulösen Körper ist natürlich die Kombination von fettarmen Proteinlieferanten und komplexen Kohlenhydraten. Anstelle eines Proteinriegels können Sie ebenso gut einen Apfel und eine Handvoll ungesalzene Mandeln essen. Der Unterschied ist, dass Sie bei Äpfeln und Mandeln genau wissen, was Sie zu sich nehmen. Vergleichen Sie das mit dem Riegel: Was steckt da wirklich drin?

Genau das ist das Problem: Viele der Riegel enthalten ungesunde Transfettsäuren und gesättigte Fettsäuren, Unmengen von Fruktose-Glukose-Sirup (sprich Zucker), künstliche Süßungsmittel (gefährlich) und noch einen ganzen Waschzettel voller Zutaten, die nicht in einen gesunden Körper gehören. Da könnten Sie auch gleich einen Schokoriegel essen!

Die schädlichste aller aufgelisteten Zutaten ist Zucker. Ja, Zucker! Mehr über dieses weiße Gift lesen Sie ab Seite 186.

Zucker ist auf jeder erdenklichen Ebene ein zerstörerischer „Anti-Nährstoff". Sie dürfen nicht etwas mit Zucker essen und dabei denken: „Ach, das ist doch nur etwas Süßes". Die Süße ist nur der Deckmantel, unter dem die schleichende Verwüstung stattfindet, die Zucker auf Zellebene betrachtet in uns anrichtet – vom ersten Bissen an. Die meisten Riegel haben einen hohen Gehalt an Zucker oder Zuckeralternativen, deshalb schmecken sie so gut. Käufer aufgepasst!

Beim Eating clean plädiere ich für dafür, Lebensmittel so natürlich wie möglich zu essen. Warum sollte man diese gesunde Angewohnheit durch einen Gesundheitshochstapler gefährden? Halten Sie sich von den meisten Riegeln fern, nähern Sie sich den anderen nur mit Vorsicht und greifen Sie im Zweifel zu ungesalzenen Nüssen und Obst. Was ist an einem Apfel und einer Handvoll Mandeln unhandlich oder unpraktisch?

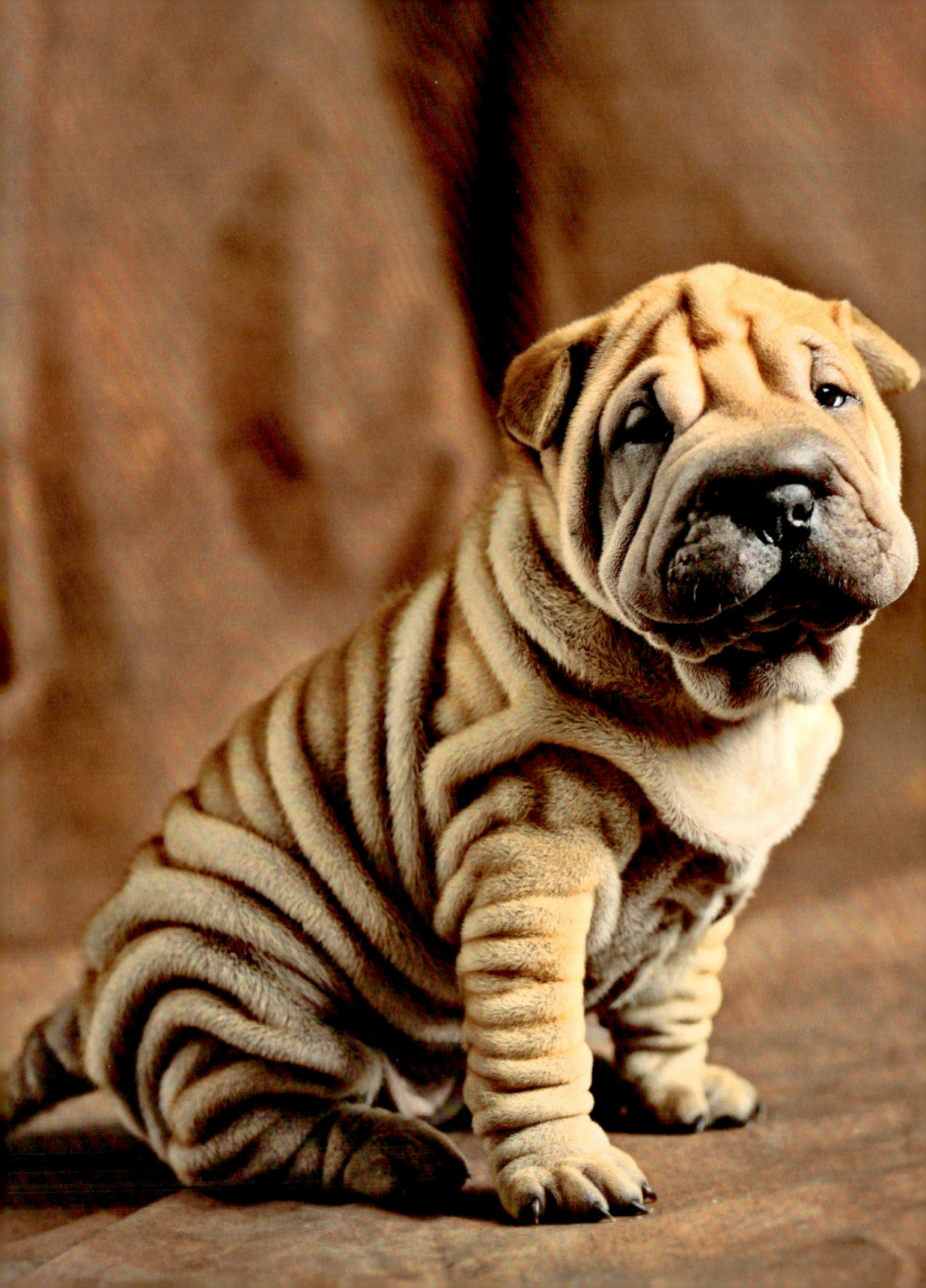

Cellulitis und schlaffe Haut

DAS FETT IST WEG –
IHRE FIGUR LEIDER AUCH!

Toll! Sie sind auf die Waage gestiegen, und siehe da: schon 20 Kilo weniger. Herzlichen Glückwunsch! All die Wochen des Eating clean haben sich ausgezahlt, und Sie sehen besser aus, aber auch ein wenig eigenartig. Wo bis vor Kurzem noch das „pralle Leben" herrschte, an Ihren Brüsten und Ihrem Po, sieht es nun eher nach ausgeleierten Kartoffelsäcken aus, und aus dem Spiegel blickt Ihnen das Gesicht einer alten Frau entgegen – typisch, wenn weniger Fett die Haut strafft. Ganz zu schweigen vom Hänge-Po-Syndrom. Huch!

Warum hat Sie niemand davor gewarnt, dass das Resultat so aussehen kann, wenn Sie sich selbst etwas Gutes tun? Es ist ein bisschen so, als hätte man ein Baby bekommen. Es ist schön und gut, schwanger zu sein, und man freut sich auf das Baby, das früher oder später kommen wird, aber niemand erzählt einem etwas über eindrucksvolle Details wie Geburtsschmerzen und den schlappen Hautsack, mit dem man zurückbleibt.

Das ist die abschreckende Seite des Fettabbaus, und zwar nicht nur für Frauen. In diesem Kapitel finden deshalb auch Männer Tipps. Sie möchten abnehmen, und eine Zeit lang ist es unglaublich aufregend, die Kilos purzeln zu sehen, aber dann müssen Sie es schaffen, sich auszusöhnen mit dem neuen Körper, den Sie zum Vorschein gebracht haben. Wer ist die Person, die Ihnen da im Spiegel gegenübersteht? Sie sieht aus wie eine schmalere Version von Ihnen, aber irgendetwas fehlt da noch. Die Haut ist schlaff und labberig und hat keinerlei Fülle mehr – Fülle, die vormals vom Körperfett aufrechterhalten wurde. Nahezu jeder, der viel abgenommen hat, hat mit diesem Problem zu kämpfen, und den vielen Briefen und E-Mails nach zu urteilen, die Sie mir geschrieben haben, wollen Sie Antworten.

DAS FETT IST WEG, ABER
DER RETTUNGSRING NICHT!

Was kann man gegen schlaffe Haut vor allem in der Bauchgegend tun? Unsere Haut ist ein unglaublich nachsichtiges Gewebe. Sie nimmt jahrelange Fehlernährung hin, verzeiht kiloweise Eiscreme, Hunderte von überflüssigen Kilos, Schwangerschaften mit einem und mit mehreren Babys auf einmal und vergibt uns noch viele andere Schandtaten – und oft erholt sie sich von diese Strapazen, wenn man ihr eine Hochleistungsernährung gönnt und sich an ein straffes Trainingsprogramm hält. Ich habe Menschen kennengelernt, die mehr als 20 Kilo abgenommen und immer noch wunderschöne, straffe Haut haben. Aber mir sind auch Menschen begegnet, die ebenso viel abgenommen hatten und am Ende dastanden mit einem Lappen aus Haut, der aussah, als hätte man die Luft aus dem Schwimmreifen um ihre Hüften gelassen. Aber auch für dieses Problem gibt es eine Lösung.

HAUT – ETWAS VON DER MUTTER, ETWAS VOM VATER

Genetisch gesehen ist Ihre Haut ein bisschen wie die Haut Ihrer Mutter und ein bisschen wie die Ihres Vaters; mitunter gleicht sie der Haut eines Elternteils etwas stärker. Schauen Sie sich Ihre Eltern gut an, denn so bekommen Sie einen Eindruck davon, wie Ihre Haut sich entwickeln wird. Sie werden die genetische Herkunft Ihres Hautbildes akzeptieren müssen, jedoch können Sie mit der richtigen Ernährung Wunder bewirken. Ich habe drei Kinder zur Welt gebracht und um die 32 Kilo abgenommen. Trotzdem finde ich, dass sich mein Hautbild enorm verbessert hat, seit ich mich konsequent clean ernähre.

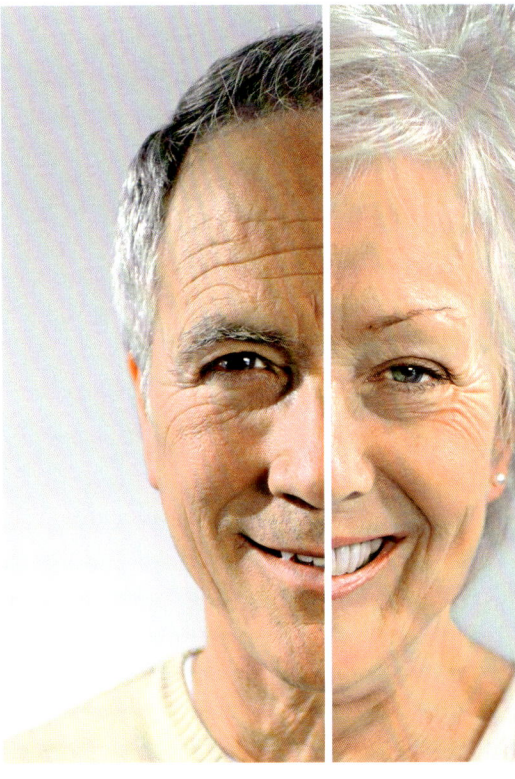

Die größte Veränderung bemerkte ich, als ich angefangen hatte, konsequent auf Zucker zu verzichten. Schnallen Sie sich an, meine Damen und Herren, hier mein wichtigster Tipp: Meiden Sie unbedingt Zucker und Weißmehl! Zucker ist ein Killer und ein Haut-Zerstörer. Unterschätzen Sie nie die tödliche Wirkung dieses süßen Gifts. Zucker ist, genau wie Kokain, nichts als eine reine Droge, jedoch tausendmal tödlicher, weil er nicht als illegal eingestuft ist. Meiner Meinung nach sollte er verboten werden; aber das ist ein anderes Thema für ein anderes Buch.

Haut ist ein sehr dichtes Gewebe, das aus mehreren Schichten elastischer Proteine besteht, genannt Elastin und Kollagen. Diese empfindlichen Proteinfasern sind miteinander verwoben und bilden eine dicke Schicht ähnlich einer Matratze, was unserer Haut sowohl ihre Elastizität als auch ihre Eigenschaft als Schutzbarriere verleiht. Diese Elastin-Kollagen-Matratzenschicht liegt in einer gelartigen wässrigen Flüssigkeit, genannt „Grundsubstanz". Diese ist überwiegend wasserhaltig und enthält eine Vielzahl an Nährstoffen, die unsere Haut erneuern und gesund erhalten. Konsumieren wir Zucker, baden wir diese feine Konstruktion in einer klebrigen Substanz, wie nur Zucker sie hervorbringt, und sie wird regelrecht verkleistert.

Machen Sie zu Hause ein kleines Experiment: Gießen Sie ein wenig von einem süßen Getränk wie Orangensaft oder Limo auf einen Teller und lassen Sie es etwas trocknen. Dann tauchen Sie einen Finger hinein. Was ist mit der Flüssigkeit passiert? Sie ist zu einem zähen, klebrigen Klecks geworden. Schließen Sie die Augen und stellen Sie sich die wunderbaren biegsamen Stränge von Kollagen und Elastin unter Ihrer Haut vor. Eine Cola, die Sie gerade getrunken haben, greift Ihre Haut an und lässt das Elastin und Kollagen verklumpen. Die Fasern können nun, da sie ihre Elastizität verloren haben, ihre Aufgaben nicht mehr erfüllen. Die Folge? Im Lauf der Zeit wird die Haut fahl und ausgemergelt aussehen, weniger belastbar sein und womöglich sogar einen aschgrauen Ton annehmen. Täuschen Sie sich ja nicht: Zucker lässt die Haut altern!

DIE HAUT VERZEIHT

Wenn man sein Gewicht reduziert hat, wird sich die Haut bis zu einem gewissen Grad regenerieren. Frauen erleben das immer wieder während und nach Schwangerschaften. Die Haut dehnt sich nicht nur, um Platz für das heranwachsende Baby zu schaffen, sondern zieht sich auch wieder zusammen, nachdem es das Licht der Welt erblickt hat. Dieser Vorgang kann ein Jahr oder länger dauern.

Elastizität zeichnet unsere Haut als belastbare, schützende Hülle aus. Ihre Dehnbarkeit wird während jeder Phase, in der sich der Körper stark verändert, beansprucht: Adoleszenz, Schwangerschaften, Gewichtszu- und Gewichtsabnahme. Die Haut ist nur bis zu einem gewissen Grad in der Lage, Ihnen „entgegenzukommen", wird aber früher oder später Anzeichen von Verfall zeigen wie verminderte Geschmeidigkeit und Elastizität, Dehnungsstreifen, Wunden oder Blutergüsse. Wenn Sie das wissen, können Sie solchen Problemen womöglich vorbeugen.

Die Hautelastizität nimmt auch im Zuge der Alterung ab. Mit zunehmendem Alter wird die Haut weniger widerstandsfähig, da Kollagen und Elastin abgebaut werden – eine natürliche Alterserscheinung. Man kann wenig dagegen tun, außer sich gesund ernähren, Sport treiben und sich wohlfühlen in seiner Haut, wohl wissend, dass man gut für sie gesorgt hat. In diesem Punkt wird sich der Eat-Clean-Lifestyle sehr zu Ihren Gunsten auswirken.

ERNÄHREN SIE IHRE HAUT

Die Haut am ganzen Körper spricht sehr gut an auf eine ausgewogene Ernährung. Zucker ist nicht der einzige Ernährungsfaktor, der hier anzusprechen ist. Ihre äußere Hülle ist das größte Organ des Körpers und erfüllt eine Vielzahl von Aufgaben. Unsere Haut ist nicht nur der Mantel, der das Innere umhüllt, sondern arbeitet auch als Klimaanlage, die uns kühlt, wenn es zu heiß wird, und uns wärmt, wenn notwendig. Darüber hinaus transportiert sie Giftstoffe aus dem Körper und beschützt uns

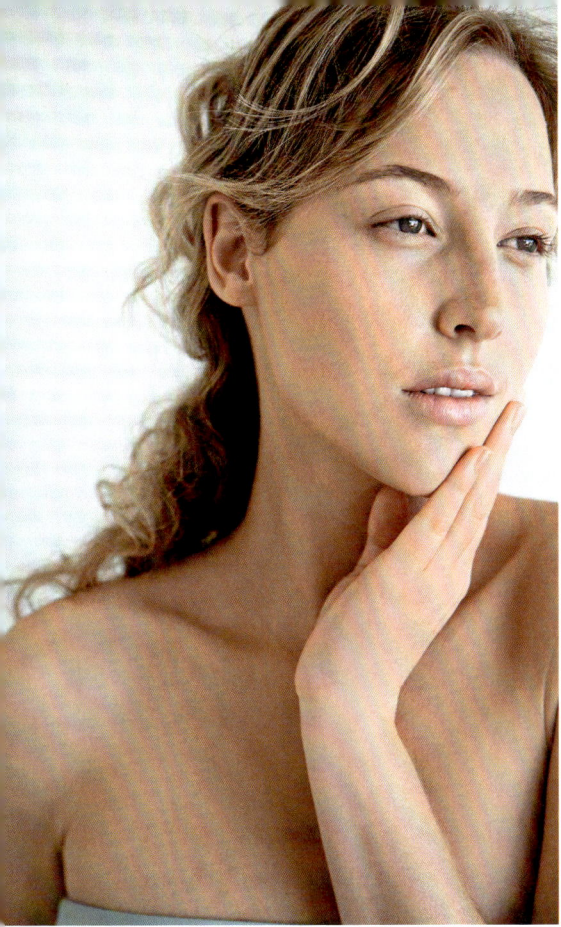

gesunde Lebensmittel aus jeder Lebensmittel-gruppe. Nährstoffreiche Produkte wie bei-spielsweise Äpfel, Eier, Nüsse, Bohnen, Fisch und grüner Spargel enthalten alles, was die Erde an Nährstoffen bietet, und all das landet letztendlich in Ihrem Körper. Die Nährstoffe, darunter Vitamine, Mineralstoffe und vieles mehr, sind für die Bildung einer gesunden, widerstandsfähigen Hautbarriere essenziell.

Stellen Sie sich einmal das Gegenteil vor: Wer an Diabetes leidet, kennt diesen Hautzustand, mit gefährlichen offenen Stellen, die sich entzünden können und schlimmstenfalls zur Amputation von Gliedmaßen führen. Oftmals kann man dies mit besserer Ernährung in den Griff bekommen. Falls Sie daran zweifeln, dass Ernährung diesen Unterschied bewirken kann, ist jetzt der Moment, Ihre Zweifel zu begraben!

vor gefährlichen äußeren Einflüssen. Unsere Organe, die Haut selbst eingeschlossen, brau-chen reichlich Mineralien, Vitamine, Proteine und Wasser, um eine optimale Gesundheit aufrechterhalten zu können und maximal funktionstüchtig zu bleiben.

Eating clean ist eine Ernährungsform, bei der Nahrungsmittel im naturbelassenen Zustand gegessen werden. Jede Mahlzeit soll komplexe Kohlenhydrate aus frischem Obst, Gemüse und Vollkornprodukten sowie fettarme Protein-spender enthalten. Das hilft dabei, Ihre Haut zu revitalisieren, wenn Sie sie bislang vernachläs-sigt haben. Die Eat-Clean-Ernährung umfasst

Das Ziel ist es, die Widerstandsfähigkeit der Haut zu stärken, indem Sie sie bei jeder einzel-nen Mahlzeit mit allen verfügbaren Nährstof-fen versorgen. Im Laufe der Zeit wird es Ihnen Ihre Haut mit Geschmeidigkeit, Elastizität und einem zurückgewonnenen Strahlen danken. Innerhalb von nur drei Wochen werden Sie bemerken, dass Ihre Haut vitaler aussieht und einen jugendlichen Schimmer zeigt. Eine ge-sunde Ernährung ist der sicherste und letztlich auch kostengünstigste Weg zu einem gesun-den, schönen Hautbild. Das ist ebenso einfach wie eine klügere Wahl Ihrer Lebensmittel. Genau das macht den Eat-Clean-Lifestyle aus.

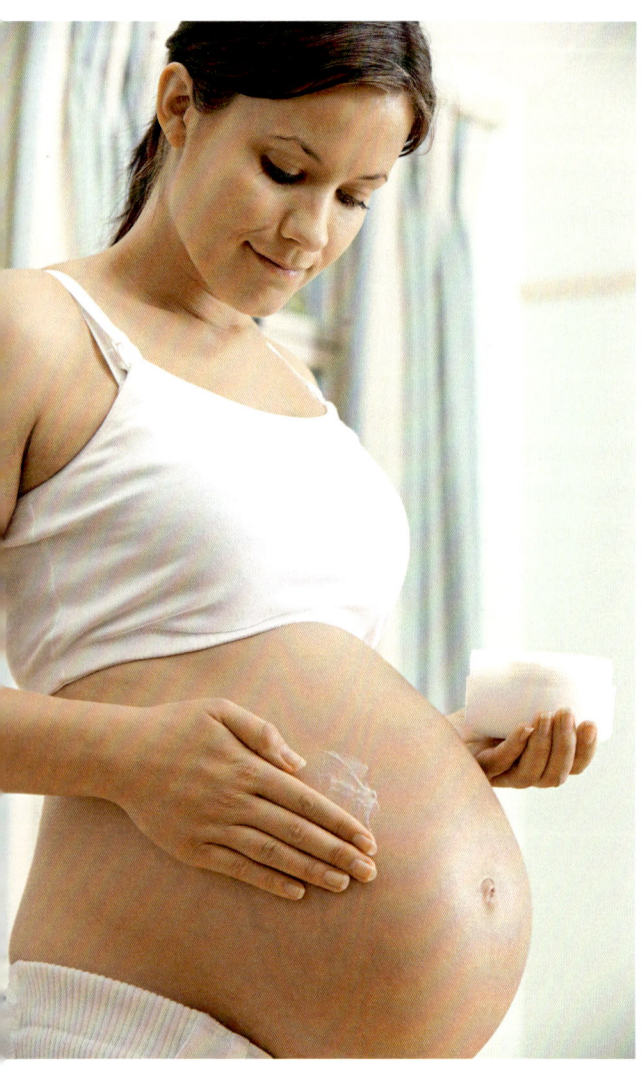

SPORT

Streng genommen strafft das Muskeltraining nicht die Haut, sondern das Muskelgewebe darunter. Je größer, voller und straffer ein Muskel wird, desto straffer sitzt die Haut darüber. Das wissen viele nicht. Mir schreiben Leser, die beklagen, dass sie täglich Hunderte von Sit-ups und Crunches machen, an ihrem Bauch aber immer noch einen Hautsack hängen haben. Sit-ups straffen die Bauchmuskulatur, aber sie haben keinen Einfluss auf die schlaffe Haut darüber. Jedoch würde ich niemals dazu raten, mit dem Training aufzuhören, denn es hat viele andere positive Aspekte, die uns zugutekommen. Ich versuche, die Irrtümer dieser Menschen zu korrigieren und sie zu einer ausgewogenen Ernährung zu ermutigen.

INVASIVE UND NICHT INVASIVE VERFAHREN

Falls Ihre Gene, gute Ernährung und Sport Ihnen nicht den Körper bringen, von dem Sie träumen, gibt es Alternativen. Bei vielen bildet sich der Bauch nach einer Schwangerschaft oder starkem Abnehmen leider nicht so zurück, als wäre nichts gewesen. Die Haut ist zwar nachsichtig, aber nur in Grenzen. Hat sie sich so weit regeneriert, wie es ihr möglich ist, bleibt Ihnen oft nichts übrig, als sich andere Hilfe zu suchen. Falls die Elastizität der Haut durch Überdehnung wirklich hinüber ist, möchten Sie womöglich andere Mittel und Wege in Betracht ziehen.

„Bei vielen bildet sich der Bauch nach einer Schwangerschaft leider nicht so zurück, als wäre nichts gewesen."

„Laserbehandlungen
stimulieren die Kollagen-
produktion und haben
damit einen straffenden
Effekt auf erschlaffte
Hautpartien."

Heute ist vieles möglich, was man sich früher nicht einmal vorstellen konnte. Was immer man davon hält, heute können wir Erbgut klonen und Kopien von Lebewesen herstellen, Embryos in Reagenzgläsern erschaffen, DNS analysieren, Stammzellen dazu bringen, neues Gewebe zu bilden, usw. Wir haben heute auch die Möglichkeit, bestimmte Hautprobleme ohne operativen Eingriff zu behandeln. Die Methoden, die dabei zum Einsatz kommen, nennen sich nicht invasive oder nicht chirurgische Verfahren und werden oft von den Händen kompetenter und anerkannter Dermatologen durchgeführt. Diese Verfahren arbeiten mit einer Vielzahl verblüffender Methoden, mit Lasergeräten bis hin zu chemischen Peelings. In vielen Fällen können die Behandlungen in kurzer Zeit direkt in der Praxis des Dermatologen durchgeführt werden, ohne dass Sie sich den Risiken einer Operation aussetzen.

Dieses Buch liefert keine umfassende Darstellung dieser Behandlungsmöglichkeiten, aber ich möchte Ihnen einen kurzen Überblick verschaffen. Alles Weitere bleibt Ihnen und Ihrem Arzt überlassen.

LASER UND HAUTSTRAFFUNG

Laserverfahren spielen eine Schlüsselrolle beim Straffen von Gewebe, vor allem an Kinn und Hals, im Nacken, am Trizeps und am Bauch. Dr. David J. Goldberg ist Professor der Dermatologie, Leiter der Laserforschung am Mount Sinai Hospital in New York und Mitglied der Amerikanischen Akademie der Dermatologen. Ihm zufolge war die 2009 eingeführte monopolare Radiofrequenztherapie als erste nicht invasive Methode ein Türöffner für nicht chirurgische Verfahren der Hautstraffung, die heute mit verschiedenen Techniken an diversen Körperregionen angewendet werden. Laserbehandlungen stimulieren die Kollagenproduktion und haben damit einen straffenden Effekt auf die schlaffe Haut. Die Methode ist noch jung, aber die Befunde sind positiv. Viele Patienten reagieren schon nach einer Be-

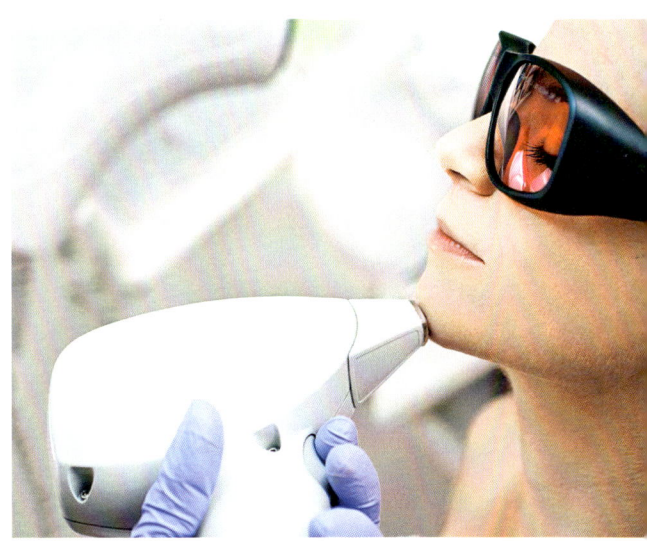

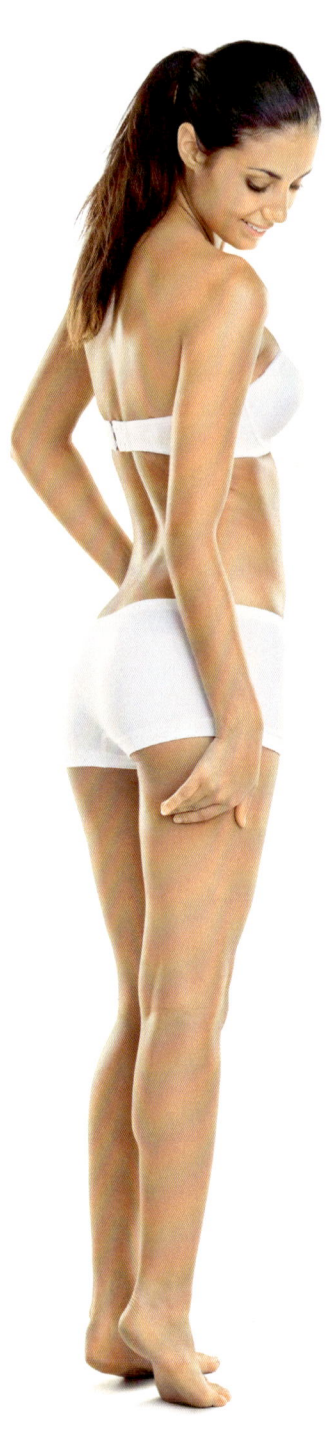

handlung mit einer Hautstraffung. Sie werden feststellen, dass Ihre Haut geschmeidiger, straffer und elastischer wird und dass feine Dehnungsstreifen verschwinden.

Hautärzte legen anscheinend Wert darauf, Lichtwellen mit einem breiten Spektrum an Wellenlängen und Amplituden parat zu haben. Man braucht einen leistungsstarken Laser, beispielsweise mit einer Wellenlänge von 850 bis 1800 Nanometern, dessen Licht die Hautschichten durchdringen und das Kollagen-Elastin-Gemisch der tieferen Schichten erhitzen kann. Diese Wellen reaktivieren gewissermaßen die Elastin- und Kollagenfasern und versetzen sie in die Lage, sich bis zu einem gewissen Grad zu regenerieren. Für sichtbare Behandlungserfolge sind in der Regel mehrere Behandlungen nötig. Die oberste Hautschicht, die Epidermis, wird dabei nicht erhitzt oder gar verbrannt, da die leistungsstarken Geräte das mit einer Kühlfunktion verhindern.

Die Ärzte, die solche Laserbehandlungen anbieten, sind begeistert, denn solange die zu behandelnde Haut schlaff und der darunter liegende Muskel durchtrainiert ist, kann diese Methode am ganzen Körper erfolgreich eingesetzt werden. Entscheidend ist, dass Sie sich gut informieren und einen seriösen, zertifizierten Hautarzt aufsuchen und keinen Scharlatan! In den richtigen Händen kann die Hautstraffung Wunder wirken, jedoch sollten Sie stets die Kosten bedenken. Außerdem hilft die Laserbehandlung nicht permanent, sondern nur für einige Wochen oder Monate.

CELLULITIS

Die Franzosen prägten den Begriff „Cellulitis" in den frühen 1970er-Jahren für die dellenübersäte, orangenschalenartige Haut, die viele Frauen an Hüften, Po und Oberschenkeln haben. An diesen typischen Körperpartien neigen wir, die wir mit einem doppelten X-Chromosom gesegnet sind, dazu, Fett anzusammeln, um uns auf die größte Herausforderung im Leben einer Frau vorzubereiten – die Mutterschaft. Der Fachbegriff für Cellulitis ist Lipodystrophie. Ein relativ junges Forschungsfeld namens ästhetische Endokrinologie befasst sich mit dem Zusammenhang zwischen weiblichen Hormonen und der Veranlagung zu Cellulitis.

Es gibt zwei Arten von Cellulitis, die wasserbedingte und die fettbedingte. Bei der ersteren ist größtenteils Wasser und nur wenig Fett eingelagert. Flüssigkeit sickert ins Gewebe und durchweicht es. Fettbedingte Cellulitis tritt eher örtlich begrenzt auf und gibt der Haut das typisch orangenschalenartige Aussehen.

Die meisten von uns macht dieses wellige Fleisch verrückt, vielleicht weil unsere Kleidung so viel von unserem Körper zeigt. Welch ein Markt! Im Jahr 2008 haben die Menschen in Nordamerika beinahe 12 Millionen Dollar ausgegeben für rezeptfreie Anti-Cellulitis-Mittelchen. Auch Fettabsaugungen werden immer gefragter trotz der bekannten Risiken (denken Sie nur Kanye Wests Mutter Donda, die bei dieser Prozedur auf dem OP-Tisch starb). Mir fallen auf Anhieb mindestens ein

Dutzend Bekannte ein, die sich dieser Operation unterzogen haben, und das sind natürlich nur diejenigen, die sich dazu bekennen!

Mediziner tun sich nicht leicht damit, in klaren Worten zu beschreiben, was Cellulitis genau ist. Es scheint, dass sie zum Teil genetisch bedingt ist. Falls Ihre Mutter, Großmutter und die Generationen davor davon betroffen waren, werden Sie wahrscheinlich ebenfalls Cellulitis haben. Es gibt aber kaum eine Frau, deren Körper nicht an der einen oder anderen Stelle von diesen kleinen Hügeln und Tälern bedeckt ist, egal ob sie dick oder spindeldürr ist. Ja, sogar die Spindeldürren! Mehr als 85 % aller Frauen sind betroffen, vor allem aber diejenigen, die übergewichtig oder adipös sind.

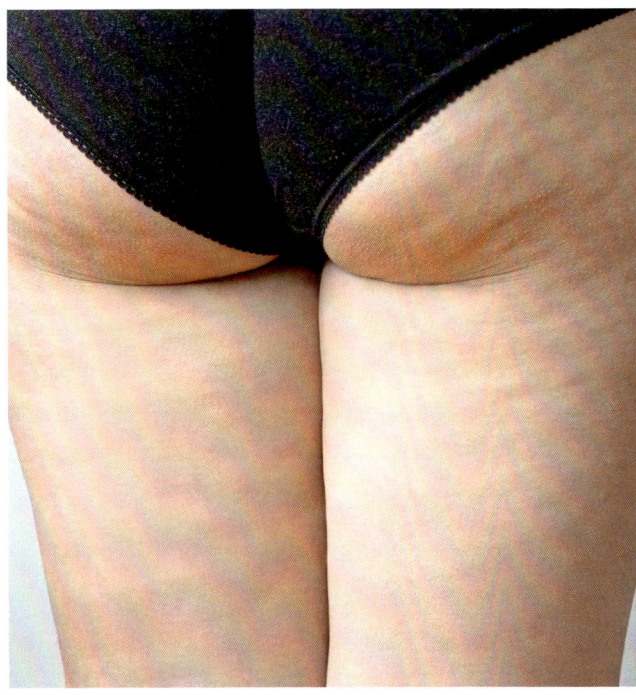

Eine Beobachtung habe ich machen können: Je strenger man auf seine Ernährung achtet und je cleaner sie ist, desto weniger ausgeprägt ist die Cellulitis. Also: Nur nicht locker lassen! Damit meine ich Ihre Ansprüche an die Ernährung. Weichen Sie nicht von den Eat-Clean-Grundsätzen ab und stopfen Sie sich nicht mit stark verarbeiteten Quasi-Lebensmitteln voll. Das Zeug wird Sie entweder gleich umbringen oder vorher noch deformieren.

Die Cellulitis entsteht ganz allmählich und wird durch bestimmte Dinge, denen wir unseren Körper ungewollt aussetzen, gefördert. Das Lymphsystem ist Teil unserer körpereigenen Müllabfuhr. Es ähnelt dem Blutkreislaufsystem, erstreckt sich mit seinen Verästelungen durch den ganzen Körper und hat viele Ventile, die den Flüssigkeitstransport regeln und Stauungen verursachen können. Lymphflüssigkeit ist farblos und enthält Immunzellen, die den Hauptbestandteil des Immunsystems ausmachen. Dessen Aufgabe ist der Abtransport von überschüssiger Flüssigkeit und von Abfallstoffen aus dem Gewebe sowie umgekehrt der Transport von Nährstoffen in die Zellen. Ist das Lymphsystem gestört, sammeln sich die Abfallstoffe im Gewebe an, und das Resultat kann Cellulitis sein. Schlechte Ernährung und Verdauung, unzureichende Proteinzufuhr, hormonelles Ungleichgewicht, wiederholte Gewichtszu- und -abnahme, Bewegungsmangel und die Ansammlung von Abfall- und Giftstoffen sowie Lebererkrankungen sind Faktoren, die zur Bildung von Cellulitis beitragen.

Wollen Sie eine griffigere Vorstellung davon, was Cellulitis ist? Versuchen Sie es mit diesem Bild: Eine meiner Lieblingsspeisen ist Labane, eine Art Frischkäse. Um sie herzustellen, legt man ein feinmaschiges Sieb mit einem Baumwolltuch aus und hängt das Sieb über eine Schüssel. Dann gibt man 750 Gramm Naturjoghurt ins Sieb und lässt ihn abtropfen. Was das mit Cellulitis zu tun hat? Sehen Sie sich nach einer bis zwei Stunden die Unterseite des Siebs an. Sie werden sehen, wie sich das Tuch zwischen den Drähten des Siebs ausbeult. Genau so sieht Cellulitis aus, zumindest meiner Ansicht nach. Im Körper verläuft es ähnlich. Fett drückt gegen Bindegewebsstränge, was dazu führt, dass das Gewebe – und daher auch die Haut – sich wie eine Orangenschale wellt. Genetik, Hormone, Entzündungen und Ernährung können zur Entwicklung von Cellulitis beitragen.

„Je strenger man auf seine Ernährung achtet und je cleaner sie ist, desto weniger ausgeprägt ist die Cellulitis."

WAS IST DIE LÖSUNG?

Es gibt keine absolute Heilung für Cellulitis. Jedoch können die unschönen Dellen dank der modernen Technik, die uns heute zur Verfügung steht, vermindert werden. Die meisten Behandlungen sind mit einem Gang zu einem Dermatologen oder plastischen Chirurgen verbunden, um sich über Chancen nicht invasiver Heilungsmethoden zu informieren. Ich sage bewusst „Chancen", da man bisher noch keine Methode zur wirklichen Beseitigung des Übels hat entwickeln können.

Die Behandlung von Cellulitis ähnelt der Behandlung schlaffer Haut. Ein Handgerät, das Hochfrequenz- und Infrarotstrahlen aussendet und mit einer Saugmassage-Einrichtung ausgestattet ist, löst an den betroffenen Körperstellen Fettablagerungen unter der Haut und stimuliert anschließend die geschwächten Kollagenstränge, damit diese stattdessen neue, gesunde und elastische Stränge bilden. Dieses Handgerät nennt sich VelaShape und reduziert auch das unter der Haut befindliche Fett. Für einen sichtbaren Erfolg – weniger Cellulitis und gleichzeitige Hautstraffung – ist eine Behandlung über mehrere Wochen nötig. Die Kosten sind beträchtlich. Und vergessen Sie nicht, dass es keine vollständige Heilung für Cellulitis gibt. Das Beste, was Sie tun können, ist, darauf zu achten, dass Cellulitis gar nicht erst entsteht, indem Sie auf eine cleane Ernährung und einen gesunden Lebensstil bauen. Sie wussten schon, dass ich Ihnen das empfehlen würde!

UNIPOLARE RADIOFREQUENZTHERAPIE BEI CELLULITIS

In den letzten Jahren wurde viel Forschung auf dem Feld der unipolaren volumetrischen Radiofrequenztherapie betrieben, um den Effekt zu bestimmen, den das dabei eingesetzte Gerät auf die Cellulitis hat. Bei dieser Technik wird statt eines Laserstrahls hochfrequente elektromagnetische Strahlung eingesetzt.

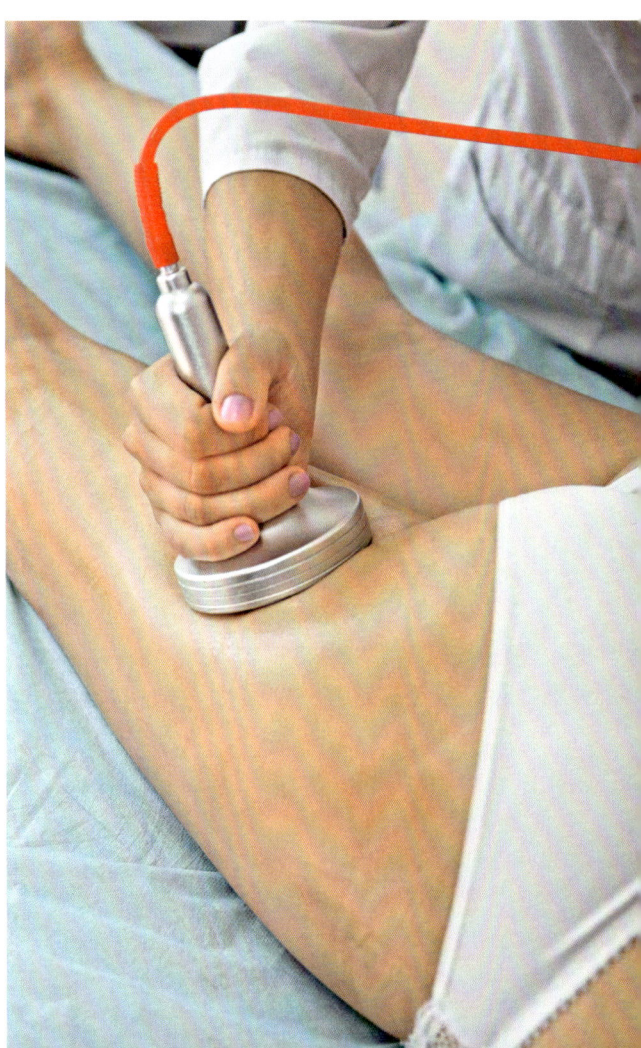

HAUTCREME?

Es gibt unzählige Cremes, die gegen Cellulitis helfen sollen. Da meisten davon sind sicher nutzlos. Wenn es ein Wundermittel gäbe, könnte ich mir dieses Kapitel sparen! Eine durchaus interessante Creme trägt den Namen Alpha-Cell und ist von einer rumänischen Ärztin namens Delia Simu entwickelt worden. Das Produkt verspricht, durch Unterstützung der Mobilisierung des Fettgewebes das Auftreten von Dellen und Orangenhaut zu reduzieren. Ich rate Ihnen aber auch an dieser Stelle, sich vor Wunderkuren und Quacksalbern in Acht zu nehmen. Wie gesagt ist der beste Rat, den Sie von mir bekommen können, dem Entstehen von Cellulitis vorzubeugen, indem Sie Ihre Ernährung hübsch clean halten.

UNTERS MESSER: INVASIVE VERFAHREN

Vielleicht sind Sie mit der Geduld am Ende und wollen den Hautlappen an Ihrem Bauch loswerden, koste es, was es wolle. Es kommt vor, dass überschüssige Haut weder auf Diäten noch Ernährungsumstellungen noch Sport anspricht. Dann kann man invasive Verfahren oder chirurgische Eingriffe unter Umständen in Erwägung ziehen. Es liegt mir fern, plastische Chirurgie zu befürworten. Aber wenn Sie über die Maßen unter der schlaffen Haut nach dem Abnehmen leiden und sich nicht damit abfinden können, könnte die Chirurgie ein Ausweg für Sie sein. Einer Operation sollten Sie sich ausschließlich für sich selbst unterziehen und nicht für jemand anderes. Dass Ihr Mann meint, er könnte Sie nur mit flachem Bauch ertragen, ist kein Grund für eine chirurgische Bauchdeckenstraffung. Ich erwähne das, weil Operationen nur in gewissem Ausmaß helfen. Egal wie erfolgreich eine Operation ist, sie wird Sie nicht zu einem perfekten Menschen machen. Die Motivation für jegliche Art von korrigierendem Eingriff müssen Sie selbst sein.

BAUCHDECKENSTRAFFUNG ODER ABDOMINOPLASTIK

Eine Bauchdeckenstraffung ist ein gravierender Eingriff. Um überschüssige Haut zu entfernen, macht man entlang einer später unauffälligen Linie am Unterbauch mehrere Schnitte und saugt überschüssiges Fett ab. Der Nabel wird aus der Bauchdecke gelöst und neu positioniert. Dann folgt der Teil, an dem der Chirurg „Skalpell" oder „Laser" sagt und überschüssige Haut und Fettgewebe entfernt. Zuletzt wird die Wunde vernäht, und Sie werden in einen monatelangen Heilungsprozess entlassen. Eine Bauchdeckenstraffung ist ein radikaler Eingriff – oft mit Ergebnissen, die sich sehen lassen können. Die Bauchdeckenplastik ist eine elegante Lösung für die verhassten Hängebäuche, die auch lange nach Schwangerschaft und Gewichtsverlust nicht verschwinden wollen. Der Eingriff ist aber kein Spaziergang und wird nur in den allerseltensten Fällen von den Krankenkassen übernommen.

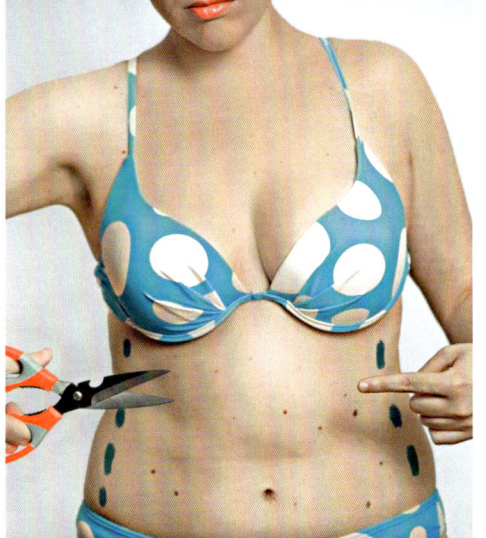

sie in der Kategorie „Miss Bikini Amerika" an. Ihr Körper sah super aus, aber ich konnte sehen, dass sie mehrere Schwangerschaften und einen größeren Gewichtsverlust hinter sich hatte. Ihr Bauch trug die Spuren dieser Zeit mit sich. Die Haut um den Bauchnabel herum war gekräuselt und schlaff. Trotz allem strahlte sie eine Überlegenheit aus, der ich mich nicht entziehen konnte. Das ist es, was ich meine, wenn ich von Selbstvertrauen spreche. Diese Frau fühlte sich in ihrer Haut wohl. Sie hat ihr Leben gelebt und keine Ausflüchte gesucht, als sie sich selbst durch das harte Trainingsprogramm scheuchte, mit dem man sich auf so einen Wettbewerb vorbereitet. In meinen Augen ist sie eine Gewinnerin, da sie sich dazu entschlossen hat, nicht zu verstecken, wer sie ist; Orangenhaut hin oder her. Sie war eine Mutter, eine Kämpferin, eine Gewinnerin und eine verdammt elegante Lady noch dazu. Ich bewundere sie zutiefst.

ZUSAMMENFASSUNG

Auf einem Bodybuilding-Wettbewerb habe ich mit einer erstaunlichen Frau auf der Bühne gestanden. Sie hat mich regelrecht von den Socken gehauen. Das lag nicht an ihrem umwerfenden Körperbau, sondern an ihrer Haltung. Sie war 58 und hatte acht Kinder geboren, alle auf natürlichem Wege, und war auch früher einmal übergewichtig. Wie ich trat

CELLULITIS-KILLER

Fünfmal die Woche mindestens 10 Minuten Sport und Steigerung auf bis zu 60 Minuten.

- Meiden Sie Zucker und industriell verarbeitete Lebensmittel.
- Essen Sie viel fettarme Proteinbringer.
- Hören Sie auf zu rauchen.
- Meiden Sie zu viel Alkohol.
- Trinken Sie täglich mindestens zwei Liter Wasser.
- Trinken Sie jeden Tag zuerst ein Glas heißes Wasser mit dem Saft einer Zitrone darin; das entgiftet die Leber.

Diese Ratschläge entsprechen offensichtlich den Eat-Clean-Grundsätzen. Welch ein Zufall!

Liebe Tosca,

ich fing mit dieser Diät an, weil mein Körper regelrecht zu zerfallen drohte und ich mich furchtbar fühlte. Ab 50 ging es mit mir abwärts. Ich kam in die Wechseljahre, nahm zu, und mein Körper geriet außer Kontrolle. Vorher war ich eher schlank, aber als ich im Jahr vor meinem 50. Geburtstag 5 Kilo zunahm und im Folgejahr nochmals 5, musste ich etwas unternehmen. Keines meiner Kleidungsstücke passte mehr. Ich bin die letzten 20 Jahre immer regelmäßig joggen gegangen, aber auch das half nicht. Ich begann mit Krafttraining, aber auch das half nicht. Zu Neujahr 2008 beschloss ich, dein Buch „The Eat-Clean Diet" zu kaufen und meine Ernährung umzustellen.

Bis Sommer 2008 hatte ich 6,5 Kilo abgenommen. Die Klamotten fielen mir vom Leib, und ich fühlte mich großartig. Nur zwei Monate hatten meinen Körper komplett verändert. Ich habe seitdem keinerlei Gelüste mehr auf Süßigkeiten oder einfache Kohlenhydrate. Ich fühle mich schlank und fit. Bis zu meinem Wunschgewicht muss ich noch ein paar Pfunde verlieren; am wohlsten habe ich mich immer mit 52 bis 54 Kilo gefühlt. Bevor ich mit Eating clean angefangen habe, wog ich 61 Kilo. Mittlerweile bin ich bei 54,5 Kilo angelangt. Die Zahlen sind vielleicht gar nicht besonders beeindruckend, aber mein Körperumfang hat sich enorm reduziert, und das macht den Unterschied. Ich versuche nun auch täglich, mein Programm aus Kardio- und Krafttraining mindestens 45 Minuten und im besten Fall das doppelt so lang durchzuziehen.

Mein Leben hat sich geändert! Sobald ich mein Ziel erreicht habe, werde ich vielleicht ab und zu etwas naschen, aber nur ausnahmsweise. Dein Buch hilft mir, am Ball zu bleiben.

Vielen Dank für deine Unterstützung!

Sandi Wright

Ich fühle mich schlank und fit.

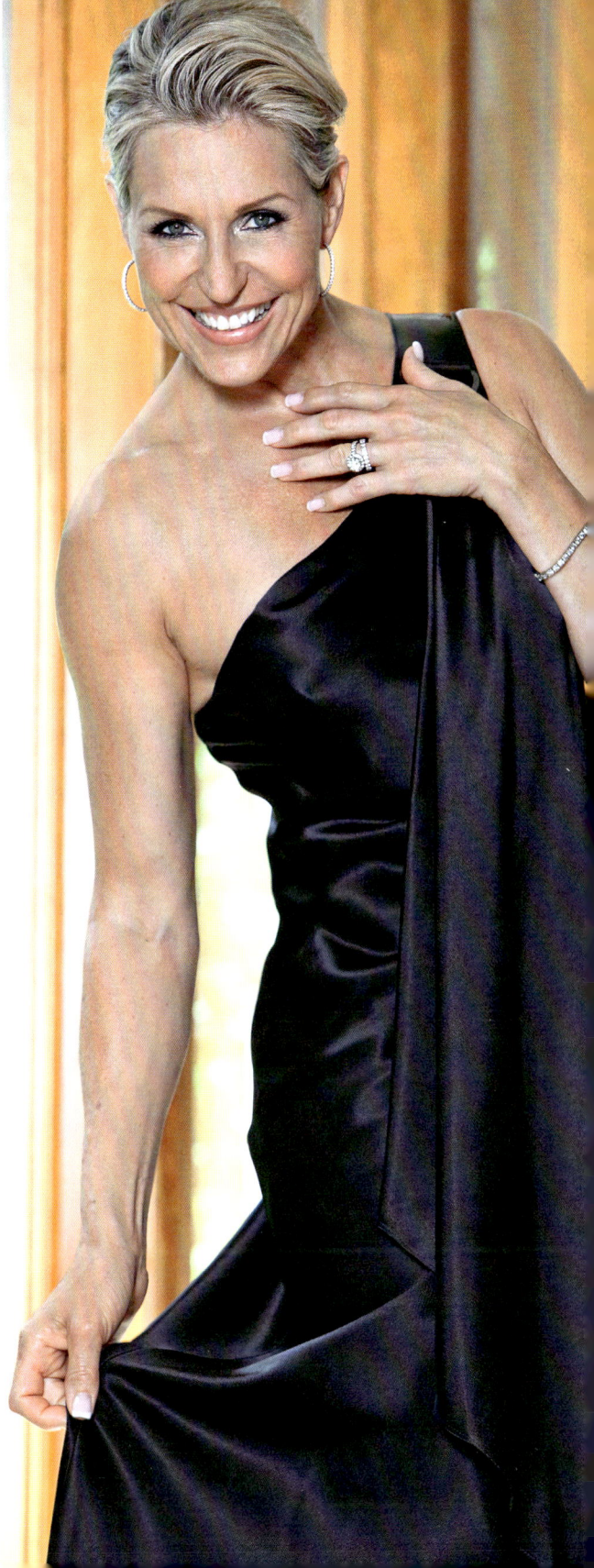

NUN ZU DEN BRÜSTEN!

Mein ganzes Erwachsenenleben hindurch hatte ich eine gut ausgefüllte Körbchengröße von 80D. Nach mehreren Schwangerschaften, dem Stillen der Kinder, nach Gewichtsverlust und -zunahme und natürlich wegen des Alterns büßte ich meine früher pralle Brust ein. Es kommt noch schlimmer. Als ich mich aufraffte, abzunehmen und meinen Körper zu transformieren, verschwand auch noch der kümmerliche Rest dessen, was einst mein Busen war. Als das Fettgewebe dahinschmolz, blieben schlappe Taschen mit Nippeln übrig. Ich entschied mich für eine Brustvergrößerung und legte mich 2001 zum ersten Mal unters Messer. 2006 ließ ich bei einer zweiten Operation die Implantate gegen kleinere ersetzen, sodass ich nun wieder bei meiner natürlichen Größe von 80D angelangt bin – zugegeben eine etwas verbesserte Version davon.

Meine Gründe, meine Brüste optimieren zu lassen, hatten damals in erster Linie etwas mit den Wettbewerben zu tun, nicht nur mit Eitelkeit. Bei Bodybuilding- und Fitnesswettkämpfen egal welcher Art achten die Preisrichter auf Symmetrie, Balance und Muskelmasse. Unter dem Punkt Symmetrie wird bewertet, wie stark sich die linke und die rechte Körperhälfte ähneln. Diese Kategorie wird ausschließlich durch Training beeinflusst; die Gene tragen nur wenig dazu bei. Die Muskelmasse bestimmt man durch Ernährung und Training. Die Kategorie Balance bemisst, wie geschmeidig die Körperlinien ineinander übergehen.

Hier kommen Implantate ins Spiel. In der Natur wirken Kurven anziehend. Am Menschen hat die Schöpfung den Hintern am großzügigsten bedacht. Die Kurve der hinteren Oberschenkelmuskulatur und die Rundung der Brüste korrespondieren optisch. Schöne Brustimplantate formen eine schöne Körperlinie beim weiblichen Körper, die dem menschlichen Idealbild des perfekten Körpers recht nahekommt. Implantate müssen keine wertlose Staffage für einen durchtrainierten Körper sein, auch wenn viele schlecht informierte Amateure finden, sie gehörten nur auf die Stripteasebühne.

Nicht so in den USA! Brustimplantat-OPs sind der häufigste Eingriff in der kosmetischen Chirurgie. Der Amerikanischen Vereinigung der plastischen Chirurgen (weltweit größte Vereinigung ihrer Art) zufolge ist die Zahl der Brustvergrößerungen von 2000 bis 2008 um 45 % gestiegen – von 212 000 auf 307 230 Operationen! Der Eingriff ist so gängig geworden, dass man das Verfahren der Mammografie ändern musste, da die Implantate bei der herkömmlichen Untersuchung stören.

Implantatchirurgie ist ein sehr persönlicher Eingriff. Die Entscheidung dafür muss ausschließlich vom Patienten gefällt werden, da er mit dem Ergebnis leben muss. Meiner Meinung nach ist der wichtigste Aspekt die Größe der Implantate. Viele unterschätzen die tatsächliche Größe. Es gibt nichts, was den Körper unproportionierter aussehen lässt als ein riesiges Paar Wassermelonen anstelle ästhetischer Brüste, die mit dem restlichen Körper

harmonieren. Vor allem an einem schlanken, durchtrainierten Körper sieht ein riesiger Busen furchtbar aus. Es lohnt sich, hier bescheiden zu sein, da jedes Implantat größer aussehen und sich größer anfühlen wird als das, was Sie von Natur aus mitbringen.

Der Chirurg wird Sie bei der Wahl der passenden Implantatgröße beraten. Bei einem ersten Gespräch hat man Gelegenheit, verschiedene Implantate zu begutachten, vergleichende Bilder von anderen Operationen anzusehen und zu entscheiden, ob man Kochsalzimplantate oder Kohäsivgelimplantate bevorzugt. Man sollte sich absolut sicher sein, dass der Arzt fachlich kompetent und verantwortungsbewusst ist und Ihre Brüste nicht nur als Baustelle sieht, an der er sich finanziell bereichern kann. Ich vereinbarte damals Beratungsgespräche bei drei verschiedenen angesehenen Ärzten und entschied mich zuletzt für einen anerkannten plastischen Chirurgen, der mir zu einem größenmäßig bescheidenen, dafür aber befriedigenden Resultat verhalf. Keine Wassermelonen für mich! Es war mir auch sehr wichtig, die Zahl der Schnitte so gering wie möglich zu halten. Es ging hier immerhin um meine Brüste und darum, dass ich mit dem Resultat leben musste, ob das Licht nun an oder aus war. Darauf bestand ist schon lange vor dem OP-Termin.

Heute lebe ich glücklich und zufrieden mit meinen Brustimplantaten und muss mich vor niemandem für meine damalige Entscheidung rechtfertigen. Falls die Implantate irgendwann in ferner Zukunft erneuert werden müssen, werde ich mir vielleicht kleinere Kissen einsetzen lassen; aber das hat Zeit.

SIE SIND DRAN

Meine Damen, jede von Ihnen betrauert den Verlust ihrer vollen Brüste. Es ist, als würde man seiner Jugend Ade sagen. Volle Brüste stehen für Jugendlichkeit! Viele haben mir geschrieben: „Tosca, was mache ich jetzt nur? Meine schönen vollen Brüste sind weg! Verschwunden! Was soll ich tun?"

Auf diese Frage gibt es zwei Antworten. Entweder Sie leben mit dem, was übrig ist, oder Sie lassen etwas daran ändern. Entscheiden Sie sich für Ersteres, können Sie mit allerhand Tricks nachhelfen. Es gibt kleine Kissen, die im BH platziert viel hermachen. Auch Victoria's Secret kann Ihnen helfen. Probieren Sie das technische Wunderwerk namens Push-up-BH. Diese und Gel-Einlagen sind wunderbar und nützlich, aber natürlich nur, solange man seine Kleidung anbehält. Wenn die Lichter ausgehen und die Nippel sich gen Süden aufmachen, verfliegt die Illusion leider schnell. Vielleicht liebäugeln Sie dann wieder mit einer Brustoperation. So oder so – die Entscheidung liegt in Ihrer Hand (oder Ihren Brüsten?). Vergessen Sie nur nicht, dass größer nicht unbedingt besser ist, wenn es um unsere zwei Freundinnen geht.

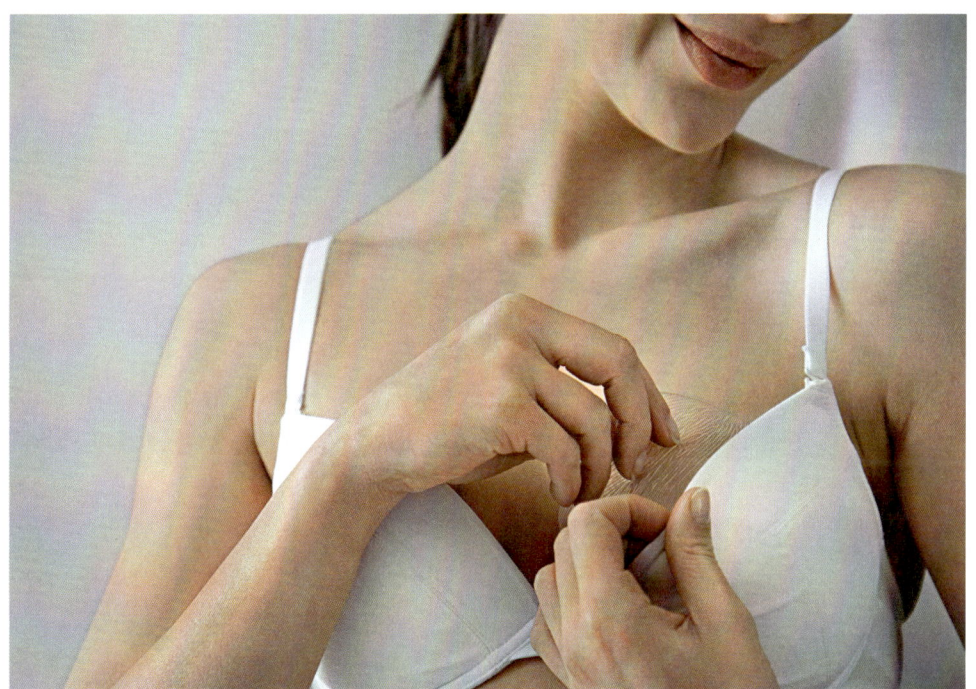

ZUCKER

Zucker, auch bekannt unter dem Namen Kohlenhydrat, ist ein essenzieller Makronährstoff in unserer Ernährung. Zucker als Lebensmittel kommt in drei Formen vor:

- **Monosaccharide/Einfachzucker:** Glukose/Traubenzucker und Fruktose/Fruchtzucker aus Obst, Mais, Maissirup, Honig etc.

- **Disaccharide/Zweifachzucker:** Kristallzucker, Milchzucker, Malzzucker aus Haushaltszucker, Milch und Bier etc.

- **Polysaccharide/Vielfachzucker:** Stärke, Zellulose, Chitin aus pflanzlichen Quellen, vor allem aus Gemüse und Getreidekörnern

Jeglicher Zucker wird im Körper zu Glukose (Traubenzucker) verstoffwechselt, die dann in Energie umgesetzt wird, um unsere Körperfunktionen in Gang zu halten und jede körperliche Aktivität wie Sport, aber auch eine optimale Hirnfunktion zu ermöglichen.

Glukose ist der bevorzuge Kraftstoff unseres Gehirns. Kennen Sie das benebelte Gefühl, wenn der Blutzuckerspiegel zu niedrig ist? So fühlt es sich an, wenn Ihr Gehirn in einer Energiekrise steckt. Das Benommensein rührt von einem Mangel an der hochpotenten Energiequelle Glukose her. Nahrung, die reich ist an komplexen Kohlenhydraten (Polysacchariden), ist eine unabdingbare Energiequelle, die nicht fett macht – egal was Sie gehört haben mögen. Wenn man sich clean ernährt, überfrisst man sich nicht und nimmt auch nicht zu viele Kalorien auf. Trotzdem zu Ihrer Information dies: 1 Gramm Kohlenhydrate liefert 4 Kilokalorien (genauso auch Protein), 1 Gramm Fett liefert hingegen 9 Kilokalorien, also mehr als das Doppelte. Werden Kohlenhydrate jedoch in exzessiven Mengen verzehrt, wird der Überschuss, den der Körper nicht gleich verbrauchen kann, in Fett umgewandelt und als Fettgewebe eingelagert. [Quelle: Lippincott's Biochemistry, 4. Auflage]

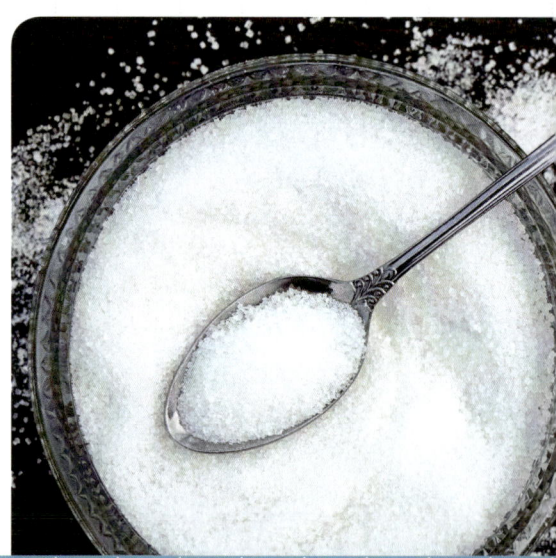

WARUM IST ZUCKER NICHT GLEICH ZUCKER?

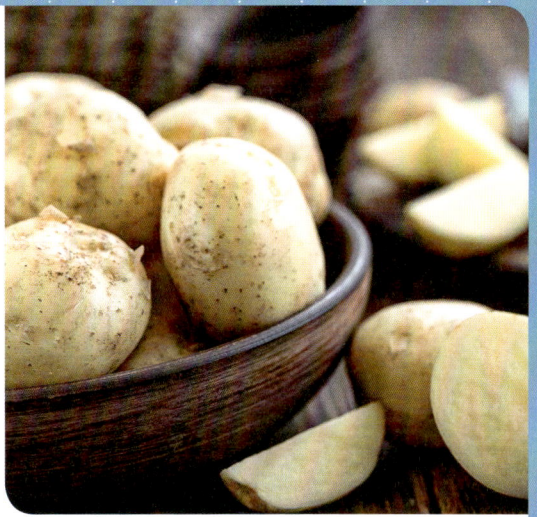

Wenn unser Körper Zucker braucht, um richtig zu funktionieren, warum sind dann manche Arten Zucker besser als andere? Es läge ja nahe, dass Einfachzucker die optimale Energiequelle sind; besonders für das Gehirn, da der Körper Zucker sowieso in Glukose umwandeln muss und Einfachzucker bereits Glukose ist. Diese Schlussfolgerung ist jedoch leider falsch.

Frühere Erklärungsansätze behaupteten, dass Einfachzucker einen dramatischen Anstieg des Blutzuckerlevels bewirke. Darauf basiert das Konzept des glykämischen Index, eines Systems, das jedem Nahrungsmittel einen spezifischen Zuckergehalt zuordnet. Viele Menschen gehen davon aus, dass Nahrungsmittel mit niedrigem glykämischen Index länger satt machen und es daher erlauben, die Gesamtkalorienzufuhr zu verringern.

Es hat sich herausgestellt, dass ein Teelöffel Haushaltszucker die gleiche glykämische Reaktion auslösen kann wie eine Kartoffel. Warum aber dann eine Kartoffel statt eines Teelöffels Zucker essen? Zucker ist zwar eine reine Substanz, aber auch ein Anti-Nährstoff, der nichts enthält, was unserem Körper in

irgendeiner Weise dienlich ist. Eine Kartoffel aber enthält Ballaststoffe, Vitamine und Mineralstoffe, die für unsere Gesundheit ausschlaggebend sind. Die Kartoffel ist quasi das natürliche Gesamtpaket, der Zucker nur ein isoliertes Element des Ganzen.

Kohlenhydrate aus Gemüse, Getreidekörnern und Hülsenfrüchten enthalten viele Nährstoffe, da ihre **Darreichungsform** vollständig ist. Das Gegenteil ist bei purem Zucker der Fall, der keinerlei Nährstoffe liefert. Ihr Körper nutzt die Vitamine und Mineralien aus einer Kartoffel für Dutzende von Zellfunktionen. Die aufgenommenen Ballaststoffe verlangsamen die Magenentleerung und sorgen dafür, dass Sie länger satt bleiben. Das ist der cleane Kraftstoff, von dem ich spreche, der gute Stoff, der Ihren Stoffwechsel am Laufen hält wie eine gut geölte, perfekt justierte Maschine.
[Quelle: Lippincott's Biochemistry, 4. Auflage]

WIE UNS ZUCKER KRANK MACHT

Der Konsum von Einfachzucker wird mit verschiedensten Erkrankungen in Zusammenhang gebracht. Einfachzucker ist ein raffiniertes (technisch gereinigtes und veredeltes) Produkt und tendiert dazu, vom Körper nicht vollständig abgebaut zu werden, was viele schädliche Nebenwirkungen haben kann.

- **Unterdrückung des Immunsystems:** Die Abwehr gegen Bakterien und Viren wird gedämpft, und das Krankheitsrisiko steigt. [Quelle: Curr Atheroscler Rep. 2007 Dec; 9 (6): 479–485. The glycemic index and cardiovascular disease risk. Brand-Miller J., Dickinson S., Barclay A., Celermajer D.]

- **Chronische Entzündungen:** Zu viel Einfachzucker kann die Blutgefäße verengen und Herzkrankheiten verursachen. [Quelle: Nutr Rev. 2003 May; 61 (5 Pt 2): 49–55. Glycemic load and chronic disease. Brand-Miller JC.]

- **Übersteigerte Harnsäureproduktion:** Zu viel Harnsäure führt unter Umständen zur Entstehung oder Verschlimmerung von Gicht. [Quelle: Nagel, Rami. Is Agave Nectar Harmful? 2008]

- **Hochschießen des Blutzuckerwerts:** Eine starke Insulinantwort wird so ausgelöst. Auf Dauer drohen Leberversagen und Diabetes. Glukose-Fruktose-Sirup, der in den meisten Industrie-Lebensmitteln steckt, führt zu Prädiabetes, der Vorstufe der Zuckerkrankheit. [Quelle: Curr Opin Gastroenterol. 2008 Mar; 24 (2): 204–209. Dietary fructose and the metabolic syndrome. Miller A., Adeli K., Molecular Structure & Function]

- **Darmkrebs und andere Krebsarten:** Einfachzucker ist für die Darmflora eine direkt verfügbare Energiequelle, was zur Überbesiedlung des Darms führen kann. Diese verursacht massive Schäden im Darm, was die Tumorentstehung begünstigt. [Quelle: Nutr Cancer. 2009; 61 (1): 81–93. High sucrose diets promote intestinal epithelial cell proliferation and tumorigenesis in APC (Min) mice by increasing insulin and IGF-I levels.]

- **Zucker-Blues:** Laut William Dufty, Autor des Kultbuchs *Sugar Blues* [Deutsche Ausgabe: *Zucker Blues. Suchtstoff Zucker.* Zweitausendeins, 1975], ist die Zuckersucht zu einem weitverbreiteten Problem geworden, seit man zur Zeit der industriellen Revolution begonnen hat, komplexe Kohlenhydrate zu raffinieren. Im exzessiven Zuckerkonsum sieht er den Grund für die Häufung von Neurosen und Verhaltensauffälligkeiten, die wir heute beobachten.

FAKTEN ÜBER ZUCKER

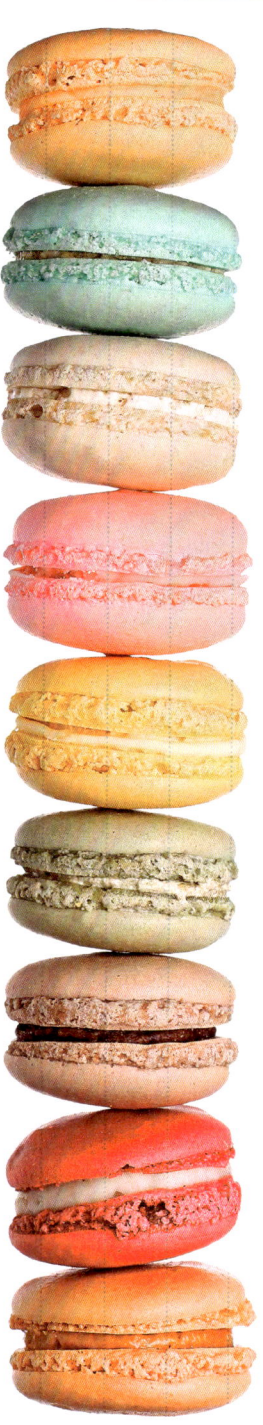

- Die Nordamerikanische Gesellschaft der Zuckerindustrie (www.sugar.org) stellt Zucker als gesundes Süßungsmittel dar, das direkt aus der Natur gewonnen wird. Dass etwas pflanzlich ist, heißt aber noch lange nicht, dass es gesund ist! Tabak ist bestimmt nicht gut für Sie! Das Gleiche gilt etwa für Kokain, Opium, Heroin, Curare …

- Bei jedem Süßungsmittel ist Maßhalten oberstes Gebot. Auch Honig, Ahorn- und Reissirup oder Agavendicksaft sollten nur in kleinen Mengen verzehrt werden. Zu viel des „Guten" ist eben wirklich zu viel.

- Ein Teelöffel Haushaltszucker hat 15 Kilokalorien, die sich in zwei Minuten Training auf dem Laufband verbrennen lassen. Aber wie oft nehmen Sie über den ganzen Tag verteilt nur einen Teelöffel Zucker zu sich? Und wie machen Sie die mikroskopisch kleinen Schäden ungeschehen, die Zucker nach dem Verzehr in Ihrem Körper hinterlässt?

- Zuckeraustauschstoffe (Süßstoffe) sabotieren Ihre Gewichtsabnahme. Sie bleiben süchtig nach Süßem und Ihnen wird zugleich suggeriert, dass Sie auch weiterhin zuckersüße Speisen und Getränke zu sich nehmen können, obwohl diese zu vermehrten Fetteinlagerungen führen.

VERSTECKTER ZUCKER

Hier sind nur einige Produkte aufgelistet, in denen man keinen Einfachzucker vermuten würde. Nehmen Sie sich in Acht! Sogar Pommes frites werden oft in Milchzucker (Laktose) getaucht, bevor sie frittiert werden!

- Starbucks Latte

- Nestlé Multi Cheerios 4 Vollkorngetreide

- Müsli

- Müsliriegel

- Weißbrot

- Erdnussbutter

- Ketchup

- Fleisch aus der Feinkostabteilung

- Alkohol

VERSCHIEDENE ZUCKER UND SÜSSUNGSMITTEL

- Weißer und brauner Zucker

- Honig

- Ahorn-, Reis-, Mais- und Zuckerrohrsirup

- Agavendicksaft

- Stevia/Truvia

- Melasse

- Rapadura Vollrohrzucker (Panela)

- Turbinado-Zucker

- Demerara-Zucker

- Fruktosesirup oder Fruktose-Glukose-Sirup

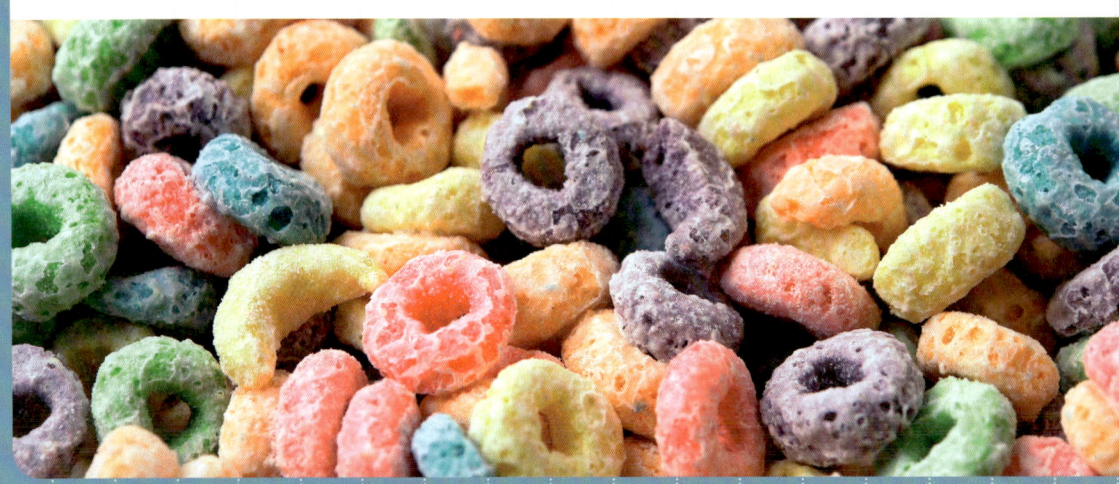

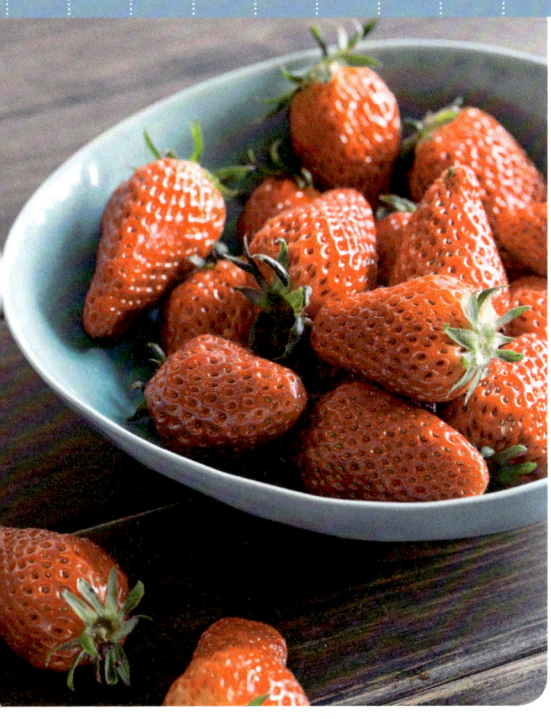

GESÜNDERE SÜSSMACHER

Obwohl es Ihr Ziel sein sollte, alle Süßungsmittel aus Ihrer Ernährung zu streichen, liste ich ein paar kleineres Übel für Sie auf:

- Vollrohrzucker
- Honig
- Rapadura-Zucker
- Apfelmark
- Reissirup

Ich habe früher gern Agavendicksaft empfohlen, jedoch ist inzwischen der Verdacht aufgekommen, dass in den verarbeiteten Blättern sehr viel raffinierte Fruktose steckt, die gesundheitlich riskant sein soll. [*Agave Nectar, the High Fructose Health Food Fraud* von Rami Nagel, 2008] Das Wichtigste bei Süßungsmitteln aller Art: Immer sparsam verwenden! Sogar Xylitol konnte aufgrund seiner wasserbindenden Eigenschaft mit Diarrhoe in Verbindung gebracht werden.

KÜNSTLICHE SÜSSMITTEL

Diese Süßstoffe sollten keinen Platz in Ihrem Haushalt haben. Nicht einmal in Ihre Nähe sollten Sie sie lassen! Sie werden mit Krebserkrankungen, Zahnproblemen und anderen schwerwiegenden Gesundheitsschäden in Verbindung gebracht.

- Saccharin
- Aspartam
- Cyclamat
- Sucralose
- Sorbit, Mannit, Xylitol

FAZIT

Wenn Sie Heißhunger auf Süßes haben, essen Sie einen Apfel oder eine Schüssel Beeren. Den ganzen Tag über Zucker oder Süßstoff aufzunehmen kommt nicht infrage!

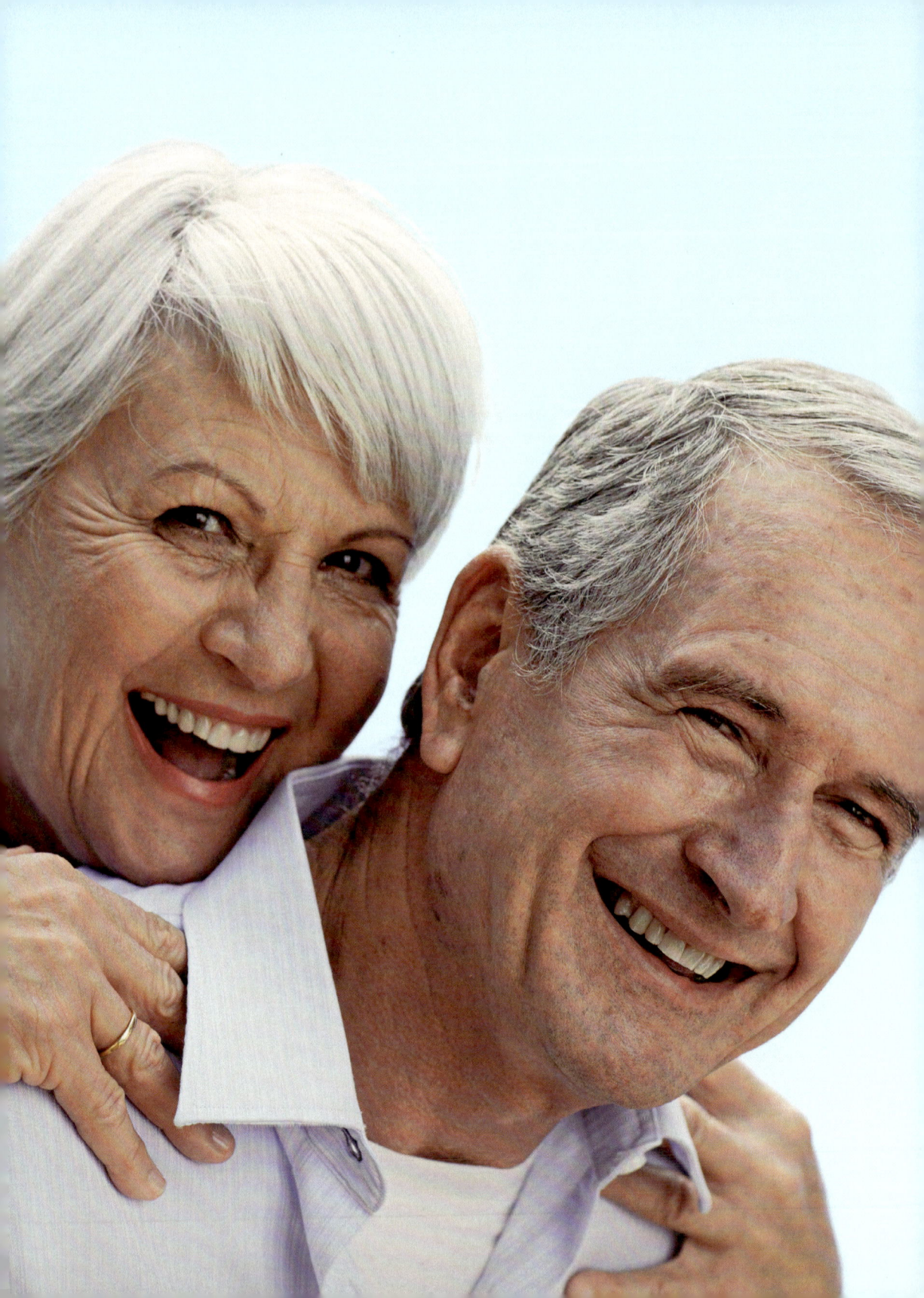

Ein langes Leben

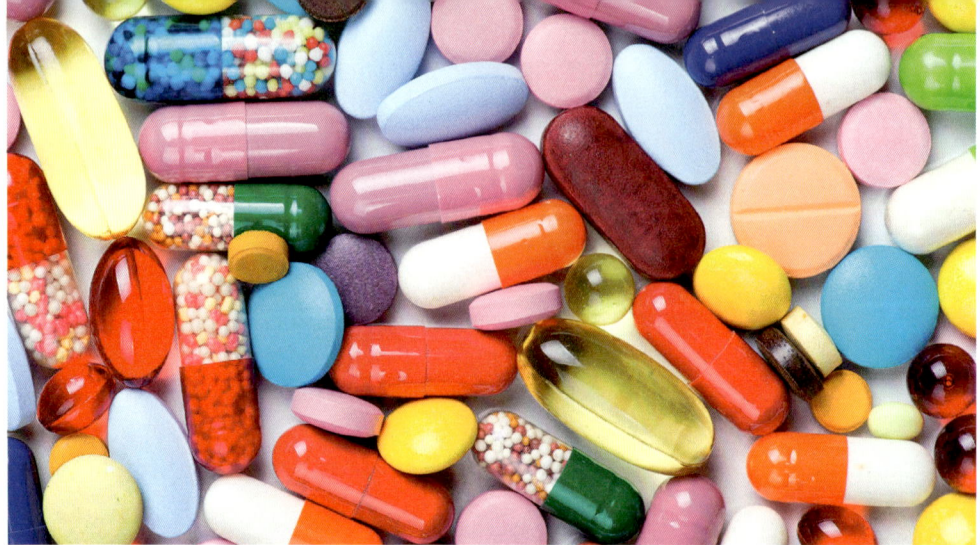

Es gibt sie, diese seltenen, mit guten Genen gesegneten Exemplare unter uns, die rauchen, trinken und endlos Party machen können und sich trotzdem bester Gesundheit erfreuen, bis sie über 100 Jahre alt werden. Gehört Mick Jagger vielleicht dazu? Oder der unentwegt rauchende Altkanzler Helmut Schmidt? So was lesen wir gern, aber meistens macht ein kettenrauchender Fast-Food-Junkie keine Schlagzeilen als Rekordhalter in Sachen Langlebigkeit. Die meisten Menschen, die ungesunden Angewohnheiten oder Süchten frönen, fallen eher durch ein kurzes Leben auf, das oft von Krankheiten, Energiearmut und verminderter Vitalität überschattet ist.

Je besser Sie auf Ihre Gesundheit achten, desto länger leben Sie. Und Ihre Lebensqualität nimmt zu. Das ist nichts Neues. Solche Worte beeinflussen unser Denken nur dann, wenn wir selbst (oder jemand, der uns nahesteht) mit Krankheiten oder Übergewicht kämpfen. Da sagen wir dann „Ach, hätte ich doch lieber …" oder „Warum habe ich nicht …?". Tja. Gute Frage!

MODERNE GESUNDHEIT

Diese Überschrift ist ein Widerspruch in sich. Während der medizinische Fortschritt es möglich macht, Krankheiten zu bekämpfen, die früher ein Todesurteil waren, scheinen wir entschlossen zu sein, unser Leben zu verkürzen. Der Verzehr von Anti-Nahrungsmitteln wird uns in ein frühes Grab bringen. Der Hang zu immer mehr Junkfood wird dafür verantwortlich gemacht, dass heute schon Kinder an Krankheiten leiden, die früher erst im mittleren Alter kamen: Nierensteine, Bluthochdruck, Diabetes Typ 2, Fettlebererkrankungen, bestimmte Arten von Krebs und Herzkrankheiten.

Man weiß, dass der übermäßige Konsum von salzigen Nahrungsmitteln bei gleichzeitig zu geringem Verzehr von Gemüse und anderen komplexen Kohlenhydraten und zu geringer Wasserzufuhr Nierensteine verursacht. Dabei stehen Kartoffelchips, Wurstwaren, Pommes, Burger und Softdrinks ganz oben auf der Liste der Nahrungsmittel, von denen sich Kinder in der westlichen Welt bevorzugt ernähren.

Eine so nährstoffarme Ernährung verursacht nicht nur schmerzhafte Nierensteine, sie ist auch verantwortlich für die Entstehung vieler lebensverkürzender Krankheiten und Leiden. Diabetes Typ 2 war früher als Altersdiabetes geläufig, da die Krankheit nur extrem selten bei Kindern und Jugendlichen auftrat. Das hat sich mittlerweile geändert. Die Risikofaktoren, die zu dieser Krankheit führen, traten bei Kindern vor 20 oder 30 Jahren schlicht nicht auf. Inzwischen sind diese aber alltäglich. Dazu gehören Fettleibigkeit, Bluthochdruck und fehlende körperliche Betätigung neben ungesunder Ernährung. Fettleibigkeit ist dabei das sicherste Vorzeichen. Je größer der Körperfettanteil – besonders am Bauch – ist, desto höher ist auch die Wahrscheinlichkeit, eines Tages an Insulinresistenz zu leiden, da überschüssiges Körperfett die Fähigkeit der Körperzellen reduziert, auf Insulin zu reagieren.

Die heutigen Kinder sind die erste Generation überhaupt, für die Experten ein kürzeres Leben als das ihrer Eltern erwarten. Den Grund kennen wir, unternehmen aber nichts dagegen. Wir treiben diesen Trend sogar weiter an. Kinder stehen mit ihren Gesundheitsproblemen nicht alleine da; wir Erwachsenen leben wie unsere Kinder: Wir essen Junkfood und treiben keinen Sport. Gegenwärtig sind etwa 70 % der Bevölkerung übergewichtig oder adipös. Kinder und Erwachsene entwickeln in zunehmendem Maße Krankheiten und Leiden, die durch Fettleibigkeit bedingt sind. Diese Krankheit, das Sich-zu-Tode-Fressen, verbreitet sich auch in anderen Ländern, da unsere Fast-Food-

Ketten und Getränkefabriken, die überall auf der Welt aus dem Boden schießen, mit offenen Armen empfangen werden.

Wie kann es nur sein, dass man so früh im Leben schon so gravierende (vermeidbare) Krankheiten entwickelt? Wie können wir glauben, dass die Lebensgewohnheiten, die zu diesen Krankheiten führen, akzeptabel sind? Wie können wir uns selbst weismachen, dass wir nicht unser Leben durch eine derartige Ernährung verkürzen und verschlechtern? Dies sind nur einige Fragen, die eine vernünftige Antwort brauchen.

> „Die heutigen Kinder sind die erste Generation überhaupt, für die Experten ein kürzeres Leben als das ihrer Eltern erwarten."

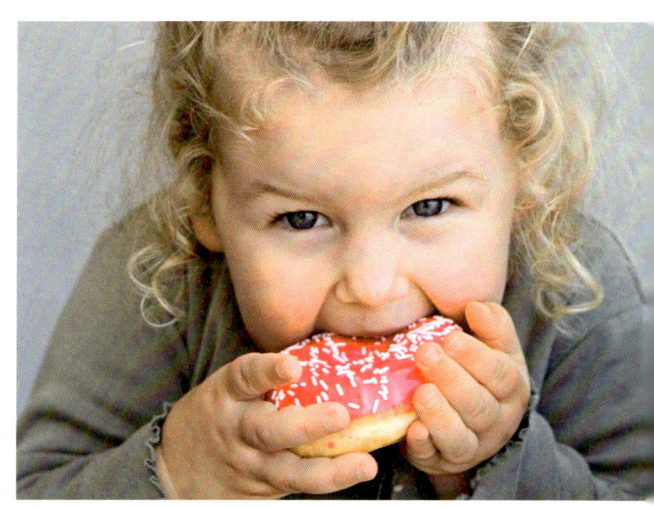

Liebe Tosca,

mein Mann und ich essen seit einem Jahr clean. Davor war ich dick und fühlte mich als junge Mutter oft fix und fertig. Mein Mann hatte zu viel Cholesterin im Blut und hörte vom Arzt, dass er bald bis ans Ende seiner Tage cholesterinsenkende Medikamente nehmen müsste.

Ich las dein Buch, und wir begannen, clean zu essen und Sport zu treiben. Wir nahmen ab, gewannen viel Energie und Selbstbewusstsein und erlebten, wie unsere Beziehung stärker wurde. Als ich meine Traumfigur hatte, wurde ich wieder schwanger… Na so was.

Mit Eating clean konnte ich Mariella über ein Jahr stillen, hatte eine gesunde zweite Schwangerschaft und anschließend meine zweite Tochter. Ich war schwanger und habe zeitgleich gestillt. In dieser Zeit habe ich mich ab und zu gehen lassen, wog aber bei der Entbindung volle 9 Pfund weniger als nach der ersten Geburt. Meine Töchter sind jetzt 24 Monate und 5 Monate alt, und ich habe fast wieder meine alte Form.

Mein Mann hat keine Probleme mehr mit dem Cholesterin! Wir haben diesen Sommer mehrere Läufe über zehn Kilometer gemacht und versuchen, diese Distanz nun jeden Sonntag zu laufen. Ich treffe einmal die Woche eine gute Freundin zum Sport im Studio. Danach essen wir mit unseren Kindern ein cleanes Mittagessen. Meist finde ich in der Woche noch Zeit für eine dritte Trainingseinheit.

Es ist erstaunlich, dass mir das Laufen nun so viel Spaß macht, denn anfangs fühlte sich der Zehnkilometerlauf noch an wie eine Strafe. Mein Mann geht fast jeden Morgen laufen. Er hat seinen Vater verloren, als er noch sehr jung war, und möchte jetzt, da er selbst Vater ist, sicherstellen, dass er noch sehr lange Zeit für die beiden Kinder da ist. Vielen Dank, Tosca!

Beste gesunde Grüße,
Jennifer Doria & Karl Fernandes
mit Mariella & Baby Vivianna

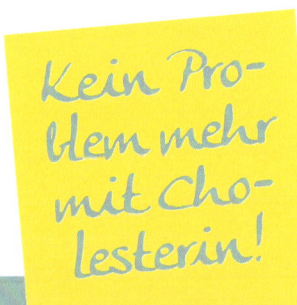

Kein Problem mehr mit Cholesterin!

DER MIKROKOSMOS IN IHREM INNEREN

Ihr Körper ist nicht einfach nur ein Organismus. Sie beherbergen eine ganze Welt aus Trillionen von Zellen. Jede einzelne davon hat ihre individuelle Lebensspanne und braucht ganz bestimmte Nährstoffe, um richtig zu funktionieren. Wenn die Zellen nicht ordentlich funktionieren, ist Krankheit die Folge.

Nehmen wir zum Vergleich eine Stadt: Jeder Bewohner braucht etwas zu essen, ein Obdach, Liebe und noch einiges andere, um zu gedeihen. Wenn die Grundbedürfnisse einiger Individuen nicht erfüllt sind, hat das noch keinen größeren Einfluss auf die Lebensfähigkeit der Stadt. Je mehr Einwohner aber arbeitslos sind, keine Unterkunft haben, ohne Familie und Nahrung auskommen müssen usw., desto schwieriger ist es für die Stadt, als Ganzes zu florieren. Die Bevölkerung und damit auch die Stadt vegetiert auf einem sehr niedrigen, kaum haltbaren Level dahin.

Wenn Sie Ihren Zellen – Ihrem Körper – minderwertige Nahrung geben, halten Sie sie auf diesem niedrigen, kaum tragfähigen Level. Und eine Gemeinschaft, die längere Zeit so auf Sparflamme leben muss, kann nicht wachsen und gedeihen. Je länger Sie sich selbst auf diesem Level halten, desto kürzer wird Ihr Leben sein. Und wollen Sie etwa „gerade eben noch funktionsfähig" leben? Möchten Sie nicht lieber auf einem energiegeladenen, produktiven, dynamischen, vielleicht sogar überlegenen

Level funktionieren? Das können Sie! Was Sie dafür tun müssen? Ihre Zellen, Ihre körpereigene Community, mit nahrhafter, cleaner Kost versorgen! Wenn Sie das nächste Mal das Verlangen nach einem pappsüßen Dessert oder einem Teller Pommes überkommt, denken Sie einmal nicht nur an die Geschmacksknospen, sondern an die Zellengesellschaft in Ihrem Herzen, Ihrem Gehirn, Ihrem Blut und Ihrer Lunge: Sie alle verlassen sich darauf, dass Sie gut für sie sorgen.

> „Denken Sie einmal an die Zellengesellschaft in Ihrem Herzen, Ihrem Gehirn, Ihrem Blut und Ihrer Lunge!"

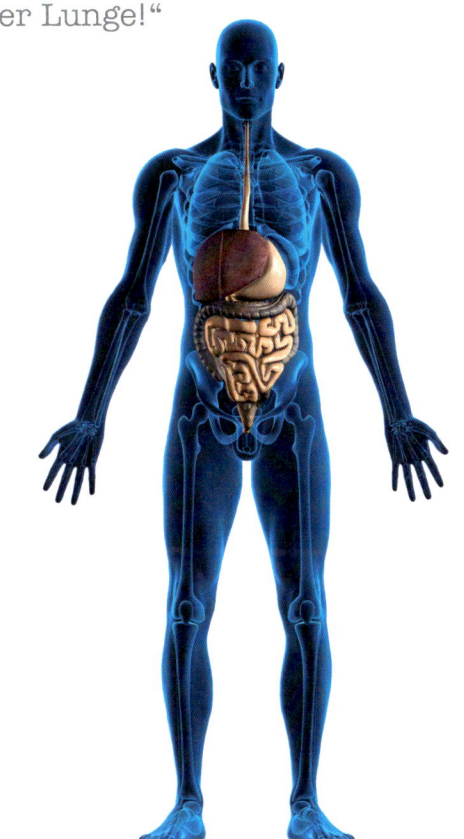

TOTES ODER LEBEN-DIGES ESSEN

Industriell verarbeitete, chemisch behandelte, zuckergesättigte, teilgehärtete Nahrungsmittel sind heute weiter verbreitet denn je, und es ist offensichtlich, dass diese Pseudonahrungs-mittel nichts zu Länge und Qualität unseres Lebens beitragen. Der Einfluss dieser Lebens-mittel läuft unserer Gesundheit genau zuwider. Ich nenne solche „toten" Produkte am liebsten Anti-Nahrungsmittel, denn das sind sie.

Es geht um Lebensmittel, denen ihre natür-lichen Nährstoffe entzogen worden sind und die man so lange „veredelt" und weiterverar-beitet hat, bis sie alles verloren haben, was ein Nahrungsmittel ausmacht. Fügen Sie nun noch ein paar Chemikalien hinzu, die die Haltbarkeit verlängern, die Farbe verfälschen, die Konsis-tenz stabilisieren …, verführen Sie den Käufer mit Zucker, Salz und gehärtetem Fett (um ihm vorzumachen, das Zeug würde gut schme-cken), und schon haben Sie ein Anti-Nahrungs-mittel in Reinform. Das sind tote Lebensmittel! Die Agrarindustrie gibt haufenweise Geld aus, um genau solche Lebensmittel zu „entwickeln" und zu bewerben; und wenn Sie so ticken wie die meisten Menschen in unserem Kulturkreis, ist dieses Zeug genau das, was Sie kaufen. Es ist schnell, billig und überall zu haben. Und wenn wir nicht nachdenken, ist es genau das, was wir uns und unseren Familien zum Essen vorsetzen. Man begibt sich auf gefähr-liches Glatteis, wenn man auf solche nähr-stoffarmen Nahrungsmittel baut.

ESSEN SIE LEBENDE NAHRUNGSMITTEL

Vergleichen Sie diese Anti-Nahrungsmittel mit frischen, noch lebenden Produkten. Wenn Sie einen Kopfsalat ernten, lebt er noch, und seine Blätter sind zum Bersten voll mit Nährstoffen. Das meiste frische Obst und Gemüse lebt noch. Wenn Sie eine (unbehandelte!) Kartoffel sprossen lassen und einpflanzen, wächst eine Kartoffelpflanze daraus. Wenn Sie die Samen aus einer Tomate (keine Hybridsorte!) einpflan-zen, können Sie einen Tomatenstrauch ziehen. Werfen Sie Obst- und Gemüseschalen auf den Komposthaufen, werden diese bis auf den letz-ten Rest abgebaut und ernähren die Erde.

Versuchen Sie das mal mit einem dieser klei-nen Kuchenriegel namens Yes, um eines von zigtausend erfolgreichen Produkten zu nen-nen! Das Ding wird noch nach Wochen auf dem Komposthaufen liegen und aussehen wie neu! Jetzt stellen Sie sich vor, was dieser Riegel in Ihrem Körper macht. Ihr Mund und Ihr Magen kommen brav ihrer Pflicht nach und zerklei-nern ihn, aber was passiert dann? Was tut Ihr Körper, wenn er – um die Liste des Herstel-lers zu zitieren – neben Zucker und Salz und vielem anderen mit Polyglycerin-Polyricinoleat, Aromen, gehärtetem pflanzlichem Fett, Glu-kose-Fruktose-Sirup, Mono- und Diglyceriden von Speisefettsäuren, Glyzerin, Di-Phosphaten, Ammoniumcarbonaten und Natriumacetaten konfrontiert wird? In welcher Weise werden diese Stoffe die Gesundheit und Langlebigkeit Ihrer Zellen fördern?!

Ihr Körper hat keine Ahnung, was er mit vielen der gängigen Zusatzstoffe und Chemikalien anstellen soll. Aber da er schlau ist, besitzt er einen Mechanismus, solche Stoffe erst einmal einzulagern, um das Unerwartete aufzuräumen. Wenn er nicht weiß, was er mit einem bestimmten Molekül anstellen soll, sucht er sich eine Fettzelle, um die fremde Substanz darin zu speichern. Je mehr Anti-Nahrungsmittel Sie zu sich nehmen, desto mehr Fett werden Sie ansetzen, und dieses Fett wird zu einer regelrechten Mülldeponie für die für Ihren Körper nicht verwertbaren Chemikalien. Kein Wunder, dass Ihre gesundheitlichen Aussichten langfristig so negativ sind!

Wenn Sie clean essen, verwertet Ihr Körper jedes einzelne Nahrungsmolekül. Wirklich jedes! Es gelangt an einen Ort in Ihrem Körper, an dem es Ihrer Gesundheit nützt. Proteinmoleküle bilden neues Gewebe und reparieren beschädigtes. Gesunde Fettsäuren tragen zur Aufrechterhaltung des natürlichen Feuchtigkeitshaushalts der Zellen bei und unterstützen die Gesundheit von Haaren, Haut und anderen Organen. Moleküle aus komplexen Kohlenhydraten versorgen uns mit Energie. Ballaststoffe reinigen unseren Organismus, Wasser transportiert alle Nährstoffe durch unseren Körper. Es stimmt schon: Du bist, was du isst!

Wenn Sie ein langes, gesundes und energiegeladenes Leben führen möchten, dann nehmen Sie Leben spendende Nahrungsmittel zu sich, die so nahe an ihrem natürlichen Zustand sind wie nur möglich: cleane Nahrungsmittel.

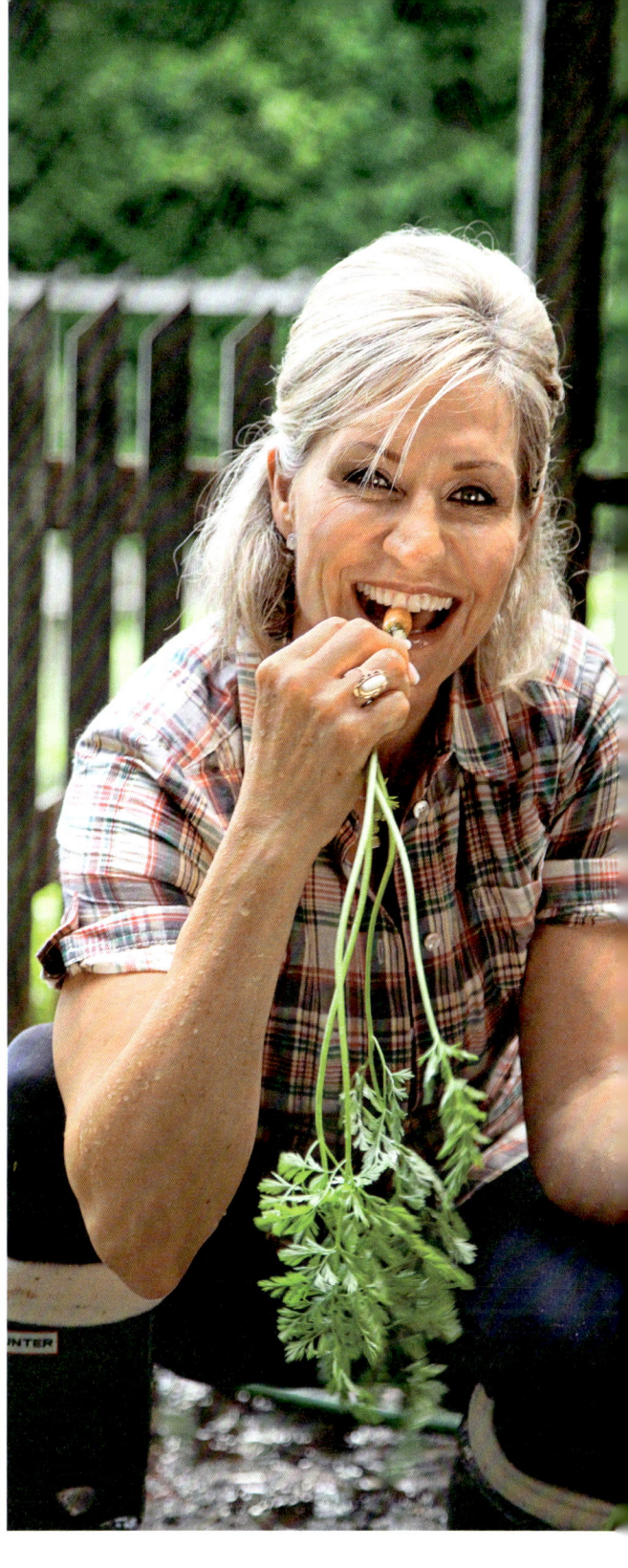

DIE HÄUFIGSTEN TODESURSACHEN UND WIE SIE SIE VERMEIDEN

HÄUFIGSTE URSACHEN NICHT UNFALL-BEDINGTER TODESFÄLLE 2013

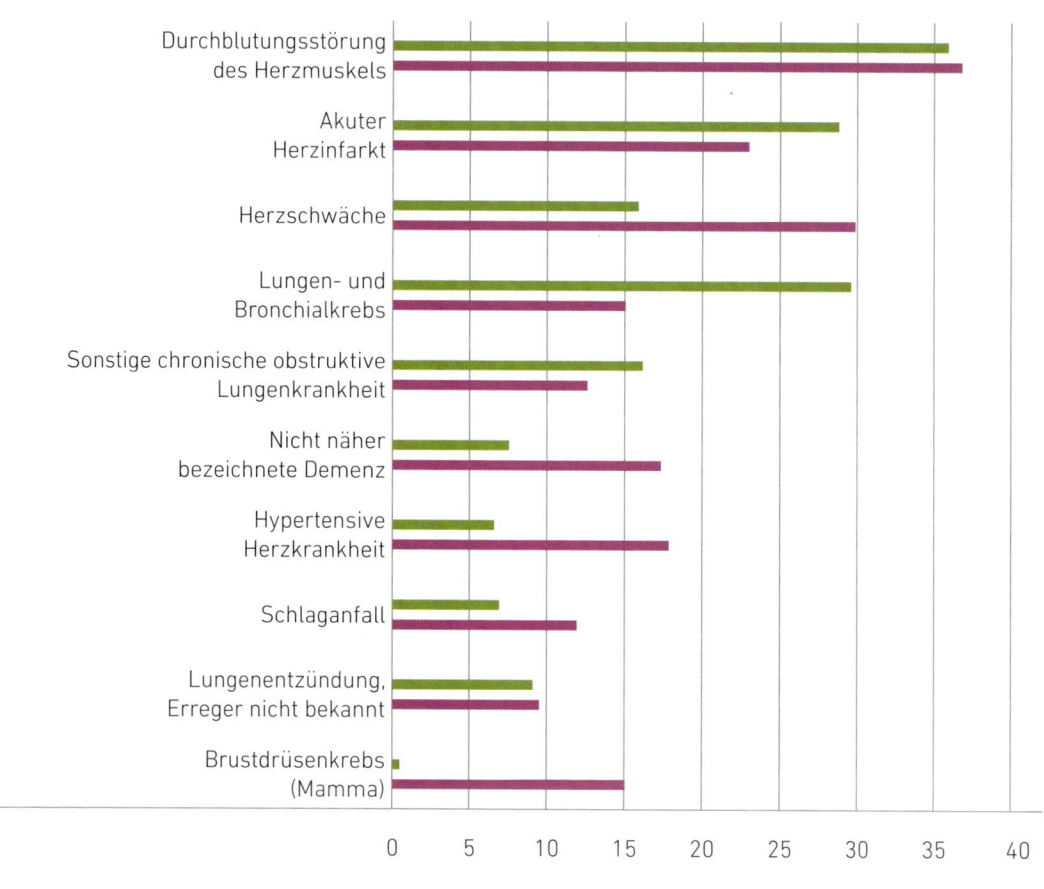

[© Statistisches Bundesamt, Wiesbaden 2015]

Sie können Krankheiten und Gesundheitsstörungen vermeiden, indem Sie Präventivmaßnahmen ergreifen.

HERZKRANKHEITEN

○ **Nicht rauchen!** Falls Sie Raucher sind, müssen Sie dringend damit aufhören. Als Nichtraucher fangen Sie keinesfalls damit an und meiden Sie verqualmte Räume. Auch Passivrauchen ist gefährlich.

○ **Regelmäßig Sport treiben.** Körperliche Betätigung stärkt Herz und Lunge und hilft, Gewicht und Stress in Schach zu halten – beides Risikofaktoren für Herzleiden.

○ **Cleane Herzernährung.** Verzehren Sie frisches Gemüse und Obst, Vollkorn, Hülsenfrüchte und fettarme Proteinbringer sowie möglichst wenig gesättigte und Transfettsäuren. Führen Sie sich ausreichend und in ausgewogener Mischung Omega-3-Fettsäuren und andere gesunde Fette zu. Minimieren Sie den Alkoholkonsum.

○ **Schlank bleiben.** Schon eine Zunahme von nur 5 Pfund bedeutet messbare Mehrarbeit fürs Herz. Das zusätzliche Gewicht steigert zudem das Risiko, dass Sie Bluthochdruck, Diabetes und einen zu hohen Cholesterinspiegel bekommen – alles Risikofaktoren für Herzerkrankungen.

○ **Gesundheitschecks.** Es ist verlockend, nicht zum Arzt zu gehen, wenn man keine Beschwerden hat, aber dann erfahren Sie nicht, ob bei Ihnen Risiken wie Bluthochdruck oder zu hoher Cholesterinspiegel vorliegen, bevor es vielleicht zu spät ist. Eine jährliche ärztliche Untersuchung ist eine sehr gute Investition in Ihre Gesundheit.

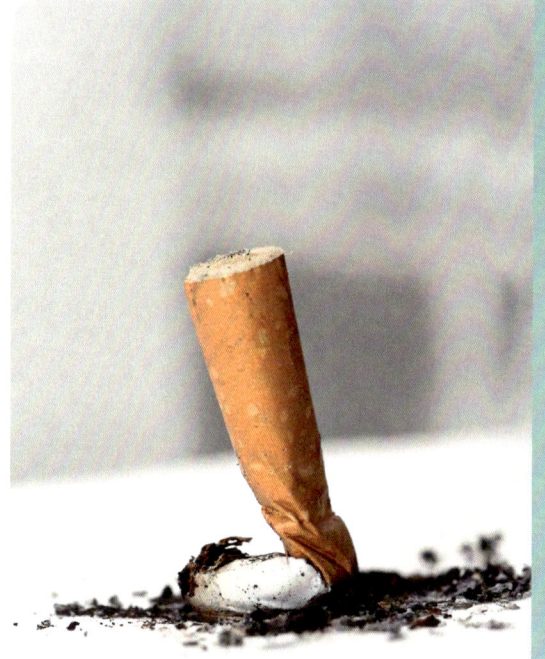

KREBS

- **Nicht rauchen!** Mit dem Rauchen und Passivrauchen aufzuhören verringert das Risiko verschiedenster Krebserkrankungen.

- **Cleane Ernährung.** Essen Sie massenhaft Gemüse und Obst, reichlich Vollkornprodukte und mageres Fleisch und trinken Sie jeden Tag viel Wasser. Nehmen Sie eine ausgeglichene Menge an gesunden Fetten zu sich, aber meiden Sie gesättigte Fettsäuren und Transfettsäuren.

- **Alkoholkonsum einschränken.** Das gelegentliche Glas Wein oder Bier – ein bis zwei Gläser die Woche – ist durchaus vertretbar. Gewohnheitsmäßiger Alkoholkonsum birgt jedoch ein erhöhtes Krebsrisiko.

- **Sonnenschutz mit mindestens LSF 15.** Die starke UV-Strahlung der Sonne kann sogar durch eine Wolkendecke dringen. Am stärksten ist sie zwischen 10 Uhr und 14 Uhr. Gehen Sie in dieser Zeit bei Sonne nur geschützt ins Freie. Kontrollieren Sie Ihre Muttermale. Bei auffälligen Veränderungen gehen Sie sofort zum Arzt.

- **Kanzerogene meiden.** Giftstoffe lauern überall, und es ist schwer, ihnen zu entkommen. Je aufmerksamer Sie sind, desto leichter können Sie sie meiden. Die häufigsten Übeltäter sind Pestizide, Abgase, Kunststoffe, Reinigungsmittel, Konservierungsstoffe und Körperpflege- oder Kosmetikartikel. Trinken Sie nur aus Keramik, Glas oder Edelstahl und essen Sie reichlich grünes Blattgemüse, um Ihren Pegel an Antioxidantien zu steigern. Halten Sie sich über Gesundheitsthemen durch die Medien auf dem Laufenden.

SCHLAGANFALL

- **Alkoholkonsum einschränken.** Alkohol ist ein ernster Risikofaktor für Schlaganfälle. Mehr als zwei alkoholische Getränke am Tag erhöhen das Risiko deutlich.

- **Nicht rauchen.** Rauchen verdoppelt Ihr Schlaganfallrisiko.

- **Regelmäßig Sport treiben.** Treiben Sie regelmäßig Sport: Am besten drei- bis viermal die Woche 30 bis 45 Minuten Herz-Kreislauf- oder Widerstandstraining.

- **Blutzucker und Blutdruck überwachen.** Eating clean hilft, beides in Schach zu halten, besonders wenn Sie nur wenig gesättigte Fettsäuren und Transfettsäuren zu sich zu nehmen und Ihren Salzkonsum einschränken. Nehmen Sie Meersalz und befolgen Sie die Eat-Clean-Prinzipien.

Gesundheitschecks. Falls Ihre Lebensweise mit erhöhtem Schlaganfallrisiko einhergeht oder Sie erblich vorbelastet sind, sollten Sie jährlich einen Gesundheitscheck beim Arzt vereinbaren. So erfahren Sie, ob es gesundheitsgefährdende Faktoren gibt, und können rechtzeitig Präventivmaßnahmen ergreifen. Fürs Blutdruckmessen zu Hause gibt es im Handel eine Vielzahl von bezahlbaren und leicht bedienbaren Geräten.

CHRONISCHE KRANKHEITEN DER OBEREN ATEMWEGE UND LUNGEN

Nicht rauchen. Das ist das Beste, was Sie für Ihre Atemwege und Lungen tun können. Auch Passivrauchen sollten Sie vermeiden.

Cleane Ernährung. Die Ernährung beeinflusst die Wahrscheinlichkeit von Lungenkrankheiten. Vorwiegend pflanzliche Kost

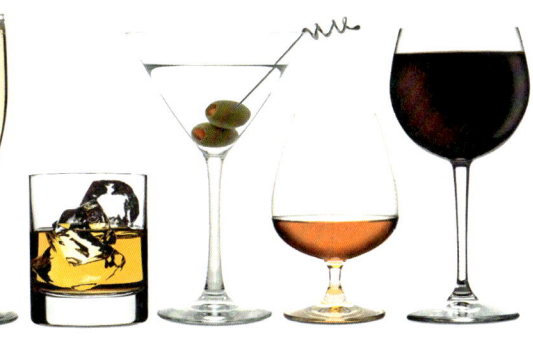

hilft dem Körper, sich mithilfe von Antioxidantien vor Krebs und Lungen- oder Atemwegserkrankungen zu schützen.

Regelmäßig Sport treiben. Kardio-Training stärkt Herz und Lungen und macht sie weniger anfällig für Krankheiten.

Schadstoffe meiden. Das aus der Erde in den Keller strömende radioaktive Gas Radon ist eine häufige Ursache von Lungenkrankheiten wie Krebs. Lassen Sie die Radonwerte zu Hause und am Arbeitsplatz messen. Häufiges gründliches Lüften ist die einzige Möglichkeit, wenn ein Umbau nicht zu machen ist. Die Gesetze in Deutschland geben dazu leider (noch) nichts her.
Vor den 70er-Jahren wurde viel Asbest verbaut. Besonders bei Umbauten werden die Fasern freigesetzt. Wer längere Zeit auch nur kleine Mengen Asbest einatmet, hat ein erhöhtes Krankheitsrisiko. Lassen Sie am besten die Asbestwerte am Arbeitsplatz und zu Hause messen.
Bauern atmen oft Schimmel ein, Fabrikarbeiter vielerlei Textil- und andere Fasern. Bei Staubbelastungen sollte man immer eine Filtermaske tragen, um das Einatmen von Partikeln und Fasern zu verhindern.

Luftverschmutzung meiden. Achten Sie laufend auf die Luftqualität und verfolgen Sie Umweltvorhersagen und -warnungen.

Sollten die Smog-, Ozon-, Feinstaub- oder Abgaswerte zu hoch sein, gehen Sie besser nicht nach draußen zum Joggen. Ziehen Sie, wenn möglich, in eine Gegend mit sauberer Luft. Verringern Sie durch Eating clean die Konzentration von Giftstoffen in Ihrem Körper. Bestimmte pflanzliche Lebensmittel, darunter Weizengras, enthalten antitoxische Wirkstoffe, die helfen, den Körper von Schadstoffen zu reinigen.

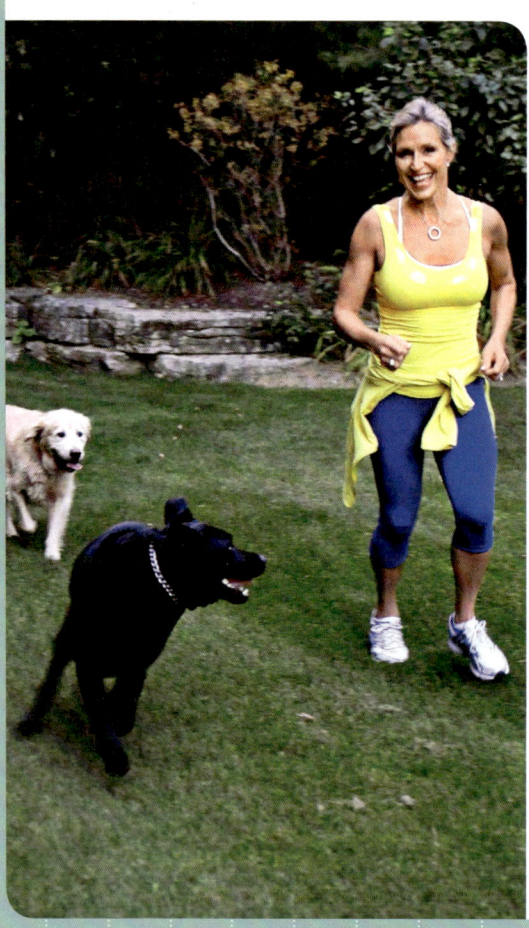

DIABETES TYP 2

- **Cleane Ernährung.** Um Diabetes vorzubeugen, kontrollieren Sie Blutzuckerwerte und Körpergewicht durch gesunde, ausgewogene Ernährung. Meiden Sie Zucker und Weißmehl sowie Lebensmittel, die etwas davon enthalten. Meiden Sie Alkohol so weit wie möglich. Essen Sie viele kleine Mahlzeiten und kombinieren Sie fettarme Proteinspender und komplexe Kohlenhydrate. Essen Sie gesunde Fette, um die Verdauung zu regulieren und Ihr Gehirn zu ernähren.

- **Gewichtskontrolle.** Fast 90 % der Diabetiker sind übergewichtig! Gewichtskontrolle ist die wirkungsvollste Prävention.

- **Muskelmasse aufbauen.** Ein Körper mit mehr Muskelmasse ist weniger anfällig für Diabetes. Die Relation ist wichtiger als das absolute Gewicht. Und sitzt das Fett vor allem an Bauch und Po, ist das Diabetesrisiko höher. Arbeiten Sie daran, Muskeln auf- und Fett abzubauen.

- **Regelmäßig Sport treiben.** Herz-Kreislauf- und Widerstandstraining fördern die Durchblutung, stärken Herz und Lunge und tragen bei zur schlanken Figur.

- **Nicht rauchen.** Raucher haben auch ein höheres Diabetesrisiko. Leben Sie rauchfrei.

SO VERLÄNGERN SIE IHR LEBEN

Es gibt tatsächlich Gemeinsamkeiten zwischen Völkern, bei denen man überdurchschnittlich alt wird. Hier sind die Top Five der Tipps für ein langes, aktives, dynamisches Leben.

- **Ernähren Sie sich clean.** Ich hoffe, dass ich Sie vom Eating clean überzeugt habe! Es nährt uns und gibt uns Energie. Anti-Nahrung schwächt und zerstört uns.

- **Gönnen Sie sich genug Ruhe und Schlaf.** Folgen Sie Ihrem natürlichen Biorhythmus und schlafen Sie, wenn Sie müde sind. Hat Ihr Körper genug geschlafen, wacht er von alleine auf. Er weiß, wie viel Schlaf er braucht. Zu wenig davon schadet der Gesundheit, dem Gewicht, der Laune und verkürzt am Ende das Leben. Außerdem brauchen Sie immer wieder Pausen zwischendurch. Etwas wie ein Perpetuum mobile gibt es nicht!

- **Verbringen Sie Zeit mit Ihren Lieben.** Damit meine ich gemeinsame Aktivitäten, die uns verbinden: zusammen kochen oder im Garten arbeiten. Gemeinsam durch den Neuschnee laufen und die Stille genießen. Es sind diese einfachen Momente im Leben, die echte, stabile Beziehungen ermöglichen, die unser Leben länger und lebenswerter machen.

- **Bleiben Sie aktiv.** Das beinhaltet mehr als ein tägliches einstündiges Work-out, obwohl Ihnen das natürlich niemals schadet. In Gesellschaften, in denen Menschen ein hohes Alter erreichen, arbeiten die Menschen meist bis zu ihrem Sterbebett. Das kann Haus- oder Gartenarbeit sein, Kochen, Spazierengehen oder was auch immer … Eines aber sollten Sie nicht: faul auf Ihrem Hinterteil herumsitzen. Das bedeutet keine bäuerliche Lebensweise (wäre aber gar nicht schlecht), sondern nur, dass Sie das, was Sie bisher getan haben, weiterhin tun sollten. Wie es so schön heißt: „Wer rastet, der rostet!"

- **Entspannen Sie sich!** Genießen Sie Ihr Leben in vollen Zügen. Regen Sie sich nicht über Kleinigkeiten auf; sie sind es nicht wert. Bewahren Sie sich Ihren Humor – für Ihr eigenes Glück und das Ihrer Mitmenschen und für Ihre Gesundheit. Lachen ist die beste Medizin und wirkt am besten, wenn Sie über sich selbst lachen können.

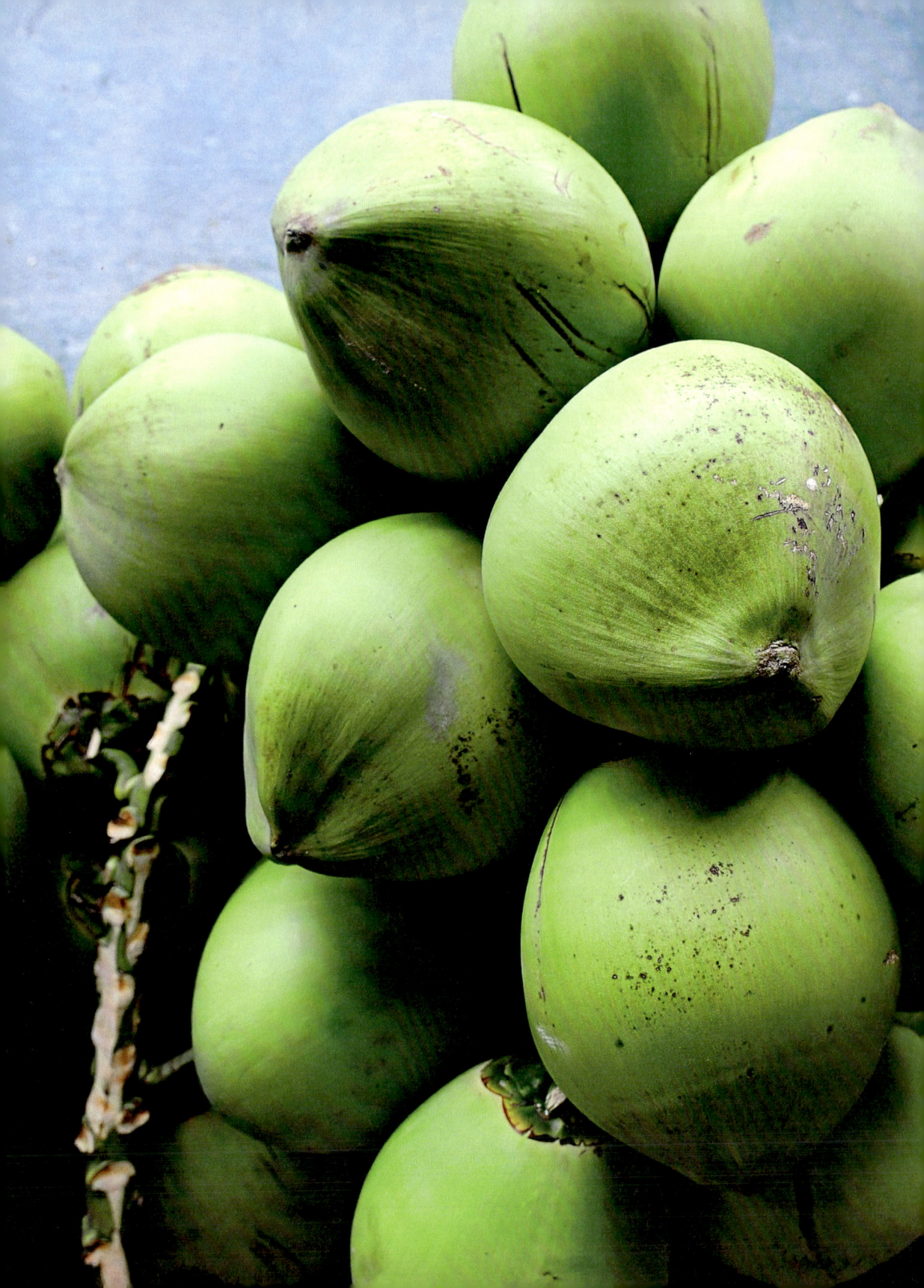

Superfoods: So holen Sie das Beste raus

LASSEN SIE DIE NAHRUNG FÜR SICH ARBEITEN

Wir alle haben einen Hang zur Faulheit, die ich aber lieber Effizienz nenne. Warum etwas auf die harte Tour machen, wenn man das gleiche Resultat leichter erreichen kann? Abnehmen beispielsweise ist etwas, das Millionen von Menschen beschäftigt, und dennoch rackern wir uns ab mit dieser schwersten aller Herausforderungen. Dabei können wir das Abnehmen auf natürliche, ganzheitliche Weise beschleunigen, die sich gar nicht anfühlt wie eine Strafe. Sie wissen längst, dass ich damit Eating clean meine und dass das Rückgrat dieser Ernährungsweise naturbelassene Nahrungsmittel sind. Ich sage gern: „Nah an der Erde essen."

Manche Lebensmittel, die Sie beim Eating clean kennenlernen, haben offenbar Superkräfte. Diese Produkte werden Ihnen nach dem Verzehr das Gefühl geben, dass Sie sich gerade etwas Gutes getan haben. Sie unterscheiden sich stark von den Lebensmitteln, die die meisten sonst essen. Vergleichen Sie das Gefühl von Zufriedenheit, wenn Sie eine Portion frisches gedünstetes Gemüse gegessen haben – vielleicht eine Mischung aus Brokkoli, Spargel und Karotten –, mit dem Gefühl der Leere nach einem fettigen Hotdog. Trotzdem setzen Millionen täglich solche destruktiven Produkte als ihre Grundnahrungsmittel ein. Entgegen aller Vernunft!

Nun, da ich Ihre Aufmerksamkeit gewonnen habe, möchte ich Sie mit einigen Lebensmitteln genauer bekannt machen, die von nun an immer häufiger auf Ihren Teller kommen sollten. Vorsicht! Am Ende werden Sie die Wirkungen dieser Lebensmittel so sehr lieben, dass Sie womöglich nie wieder einen Kuchenriegel essen. Jedenfalls hoffe ich das!

Warum also nicht sofort damit anfangen? Die Hochleistungslebensmittel werden es Ihnen tausendmal leichter machen, besser auszusehen und sich besser zu fühlen. Keines davon ist teuer oder etwa potenziell gefährlich; ganz im Gegenteil: Sie spenden Leben!

LEINSAMEN – GESUND FÜR EIN PAAR CENT AM TAG!

Sie können auf der Stelle nichts Besseres für Ihre Gesundheit tun, als Leinsamen zu essen. Auch wenn Sie sonst nichts ändern, werden Sie positive Veränderungen bemerken. Leinsamen werden seit Jahrtausenden verzehrt. Schon die alten Ägypter bauten im Niltal Flachs an. Aus den Pflanzenfasern wurden Leinenstoffe hergestellt, und die Samen der Pflanze wurden in der Küche verwendet. Eine modische Leinenhose ist was Tolles, aber nur Leinsamen hilft dabei, den gesunden Körper zu formen, der darin steckt. Die Pharaonen schätzten den hohen Nährwertgehalt von Leinsamenschrot, der ein rituelles Mahl war. Auch die ägyptische Bevölkerung hatte für Notfälle immer Leinsamen dabei. Es war bereits bekannt, dass er Bauchweh lindert und bei Verstopfungen hilft. Die Soldaten des Römischen Reichs trugen Leinsamen als Proviant bei sich, wenn sie in den Krieg zogen.

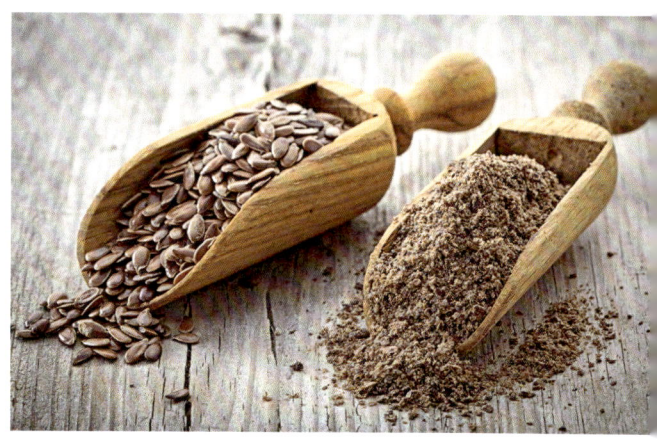

Karl der Große, später der erste deutsche Kaiser, war so überzeugt von Nährwert und Gesundheitswirkung von Leinsamen, dass er im 8. Jahrhundert dem Volk per Gesetz vorschrieb, täglich Leinsamen zu essen.

Die Gesundheitsvorteile von Leinsamen sind zahlreich, und es gibt kaum einen Aspekt des menschlichen Wohlbefindens, der nicht von diesen kraftvollen kleinen Samen profitieren kann. So verbessern bereits zwei Esslöffel geschroteter Leinsamen täglich die Verdau-

ung. Leinsamen setzt einen trägen Darm, wie ihn viele haben, in Bewegung und hat einen leicht abführenden Effekt. Stellen Sie sich vor, wie Sie diese nervigen 5 Kilo extra loswerden, indem Sie nur regelmäßiger die Toilette aufsuchen! Untersuchungen haben ergeben, dass die meisten von uns wegen unzureichender Entleerung zwischen 2 und 10 Kilo „Abfall" im Darm mit sich herumschleppen. Waaas?! Verstehen Sie jetzt, was ich damit meine, dass Sie auf der Stelle beginnen können? Schon morgen können Sie einige Pfunde weniger auf die Waage bringen, wenn Sie jetzt zwei Esslöffel billigen, hochwirksamen Leinsamen essen!

Auch dem Herz-Kreislauf-System hilft Leinsamen. Grund dafür sind wahrscheinlich die enthaltenen Omega-3-Fettsäuren, die Alpha-Linolensäure (ALA), Ballaststoffe und Lignane. Omega-3-Fettsäuren senken das Herzerkrankungsrisiko, indem sie dazu beitragen, die Blutfettwerte (Serum-Triglyzeride) zu regulieren und den Blutdruck zu senken.

Am überraschendsten finde ich, dass Leinsamen sogar das Krebsrisiko senken kann. Unsere heutige Ernährung vor allem mit industriell verarbeiteten Lebensmitteln ist besonders reich an Omega-6-Fettsäuren und damit potenziell krebserregend. Wird zu viel Omega-6- und zu wenig Omega-3-Fettsäure verzehrt, reagiert der Körper mit Entzündungen, dem idealen Nährboden für Krebs. Helfen Sie dem Körper dabei, hier wieder eine gesunde Balance herzustellen, essen Sie mehr Leinsamen und schränken Sie den Konsum industrieller Fette ein, die vorwiegend in abgepackten, verarbeiteten Lebensmitteln stecken.

Die zwei Esslöffel Leinsamen, die ich Ihnen jeden Tag empfehle, decken den täglichen Bedarf an Omega-3-Fettsäuren zu 140 % ab. Diese Menge entspricht Kosten von etwa 9 Cent am Tag, wenn Sie sich edelste Markenware in Bioqualität gönnen. Ja, nur 9 Cent!

Studien des Women's College Hospital in Toronto, Kanada, haben nachgewiesen, dass einige Arten von Brusttumoren nach konstantem Verzehr von Leinsamen tatsächlich schrumpften. Ähnliche Beobachtungen konnten bei Patienten mit Prostatakrebs gemacht werden. Die Ärzte Richard Béliveau und Denis Gingras schreiben in ihrem aufschlussreichen Buch von 2010 *(Krebszellen mögen keine Himbeeren. Nahrungsmittel gegen Krebs. Das Immunsystem stärken und gezielt vorbeugen)*, dass Leinsamen zweifellos einen enorm positiven und wertvollen Einfluss im Rahmen einer Ernährung hat, die Krebs vorbeugen soll.

Lignane sind natürlich vorkommende Phytoöstrogene, die zur Gesunderhaltung beitragen, indem sie Knochenschwund verhindern, das Risiko von Darmkrebs und hormonell bedingtem Brustkrebs reduzieren und die Symptome der Menopause lindern.

So wenig Samen, so viel Fett!

Leinsamen mag winzig klein sein, birgt aber riesige Vorteile fürs Abnehmen. Viele Menschen befürchten, zum Abnehmen hungern zu müssen. Hier kommt unser Superheld Leinsamen ins Spiel! Er steckt voller gesunder Fette und Ballaststoffe und sorgt dafür, dass Sie sich noch lange nach dem Essen satt fühlen. Ballaststoffe aus Leinsamen bleiben über lange Zeit in Ihrem Darm, weshalb Sie nicht bald nach dem Essen wieder hungrig sind, was nach einer Nussschnecke durchaus der Fall ist. Leere Kalorien oder Anti-Lebensmittel machen nie so satt und zufrieden wie solche Naturprodukte. Dauer-Diäthalter, die trotz allem nicht abnehmen, kennen das Phänomen: Man isst nährwertarm und nimmt Hunderte von (leeren) Kalorien zu sich ohne eine Spur von Sättigung oder Zufriedenheit. Also geht das große Fressen weiter. Diäten, die auf Mangel basieren, sind der falsche Weg, wenn man erfolgreich abnehmen will. Etwas derart Simples wie jeden Tag zwei Esslöffel Leinsamen zu essen kann dagegen Wunder wirken.

WICHTIGE TIPPS ZU LEINSAMEN

- Verwenden Sie geschroteten Leinsamen, nicht etwa Leinöl, sonst schöpfen Sie nicht das Potenzial der Lignane aus. Diese stecken nur im ganzen Korn.

- Der Leinsamen muss geschrotet sein, um seine Vorteile für Ernährung und Gesundheit voll entfalten zu können. Unzerkleinert wird er unverdaut ausgeschieden. Entweder Sie kaufen geschroteten Leinsamen oder Sie schroten ihn zu Hause selbst in einer Mühle, die Sie allerdings nur zu diesem Zweck verwenden sollten.

- Ein luftdichtes, lichtundurchlässiges Behältnis schützt empfindliches flüchtiges Leinsamenöl vor dem Ranzigwerden. Lagern Sie Ihren Leinsamen am besten im Kühlschrank, um die sensiblen Öle zu schützen.

- Ich gebe zwei Esslöffel geschroteten Leinsamen zu meinem täglichen Frühstücksbrei. Er verleiht dem Ganzen einen herrlich nussigen Geschmack.

- Genießen Sie Ihren Leinsamen auf kreative Art. Ich streue immer etwas Leinsamen über meinen Salat, um dem ganzen mehr Biss zu geben. Ein weiterer Favorit ist ein Vollkorn-Wrap, mit Nussmus bestrichen, mit Banane belegt und mit etwas Leinsamen bestreut. Aufrollen und genießen!

- Leinsamen ist auch hervorragend geeignet als Garnierung für Backwaren. Bestreuen Sie damit einfach Ihr selbst gebackenes Brot, Ihre Muffins oder Ihren Streuselkuchen.

- Die Öle im Leinsamen werden ranzig, wenn Sie die Samen falsch lagern. Vergewissern Sie sich vor dem Verzehr, dass der Leinsamen nicht schon ranzig riecht. Falls Sie einen merkwürdigen Geruch bemerken, unbedingt weg damit! Sie verschwenden dadurch nicht viel Geld, und das Risiko, verdorbene Samen zu essen, ist es nicht wert, denn ranzige Öle können zur Entstehung von Krankheiten beitragen.

PILZE? MEHR DAVON!

Pilze helfen beim Abnehmen. Ich habe damit begonnen, mir einen Überblick über die enorme Vielfalt der Pilze zu verschaffen, indem ich sie in alles gebe, was chez Reno gekocht wird. Ich bin fasziniert von den schwammartigen Kuriositäten, die ich auf dem Markt oder im Lebensmittelladen entdeckt habe, und weiß, wie kraftvoll sie unter dem Aspekt der Ernährung sind. Es ist keine große Sache, ein paar Pilze klein zu schneiden, in der Pfanne anzubraten und als Beilage zu so gut wie jedem herzhaften Essen zu servieren. Pilze, besonders der saftige Portobello, sind so fleischig, dass man sie wunderbar als Fleischalternative verwenden kann.

Es ist kaum zu glauben, dass eine Pflanze (die nicht wirklich eine Pflanze ist), die im Wesentlichen auf verrotteter organischer Substanz wächst, hinsichtlich ihrer Nährstoffe für den Menschen von Bedeutung sein kann. Weder sind sie knackig grün noch tragen sie

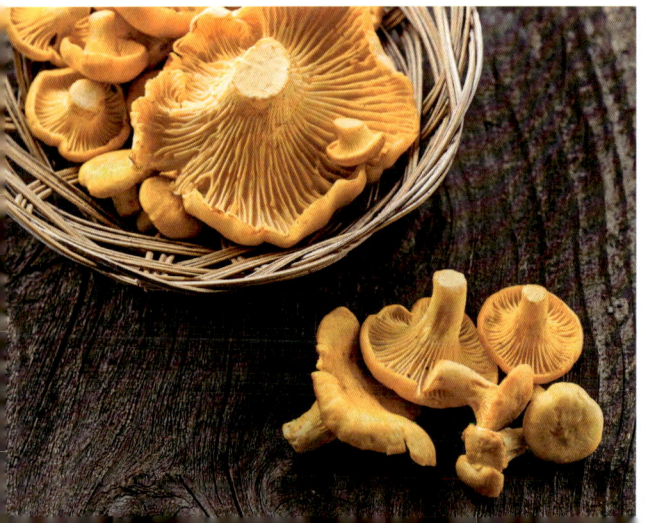

Früchte; der Pilz ist im Grunde genommen nur der Fruchtkörper eines riesigen unterirdischen Geflechts von Myzelen oder Hyphen, die Nährstoffe aus dem Boden ziehen. Das lässt schon ihre Bedeutung für unsere Ernährung erahnen, für unsere Gesundheit und unser Gewicht.

Wieder wissen wir von den Pharaonen, dass schon sie um den Nutzen von Pilzen wussten und sie als königliche Speise für sich beanspruchten. Außerhalb der Küche haben Pilze vor allem in der Welt der Medizin einen festen Platz. Besonders in der traditionellen asiatischen Medizin werden sie aufgrund ihrer Heileigenschaften geschätzt.

Was haben die schwammigen Köpfchen mit dem Abnehmen zu tun? An der renommierten Johns Hopkins Bloomberg School of Public Health (in Baltimore, Maryland) konnte eine Relation zwischen Pilzen und Gewichtsreduktion nachgewiesen werden. Die Wissenschaftler der medizinischen Fakultät überlisteten ihre Probanden mit einem Trick. Sie machten sich die fleischähnliche Konsistenz mancher Pilze zunutze, strichen Fleisch vom Speiseplan und ersetzten es durch Pilze – mit Erfolg: Während der vier Tage dauernden Studie nahmen die Probanden weniger Kalorien zu sich und nahmen ab. Eine Studie der San Diego State University (in Kalifornien) ergab, dass Probanden, die eine kohlenhydratarme Diät auf Pilzbasis einhielten, ihr Gewicht schneller reduzieren konnten und bessere Blutfettwerte hatten als Studienteilnehmer, die eine gewöhnliche kohlenhydratarme Diät befolgten.

WISSENSWERTES ÜBER PILZE

- Man kennt mehr als 100 000 Pilzarten, von denen aber nur 2000 essbar sind. Viele Pilze sind giftig, weshalb es sehr wichtig ist, sie von einer zuverlässigen Quelle zu beziehen, die die richtige Art und gute Qualität gewährleistet.

- Einige Arten sind halluzinogen oder psychoaktiv. Sie sollten diese Pilze in jedem Fall meiden, da sie hohe Konzentrationen von giftigen Chemikalien wie Blei und Quecksilber aufweisen können.

- Pilze sind mächtige Verbündete bei der Vorbeugung gegen Krebs. Shiitake-, Enokitake-, Maitake- und Austernpilze stecken voller krebshemmender Wirkstoffe, die das Wachstum von Tumoren hemmen können.

- Pilze helfen im Kampf gegen Krankheiten, insbesondere Herzkrankheiten.

- Verwenden Sie getrocknete Pilze, wenn Sie keine frischen finden können. Viele Lebensmittelläden haben Trockenpilze im Sortiment, und es ist einfach, sie wieder aufzubereiten. Begießen Sie die Pilze mit kochendem Wasser und lassen Sie sie etwa 30 Minuten quellen. Gießen Sie die Pilze ab und drücken Sie überschüssiges Wasser heraus.

- Pilze sind eine reichhaltige Nährstoffquelle. Vegetarier und Veganer aufgepasst: Pilze enthalten besonders viel Vitamin B_{12}, das bei einer fleischfreien Ernährung oft fehlt oder unzureichend konsumiert wird.

- Pilze haben einen hohen Kalium-, Phosphor-, Protein- und Ballaststoffgehalt. Bei der Eat-Clean-Ernährung sind sie eine wertvolle fettarme Proteinquelle und eine Alternative zu Fleisch.

- Sie freuen sich bestimmt zu hören, dass Sie allein schon durch den häufigeren Verzehr der köstlichen Pilze schneller abnehmen können.

Falls Sie bisher zugunsten exotischerer Sorten wie Shiitake, Maitake und Reishi den gewöhnlichen Champignon links liegen gelassen haben, bedenken Sie: Untersuchungen haben ergeben, dass der gute alte Champignon mindestens genauso viele Antioxidantien enthält wie seine „interessanteren" Artgenossen.

Die drei häufigsten Champignonarten sind der gemeine weiße Champignon, der braune Champignon und der Portobello- oder Riesenchampignon. Der braune Champignon und der Portobello sind derselbe Pilz, denn der Portobello ist mit durchschnittlich gut zwölf Zentimetern Durchmesser nichts anderes als ein groß gewachsener brauner Champignon.

Auch wenn sie in der Gemüseabteilung im Lebensmittelladen zu finden sind, gehören Pilze zum Königreich der Fungi und bestehen aus Organismen, die kein Chlorophyll und kein Gefäßgewebe enthalten. Ihre Artenvielfalt reicht von Einzellern wie Hefe bis zu Vielzellern wie Schimmelpilzen. Während die meisten Speisepilze aus speziellen Kulturen stammen, gibt es überall auf der Welt auch eine große Artenvielfalt an essbaren wild wachsenden Pilzen. Da viele davon sehr giftig sind, sammeln und essen Sie sie nur, wenn Sie ganz genau Bescheid wissen.

NÄHRWERTE VON 100 GRAMM GEBRATENEM PORTOBELLOPILZ

38 Kilokalorien	4,5 g Protein
0,8 g Fett	2,4 g Ballaststoffe
5,3 g Kohlenhydrate	Glykämischer Index < 55

Abgesehen davon, dass sie fettarm und ballaststoffreich sind, sind Portobellopilze wahre Nährstoffwunder. So sind sie beispielsweise eine exzellente Quelle von Selen (ein wichtiges Mineral für optimale antioxidative Wirkung), vieler B-Vitamine und Kalium. Darüber hinaus haben die enthaltenen Polysaccharide und das Beta-Glucan (beides natürliche Vielfachzucker) krebshemmende Eigenschaften.

Beim Kauf von Portobellopilzen sollten Sie darauf achten, dass die Pilzköpfe glatt und fest sind und keine feuchten, schleimigen Stellen aufweisen. Lagern Sie sie im Kühlschrank in einer locker verschlossenen Papiertüte oder in ein feuchtes Tuch gewickelt.

GELEGENHEITEN, PILZE ZU ESSEN

- Verfeinern Sie Ihre Salate, Pastasaucen, Suppen, Pfannengerichte, Aufläufe und Pizzen mit Pilzen.

- Verwenden Sie gegrillte marinierte Portobello-Köpfe als leckere Burger-„Pattys". So geht es ohne Fleisch.

FERMENTIERTE MILCHPRODUKTE: JOGHURT UND KEFIR

In diesem Moment befinden sich mehr als 400 Arten von Bakterien in Ihrem meterlangen Verdauungstrakt, wenn Sie gesund sind. Diese Bakterien sind nützlich für den menschlichen Organismus; ohne sie wären wir aufgeschmissen. Den Ärzten Richard Béliveau und Denis Gingras zufolge enthält der Darm im Durchschnitt eine Billion (1000 Milliarden) Bakterien pro Kubikzentimeter und ist damit das am dichtesten bevölkerte mikrobielle Habitat der Erde! Die nützlichen unter diesen Bakterien stellen sicher, dass unsere Verdauung reibungslos funktioniert.

Bestimmte Nahrungsmittel haben einen positiven Effekt auf das ohnehin schon tüchtige Innenleben unseres Verdauungsapparats. Ich meine Joghurt und Kefir, also fermentierte Milchprodukte. Viele davon können Ihnen beim Abnehmen helfen, aber ich lege den Fokus auf Joghurt und Kefir, weil sie viel Protein enthalten, wie Sie es bei jeder Ihrer sechs täglichen Eat-Clean-Mahlzeiten zu sich nehmen sollen.

Joghurtprodukte sind das gefundene Fressen der Lebensmittelindustrie. Ob man an Verstopfungen leidet oder einfach nur seine Vitaminzufuhr erhöhen möchte, für jedes Problem scheint es den passenden Joghurt zu geben. Aber vergessen Sie Pseudojoghurts in den Kühlregalen! Lassen Sie sich nicht von Zucker, Früchten und anderen angeblich gesunden Zutaten täuschen. Einfacher Joghurt ohne jeden Zusatz ist von Natur aus schon sehr gesund. Kaufen Sie also nur hochwertigen fettarmen Naturjoghurt.

Gesunder echter Joghurt besteht aus lediglich zwei Zutaten: Milch und Bakterienkulturen. Das ist alles, was Joghurt sein sollte. Wenn Sie ihn verfeinern möchten, tun Sie das mit eigenen Zutaten wie Früchten, Müsli, Körnern oder wonach immer Ihnen gerade ist. Aber nicht mit Zucker! Wenn Sie Ihren Joghurt unbedingt etwas süßen wollen, dann mischen Sie eben ganz wenig Honig, Ahornsirup oder Sucanat darunter.

Während wir schon lange wissen, dass Milchprodukte (auch Joghurt und Kefir) unsere Knochen und Zähne kräftigen, haben wir erst kürzlich gelernt, dass sie auch beim Abnehmen eine entscheidende Rolle spielen. Mireille Guiliano, Autorin des Bestsellers *Warum französische Frauen nicht dick werden: Das Geheimnis genussvollen Essens,* schwört auf Joghurt als das perfekte Lebensmittel. Er enthält viel Kalzium, Kohlenhydrate, Protein und Fett, ist also die ideale Mahlzeit. Joghurt sei außerdem eines der Geheimnisse der Schlankheit französischer Frauen. Guiliano zufolge essen viele mindestens zweimal am Tag Joghurt, vor allem zum Frühstück. Magerjoghurt liefert Protein, und wenn Sie noch ein paar gemischte Beeren hinzufügen, haben Sie die perfekte Kombi: Protein plus komplexe Kohlenhydrate.

Eine im *International Journal of Obesity* (im April 2005) veröffentlichte Studie stützt die These, dass Milchprodukte wie Joghurt und Kefir beim Abnehmen helfen können. Im Rahmen der Studie sollten übergewichtige Erwachsene täglich 500 Kilokalorien einsparen und drei Portionen fettarmen Joghurt essen. Das Ergebnis der Studie war, dass der Verzehr des Joghurts ihnen tatsächlich half, erhebliche Mengen Körperfett abzubauen, vor allem in der Bauchregion.

Kefir, der nicht ganz so bekannte Cousin des Joghurts, stammt ursprünglich aus Osteuropa. Auch er ist ein fermentiertes Milchprodukt aus nur zwei Zutaten: Milch und Bakterienkulturen. Finger weg von Kefir, der mit Zucker, Schokoladenstückchen oder anderen Zutaten „verfeinert" ist! So was hat nichts in Ihrem Kühlschrank zu suchen. Das Wort „Kefir" rührt von dem türkischen „keif" her und bedeutet etwa „gutes Gefühl" oder „sich gesund fühlen". Die Erklärung: In Kefir steckt derart viel Tryptophan, dass man nach reichlichem Genuss ein natürliches Hochgefühl bekommen kann.

Kefir kann trinkbar und flüssig oder dicker als Joghurt sein. Sein Geschmack ist mit dem von Joghurt zu vergleichen, jedoch ist echter Kefir ein wenig würziger und spritziger, was an den darin enthaltenen Hefen liegt, die Laktose in Kohlendioxid (daher das Prickeln) und Alkohol umwandeln. Aha, da haben wir's, das mit dem Wohlgefühl! Kefir enthält mehr Bakterien als Joghurt. Wer laktoseintolerant ist, muss sich nicht sorgen: In echtem Kefir ist die Laktose

vorverdaut, was ihn leichter verdaulich macht und dafür sorgt, dass er den Verdauungstrakt nicht reizt. Viele, die sonst keine Milchprodukte vertragen, haben mit Kefir kein Problem.

Zusätzlich zu gesunden Hefe- und Bakterienkulturen ist Kefir reich an kompletten Nahrungsproteinen, ist also ein weiterer fettarmer Proteinbringer im Eat-Clean-Einkaufskorb. Der Körper verwertet die Proteine aus dem Kefir schneller, da die Aminosäuren darin ähnlich wie die Laktose zum Teil vorverdaut sind. Die Bakterien nehmen Ihnen diese Arbeit ab! Da Kefir voller Kalzium, Magnesium und Phosphor ist, stärkt er auch noch Ihre Zähne und Knochen. Phosphor ist zudem ein unverzichtbarer Gehilfe Ihres Körpers, wenn es darum geht, Kohlenhydrate, Fette und Protein aus dem Darm aufzunehmen. Je mehr Phosphor Sie zu sich nehmen, desto gesünder werden Ihre Zellen und desto mehr Energie haben Sie. Ein zusätzlicher Nutzen von Kefir: Er hilft Ihnen perfekt über Heißhungerattacken hinweg.

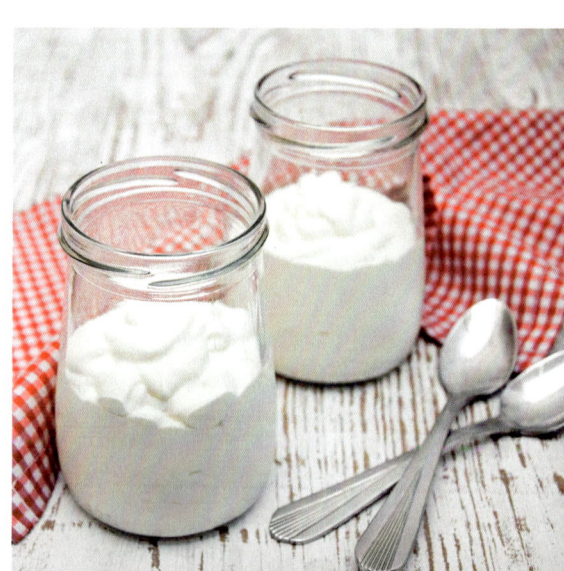

LERNEN SIE KEFIR KENNEN

- Besonders Mutige können Kumys probieren, ein fermentiertes Produkt aus Kamel-, Stuten- oder Eselmilch.

- Kefir enthält die Vitamine B_1, B_6 und B_{12} sowie Vitamin K. B-Vitamine helfen erwiesenermaßen gegen Depressionen.

- Viele Kefirfans nennen Kefir den Quell ewiger Jugend, da es die Leber- und Nierenfunktion reguliert, das Nervensystem stabilisiert, Alterserscheinungen hemmt und das Energielevel erhöht.

- Der russische Zoologe Ilja Iljitsch Metschnikow (1845–1916) ist der Begründer der modernen Immunologie. Der Nobelpreisträger entdeckte den positiven Effekt von Milchsäurebakterien. Ihm fiel die lange Lebenserwartung von Bewohnern des bulgarischen Gebirges auf. Sie alle tranken fermentierte Milch unter dem Namen Yahourth. Forschungen ergaben, dass Yahourt vorzeitiges Altern verhindert, indem es Giftstoffe im Darm neutralisiert.

- Probiotika sind nützliche Bakterien, in der Regel pflanzlicher Herkunft, die in unserem Darm leben. Augen auf am Kühlregal: Lassen Sie sich nicht blenden von Produkten, die angeblich besonders viele probiotische Kulturen enthalten. Sie sind nicht besser als Naturjoghurt!

CHIASAMEN

Vor Jahrhunderten diente Chia den Azteken als wichtige Nahrungsquelle. Sie glaubten an übernatürliche Kräfte in der Pflanze. In Mexiko und Südamerika ist Chia bis heute für viele ein Grundnahrungsmittel. Die Pflanze liefert schwarze oder grau melierte winzige Samen. Weiße Samen (als „Salba" im Handel) haben noch ein etwas besseres Nährwertprofil, sind aber etwas teurer als die schwarzen im Reformhaus und manchen Supermärkten.

Chia ist auf dem Vormarsch. Immer mehr Menschen kennen das kleine Korn (das mit Vorliebe zwischen den Zähnen hängen bleibt) und seine gesundheitlichen Vorzüge. Chia bringt eine enorme Menge Ballaststoffe und eine mächtige Portion gesunder Fettsäuren mit. Dabei handelt es sich um ebenjene Omega-3-Fettsäuren, die als leistungsstarke Entzündungshemmer gelten und in der Krebsprävention eine wichtige Rolle spielen. Omega-3-Fettsäuren senken den Pegel des schädlichen LDL-Cholesterins in unserem Blut.

FAKTEN ZU CHIA

- Chiasamen schmecken neutral und machen sich gut als Zusatz in Smoothies, Joghurt, Kefir oder Müsli.

- Chia ist von Natur aus glutenfrei. Um Chiamehl herzustellen, vermischen sie einen Teil gemahlene Chiasamen mit zwei Teilen glutenfreiem Mehl.

- Chia ist sehr reich an krankheitsbekämpfenden Antioxidantien und Mineralstoffen.

- Für Veganer: 2 EL gemahlene Chiasamen, in 1/8 Liter kaltes Wasser eingerührt, eignen sich als Ersatz für ein Hühnerei.

Eine Portion Chiasamen enthält 4,2 Gramm unlösliche Ballaststoffe. Die weißen Samen enthalten mehr Protein als übliches Getreide. Darüber hinaus ist Chia unter allen Lebensmitteln einschließlich Weizenkleie der Rekordhalter in Sachen Faserstoffgehalt. Chiasamen können ein Vielfaches ihres Eigengewichts an Wasser aufsaugen, wodurch sie beim Abnehmen helfen können. Die wasserabsorbierende Eigenschaft verlangsamt die Verdauung, gibt uns das Gefühl, nach dem Essen „voll" zu sein und reguliert den Blutzuckerspiegel. Wenn Sie sich satt fühlen, werden Sie weniger unnötige Kalorien zu sich nehmen.

TEMPEH, MISO & CO.

Lebensmittel aus fermentiertem Soja gehören seit jeher zur alten asiatischen Kultur der Gesundheit und des Wohlergehens. Vielen im Westen gilt Soja als Paria und wird oft belächelt. Lacht ihr nur, so viel ihr wollt, aber Soja ist und bleibt ein hochgradig gesundes Lebensmittel, das uns beim Abnehmen hilft.

Soja ist eine hervorragende Quelle für vollwertiges pflanzliches Protein, das essenziell ist für die Eat-Clean-Diät, vor allem wenn Sie es mit komplexen Kohlenhydraten kombinieren. Soja versorgt uns aber mit noch viel mehr: Es ist randvoll mit wichtigen Nährstoffen, darunter essenzielle Fettsäuren, Vitamine, Mineralstoffe und sekundäre Pflanzenstoffe, die eine wichtige Rolle spielen bei der Bekämpfung verschiedener Krankheiten. Es ist also nützlich, jede Woche mehrere Mahlzeiten mit Sojaprodukten zuzubereiten. Miso, Tempeh, Edamame, Tofu und Räuchertofu warten nur darauf, von Ihnen entdeckt zu werden.

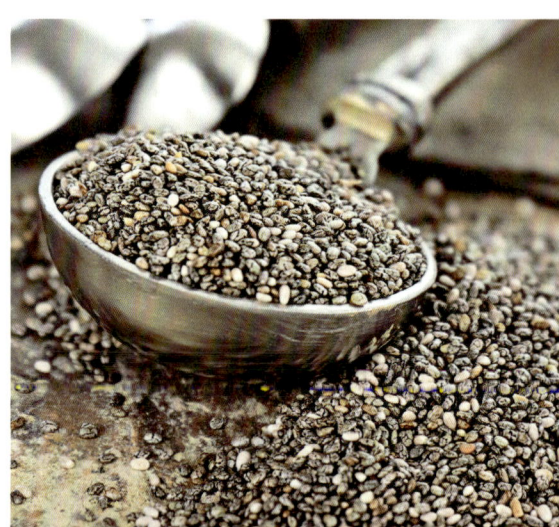

Tempeh ist ein fermentiertes Produkt (Sie erinnern sich an die Vorteile fermentierter Lebensmittel?) aus gekochten Sojabohnen, die mit einem Schimmelpilz geimpft werden. Der *Rhizopus oligosporus* bewirkt, dass die Sojabohnen während der Fermentierung zu einer Art dickem Kuchen zusammenkleben. Das Resultat ist ein fleischiges, pilzartig schmeckendes Produkt, in dem dicht gepackt essenzielle Fettsäuren, Vitamine, Mineralstoffe und sekundäre Pflanzenstoffe stecken. Essenzielle Fettsäuren halten Ihren Stoffwechsel auf Trab und tragen dazu bei, Muskelgewebe aufzubauen. Darüber hinaus sorgen die massenhaft vorhandenen Ballaststoffe in Tempeh dafür, dass Sie lange satt bleiben.

Tempeh kann Fleisch ersetzen; es ähnelt in Geschmack und Konsistenz dem Portobellopilz. Schneiden Sie es in Scheiben und braten oder backen Sie es und geben Sie es in jedes Gericht, das Ihnen in den Sinn kommt.

Miso ist der intensiver schmeckende Vetter des Tempeh. Für die Herstellung mahlt man Sojabohnen und impft sie mit dem Bakterium *Aspergillus oryzae*. Die fermentierte Paste wird mit Vollkorngetreide vermischt und dann in großen Fässern weitere drei Jahre fermentiert. Miso ist eine Würzzutat etwa wie Ketchup oder Senf und verleiht salzige Würze. Miso-Suppe wird in Asien sehr geschätzt und ist besonders in Japan beliebt, wo sie oft schon zum Frühstück serviert wird.

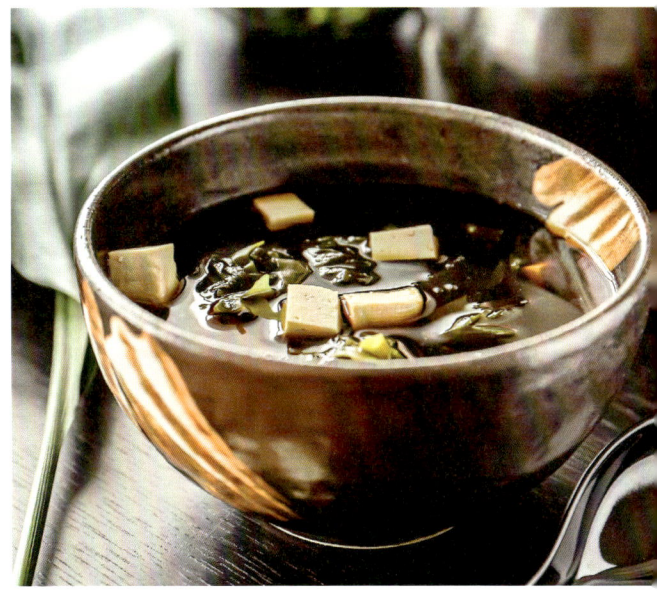

„Miso-Suppe wird in Asien sehr geschätzt und ist besonders in Japan beliebt, wo sie oft schon zum Frühstück serviert wird."

Im Prinzip sind Tempeh und Miso vorverdaute Formen von Soja, was bedeutet, dass sie leichter verdaulich und einfacher vom Körper aufzunehmen sind. Trotzdem sollten Sie Soja mit Augenmaß genießen, denn es gab einige Berichte zu Soja-Überkonsum und damit verbundenen Schäden, beispielsweise im Zusammenhang mit Brustkrebs. Essen Sie Sojaprodukte in vernünftiger Menge, sind sie eine sehr gute Nährstoffquelle. Ich esse zweimal pro Woche Soja, am liebsten in Form von Edamame und Tempeh.

FLEISCH UND GEFLÜGEL AUS DEM FREILAND

Die Empfehlung, dass Geflügel am besten von Tieren aus Freilandhaltung stammen sollte, klingt vielleicht lebensfremd, aber bis vor wenigen Jahrzehnten gehörte der Zugang zum Freiland selbstverständlich zur Haltung aller Nutztiere. Im Restaurant steht heute womöglich – und sogar mit Stolz – in der Speisekarte, dass das Tier „mit Getreide gefüttert" worden ist. Allerdings sollten Rinder gar kein Getreide fressen! Ihr Verdauungstrakt mit mehreren Mägen ist perfekt für ihre natürliche Nahrung ausgelegt: Gras oder Heu. Getreide einschließlich Mais und Soja übersäuert ihre Mägen und bläht sie auf, was Krankheiten und Infektionen hervorrufen kann, meistens mit *Escherichia coli*. Dieser Erreger befällt jeden, der Fleisch von erkrankten Tieren isst.

Hühner sind dazu bestimmt, sich ihre Nahrung durch Scharren und Picken zu suchen. Das aber ist nicht möglich in den winzigen Käfigen, in die man sie in großen Geflügelfabriken auch bei „Kleingruppenhaltung" sperrt. Definitionsgemäß bedeutet frei laufend, dass das Tier die Möglichkeit hat, sich sein Futter selbst zu suchen, statt auf Futterkonzentrat am engen Futterplatz angewiesen zu sein, wo grausame und erbärmliche Zustände herrschen.

Das Fleisch von mit Gras gefütterten Tieren – Rind, Wild, Rothirsch, Lamm, Ziege usw. – ist nährstoffreicher als das von mit Getreide gefütterten. Weiderind wird auf Grünland gehalten und genießt eine absolut natürliche Ernährung. Fleisch von Weidetieren enthält viel mehr Omega-3-Fettsäure und Betacarotin und einen sage und schreibe um 400 % höheren Gehalt an den Vitaminen A und E.

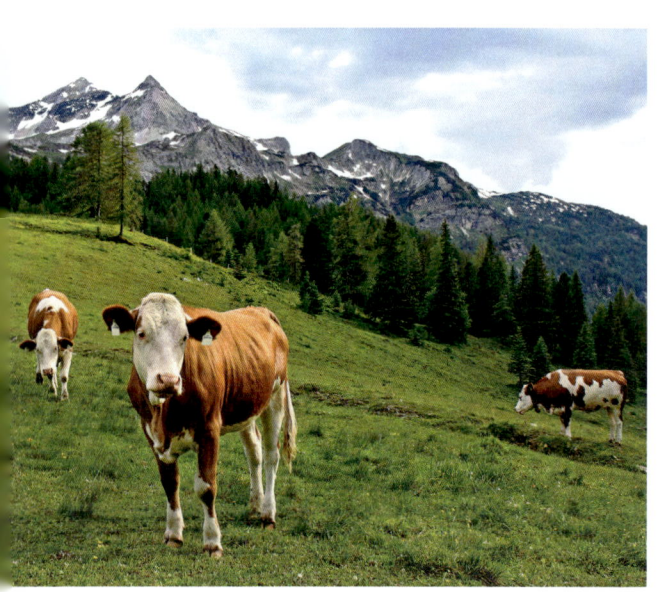

„Schlagkräftige Argumente sprechen dafür, den Verzehr von Fleisch und Geflügel von Tieren aus Weide- oder Freilandhaltung zu einer Ihrer Eat-Clean-Prioritäten zu machen."

Wegen seiner Bedeutung fürs Abnehmen muss der Gehalt an konjugierter Linolsäure (CLA) im Fleisch dieser Tiere erwähnt werden. CLA ist ein wirkungsstarker sekundärer Pflanzenstoff, der nachweislich den Fettabbau unterstützt. Lamm und Rind und ganz besonders das Schenkelfleisch von Hühnern enthalten ohnehin CLA, aber bei Tieren aus Weidehaltung ist die Konzentration im Fleisch besonders hoch. Die Autorin Nina Planck schreibt 2007 in ihrem Buch *Real Food: What to eat and why:* „CLA hilft beim Abnehmen in vielerlei Hinsicht: Es verringert die Menge an Fett, die nach dem Essen eingelagert wird, erhöht das Tempo, mit dem Fettzellen abgebaut werden und reduziert zugleich deren Menge." Das sehe ich als schlagkräftige Argumente dafür, den Verzehr von Fleisch und Geflügel von Tieren aus Weide- oder Freilandhaltung zu einer Ihrer Eat-Clean-Prioritäten zu machen.

ADZUKI- UND MUNGO-BOHNEN

Bohnen sind schon lange als tolle Protein-quelle für Vegetarier in aller Munde. Ich liebe sie, auch wenn ich keine Vegetarierin bin. Ich sehe mich als „Flexitarierin", da ich re-gelmäßig fleischfreies Abendessen mache. Kürzlich habe ich Michael Pollan in einer Talkshow gesehen, den Autor eines meiner Lieblingsbücher: *Das Omnivoren-Dilemma: Wie sich die Industrie der Lebensmittel bemächtigte und warum Essen so kompliziert wurde* (2006). Er rechnete vor: Würde jeder amerikanische

Bürger an einem Tag pro Woche auf Fleisch verzichten – meine Familie pflegt beispiels-weise den fleischfreien Montag –, hätte das die gleiche Wirkung, als würde man 20 Millionen Mittelklasseautos von den Straßen nehmen. Ich finde das unglaublich. Schließen Sie Ihre Augen und versuchen Sie, sich dieses Szenario vorzustellen. So gigantisch ist der CO_2-Fuß-abdruck, den die Viehzucht hinterlässt! Also trage ich meinen Teil bei und esse Bohnen!

Bohnen sind perfekt für meine fleischfreien Abende, da ich komplettes Protein erhalte, wenn ich sie mit Naturreis kombiniere. Zudem sind Bohnen billig. Sie allein enthalten keine vollwertigen Proteine, weshalb man sie immer mit Naturreis kombinieren sollte. Adzuki- und Mungobohnen eignen sich ideal für den Eat-Clean-Lifestyle, da sie besonders reich an leicht verdaulichen Proteinen sind. Ein Pfund Adzuki- oder Mungobohnen enthalten mehr Proteine als ein Steak und sind dabei viel preisgünstiger, enthalten weniger ungesunde Fette und sind kalorienärmer.

Wie helfen Ihnen Bohnen beim Abnehmen? Sie haben einen niedrigen glykämischen Index (GI), lassen also Ihren Blutzuckerspiegel nach dem Verzehr nicht in die Höhe schnellen, sondern versorgen Sie kontinuierlich mit Energie. Sie sind voll mit Ballaststoffen, die lange satt machen und Heißhungerattacken vermeiden helfen. Manche Abnehmwillige trinken einen Adzukibohnentee, um schneller abzunehmen; die Adzukibohne ist dafür bekannt, den Ge-wichtsverlust zu fördern und entgiftet zugleich

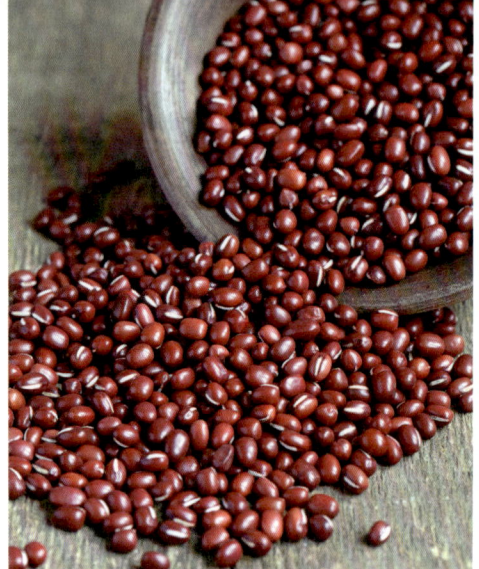

den Körper. Kochen auch Sie sich diesen Tee: Lassen Sie dafür eine Tasse getrocknete Adzukibohnen etwa eine Stunde in fünf Tassen Wasser köcheln. Trinken Sie vor den Mahlzeiten langsam eine halbe Tasse von diesem Tee. Sowohl Adzuki- als auch Mungobohnen tragen zur Entgiftung des Körpers bei und sind gerade beim Start in ein cleanes Leben besonders hilfreich – vor allem wenn Sie vorher eine lange Beziehung geführt haben mit schädlichen Nahrungsmitteln wie etwa Zucker und anderen industriell verarbeiteten Produkten.

PFLANZLICHE HELFER FÜRS ABNEHMEN

Die alten Römer zählten zu den Ersten, die mit Gewürzen experimentierten; aber als das römische Reich unterging, gerieten ihre Errungenschaften für lange Zeit in Vergessenheit. Wir denken bei Gewürzen an eine Zutat, die wir in unsere Gerichten geben, damit sie einen bestimmten Geschmack bekommen. Was wäre

Chili con Carne ohne Chilipulver? Weniger bekannt ist die Tatsache, dass Gewürze und andere pflanzliche Zutaten einen starken Effekt auf unseren Gewichtsverlust haben können.

Flohsamen: Vielleicht kennen Sie den lateinischen Namen *Psyllium.* Es ist die Hauptzutat vieler natürlicher Abführmittel. Die Fasern, die dafür verwendet werden, stammen von der äußeren Schale einer Pflanze mit dem botanischen Namen *Plantago ovata.* Sie unterstützen das Abnehmen, indem sie den Blutzuckerspiegel senken. Wie bei vielen faserreichen Pflanzen stellt sich nach der Einnahme durch Aufquellen ein Sättigungsgefühl ein, sodass Sie anschließend weniger Hunger haben sollten. Psyllium senkt zudem den Serumcholesterinspiegel. Ganz wichtig: Immer sehr viel Wasser dazu trinken, sonst können die Flohsamenschalen nicht richtig aufquellen und nehmen Ihnen Flüssigkeit weg.

Capsaicin: Diese feurige Substanz verleiht vielen beliebten Gerichten das gewisse Etwas. Es gibt unzählige Paprikasorten, jede mit einer ihr eigenen Intensität: Chili, Peperoni, Pfefferoni, Peperoncini und Cayenne sind nur einige davon. Im Fruchtfleisch stecken Antioxidantien im Überfluss, außerdem Capsaicin, einen sekundären Pflanzenstoff, der nach dem Verzehr die Körpertemperatur erhöht. Dieser metabolische Vorgang nennt sich Thermogenese und beschleunigt Ihren Stoffwechsel. Wird die Stoffwechselrate erhöht, verbrennt der Körper mehr Energie. Capsaicin kann sie für 70 bis 90 Minuten nach dem Verzehr ankurbeln. Zudem regt es die Fettmobilisation am Bauch an.

GRÜN, GRÜN, GRÜN!

Je mehr Grünzeug, desto besser! Erst kürzlich fiel mir auf, dass ich, obwohl ich sehr viel Gemüse esse, eine leichte Abneigung gegen grünes Blattgemüse entwickelt hatte und oft einen Bogen darum machte. Ich wusste nicht, wie man es am besten zubereitet; also beschloss ich, es zu lernen. Ich kaufte Mangold, Grünkohl, Löwenzahn und was ich sonst an Grünem fand. Bald gab es bei jeder Mahlzeit eine Beilage aus sanft gedünstetem grünem Blattgemüse. Es ist ganz leicht zuzubereiten – und ein Nährstoffgeschenk der Natur!

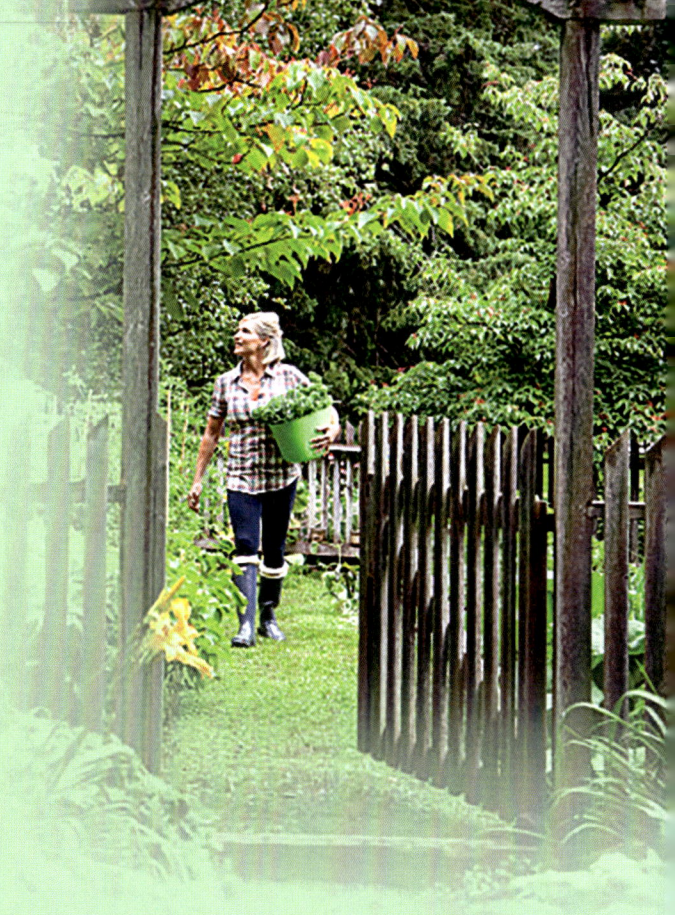

Vor allem die Griechen kennen die Kraft des grünen Gemüses! Bei ihnen geht man in die Natur und sucht „Chorta", wildes Grünzeug. Das ist es, wonach sich all die Menschen im Frühling und Sommer im Grünen bücken – natürlich nur, wo keine Pestizide versprüht werden. Sie dünsten es und genießen es zum Abendessen. Am besten schmeckt dieses Wildgemüse, wenn man es mit Olivenöl, ein wenig Meersalz, frisch gemahlenem schwarzem Pfeffer und einem Schuss Zitronensaft abschmeckt. Die Griechen schätzen diese Pflanzen aufgrund ihrer zahlreichen Vorzüge für die Gesundheit. Vieles von dem wild wachsenden Kraut und Grüngemüse hilft bei Verdauungsbeschwerden und reinigt zudem die Leber. Chorta sind zudem besonders reich an Ballaststoffen und anderen Nährstoffen, die essenziell sind für optimale Gesundheit und uns helfen, das Gewicht zu reduzieren und zu halten.

Zu den gesündesten wilden Arten zählen Löwenzahn, Gänsedistel, Brennnessel, Portulak und Malve. Es kann knifflig sein, die Pflanzen zu identifizieren und zu ernten, bevor sie zu alt und strohig oder überreif werden und dann ungenießbar sind. Wenn Sie wildes Grün sammeln möchten, vergewissern Sie sich, dass Ihr Chorta-Plätzchen von Schadstoffen und Giften frei ist. Sonst können Sie natürlich immer den nächsten Bauernmarkt oder Lebensmittelhändler aufsuchen und sich nach anderem grünem Blattgemüse umsehen. Ich empfehle Radicchio, Chicorée, Löwenzahn, Sauerampfer, Rucola, Endivie, Senf und Rüben. Natürlich können Sie viele dieser Pflanzen auch im eigenen Garten anbauen!

Fenchel: Diese wunderbare Pflanze hat einen Geschmack, der leicht an Lakritze erinnert. Ursprünglich stammt Fenchel aus dem mediterranen Raum, wird aber heute in aller Welt angebaut. Heute findet man Fenchel in Tee- und Kapselform, auch in Cremes und Lutschtabletten. Fenchelgemüse scheint einen appetitzügelnden Effekt zu haben, der Menschen mit Abnehmwunsch natürlich sehr entgegenkommt. Auch das Kauen von Fenchelsamen kann den Appetit dämpfen. Fenchel hat einen sehr hohen Ballaststoffgehalt, was der Ausscheidung zugutekommt – sehr wünschenswert fürs Abnehmen. Stellen Sie sich Ihre Gedärme als verwinkeltes Rohrsystem vor. Fenchel ist die Bürste, die in alle Ecken und Enden vordringt und all die Abfallprodukte beseitigt, die sich an den Darmwänden angesammelt haben. Nach gehaltvollen Mahlzeiten ist es empfehlenswert, Fenchelstängel zu kauen, um Magenbeschwerden vorzubeugen.

Knoblauch: Er ist nicht nur eine der beliebtesten Zutaten der Welt, sondern auch ein natürliches Diuretikum (harntreibendes Mittel). Er enthält Senföl, das die Peristaltik anregt, die Muskelbewegungen des Darms. Die so ausgelösten Kontraktionen sind so stark, dass sie dem Körper dabei helfen, unnötiges Fett zu lösen und zu entsorgen. Knoblauch kann auch dabei helfen, Fettablagerungen zu verflüssigen. Er senkt auch den Blutfettwert, was sich ebenfalls positiv auf den Gewichtsverlust auswirken kann. Außerdem ist er ein prominenter Blutdrucksenker! Knoblauch ist wirklich ein großartiges Nahrungsmittel, und ich liebe seinen Geschmack. Beträufeln Sie einmal die Zehen von ein paar Knollen mit etwas Olivenöl und rösten Sie sie gut 35 Minuten langsam im Ofen: eine Delikatesse! Himmlisch!

Quinoa: Ich glaube, dass einige von Ihnen dieses Wundernahrungsmittel nur deshalb nicht kaufen, weil Sie nicht wissen, wie man den Namen ausspricht. Versuchen Sie es so: „Kienowa". Da Quinoa tatsächlich nur der Samen der Quinoa-Pflanze ist, ist es für Menschen mit Glutenunverträglichkeit oder -allergie bestens geeignet. Aber auch wenn Sie keine Verdauungsbeschwerden oder Unverträglichkeiten haben, eignet sich Quinoa für den Eat-Clean-Lifestyle ganz wunderbar. Quinoa ist eine der wenigen Getreidesorten, die Protein enthalten – doppelt so viel wie jede andere Getreidepflanze. Quinoa eignet sich perfekt als Nahrungsmittel zum Abnehmen und für die Gewichtsregulierung, da es weniger Kohlenhydrate als gewöhnliches Getreide enthält. Es enthält zudem viele gesunde Fette, Eisen, Kalzium, Phosphor, Magnesium und Kupfer. Die Azteken und Inkas nannten Quinoa nicht ohne Grund das „Muttergetreide"! Quinoa ist ideal für den Eat-Clean-Lifestyle, da es Sie nährt und zugleich satt macht. Die Kohlenhydrate dieses Getreides werden nur sehr langsam aufgespalten und vom Körper aufgenommen. Wenn Sie also Quinoa gegessen haben, dann bleibt Ihnen dieser erst einmal eine Weile erhalten – und damit auch eine konstante Versorgung mit Energie. Damit haben Heißhungerattacken keine Chance!

FISCH UND MEERESFRÜCHTE

Die Ernährungswissenschaft empfiehlt, mindestens zweimal pro Woche Fisch zu essen. Aber das Seegetier kann viel Quecksilber und andere Gifte enthalten. Vieles wird unter fragwürdigen Bedingungen gezüchtet. Außerdem hat die Überfischung so zugenommen, dass viele Arten akut vom Aussterben bedroht sind. So stehen wir an der Fischtheke und kratzen uns hilflos am Kopf. Den Aufwand, sich zu informieren, welche Fischarten man guten Gewissens kaufen und verspeisen kann, ist es allemal wert. Meeresfrüchte sind eine wundervolle Proteinquelle und enthalten die besten aller Fette, nämlich Omega-3-Fettsäuren. Eine Ernährung mit viel Fisch und Meeresfrüchten verbessert erwiesenermaßen die Entwicklung von Gehirn und Sehvermögen bei Babys und Kleinkindern und hilft, die Herzgesundheit zu verbessern und zu erhalten. Zudem verdichten sich die Hinweise darauf, dass Fisch und Meeresfrüchte den Blutdruck senken und Schlaganfällen, Krebs, Asthma, Diabetes Typ 2 und Alzheimer vorbeugend entgegenwirken.

QUECKSILBER UND PCB

Bestimmte Fischarten können mit Quecksilber und polychlorierten Biphenylen (PCB) belastet sein. Schwangere, Stillende, Neugeborene und Kleinkinder sind unbedingt bestmöglich vor der Aufnahme von Quecksilber zu schützen! Vor allem Schwangere und Stillende sollten daher nur Arten verzehren, die in der Regel wenig mit Quecksilber belastet sind. Verzichten sollten sie auf Haifisch, Buttermakrele, Aal, Steinbeißer, Schwertfisch, Heilbutt, Hecht, Seeteufel und Thunfisch.

DIE BESTÄNDE SCHONEN

Der WWF hat einen übersichtlichen Einkaufsratgeber für Fisch und Meeresfrüchte zusammengestellt (Onlineversion: **www.fischratgeber.wwf.de**; Download zu finden unter: www.wwf.de/aktiv-werden/tipps-fuer-den-alltag/), der bei der Wahl des richtigen Fischs in puncto Nachhaltigkeit helfen kann. Laut Angaben des WWF hat die langjährige Ausbeutung der Meere dazu geführt, dass 30 % der weltweiten Fischbestände überfischt sind und 57 % maximal befischt werden. Fischfarmen erscheinen als sinnvolle Lösung des Problems, produzieren aber unter Einsatz von Antibiotika und anderen Medikamenten oft minderwertige Ware, deren Gesundheitsnutzen höchst fragwürdig sein kann. Außerdem brechen auf Fischfarmen oft Krankheiten aus, die auch Tiere im offenen Meer infizieren.

FISCH EINKAUFEN

In der Tabelle finden Sie die Klassifizierung der wichtigsten Arten nach dem WWF. Sie können mit Ihrem Einkauf dazu beitragen, die Bestände zu schonen. Der WWF empfiehlt, Bioprodukte oder Ware mit den Siegeln von MSC, ASC (bei Verwendung gentechnikfreier Futtermittel) zu kaufen.

GUTE WAHL: UNGEFÄHRDET

Art	Herkunft
Hering	NO-Atlantik – W
Jakobsmuschel	Europa, Südost-asien, Japan – A
Kabeljau/Dorsch	Östliche Ostsee – W
Karpfen	A
Lachs, pazifischer	NO-Pazifik (USA) – W
Miesmuschel	Europäische Hänge-kulturen – A
Sprotte	Ostsee – W
Wels, afrikanischer, europäischer	Europa – A

GRENZWERTIG: BEDROHT

Art	Herkunft
Alaska-Seelachs	NW-Pazifik – W
Forelle	Europa – A
Garnele (Eismeer/ Kaltwasser)	NO-Arktis – W
Garnele, Krabbe	Nordsee – W
Heilbutt, pazifischer	NO-Pazifik – W
Kabeljau, Dorsch	NO-Arktis, norwegische See, westliche Ostsee – W
Lachs	Nordeuropa, NO-Pazifik (Kanada) – W/A
Leng	Island – W
Makrele	NO-, NW-Atlantik – W
Sardine	NO-Atlantik, O-Mittelatlantik – W
Schellfisch	Island, Nordsee, NO-Ark-tis, norwegische See – W
Scholle	Ostsee – W
Seehecht	SO-Atlantik (Namibia, Südafrika) – W
Seelachs	Island – W
Sprotte	Nordsee – W
Thunfisch, Bonito	Indischer Ozean, Pazifik – W
Zander	Westeuropa – W

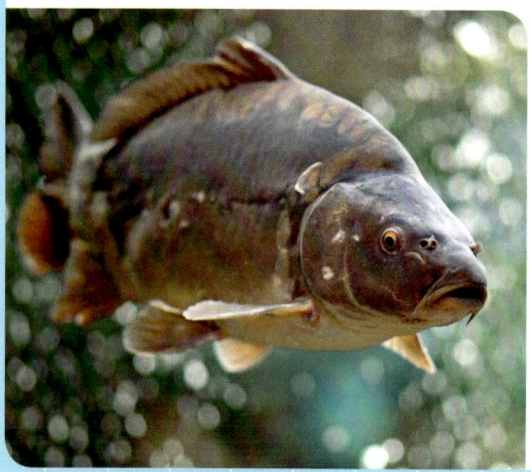

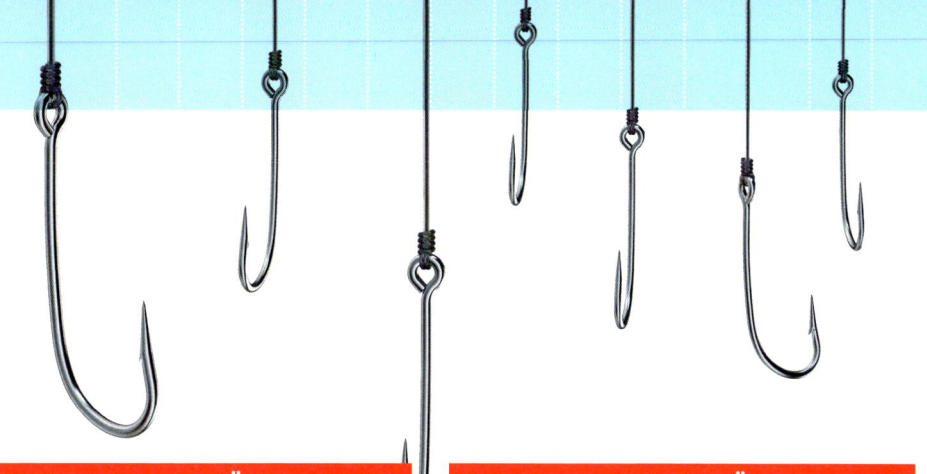

BITTE SCHONEN: STARK GEFÄHRDET	
Art	**Herkunft**
Aal	Europa – W/A
Dorade	Mittelmeer – W/A
Dornhai/ Schillerlocke	W
Forelle	Südamerika – A
Garnele (Eismeer/ Kaltwasser)	NO-, NW-Atlantik – W
Garnelen, Shrimps	Tropen – W/A
Granatbarsch	W
Hai und Rochen	W
Heilbutt	NO-, NW-Atlantik – W
Jakobsmuschel	Mittelmeer, NO-Atlantik – W
Kabeljau	NW-, NO-Atlantik, Pazifik – W
Lachs	Ostsee, NW-Pazifik, Chile – W/A
Leng	NO-Atlantik – W
Makrele	Mittelmeer, O-Mittelatlantik – W
Miesmuschel	Europäische Bodenkulturen – W/A

BITTE SCHONEN: STARK GEFÄHRDET	
Art	**Herkunft**
Oktopus	W
Rotbarsch	NO-, NW-Atlantik – W
Sardine	Mittelmeer – W
Schellfisch	NO-Atlantik – W
Schnapper	W
Scholle	NO-Atlantik, Pazifik – W
Schwertfisch	W
Seehecht	W
Seelachs, Köhler	NO-Atlantik – W
Seeteufel	NO-, NW-Atlantik – W
Seezunge	NO-Atlantik, Mittelmeer – W
Steinbeißer	NO-, NW-Atlantik – W
Thun, Bonito	Atlantik – W
Thun, Gelbflossen, Großaugen, Weißer	W
Thun, Roter/ Blauflossen	W/A
Tilapia	A
Viktoriabarsch	W
Wittling/Merlan	NO-Atlantik – W
Zander	Osteuropa – W

Anmerkungen: W = Wildfang, A = Aquakultur

Weitere Empfehlungen im Online-Ratgeber des WWF unter **wwf.de/fischratgeber**.

KOKOSBUTTER, KOKOSÖL

Sie werden sehen, dass bei vielen Rezepten Kokosöl und/oder Kokosbutter vorkommen. Ich will Sie mit diesem zu Unrecht verleumdeten Lebensmittel bekannt machen. Kokosöl stand eine Zeit lang in einem eher ungünstigen Licht. Hauptgrund dafür war, dass es oftmals mit Palmöl verwechselt wurde, das tatsächlich nicht zu empfehlen ist.

Die Kokospalme geht Hunderte Jahrmillionen zurück, was bedeutet, dass sie ein wahrer Überlebenskünstler ist und sich ihre evolutionären Fähigkeiten eine halbe Ewigkeit erhalten hat. Kokosnüsse können monatelang im Meer treiben und sind danach immer noch genießbar. Das ist nur einer der Gründe, warum sich die Palme mit der riesigen „Nuss" in so vielen tropischen Ländern durchgesetzt hat.

Dem Autor David Wolfe zufolge zählen Kokosnüsse zu den größten Geschenken unseres Planeten. In seinem Buch *Eating for Beauty* von 2006 schreibt er: „Es spielt keine Rolle, wer Sie sind, was Sie bisher getan haben und wie sehr Sie Ihren Körper bisher malträtiert haben; frische junge Kokosnüsse und Kokosöl können Ihr Leben retten." Mir gefällt die Zuversicht in dieser Aussage und ich konnte tatsächlich feststellen, dass mich Kokoswasser sehr energetisiert, wenn ich gerade in einer anstren-

genden Trainingsphase stecke oder bei einer Wettkampfvorbereitung viel abnehme. Dass es auch ausgezeichnet schmeckt, schadet nicht.

Die Frucht der Kokospalme ist keine Nuss, sondern eine einsamige Steinfrucht. Wenn sie an der Palme hängt, hat sie eine dicke, grüne Außenhaut. Die Frucht steckt in einem dichten Faserpanzer, in der sich die dicke weiße Schicht aus Kokosfleisch befindet, gefüllt mit dem sterilen Kokoswasser. Dem Elektrolytgehalt nach ist dieses mit kaum einer anderen natürlichen Elektrolytquelle vergleichbar. Seine Reinheit rührt daher, dass die faserreiche Kokosnuss ungefähr neun Monate braucht, um das Wasser zu filtern, das am Ende im Inneren zu finden ist. Tatsächlich kann man das Wasser junger Kokosnüsse als Infusionsflüssigkeit einsetzen, da sein Aufbau dem des menschlichen Blutplasmas ziemlich gleicht.

Am liebsten suche ich mir eine besonders junge und noch grüne Nuss, öffne sie und löffle das noch butterweiche, junge Fruchtfleisch. Es schmeckt ungleich köstlicher als getrocknetes Kokosfleisch (Kopra), ist besonders nährstoffreich und enthält massenhaft Vitamine, Mineralstoffe und gesunde Fette. Es liefert auch eine Menge Pflanzenstoffe, die freie Radikale eindämmen.

KOKOSBUTTER, -ÖL, -FETT

Kokosöl, auch Kokosbutter oder -fett genannt, wird aus dem Fruchtfleisch der reifen braunen Kokosnuss gewonnen. Das Fleisch aus der reifen Nuss wird getrocknet und geschrotet. Durch Pressen wird das Öl gewonnen. Oberhalb bzw. unterhalb des Schmelzpunkts von nur 23–27° hat man entweder ein flüssiges oder festes Fett. In der Küche wird Kokosöl wegen seines hohen Rauchpunkts sehr geschätzt. Zudem schmeckt es köstlich und macht ein angenehmes Mundgefühl. Kokosöl in der Küche hat viele gesundheitliche Vorzüge. Die mittelkettigen Fettsäuren darin zählen zu den gesunden Fetten, die der Körper schnell in Energie umsetzen kann. Dass Kokosöl viel Cholesterin enthält, ist eine Legende. Es enthält keinerlei Cholesterin. und besser

noch: Es kann den Serum-Cholesterinspiegel senken! Auch für Zuckersüchtige ist Kokosöl ein Muss! Der regelmäßige Verzehr wird Sie von der Sucht nach Süßem und ihren negativen Folgen befreien. Wer regelmäßig Zucker und Süßes konsumiert, kennt die gefürchteten Heißhungerattacken. Kokosöl hilft dabei, solche Heißhungerattacken gar nicht erst aufkommen zu lassen und geht sogar noch einen Schritt weiter, indem es die Verdauungshormone stabilisiert, sodass man nicht ständig ein Hungergefühl verspürt. Kokosöl hat sogar auf den Metabolismus einen positiven Effekt, indem es eine träge Stoffwechselrate in erstaunliche Höhen katapultiert. Ihnen ist längst klar, was das beim Abnehmen bringt.

TIPPS ZUR LAGERUNG

Kaufen Sie nur Kokosöl, das so hergestellt wird, wie es im Sinne des Verbrauchers ist. Das ist in der Regel bei Fair-Trade-Produkten der Fall, für die keine Pestizide eingesetzt werden. Lagern Sie es kühl und dunkel, um seine gesunden Eigenschaften zu schützen. Das beste Öl im Handel erkennen Sie an seiner lichtundurchlässigen Verpackung. Kokosbutter, -fett und -öl zählen zu den stabilsten Ölen und vertragen Temperaturen von bis zu 170°. Das ist ein Vorteil, da die meisten Öle bei hohen Temperaturen gefährliche Transfettsäuren bilden. Kokosbutter, -öl und -fett sind eine tolle Sache für Ihre Eat-Clean-Küche!

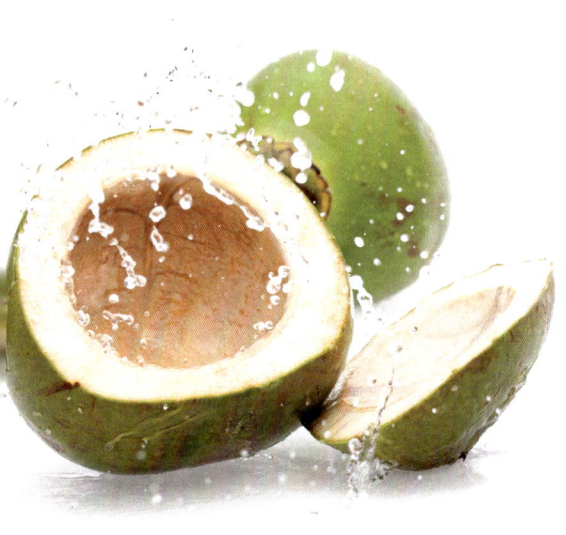

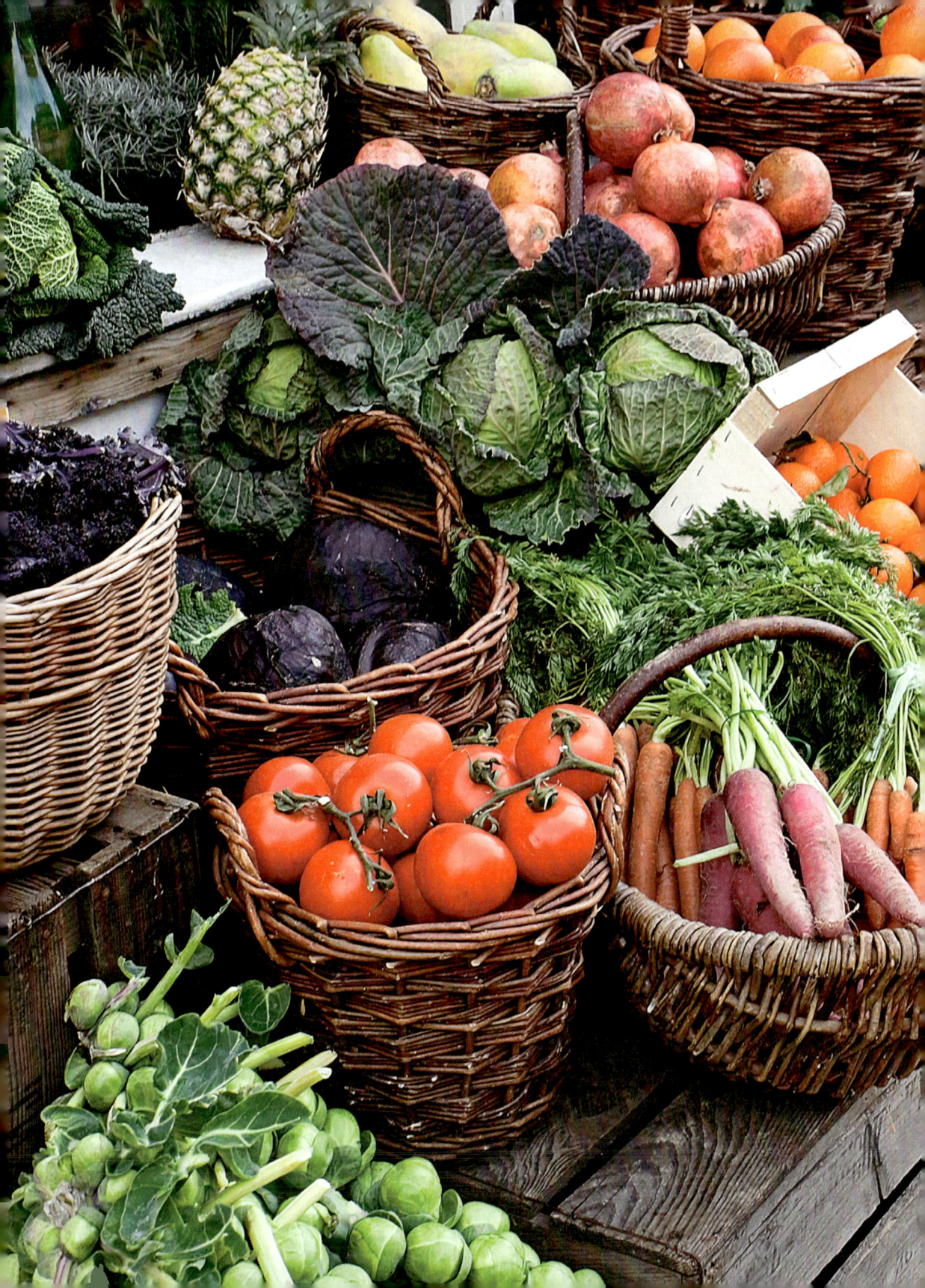

Speisepläne und Einkaufslisten

FÜR DIE KÜHLTASCHE

ALLGEMEINES ZU DEN TAGESPAKETEN

Das Inventar der Kühltasche umfasst jeweils Ihre komplette Ernährung für einen Tag. Wählen Sie die Liste, die für den bevorstehenden Tag zu Ihnen und Ihren Aktivitäten passt. Gehen Sie die Eat-Clean-Grundsätze auf Seite 19 erneut durch und halten Sie sich an diese Punkte, wenn Sie Ihre Kühltasche packen:

- Essen Sie sechs kleine Mahlzeiten täglich.
- Frühstücken Sie jeden Tag; nicht später als eine Stunde nach dem Aufstehen.
- Nehmen Sie bei jeder Mahlzeit eine Kombination aus fettarmen Proteinbringern und komplexen Kohlenhydraten zu sich.
- Essen Sie täglich zwei bis drei Portionen gesunde Fettsäuren.
- Trinken Sie täglich zwei bis drei Liter Wasser.
- Stellen Sie sich täglich eine Kühltasche mit cleanen Lebensmitteln zusammen.
- Beziehen Sie Ballaststoffe, Vitamine, Nährstoffe und Enzyme aus frischem Obst und Gemüse.
- Essen Sie angemessene Portionen.
- Als Vegetarier oder Veganer orientieren Sie sich bitte an der Liste von fettarmen Proteinquellen auf Seite 248.

„Die Kühltasche enthält jeweils die komplette Ernährung für einen Tag. Wählen Sie die Liste, die für den bevorstehenden Tag zu Ihnen und Ihren Aktivitäten passt."

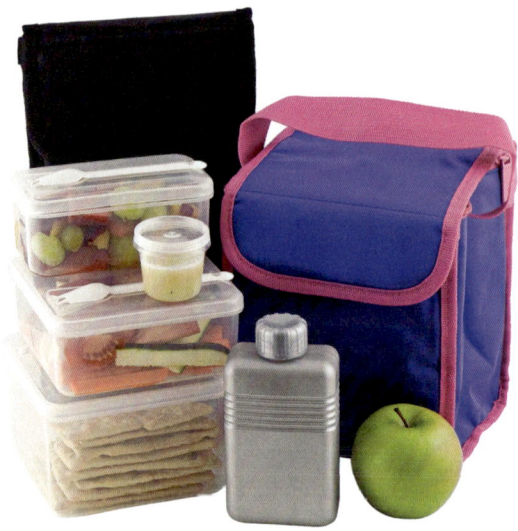

TAGESPAKET 1

Hardcore-Ernährung für schnelles Abnehmen

Geeignet für

- Überwindung von Abnehm-Stillstand
- Abnehmen der letzten 5–10 Pfund
- Frühe Wettkampfvorbereitung
- Fotoshootings
- Verbesserung der Muskeldefinition
- Schnelles Abnehmen

Anmerkungen

- Dieser Speiseplan sollte nicht länger als zwei Wochen am Stück befolgt werden.
- Essen Sie Ihre letzte Mahlzeit um 18 Uhr oder vier Stunden vor dem Zubettgehen.

Konzept

Dieser Plan ist der strengste von allen hier aufgeführten und für manche sicher nicht leicht zu befolgen. Er bietet nur sehr wenige kulinarische Genüsse, und es kann passieren, dass Sie sich ein wenig benommen fühlen, da Sie kaum komplexe Kohlenhydrate bekommen. Notfalls können Sie zusätzliche komplexe Kohlenhydrate in den Plan aufnehmen (Süßkartoffeln, Äpfel oder Naturreis) und bei einer Ihrer frühen Mahlzeiten essen. Diese Hardcore-Ernährung verspricht greifbare Resultate in kürzester Zeit!

Durchführung

Befolgen Sie die Eat-Clean-Grundsätze auf Seite 19. Beispiele für Speisepläne finden Sie ab Seite 236.

Komplexe Kohlenhydrate aus Gemüse (roh oder gedünstet)

- 2 Handvoll, viermal am Tag: Gurken, Radieschen, Tomaten, grünes Blattgemüse, Brokkoli, Spinat, Spargel, grüne Bohnen, Keimsprossen, Keimlinge, Sellerie, Pak Choi oder anderes Gemüse mit großem Wasseranteil und niedrigem glykämischem Index

Komplexe Kohlenhydrate aus Obst

- 1 Apfel oder 1 Birne (eine Hälfte morgens, die andere nachmittags oder abends)

Komplexe Kohlenhydrate aus Vollkornprodukten und stärkereiche Kohlenhydrate

- 1 Handvoll gekochte Quinoa, Naturreis, Haferflocken, Hirse oder Grießbrei am Tag
  Darauf geben Sie
  2–4 EL geschroteten Leinsamen
  2–4 EL Blütenpollen
- 1 handgroße Süßkartoffel oder Yamswurzel am Tag (eine Hälfte morgens, die andere nachmittags oder abends)

Fettarme Proteinquellen

- 1 handtellergroße Portion, fünfmal am Tag: Hähnchen, Thunfisch, Hühnereiweiße, Pute, Wild oder fettarmer Fisch
- Auch hochwertiges Proteinpulver (Hanf, Soja oder Molke) ohne Zucker und Chemikalien kann stattdessen als Proteinportion dienen.

Getränke

- 4 Liter natriumarmes Wasser oder ungesüßter Kräutertee

Zu meiden

- Milchprodukte
- Fruchtsaft
- Brot und Gebäck
- Salatdressings, außer Zitronensaft und Balsamicoessig
- Brotaufstriche wie Margarine, Butter, Mayonnaise …
- Stark salzhaltige Nahrungsmittel

TAGESPAKET 2

Strenger Plan für beste Langzeitresultate und dauerhaft stabiles Gewicht

Geeignet für

- kontinuierliches Abnehmen
- Stabilisierung des erreichten Wunschgewichts

Konzept

Das ist Eating clean in Reinform. Befolgen Sie diesen Plan das ganze Jahr hindurch, um gesund und nachhaltig abzunehmen. Er wirkt ebenso effektiv, wenn Sie Ihr erreichtes Zielgewicht halten möchten. Auch wenn Ihr Körper langsam sein Sollgewicht erreicht (sein genetisch bestimmtes gesundes Idealgewicht) und das Abnehmen sich verlangsamt oder stagniert, hilft dieser Plan. Eine gelegentliche Belohnung (ein Glas Wein, ein Stückchen Schokolade ...) ist in geringen Mengen erlaubt. Ungesunde Formen von Zucker und Fetten werden nicht empfohlen.

Durchführung

Befolgen Sie die Eat-Clean-Grundsätze auf Seite 19. Beispiele für Speisepläne finden Sie ab Seite 238.

Komplexe Kohlenhydrate aus Obst und Gemüse

6 Portionen täglich. Eine Portion beinhaltet

- 1 Stück oder 1 Handvoll Obst, etwa Beeren, Grapefruit, Melone, Apfel, Mango
- 2 Handvoll Gemüse, darunter auch Gemüsebrühe oder Gemüsecremesuppen

Komplexe Kohlenhydrate aus Vollkornprodukten und stärkereiche Kohlenhydrate

2–4 Portionen täglich. Eine Portion beinhaltet

- 1 knappe Handvoll kaltes proteinreiches Müsli ohne Zuckerzusatz
- 1 Handvoll gegartes Getreide (Beispiele bei Tagespaket 1)
- 1 Scheibe Vollkornbrot oder 1 Vollkorn-Wrap
- 1 handtellergroße Portion Süßkartoffel, Yamswurzel, Banane, Mais, Karotte oder Kürbis

Fettarme Proteinquellen

6 Portionen täglich. Eine Portion beinhaltet

- 250ml/1 Handvoll Milchprodukte (Magermilch, fettarme Soja-, Mandel-, Hanf- oder Reismilch, Hüttenkäse, Kefir, Frischkäse, fettarmer Naturjoghurt)
- 1 knappe Handvoll ungesalzene rohe Nüsse (zählen zugleich als gesundes Fett)
- 2 EL naturbelassenes Nussmus (zählt zugleich als gesundes Fett)
- 1 handtellergroße Portion mageres Fleisch
- hochwertiges Proteinpulver (Hanf, Soja, oder Molke) ohne Zucker und Chemikalien
- Vegetarische Alternativen finden Sie auf Seite 248

Getränke

- 2–3 Liter natriumarmes Wasser am Tag
- ungesüßter Kräutertee
- schwarzer Kaffee (in Maßen)
- grüner oder schwarzer Tee

Süßungsmittel für sparsamen Genuss – meiden Sie künstliche Süßmacher

- Honig
- Ahornzucker
- Vollrohrzucker
- Rapadura (amorpher Zucker)

TAGESPAKET 3

Zur Einstimmung in die Ernährung für Gesundheit
und Lebensqualität

Geeignet für

- Gewöhnung an den Eat-Clean-Lifestyle

Konzept

Dies ist eine liberalere Version von Tagespaket 2. Falls Sie Änderungen an Ihren Ernährungsgewohnheiten anpeilen, fragen Sie sich vielleicht, womit Sie beginnen sollen. Nehmen Sie einige der hier beschriebenen Veränderungen vor, um Ihren Körper an das Eating clean zu gewöhnen.

Für viele unter Ihnen, insbesondere Neulinge auf dem Gebiet der gesunden Ernährung, wird das Eating clean ein neuer Weg sein, der Sie von früheren Diäten und Ernährungsweisen wegführt. Einige Änderungen werden Sie gleich durchführen müssen, um verstehen und erleben zu können, wie das Eating clean Ihren Körper beeinflussen und Ihre Gesundheit fördern kann.

Es geht nur um kleine Veränderungen, die aber bereits sichtbare Resultate bringen werden. Am meisten wird Sie überraschen, wie gut natürliche Lebensmittel schmecken, sobald Sie sich erst von all dem Junkfood verabschiedet haben.

Durchführung

Befolgen Sie die Eat-Clean-Grundsätze auf Seite 19.

Essen und trinken Sie dies

- Haferbrei, mit Milch aufgekocht und mit Apfelmark oder anderen Früchten gesüßt
- eiweißreiches Müsli ohne Zuckerzusatz
- selbst gemachte Suppen und Eintöpfe
- reichlich frisches Obst und Gemüse
- mageres Fleisch (gegrillt oder gebraten)

- Getränke: Kräutertee, grüner oder schwarzer Tee, schwarzer Kaffee, Wasser oder Fruchtsaftschorle

Meiden Sie dies

- ungesunde Fette, vor allem Butter, Margarine, Schmalz, Sahne, Eiscreme, fettige Dressings und Saucen, fettes Fleisch
- Hühnereigelb (höchstens 1 am Tag, mit Eiweiß)
- weißer Raffinadezucker
- industriell verarbeitete Lebensmittel
- Junk- und Fast Food
- frittierte Speisen
- zu viel Salz
- zu viel Alkohol

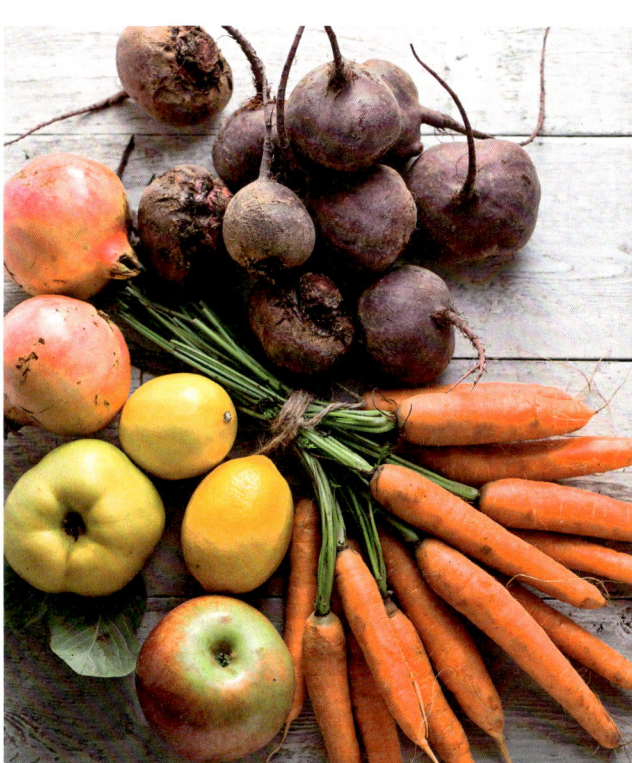

TAGESPAKET 1 SPEISEPLAN

Einkaufsliste siehe Seite 237

	FRÜHSTÜCK	ZWEITES FRÜHSTÜCK	MITTAGESSEN
TAG 1	Haferbrei mit Leinsamen und Blütenpollen; Eiweißomelett; Wasser oder Kräutertee	Gegrillte Hähnchenbrust; gedünstete grüne Bohnen; Wasser	1/2 Süßkartoffel; Romanasalat mit gegrillter Hähnchenbrust, Keimsprossen und Zitronensaft; Wasser
TAG 2	Hirsebrei mit Leinsamen und Blütenpollen; Eiweißomelett; Wasser oder Kräutertee	1/2 Apfel; Thunfisch aus der Dose (in Saft und Aufguss); Wasser	1/2 Süßkartoffel; Spinat mit gegrillter Hähnchenbrust; Radieschen, Gurken und ein Spritzer Balsamicoessig; Wasser
TAG 3	Haferbrei mit Leinsamen und Blütenpollen; Eiweißomelett; Wasser oder Kräutertee	1 Birne; gebratenes Putenfleisch; Wasser	Gegrillte Hähnchenbrust mit 1/2 Süßkartoffel; grüne Bohnen; Wasser
TAG 4	Grießbrei mit Blütenpollen und Leinsamen; hart gekochte Eiweiße; Wasser oder Kräutertee	1/2 Birne; Proteinshake auf Wasserbasis; Wasser	Rinderfilet mit 1/2 Süßkartoffel; Brokkoli; Wasser
TAG 5	Hirsebrei mit Blütenpollen und Leinsamen; Rührei aus Eiweißen; Wasser oder Kräutertee	1/2 Apfel; Thunfisch aus der Dose (in Saft und Aufguss); Wasser	Gebackenes Tilapiafilet mit 1/2 Süßkartoffel; Chinakohl oder Pak Choi und gedünstete Tomaten; Wasser
TAG 6	Quinoa mit Leinsamen und Blütenpollen; hart gekochte Eiweiße; Wasser oder Kräutertee	Gegrillte Hähnchenbrust; Selleriesticks; Wasser	1/2 Süßkartoffel; Spinat mit Thunfisch aus der Dose (in Saft und Aufguss) und Keimsprossen; Zitronensaft als Dressing; Wasser
TAG 7	Grießbrei mit Blütenpollen und Leinsamen; hart gekochte Eiweiße; Wasser oder Kräutertee	1/2 Apfel; Proteinshake auf Wasserbasis; Wasser	Gegrilltes Thunfischfilet; 1/2 Süßkartoffel; roher Rettich in Scheiben; Wasser

Hier finden Sie einige Eat-Clean-Gerichte und Einkaufslisten für die Planung Ihrer Mahlzeiten für eine ganze Woche. Wichtig: Halten Sie sich bei diesen Vorschlägen an die Eat-clean-Grundsätze und angemessene Portionsgrößen (siehe Seite 35).

NACHMITTAGS-SNACK

ABENDESSEN

EINKAUFSLISTE

Vollkorn
- Grießbrei
- Hirse
- Haferflocken

Obst und Gemüse
- Äpfel
- Birnen
- Brokkoli
- Chinakohl oder Pak Choi
- grüne Bohnen
- Grünkohl
- Gurken
- Keimsprossen
- Kirschtomaten
- Rettich/Radieschen
- Romanasalat
- Sellerie
- Spargel
- Spinat
- Süßkartoffeln
- Tomaten
- Zitronen
- Zucchini

Proteinquellen
- Eier
- Hähnchenbrust
- Kabeljaufilet
- Proteinpulver
- Quinoa
- Rinderfilet
- Thunfisch aus der Dose (in Saft und Aufguss)
- Thunfischfilet
- Tilapiafilet
- Wildfleisch

Sonstiges
- Balsamicoessig
- Kräutertee

1
- Proteinshake, mit Wasser angerührt; 1 Birne; Wasser
- Gebackener Kabeljau; 1/2 Süßkartoffel; gedünsteter Pak Choi oder Chinakohl; Wasser

2
- Thunfisch aus der Dose (in Saft und Aufguss); Kirschtomaten; Wasser
- Gebratene Putenbrust; 1/2 Süßkartoffel; gedünsteter Spargel; Wasser

3
- Gebratenes Putenfleisch; roher Rettich in Scheiben; Wasser
- Gebratenes Rinderfilet; 1/2 Süßkartoffel; gedünstete Zucchinischeiben; Wasser

4
- Gegrillte Hähnchenbrust; Gurkenscheiben; roher Rettich in Scheiben; 1/2 Birne; Wasser
- Gebackenes Tilapiafilet; gedünsteter Spinat; gedünsteter Brokkoli; 1/2 Süßkartoffel; Wasser

5
- Thunfisch aus der Dose (in Saft und Aufguss); Selleriesticks; Wasser, 1/2 Apfel
- Gebratenes Wildfleisch; 1/2 Süßkartoffel; gedünsteter Spargel; gedünstete grüne Bohnen; Wasser

6
- 1 Birne; Proteinshake auf Wasserbasis; Wasser
- Gebratene Hähnchenbrust; 1/2 Süßkartoffel; gedünsteter Brokkoli; Wasser

7
- Hart gekochte Eiweiße; Tomatenscheiben; 1/2 Birne; Wasser
- Gegrillte Hähnchenbrust; 1/2 Süßkartoffel; gedünstete Zucchinischeiben; gedünsteter Spargel; Wasser

TAGESPAKET 2 SPEISEPLAN

Einkaufsliste siehe Seite 246

	FRÜHSTÜCK	ZWEITES FRÜHSTÜCK	MITTAGESSEN
TAG 1	Haferbrei mit Beeren, Blütenpollen, Leinsamen und Weizenkeimen; Eiweiße; Wasser und Kaffee oder Tee	Fettarmer Naturjoghurt; Erdbeeren; Wasser	Vollkornpasta mit gehackten frischen Tomaten; gegrillte Hähnchenbrust; Wasser
TAG 2	Tofu mit Spinat und Tomaten (Seite 265); Wasser und Kaffee oder Tee	1 Tam's Guten Morgen Muffin (Seite 262) mit Apfelmark; 1 Handvoll Mandelkerne; Wasser	Vollkorn-Wrap mit Dijon-Senf, belegt mit Spinat, Alfalfasprossen und gebratener Putenbrust; Wasser
TAG 3	Der ultimative Smoothie (Seite 261) mit 1 Löffel Proteinpulver; Wasser und Kaffee oder Tee	Hart gekochte Eiweiße; 1 Banane; Wasser	Thunfisch aus der Dose (in Saft und Aufguss), vermischt mit Quark und gehacktem Sellerie, auf 2 Vollkornbrötchenhälften gestrichen und mit Spinat belegt; Wasser
TAG 4	1 fettarmer Vollkornmuffin/1 Vollkornbrötchen mit Quark, Spinat, Tomaten und Eiweißomelett; Wasser und Kaffee oder Tee	Studentenfutter (Mandel- und Cashewkerne, ungesüßte getrocknete Cranberrys und Rosinen); 1 Apfel; Wasser	Spinat mit gegrillten Hähnchenbruststreifen, Mandelkerne und gewürfelten Datteln, angemacht mit einem Spritzer Olivenöl und Balsamicoessig; Wasser
TAG 5	Fettarmer Naturjoghurt mit Müsli ohne Zuckerzusatz, Beeren, Leinsamen, Blütenpollen, Weizenkeimen und 1 Löffel Proteinpulver; Wasser und Kaffee oder Tee	Trauben, gewürfelte Wassermelone und Ananas mit Walnusskernen und Zitronensaft; Wasser	Quinoa, Tomaten, Gurken und Tofuwürfel, angemacht mit einem Spritzer Olivenöl und Balsamicoessig; Wasser
TAG 6	Haferflocken-Pfannkuchen mit Apfelmark und Erdbeeren; Eiweißrührei; Wasser und Kaffee oder Tee	Naturreiswaffeln mit Nussmus, mit Leinsamen bestreut; 1 Banane; Wasser	Gemischter grüner Salat mit Tomaten, gegrillter Hähnchenbrust und Zitronensaft; 1 Scheibe Vollkorntoast; Wasser
TAG 7	Haferbrei mit Beeren, Blütenpollen, Leinsamen und Weizenkeimen; Eiweiße; Wasser und Kaffee oder Tee	Gurkenscheiben, Karotten und Kirschtomaten; Hummus; Wasser	Naturreis in einer Vollkorn-Pita mit gegrilltem Hähnchen, Zaziki, Gurken, Oliven und Alfalfasprossen; Wasser

NACHMITTAGS-SNACK	ABENDESSEN	NACHTESSEN (NACH BEDARF)	
Gurken- und Karottenscheiben; Wasser	Gebratenes Putenfleisch; gedünsteter Brokkoli; Naturreis; Wasser	Eiweißrührei; Tomatenscheiben; Wasser oder Kräutertee	1
Fettarmer Hüttenkäse; Mangowürfel und Kiwi; Wasser	Lammkotelett in Kräutermarinade (Seite 308); Goldener Couscous (Seite 330); gedünstete grüne Bohnen; Wasser	Haferbrei mit 1 Löffel Proteinpulver; Wasser	2
Fettarmer Naturjoghurt; Banane in Scheiben; Blaubeeren; Wasser	Gegrilltes Hähnchen; Pilaw aus gekochtem Getreide (Seite 321); gedünstete Karotten und Erbsen; Wasser	1 Apfel, in Scheiben geschnitten und mit Mandelmus bestrichen; Wasser oder Kräutertee	3
1 Orange, 1 Handvoll Cashewkerne; Wasser	Rinderfilet, gegrillte Karotten, Rote Bete und Rosenkohl; Quinoa; Wasser	Fettarmer Naturjoghurt mit Beeren; Wasser oder Kräutertee	4
Smoothie aus Magermilch oder fettarmem Naturjoghurt, 1 Löffel Proteinpulver, Beeren; Wasser	Trauminsel-Bohnen-Burger (Seite 311), mit Zwiebelringen, gemischtem grünem Gemüse und Tomatenscheiben; gedünsteter Mais; Wasser	1 Handvoll ungesüßtes Popcorn ohne Butter; 1 Handvoll Mandelkerne; Wasser oder Kräutertee	5
1 Portion Knäckebrot, mit Apfelmark und Leinsamen; 1 Handvoll Mandelkerne; Wasser	Regenbogenforelle mit Kräutern (Seite 312); Tomatensalat nach altem Familienrezept (Seite 285); Naturreis; Wasser	Eiweißrührei mit Spinat; Wasser oder Kräutertee	6
1 Handvoll Mandelkerne; 1 Birne; 1 Wasser	Asiatische Nudelschale (Seite 342); Wasser	Hart gekochte Eiweiße; Kiwi; Wasser oder Kräutertee	7

FAMILIEN-SPEISEPLAN

Einkaufsliste siehe Seite 247

	FRÜHSTÜCK	ZWEITES FRÜHSTÜCK	MITTAGESSEN
TAG 1	Frittata piccante (Seite 257);1 Scheibe Vollkorntoast; Wasser; schwarzer Kaffee oder Kräutertee	200 g Gemüsesticks mit fettarmem Hummus; hart gekochte Eiweiße; Wasser	Thunfisch aus der Dose (in Saft und Aufguss) vermischt mit Quark auf Vollkorn-Wrap, mit Keimsprossen, Karotten und Apfelstücken belegt; Wasser
TAG 2	Vollkorn-Pfannkuchen mit Apfelmark; Rührei aus Eiweißen; Wasser; schwarzer Kaffee oder Kräutertee	Linsenaufstrich (Seite 274); Kirschtomaten und Gurkenscheiben; Wasser	Asiatische Nudelschale; 1 Orange; Wasser
TAG 3	Vollkorn-Muffin mit Mandelmus, Banane und Leinsamen; Wasser; schwarzer Kaffee oder Kräutertee	Fettarmer Naturjoghurt; 1 Banane; Wasser	Selbst gemachtes fettarmes Gyros (vom Vortag); 1 Banane; Wasser
TAG 4	Grießbrei mit 1 Löffel Proteinpulver, darauf Pfirsichwürfel, Blaubeeren, Leinsamen und Blütenpollen; Wasser; schwarzer Kaffee oder Kräutertee	1 Proteinriegel (clean); 1 Birne; Wasser	Lachssalat (aus Lachs vom Vortag) auf Vollkorn-Pita mit Sellerie, Rettich und grünem Salat; 1 Handvoll Trauben; Wasser
TAG 5	Der ultimative Smoothie (Seite 261); Wasser; schwarzer Kaffee oder Kräutertee	Hummus; Kirschtomaten, Gurkenscheiben und Rettich; Wasser	Putenfleisch (vom Vortag); Wasser
TAG 6	Müsli ohne Zuckerzusatz mit fettarmem Naturjoghurt, Leinsamen, Blütenpollen und Erdbeerwürfeln; Wasser; schwarzer Kaffee oder Kräutertee	Fettarmer Hüttenkäse mit Beeren und Leinsamen; Wasser	Hähnchenteile (vom Vortag); Gemüsesticks mit Quarkdip; Wasser
TAG 7	Haferflocken mit Apfelwürfeln, Zimt, Leinsamen und Weizenkeimen; Rührei aus Eiweißen; Wasser; schwarzer Kaffee oder Kräutertee	Smoothie aus Eiswürfeln, 1 Dosierlöffel Proteinpulver, 1 Banane, Erdbeeren, Magermilch (oder andere Flüssigkeit); Wasser	Vollkorn-Pita, gefüllt mit Rinderfilet (vom Vortag), gemischtem grünem Gemüse, mit Balsamico-Vinaigrette; Wasser

NACHMITTAGS-SNACK	ABENDESSEN	NACHTESSEN (NACH BEDARF)	
Proteinshake mit 20 g Haferflocken, 1 EL Leinsamen, 1 Banane und 250 ml Sojamilch; Wasser	Asiatische Nudelschale (Seite 342); Wasser	1 Apfel; 1 Handvoll ungesalzene Mandelkerne; Wasser; Kräutertee	**1**
Fettarmer Hüttenkäse mit Melonenwürfeln; Wasser	Selbst gemachtes fettarmes Gyros aus Putenbrust, dazu Vollkornbrot und gedünstetes Gemüse; Wasser	Fettarmer Naturjoghurt mit 1 Banane in Scheiben; Wasser; Kräutertee	**2**
Hummus; Karotten- und Selleriesticks; Wasser	Gegrillter Lachs; Naturreis; gedünsteter Spargel; Wasser	1 Honig-Mandel-Keks (Seite 358); 1 Tasse Magermilch (oder Soja-, Mandel-, Reismilch); Wasser	**3**
Apfelscheiben mit Dip aus fettarmem Joghurt und Vanille; Wasser	Gebratene Putenbrust mit Roter Bete, Süßkartoffeln, Karotten und Fenchel vom Grill; Wasser	1 gefrorene Banane im Schokoladenmantel (Seite 362); Wasser; Kräutertee	**4**
125 g fettarmer Naturjoghurt, 60 g Apfelwürfel, 50 g Müsli ohne Zuckerzusatz; Wasser	Hähnchenteile; Ofen-Pommes-frites; gemischtes Gemüse; Wasser	Ungesüßtes Popcorn ohne Butter mit etwas Olivenöl und Paprikapulver, dazu geröstete Walnusskerne; Wasser	**5**
1 Vollkorn-Wrap mit 1 hart gekochten Eiweiß, vermischt mit Hummus, geraspelter Karotte, Tomate und Gurke; Wasser	Rinderfilet; Süßkartoffelpüree; gedünsteter Grünkohl; Wasser	1 Apfel in Scheiben mit Nussmus; Wasser; Kräutertee	**6**
Fettarmer Naturjoghurt mit schwarzen Johannisbeeren und 50 g Müsli ohne Zuckerzusatz; Wasser	Vollkornpasta mit Sugo aus magerem Putenhack, Spinat und Knoblauch; Wasser	Power-Kugeln (Seite 353); Wasser; Kräutertee	**7**

GLUTENFREIER SPEISEPLAN

Einkaufsliste siehe Seite 248

	FRÜHSTÜCK	ZWEITES FRÜHSTÜCK	MITTAGESSEN
TAG 1	Frittata piccante (Seite 257); 1 Scheibe Vollkorntoast oder 1 Reiswaffel; Wasser; schwarzer Kaffee oder Kräutertee	1 Apfel in Scheiben, bestrichen mit Bio-Erdnussmus ohne Salz; Wasser	Gazpacho (Seite 297); gegrillte Hähnchenbrust; Wasser
TAG 2	Haferbrei (glutenfrei) mit ungesalzenen Walnusskernen, Apfelmark, Zimt, Blütenpollen und Leinsamen; Eiweißomelett; Wasser; schwarzer Kaffee oder Kräutertee	Der ultimative Smoothie (Seite 261); Wasser	Thunfisch aus der Dose (in Saft und Aufguss) auf Spinat mit gewürfeltem Rettich und Karotten, angemacht mit Zitronensaft; Wasser
TAG 3	Vollkornreiswaffel mit Mandelmus, darauf 1 Banane in Scheiben und Leinsamen; Wasser; schwarzer Kaffee oder Kräutertee	Studentenfutter; 1 Birne; Wasser	Mango-Salsa (Seite 277); gegrillter Tofu; Wasser
TAG 4	Eiweißomelett mit roter Paprika, Tomate, frischem Koriander und Pilzen; Wasser; schwarzer Kaffee oder Kräutertee	2 Selleriestangen, bestrichen mit Bio-Erdnussmus ohne Salz, mit Rosinen; Wasser	Gegrilltes Tilapiafilet; geröstete Süßkartoffeln; gedünsteter Spinat; Wasser
TAG 5	Süßkartoffel-Haferflocken-Riegel (glutenfrei; Seite 258); hart gekochte Eiweiße; 1 Pflaume; Wasser; schwarzer Kaffee oder Kräutertee	Fettarmer Hüttenkäse; Mango; Wasser	Gemischter grüner Salat mit gegrillter Hähnchenbrust, Kichererbsen, Gurken, Mais, Kirschtomaten und Mandelsplittern; Wasser
TAG 6	Der ultimative Smoothie (Seite 261); Wasser; schwarzer Kaffee oder Kräutertee	Hummus; Kirschtomaten; Karottensticks und Gurkenscheiben; Wasser	Rinderfilet (vom Vortag) mit Spinat, Tomaten- und Avocadoscheiben auf Vollkornreiswaffel oder Vollkorn-Wrap; Wasser
TAG 7	Milchreis mit Reismilch und Kürbiskernen, Rosinen, gehackten Mandel- und Walnusskernen, Leinsamen, Zimt und Muskatnuss; Wasser; schwarzer Kaffee oder Kräutertee	Fettarmer Hüttenkäse; Blaubeeren; Wasser	Lachs-Miso-Eintopf (Seite 301); gemischtes grünes Gemüse, angemacht mit Zitronensaft; Wasser

NACHMITTAGS-SNACK	ABENDESSEN	NACHTESSEN (NACH BEDARF)	
Studentenfutter; 1 Birne; Wasser	Gegrillter Lachs; gedünsteter Chinakohl oder Pak Choi; gedünsteter Spargel; Naturreis; Wasser	Rührei aus Eiweißen; Tomatenscheiben; Wasser oder Kräutertee	**1**
Mediterraner Olivenaufstrich (Seite 270); Reiscräcker oder Reiswaffel; grüne Paprika in Scheiben; Wasser	Hähnchen-Knaller (Seite 349); Wasser	Schwarze Johannisbeeren, Himbeeren und Kefir, vermischt mit 1 Dosierlöffel Proteinpulver; Wasser oder Kräutertee	**2**
1 Apfel in Scheiben, bestrichen mit Bio-Erdnussmus ohne Salz; Wasser	Red Snapper mit Gemüse (Seite 338); Wasser	Zitronengras-Ingwer-Minze-Tee (Seite 357); fettarmer Naturjoghurt; 1 Handvoll ungesalzene Mandelkerne; Wasser oder Kräutertee	**3**
Apfelmark mit Leinsamen und 1 Dosierlöffel Proteinpulver; Wasser	Hähnchen, pfannengerührt mit Zwiebeln; Karotten und Chinakohl oder Pak Choi; Naturreis; Wasser	Fettarmer Hüttenkäse mit Orangenspalten; Wasser oder Kräutertee	**4**
Hummus; Kirschtomaten; Karotten- und Gurkensticks; Wasser	Rinderfilet; Linsen; geröstete Karotte, Rote Bete und Fenchel; Wasser	Nicht gebuttertes, ungesüßtes Popcorn; 1 Handvoll ungesalzene Pekannusskerne; Wasser oder Kräutertee	**5**
2 Selleriestangen, bestrichen mit ungesalzenem Bio-Erdnussmus, mit Rosinen bestreut; Wasser	Thai-Steak auf Buchweizen-Soba-Nudeln (Seite 341); gedünsteter Brokkoli und Grünkohl; Wasser	Fettarmer Naturjoghurt mit gemahlenen Mandelkernen und Himbeeren; Wasser	**6**
1 Banane, bestrichen mit Bio-Erdnussmus ohne Salz; Wasser	Gebratene Putenbrust; Kürbis auf brasilianische Art (Seite 333); gedünsteter Brokkoli und Grünkohl; Wasser	Power-Kugeln (glutenfrei; Seite 353); Wasser oder Kräutertee	**7**

VEGANER SPEISEPLAN

Einkaufsliste siehe Seite 249

	FRÜHSTÜCK	ZWEITES FRÜHSTÜCK	MITTAGESSEN
TAG 1	Schwarze Bohnen, Pilze, Frühlingszwiebeln, Avocado und Tomaten im Vollkorn-Wrap; Wasser; schwarzer Kaffee oder Kräutertee	Studentenfutter; 1 Orange; Wasser	Naturreis-Linsen-Salat (Seite 286); Wasser
TAG 2	Vollkornbrot, mit Mandelmus bestrichen, darauf Apfelspalten und Leinsamen; Wasser; schwarzer Kaffee oder Kräutertee	Vollkornreiswaffel, mit Mandelmus bestrichen, darauf 1/2 Banane; Wasser	Gemischter grüner Salat mit Kichererbsen, schwarzen Bohnen, Tomaten, Sellerie, Karotten, Mais, Mandelsplittern und Gurken, angemacht mit Zitronensaft; Wasser
TAG 3	Quinoa; Erdbeeren in Scheiben; Mandelmilch; Wasser; schwarzer Kaffee oder Kräutertee	Wrap mit Erdnussmus und Bananenscheiben; Wasser	Schwarze Bohnen mit Naturreis, roten und gelben Paprikawürfeln, Frühlings-zwiebeln, frischem Koriander, einem Spritzer Avocadoöl und frischem Zitronensaft; Wasser
TAG 4	Smoothie: 1 Dosierlöffel Hanf- oder Sojaproteinpulver, Mandelmilch; Eiswürfel; Mango, Blaubeeren; Kiwi und Leinsamen; Wasser; schwarzer Kaffee oder Kräutertee	Linsenaufstrich (Seite 274); Karotten- und Selleriesticks; Wasser	Gemüseeintopf (Seite 298); Wasser
TAG 5	Haferbrei mit Apfelmark, Zimt, Walnusskernen, Leinsamen und Weizenkeimen; Wasser; schwarzer Kaffee oder Kräutertee	Sojajoghurt; ungesalzene Pekannusskerne; getrocknete Aprikosen; Wasser	Rest vom Abendessen vom Vortag; Wasser
TAG 6	Vollkorntoast mit schwarzen Bohnen und Salsa; Wasser; schwarzer Kaffee oder Kräutertee	Bruschetta mit Tomaten und Avocado (Seite 269); Wasser	Vollkorn-Wrap mit Quinoa, schwarzen Bohnen, Avocado, Spinat und Salsa; Wasser
TAG 7	Tofupfanne mit Spinat und Tomaten (Seite 265); Wasser; schwarzer Kaffee oder Kräutertee	1 Birne; 1 Handvoll ungesalzene Mandelkerne; Wasser	Sesam-Nudeln (Seite 325); gedünsteter Chinakohl oder Pak Choi; Wasser

NACHMITTAGS-SNACK	ABENDESSEN	NACHTESSEN (NACH BEDARF)	
1 Birne; 1 Handvoll ungesalzene Mandelkerne; Wasser	Grill-Tofu mit BBQ-Sauce (Seite 307); gedünsteter Spargel; 1/2 Süßkartoffel; Wasser	Ungesüßtes Popcorn ohne Butter; 1 Handvoll ungesalzene Cashewkerne; Wasser oder Kräutertee	**1**
Linsenaufstrich (Seite 274); Kirschtomaten; gelbe Paprika; Wasser	Naturreis; gedünsteter Mangold; geröstete Rote Bete; gedünstete Edamame (unreif geerntete Sojabohnen); Wasser	1 Apfel in Scheiben, mit Mandelmus bestrichen; Wasser oder Kräutertee	**2**
Sojajoghurt; 1 Handvoll ungesalzene Pekannusskerne; getrocknete Aprikosen; Wasser	Vollkorn-Couscous mit gerösteten Pinienkernen; gegrillter Tempeh; gedünsteter Spargel; Wasser	1 Apfel in Scheiben, mit Mandelmus bestrichen; Wasser oder Kräutertee	**3**
1 Selleriestange, bestrichen mit Bio-Erdnussmus ohne Salz, darauf Rosinen; Wasser	Gekochte Linsen; gekochter Bulgur; 1/2 Süßkartoffel; gedünsteter Brokkoli und Blumenkohl; Wasser	Erdbeeren; 1 Handvoll ungesalzene Pekannusskerne; Wasser	**4**
Vollkornreiswaffel, mit Mandelmus bestrichen, darauf 1/2 Banane in Scheiben; Wasser	Quinoa; gebratener Tofu; gerösteter Rosenkohl; Wasser	Gefrorene Bananen im Schokomantel (Seite 362); Wasser oder Kräutertee	**5**
Studentenfutter; 1/2 Grapefruit; Wasser	Trauminsel-Bohnen-Burger (Seite 311); Maiskolben; Wasser	Smoothie aus 1 Dosierlöffel Hanf- oder Sojaproteinpulver, Eiswürfel, Kiwi, Erdbeeren und Mandelmilch; Wasser	**6**
1 Dosierlöffel Hanf- oder Sojaproteinpulver in Apfelmark gerührt; Wasser	Mexikanische Pintobohnen und Naturreis (Seite 322); Wasser	1 Apfel in Scheiben, mit Mandelmus bestrichen; Wasser oder Kräutertee	**7**

EINKAUFSLISTE
FÜR DAS TAGESPAKET 2

Vollkornprodukte

- Couscous
- Haferflocken
- Hirse
- Kleie
- Müsli ohne Zuckerzusatz
- Naturreis
- Popcorn-Mais
- Vollkorn-Wraps
- Vollkornbrot
- Vollkornbrötchen
- Vollkornmehl
- Vollkorn-Muffins
- Vollkornnudeln
- Vollkornreiswaffeln
- Weizenkeime

Obst und Gemüse

- Alfalfasprossen
- Ananas
- Bananen
- Basilikum, frisch
- Birnen
- Blattsalate, verschiedene
- Blaubeeren
- Bohnen, grüne
- Brokkoli
- Erbsen
- Frühlingszwiebeln
- Karotten
- Kiwis
- Knoblauch
- Koriander
- Lauch/Porree
- Limetten
- Lorbeerblätter
- Mais
- Mango
- Paprikaschoten
- Petersilie, frisch
- Rosenkohl
- Rosmarin, frisch
- Rote Bete
- Schalotten
- Schnittlauch, frisch
- Sellerie
- Spinat
- Süßkartoffeln
- Thymian, frisch
- Tomaten
- Trauben
- Wassermelone
- Zitronen
- Zucchini
- Zwiebeln, rote

Milchprodukte

- Hüttenkäse, fettarm
- Magermilch
- Mozzarella; Mini-Mozzarella
- Naturjoghurt, fettarm
- Zaziki

Proteinquellen

- Bohnen, schwarze
- Eier
- Hähnchenbrustfilet
- Lammkoteletts, Bio-
- Quinoa
- Regenbogenforelle
- Rinderfilet
- Thunfisch aus der Dose (in Saft und Aufguss)
- Tofu

Sonstiges

- Apfelmark (ungesüßtes naturbelassenes Apfelmus)
- Apfelwein
- Backnatron
- Backpulver
- Balsamicoessig
- Blütenpollen
- Cashewkerne, ungesalzen
- Cranberrys, getrocknet, ungesüßt
- Dijon-Senf
- Gemüsebrühe, salzarm oder -frei
- Honig
- Hühnerbrühe, salzarm oder -frei
- Kaffee
- Kokosbutter
- Kreuzkümmel/Cumin
- Kürbiskernöl
- Leinsamen
- Mandelkerne, ungesalzen
- Mandelmus
- Meersalz
- Minze, getrocknet
- Oliven
- Olivenöl
- Oregano, getrocknet
- Paprikaflocken
- Pfeffer, schwarz
- Proteinpulver
- Rosinen
- Safran
- Tee, grüner
- Walnusskerne

Vollkornprodukte
- Grießbrei
- Haferflocken
- Müsli ohne Zuckerzusatz
- Naturreis
- Popcorn-Mais
- Soba-Nudeln
- Vollkorn-Muffins
- Vollkorn-Wraps
- Vollkornbrötchen
- Vollkornnudeln
- Vollkornreiswaffeln

Obst und Gemüse
- Äpfel
- Bananen
- Basilikum, frisch
- Beeren (schwarze Johannisbeeren, Blau- und Erdbeeren)
- Birnen
- Brokkoli
- Cipollini (kleine, gedrungene Zwiebeln)
- Erbsen
- Fenchel
- Frühlingszwiebeln
- Grünkohl
- Ingwer, frisch
- Karotten
- Keimsprossen
- Kirschtomaten
- Kiwis
- Knoblauch
- Lauch/Porree
- Melone
- Orangen
- Paprikaschoten
- Pfirsiche
- Rettich
- Romanasalat
- Rote Bete
- Rucola
- Salatgurken
- Schnittlauch
- Sellerie
- Spinat
- Strauchtomaten
- Süßkartoffeln
- Tomaten
- Trauben
- Zitronen
- Zucchini
- Zwiebeln

Milchprodukte
- Hüttenkäse, fettarm
- Magermilch
- Naturjoghurt, fettarm
- Sojamilch

Proteinquellen
- Eier
- Hähnchenbrust
- Putenbrust
- Putenhackfleisch, mager
- Rinderfilet

Sonstiges
- Apfelmark (ungesüßtes naturbelassenes Apfelmus)
- Aprikosen, getrocknete
- Avocadoöl
- Balsamicoessig
- Blütenpollen
- Cashewkerne, ungesalzen
- Cranberrys, getrocknet, ungesüßt
- Cumin/Kreuzkümmel, gemahlen
- Datteln (ohne Stein)
- Dijon-Senf
- Feigenessig
- Grüne Linsen (Puy-Linsen)
- Honig (vom Bio-Imker)
- Hühnerbrühe (salzarm)
- Hummus
- Kaffee
- Kokosbutter
- Kräutertee
- Kürbiskerne
- Kürbiskernöl
- Leinsamen
- Mandelkerne, ungesalzen
- Mandelmus
- Meersalz
- Minze, getrocknet
- Olivenöl
- Oregano, getrocknet
- Paprikapulver
- Pekannusskerne
- Pfeffer, schwarz
- Pfeffer, weiß
- Proteinpulver
- Proteinriegel (clean)
- Reisweinessig
- Salsa
- Schokolade, dunkle
- Sesamöl, kalt gepresst
- Sesamsamen
- Sojasauce
- Sonnenblumenkerne
- Studentenfutter
- Tee, grüner
- Tomatenmark
- Vanilleextrakt
- Walnusskerne
- Weizenkeime
- Weizenmehl Type 1050
- Weizenvollkornmehl
- Zimtpulver

Vollkornprodukte

- Buchweizen-Soba-Nudeln
- Haferflocken, glutenfrei
- Naturreis
- Popcorn-Mais
- Reiswaffeln
- Vollkornmehl, glutenfrei
- Vollkornreis-waffeln
- Vollkorn-Wraps

Obst und Gemüse

- Äpfel
- Avocados
- Bananen
- Basilikum, frisch
- Beeren (schwarze Johannisbeeren, Blau-, Erd- und Himbeeren)
- Birnen
- Blattsalate, verschiedene
- Brokkoli
- Chinakohl oder Pak Choi
- Fenchel
- Frühlingszwiebeln
- Gemüse, verschiedenes grünes
- Grünkohl
- Ingwer, frisch
- Karotten
- Kartoffeln
- Keimsprossen
- Kirschtomaten
- Kiwis
- Knoblauch
- Koriander, frisch
- Kürbis
- Limetten
- Mais
- Mangos
- Paprikaschoten
- Pflaumen
- Pilze
- Rettich
- Romanasalat
- Rote Bete
- Rotkohl
- Salatgurken
- Schalotten
- Sellerie
- Spargel
- Spinat
- Steckrüben
- Süßkartoffeln
- Tomaten
- Zitronen
- Zucchini
- Zwiebeln, rote und weiße

Milchprodukte

- Feta (Schafskäse)
- Hüttenkäse, fettarm
- Kefir
- Naturjoghurt, fettarm
- Magermilch

Proteinquellen

- Edamame (unreif geerntete Sojabohnen)
- Eier
- Flankensteak
- Hähnchenbrust
- Kichererbsen
- Lachsfilet
- Linsen
- Putenbrust
- Rinderfilet
- Thunfisch aus der Dose (in Saft und Aufguss)
- Tilapiafilet

Sonstiges

- Ahornsirup
- Apfelmark (ungesüßtes naturbelassenes Apfelmus)
- Apfelsaft
- Avocadoöl
- Backnatron
- Backpulver
- Blütenpollen
- Chiliöl
- Erdnussmus, Bio-, ungesalzen
- Gemüsebrühe, glutenfrei
- Honig
- Hühnerbrühe, glutenfrei
- Hummus
- Kaffee
- Kardamom, gemahlen
- Kokosbutter
- Kräutertee
- Kürbiskerne
- Leinsamen
- Lorbeerblätter
- Mandelkerne, ungesalzen
- Mandelsplitter
- Meersalz
- Minze, getrocknet
- Miso
- Muskatnüsse
- Oliven, Kalamata-
- Olivenöl
- Paprikapulver
- Pekannusskerne, ungesalzen
- Pfeffer, schwarz
- Proteinpulver, glutenfrei
- Reismilch
- Reisweinessig
- Schokolade, dunkle
- Selleriesamen
- Sesamöl
- Sesamsamen
- Sojamilch
- Studentenfutter
- Tabasco
- Tomaten, getrocknet
- Traubenzucker
- Vanilleextrakt
- Walnusskerne
- Weintrauben, getrocknet (Korinthen, Rosinen, Sultaninen)
- Zimtpulver
- Zitronengras, getrocknet
- Zwiebelpulver

Vollkornprodukte

- Bulgur
- Couscous
- Haferflocken
- Naturreis
- Popcorn-Mais
- Quinoa
- Sesam-Nudeln
- Vollkornbrot
- Vollkornbrötchen
- Vollkornreiswaffeln
- Weizenkeime

Obst und Gemüse

- Äpfel
- Apfelmark (ungesüßtes naturbelassenes Apfelmus)
- Avocados
- Bananen
- Basilikum, frisch
- Blattsalate, verschiedene
- Blaubeeren
- Blumenkohl
- Brokkoli
- Chinakohl oder Pak Choi
- Chipotle-Chilis
- Frühlingszwiebeln
- Gemüse, verschiedenes grünes
- Grapefruits
- Kartoffeln
- Kirschtomaten
- Kiwis
- Knoblauch
- Koriander, frisch
- Kürbis
- Lauch/Porree
- Limetten
- Mais (Dose und Kolben)
- Mango
- Mangold
- Orangen
- Paprikaschoten
- Pastinaken
- Petersilie, frisch
- Pilze
- Rosenkohl
- Rote Bete
- Rote Paprika
- Rucola
- Salatgurken
- Schalotten
- Sellerie
- Spargel
- Spinat
- Strauchtomaten
- Süßkartoffeln
- Thymian, frisch
- Tomaten
- Trauben
- Weißkohl
- Zitronen
- Zucchini
- Zwiebeln

Proteinquellen

- Bohnen, schwarze
- Edamame (unreif geerntete Sojabohnen)
- Grüne Linsen (Puy-Linsen)
- Kichererbsen
- Kidneybohnen
- Linsen
- Pintobohnen
- Proteinpulver (auf Hanf- oder Sojabasis)
- Tempeh
- Tofu

Sonstiges

- Apfelessig
- Aprikosen, getrocknet
- Avocadoöl
- Balsamicoessig
- Basilikum, getrocknet
- Chilipulver
- Dijon-Senf
- Erdnussmus, Bio-, ungesalzen
- Kaffee
- Kokosbutter
- Koriander, gemahlen
- Kräutertee
- Kreuzkümmel/Cumin, gemahlen
- Leinsamen
- Mandelkerne, ungesalzen
- Mandelmilch
- Mandelmus
- Mandelsplitter
- Meersalz
- Melasse
- Olivenöl
- Oregano, getrocknet
- Pekannusskerne, ungesalzen
- Pfeffer, schwarz
- Pinienkerne
- Rosinen
- Rotweinessig
- Salsa
- Schokolade, dunkle
- Sesamöl, kalt gepresst
- Sesamsamen
- Sojajoghurt
- Studentenfutter
- Tahin
- Tamari
- Tomatenmark
- Tomatensauce
- Walnusskerne
- Zimtpulver

CLEAN TROTZ HEKTIK

Über Jahrhunderttausende musste man sich zu Fuß zum Jagen und Sammeln aufmachen. Unsere Physis ist seitdem fast unverändert geblieben, aber unser Leben heute ist komplett anders. Für unsere Ahnen war die Nahrungssuche die alltägliche Hauptaufgabe.

Der moderne Mensch opfert kaum Zeit dafür, sondern bezahlt nur, greift sich schnell irgendetwas und schlingt es hinunter! Unsere Eile ist oft so groß, dass wir kaum darauf achten, was wir uns da in den Mund stecken. Essen ist auch kein Vergnügen mehr, sondern nur ein Punkt unter vielen auf unserer To-do-Liste, den wir möglichst unkompliziert abhaken möchten. Wir leben inmitten von Wolkenkratzern und prallvollen Terminkalendern in unserem menschengemachten Dschungel. Deshalb brauchen wir Antworten – nicht nur auf die immerwährende Frage „Was gibt es heute zu essen?", sondern auch auf das anscheinend omnipräsente Problem „Ich habe nur fünf Minuten Zeit, also brauche ich etwas Schnelles und Einfaches!".

Frühstück – Problem oder Notwendigkeit?

Trotz der unbestreitbaren Tatsache, dass das Frühstück die wichtigste Mahlzeit des Tages ist, müssen sich viele förmlich dazu zwingen, es in ihren Alltag zu integrieren. Sie wissen bereits, wie ich zum Thema Frühstück stehe.

Ich erlaube Ihnen und mir keinerlei Ausreden oder Rechtfertigungen für das Ausfallen dieser Hauptmahlzeit. Nachfolgend finden Sie einige kreative Wege und Möglichkeiten, die erste Mahlzeit des Tages zuzubereiten und in Ihren Magen zu befördern.

Es dauert nur Minuten, ...

- ...250 ml fettarmen Kefir oder Naturjoghurt mit 60 g Basismüsli und Beeren zu mischen und Leinsamen daraufzustreuen.

- ...ein Rührei aus einem ganzen Ei und vier Eiweißen zu machen und auf getoastetes Vollkornbrot zu legen.

- ...250 ml fettarmen Kefir oder Naturjoghurt mit TK-Früchten, Magermilch, Leinsamen und einem Löffel Nussmus aufzumixen. Machen Sie eine Portion mehr und nehmen Sie sie für eine spätere Mini-Mahlzeit mit!

- ...ein Vollkorn-Wrap mit Nussmus zu bestreichen, eine geschnittene Banane darauf zu verteilen und Leinsamen daraufzustreuen. Rollen Sie es auf, schneiden Sie es in der Mitte durch und essen Sie es zum Frühstück oder als Vormittagssnack.

- ...60 g Basismüsli mit heißer Milch zu begießen und geschnittene Früchte und Leinsamen daraufzustreuen.

- ...45 g Haferflocken in einer Schüssel zu überbrühen, abzudecken und 5 Minuten ziehen zu lassen. Mit Beeren und einem Klecks Kefir oder Magerjoghurt garnieren.

- ...Räucherlachs und Tomatenscheiben auf ein Eiweißomelett zu schichten und einen getoasteten Vollkorntoast damit zu belegen.

- ...2 Scheiben Knäckebrot mit Nussmus zu bestreichen. Dazu schnappen Sie sich einen Apfel oder eine Banane, und schon sind Sie startklar!

Der Mittags-Wahnsinn

Mittag ist die perfekte Gelegenheit für einen grünen Salat, den man mit verschiedenen Zutaten und einem exotischen Öl verfeinert. Mein Favorit ist dunkles, vollmundiges Kürbiskernöl. Ich füge noch einige Kerne und Samen hinzu, um den Salat knackiger zu machen, und gieße am Ende ein wenig würzigen Essig darüber. Gegrillter Fisch oder hart gekochte Eiweiße runden mein Mittagsmahl ab. Wenn Ihr Mittagessen Sie langweilt, verleitet es Sie dazu, Zucker oder einfachen Kohlenhydraten nachzugeben. Langeweile ist ein Hauptgrund für Fehl- und Überernährung. Nachfolgend finden Sie eine kleine Auswahl aus Tausenden von Ideen für ein tolles Mittagessen.

Es dauert nur Minuten, ...

- ... Hummus auf ein Knäckebrot zu streichen und dieses zu belegen; mit Tomatenscheiben, Avocado, gegrillten Riesenchampignons, Hähnchenbruststreifen, hart gekochten Eiweißen, Putenfleisch oder Fisch.

- ... portionsweise abgepackten Thunfisch aus der Dose in der Kühltasche zu verstauen und später auf einen grünen Salat zu geben.

- ... Ihre Kühltasche mit den Überbleibseln des Abendessens vom Vortag zu bestücken.

- ... nährstoffreiches Vollkorngebäck (Brot, Muffins, Toast, Cracker, Brötchen etc.) einzukaufen, die dann die perfekte Basis für allerlei Gerichte und Snacks sind.

- ... ein Mittagspicknick zur Arbeit mitzunehmen: Packen Sie Hähnchenbrust, hart gekochte Eier, Gurkenscheiben, Kirschtomaten, Hummus, Obst und Wasser ein.

- ... hart gekochte Eier mitzunehmen. Kochen Sie morgens einige, von denen Sie vier zur Arbeit mitnehmen, die Sie zum Salat essen können. Aber essen Sie nur ein Eigelb! Nehmen Sie Zitronen- oder Limettensaft und exotische Öle fürs Dressing. Verzichten Sie auf fertige Dressings.

Noch mehr Ideen fürs Blitz-Mittagessen

- **Gebackene Kartoffeln oder Süßkartoffeln** sind eine perfekte Beilage, können mit den verschiedensten Beigaben kombiniert werden und eignen sich hervorragend als Mittagsmahlzeit. Nehmen Sie eine kleine gebackene Süßkartoffel oder Kartoffel als Basis für folgende Beigaben oder kreieren Sie Ihre eigene Kombi.

- **Würzig und mit Krebsschutz:** Halbieren Sie eine gebackene Kartoffel und löffeln Sie das Innere in eine Schüssel. Verrühren Sie Quark, Schnittlauch und Thunfisch aus der Dose oder gewürfeltes Hähnchenfleisch und würzen Sie den Mix mit Currypulver, schwarzem Pfeffer und Meersalz. Füllen Sie die Masse in die ausgehöhlte Kartoffel.

- **Rind mit BBQ-Sauce:** Schneiden Sie mageres Steak vom Vortag morgens in schmale Streifen. Benetzen Sie diese mit einer Marinade aus Sojasauce, Tomatenmark und Worcestershiresauce. Lassen Sie das Fleisch durchziehen und geben Sie es mittags in die ausgehöhlten Hälften einer gebackenen Kartoffel.

- **Geschmeidig & knackig:** Streichen Sie 3 EL Hummus auf die Hälften einer gebackene Kartoffel. Garnieren Sie sie mit roten und grünen Paprikawürfeln, Frühlingszwiebeln und frischem Koriander.

- **Es ist noch Chili da:** Geben Sie übriges Chili auf eine halbierte gebackene Kartoffel.

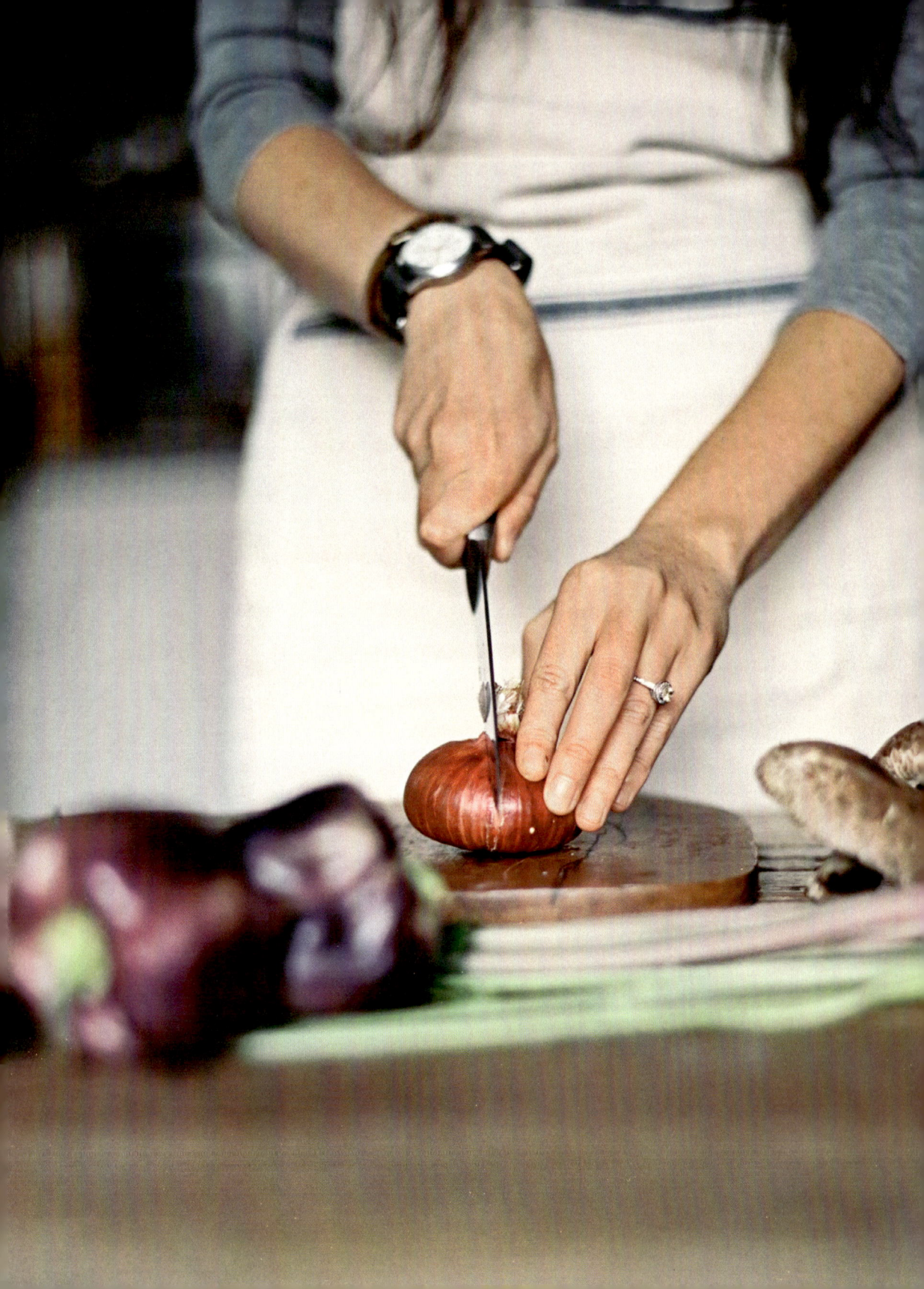

Clean & köstlich: die Rezepte

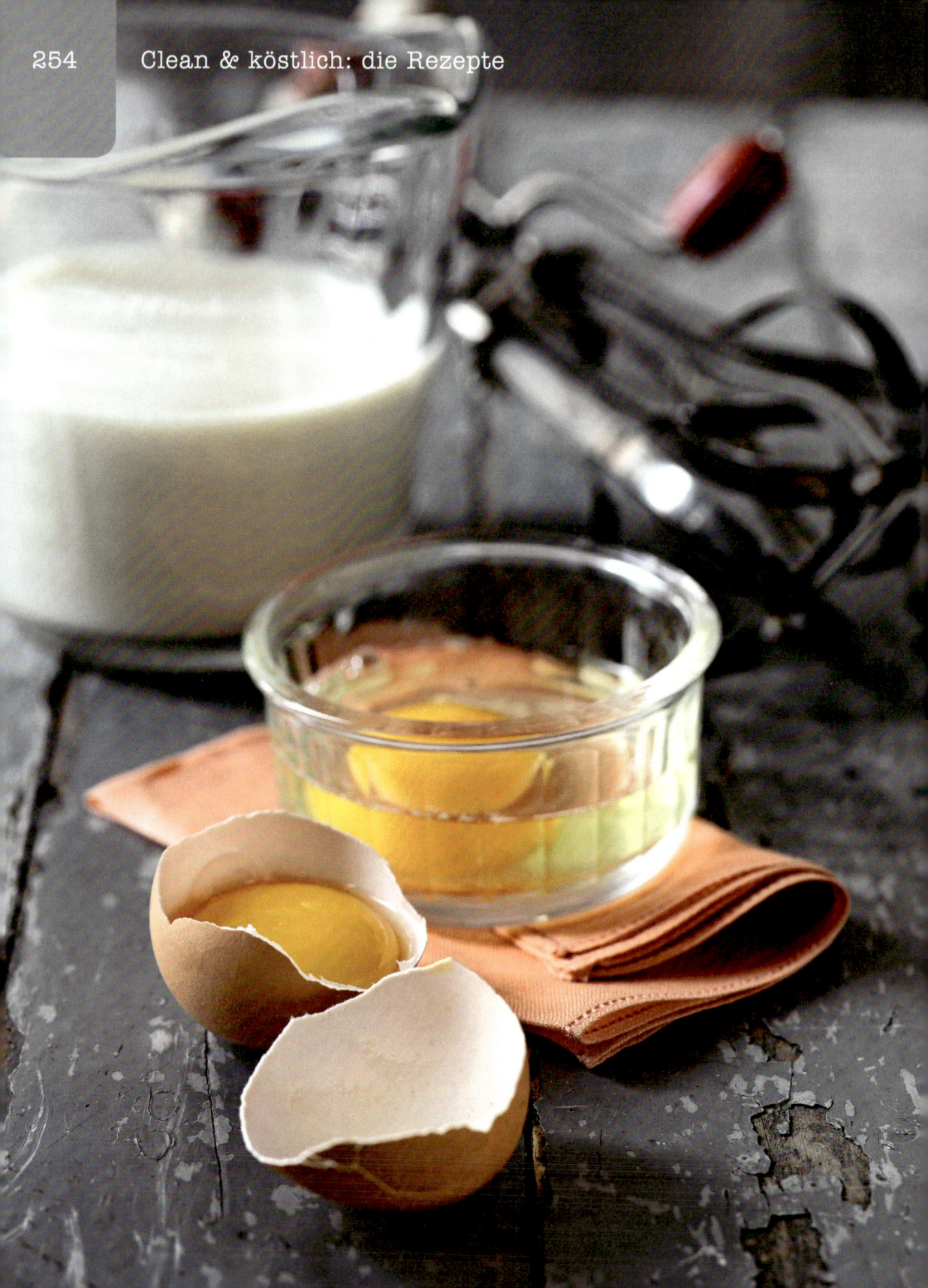

FRÜHSTÜCK

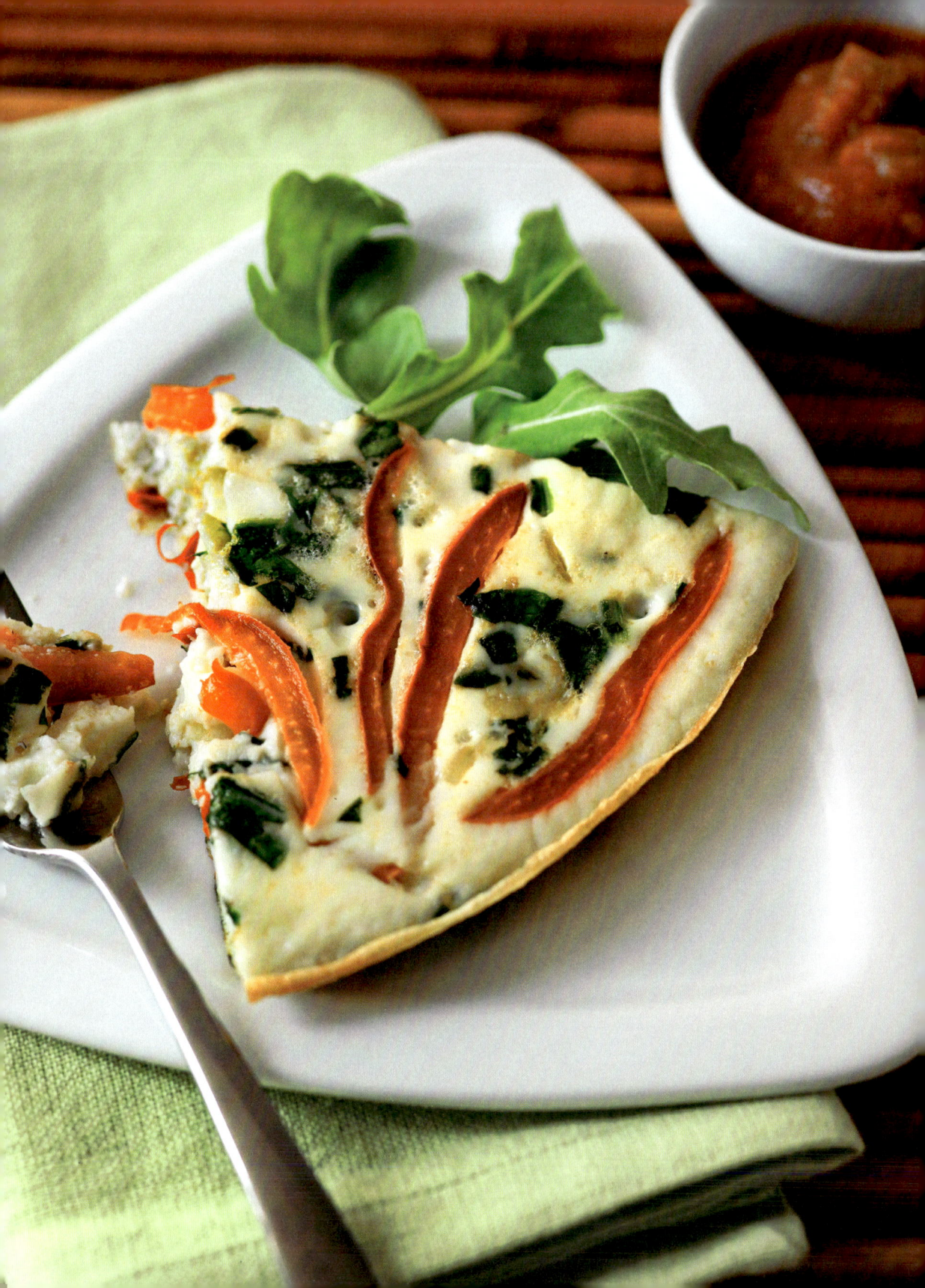

FRITTATA PICCANTE

Eine Frittata ist ein italienisches Omelett, das Sie pur oder mit den verschiedensten Zutaten verfeinert zubereiten können. Gemüse, Fleisch, Käse, verschiedene Gewürze und sogar Nudeln passen in die Frittata geben. Fast alle Reste von anderen Gerichten eignen sich dafür. Peppen Sie Ihren Speiseplan mit diesem tollen Eiergericht auf!

ZUTATEN

1 TL Olivenöl

1 Cipollino-Zwiebel (ersatzweise andere aromatische kleine Zwiebel), geschält und fein gehackt

1/2 rote Paprika, entkernt und geputzt, in schmale Streifen geschnitten

250 g junger Spinat, fein gehackt

3 Eiweiß

1 ganzes Ei

60 ml Magermilch

1/4 TL Meersalz

1 Prise Kreuzkümmel

1/4 TL frisch gemahlener schwarzer Pfeffer

125 ml Salsa (selbst gemacht oder gekauft) als Beigabe (nach Belieben)

Nährwerte/Portion kcal: 267 (aus Fett: 88) Eiweiß: 24 g | Kohlenhydrate: 24 g | Fett: 10 g (davon gesättigte Fettsäuren: 2 g, Transfettsäuren: 0 g) | Ballaststoffe: 5 g | Salz: 1459 mg Cholesterin: 211 mg | Zucker: 14 g

ZUBEREITUNG

1 Setzen Sie den Rost auf die mittlere Schiene des Ofens. Heizen Sie den Ofen auf 180° vor.

2 Erhitzen Sie bei mittlerer Hitze in einer mittelgroßen ofenfesten Pfanne das Olivenöl. Geben Sie das Gemüse in die Pfanne und garen Sie es in etwa 5 Min. knapp durch.

3 Verquirlen Sie inzwischen in einer Schale Eiweiße und Ei, Milch, Salz, Kreuzkümmel und Pfeffer gut miteinander.

4 Gießen Sie die Eiermasse auf das Gemüse. Reduzieren Sie die Hitze und backen Sie die Frittata, bis die äußeren Ränder gut durchgegart sind und die Mitte zu stocken beginnt.

5 Geben Sie die Pfanne in den vorgeheizten Ofen und backen Sie die Frittata für weitere 5–8 Min., bis die Mitte fest ist.

6 Geben Sie die Frittata auf einen angewärmten Teller und servieren Sie dazu nach Belieben eine Salsa.

TIPP Verwenden Sie eine ofenfeste Pfanne ohne Holz- oder Plastikteile.

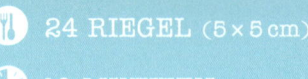 24 RIEGEL (5 × 5 cm)

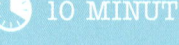 10 MINUTEN

 80 MINUTEN

SÜSSKARTOFFEL-HAFERFLOCKEN-RIEGEL

Die Inspiration für diese Riegel verdanke ich meiner Leserin Jeannie Sherin. Sie gab mir das Originalrezept, um mich zu fragen, wie man es clean machen könnte. Jeannies Riegel enthielten viel zu viel Zucker. Dieses Rezept bietet Ihnen eine Variante der köstlichen Riegel ohne Zucker-Überdosis.

ZUTATEN

1 EL Olivenöl
5 mittelgroße Süßkartoffeln, gewaschen und geputzt
950 ml Haferflocken (zart)
180 ml Magermilch, mit 1 EL Zitronensaft verrührt
60 g Leinsamen, geschrotet
125 ml Ahornsirup
2 EL Pumpkin Pie Spice (siehe Kasten rechts)
2 EL Kokosbutter
125 g Trockenfrüchte (Rosinen, Datteln, Blaubeeren ...), klein gehackt
125 g ungesalzene Nüsse (Mandel-, Walnuss- und/oder Pekannuss- kerne), klein gehackt
1 Prise Meersalz

Nährwerte/Portion kcal: 189 (aus Fett: 43) Eiweiß: 6 g | Kohlenhydrate: 31 g | Fett: 5,5 g (davon gesättigte Fettsäuren: 1 g, Transfett- säuren: 0 g) | Ballaststoffe: 4 g | Salz: 20 mg Cholesterin: 0 mg | Zucker: 8 g

ZUBEREITUNG

1 Heizen Sie den Ofen auf 180° vor und fetten Sie ein Backblech dünn mit Olivenöl ein.

2 Stechen Sie die Süßkartoffeln rundum mehrmals mit einer Gabel ein und garen Sie sie im Ofen, bis sie weich sind. Aus dem Backofen nehmen und gut auskühlen lassen. Wenn Sie sie in die Hand nehmen können, pellen Sie sie und geben sie in eine große Schüssel. Den Ofen lassen Sie an und erhöhen die Temperatur auf 200°.

3 Geben Sie die übrigen Zutaten in die Schüs- sel zu den Süßkartoffeln und vermischen Sie alles sehr gut.

4 Geben Sie die Masse auf das Backblech, streichen Sie sie glatt und backen Sie die Riegel 30–35 Min., bis Sie eine goldgelbe Farbe annehmen.

5 Aus dem Ofen nehmen und abkühlen lassen. Sobald sie kalt genug sind, können Sie sie in Quadrate oder Riegel schneiden.

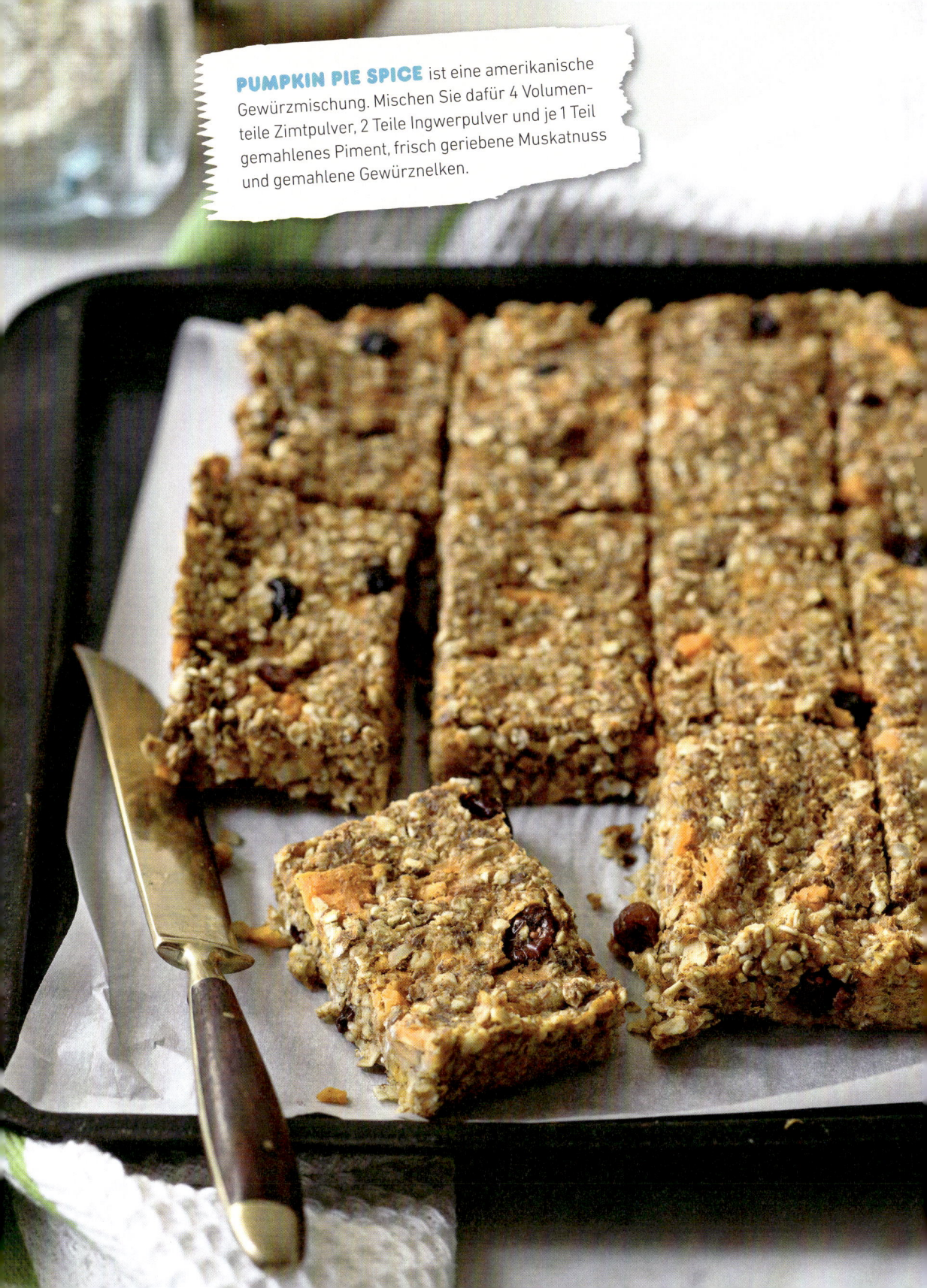

PUMPKIN PIE SPICE ist eine amerikanische Gewürzmischung. Mischen Sie dafür 4 Volumenteile Zimtpulver, 2 Teile Ingwerpulver und je 1 Teil gemahlenes Piment, frisch geriebene Muskatnuss und gemahlene Gewürznelken.

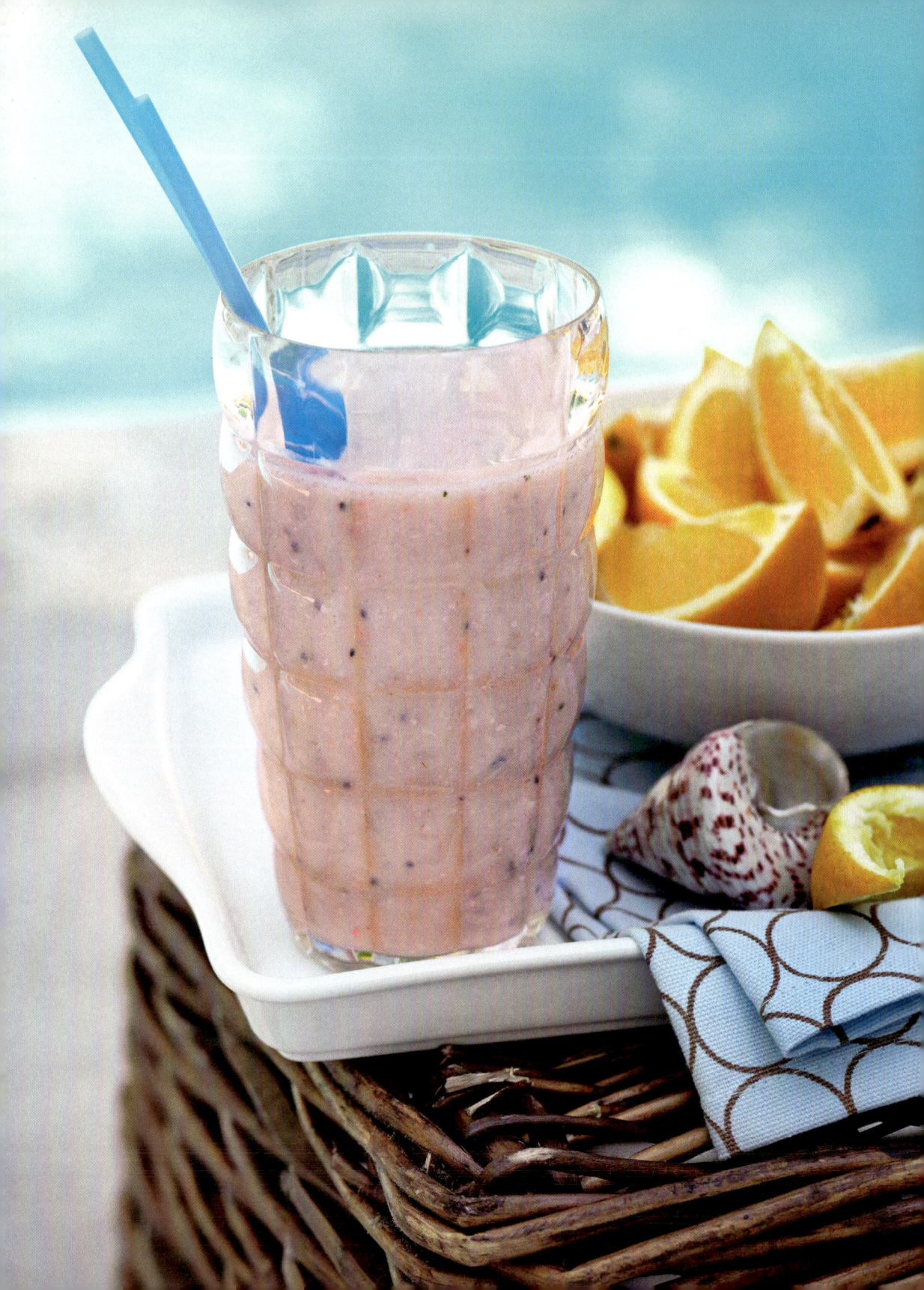

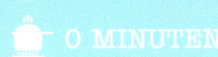
DER ULTIMATIVE SMOOTHIE

Ein kalter Smoothie an einem heißen Sommermorgen kann eine unglaublich erfrischende und wohltuende Angelegenheit sein. Der Hüttenkäse verleiht diesem beerigen Getränk den nötigen Proteinkick und macht es schön cremig. Der Smoothie eignet sich hervorragend als Stärkung nach einem anstrengenden Training.

ZUTATEN

1 Handvoll Eiswürfel
250 ml Mager-, Soja-, Reis- oder Mandelmilch
60 g fettarmer Hüttenkäse
125 g frische Erdbeeren, geputzt und gewürfelt
1 Kiwi, geschält und in Stücke geschnitten
125 ml grüner Tee, gekühlt

ZUBEREITUNG

1 Alle Zutaten in einen Mixer geben und so lange mixen, bis alles gleichmäßig cremig ist. Oder alles in einem Rührbecher mit einem Pürierstab mixen.

Nährwerte/Portion kcal: 206 (aus Fett: 15)
Eiweiß: 17 g | Kohlenhydrate: 33 g | Fett: 2 g
(davon gesättigte Fettsäuren: 1 g, Transfett-
säuren: 0 g) | Ballaststoffe: 4 g | Salz: 360 mg
Cholesterin: 7 mg | Zucker: 26 g

TAMS GUTEN-MORGEN-MUFFINS

Starten Sie in Ihren Tag mit diesen köstlichen Vollkorn-Muffins. Sie sind der perfekte Snack für fast jeden Anlass! Ich mag sie besonders zum Frühstück, wenn sie frisch aus dem Ofen kommen, sie eignen sich aber auch hervorragend als Mittagssnack.

ZUTATEN

- 125 g Weizenvollkornmehl
- 500 g Weizenkleie
- 250 g Leinsamen, geschrotet
- 250 g Weizenkeime
- 4 TL Backpulver
- 2 TL Backnatron
- 8 Eiweiß
- 250 ml Apfelmark
- 125 ml Bio-Honig
- 125 ml Magermilch, Buttermilch, Soja- oder Mandelmilch
- 350 ml Wasser
- 250 g Rosinen oder entsteinte Datteln, klein gehackt

ZUBEREITUNG

1 Heizen Sie den Ofen auf 180° vor. Legen Sie ein Muffinblech mit Papierförmchen oder wiederverwendbaren Silikonförmchen aus.

2 Geben Sie alle Zutaten in eine große Schüssel und vermengen Sie sie vorsichtig; jedoch nicht zu lange umrühren, da der Teig sonst nicht aufgeht.

3 Backen Sie die Muffins 25–30 Min. im heißen Ofen. Stechen Sie für die Garprobe einen Zahnstocher in der Mitte eines Muffins ein. Bleibt kein Teig daran hängen, nehmen Sie die Muffins heraus und lassen sie abkühlen.

Nährwerte/Stück kcal: 189 (aus Fett: 55)
Eiweiß: 9 g | Kohlenhydrate: 31 g | Fett: 7 g
(davon gesättigte Fettsäuren: 1 g, Transfettsäuren: 0 g) | Ballaststoffe: 8 g | Salz: 301 mg
Cholesterin: 0 mg | Zucker: 3,5 g

TIPP Legen Sie gleich einen Vorrat an: Guten-Morgen-Muffins lassen sich bestens einfrieren.

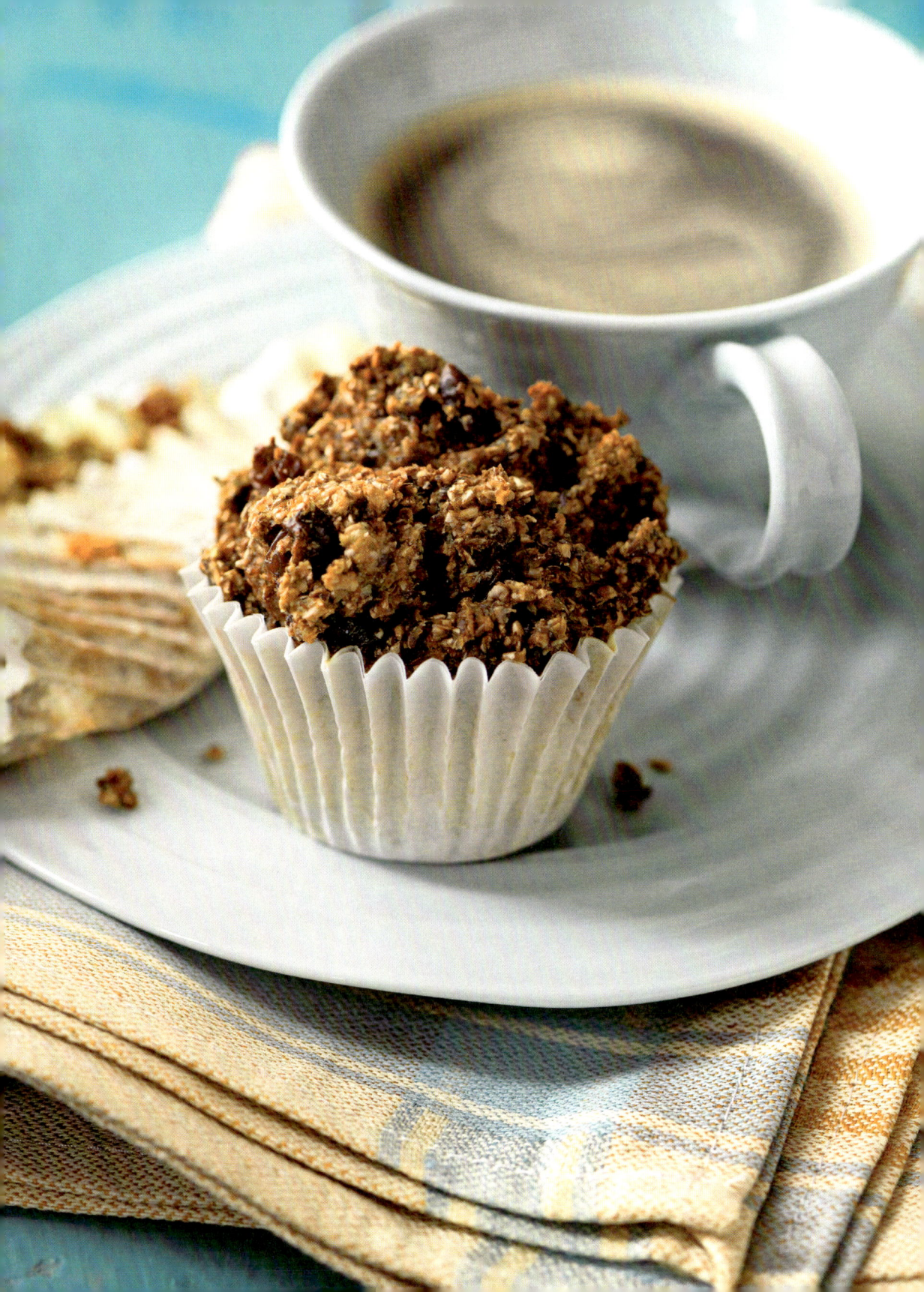

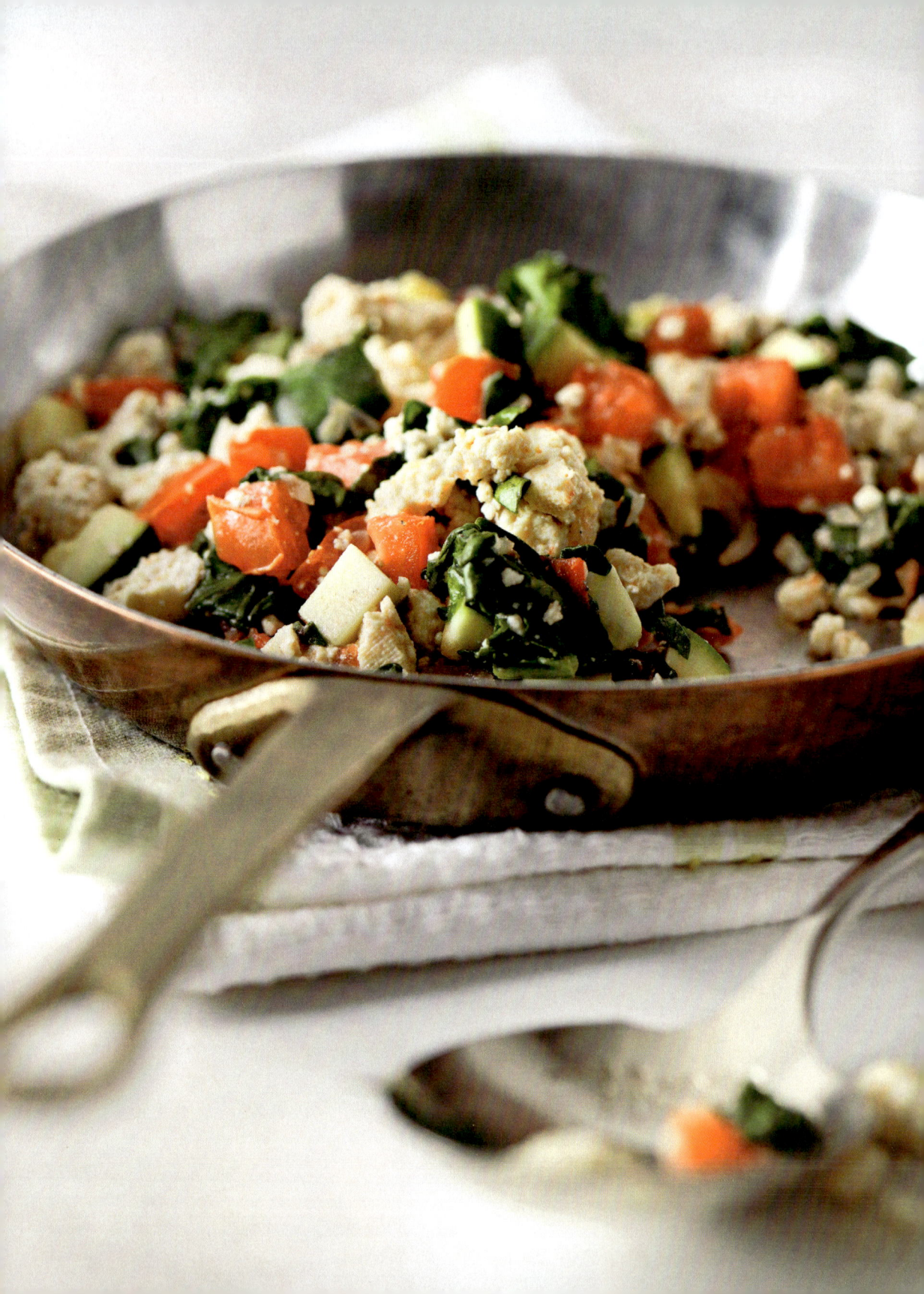

TOFU-PFANNE MIT SPINAT UND TOMATEN

Zu einer guten Rührei-Pfanne sage ich nicht Nein, aber manche mögen lieber eine Alternative. Tofu bietet sich dafür an. Er lässt sich sehr schön verrühren und nimmt gut die Aromen der anderen Zutaten an, die Sie mit in die Pfanne geben.

ZUTATEN

500 g Tofu natur
50 ml Kokosbutter (ersatzweise Olivenöl)
3 Schalotten, geschält und fein gehackt
1 Knoblauchzehe, geschält und gepresst
1 kleine, feste Zucchini, klein gewürfelt
4 Eiertomaten, klein gehackt und durch ein Sieb abgetropft
1 TL gemahlener Kreuzkümmel
1 kg frischer Blattspinat, grob gehackt
1/2 TL Meersalz
· frisch gemahlener schwarzer Pfeffer

Nährwerte/Portion kcal: 391 (aus Fett: 230)
Eiweiß: 27 g | Kohlenhydrate: 19 g | Fett: 27 g
(davon gesättigte Fettsäuren: 14 g, Transfett-
säuren: 0 g) | Ballaststoffe: 6 g | Salz: 327 mg
Cholesterin: 0 mg | Zucker: 3 g

ZUBEREITUNG

1 Pressen Sie den Tofu aus (eine Anleitung dafür siehe Seite 307). Nehmen sie den Tofu aus der Presse und zerbröckeln Sie ihn von Hand. Die Stücke sollen ähnlich wie Rührei aussehen. Stellen Sie den Tofu beiseite.

2 Erhitzen Sie in einer mittelgroßen Pfanne 1 EL Kokosbutter und dünsten Sie die Schalotten so lange darin, bis sie duften.

3 Geben Sie den Knoblauch, die Zucchini- und die Tomatenstücke hinzu. Garen Sie alles so lange, dass es noch Biss hat. Nehmen Sie anschließend die Pfanne vom Herd.

4 In einer größeren zweiten Pfanne erhitzen Sie bei mittlerer Hitze den Kreuzkümmel und geben die restliche Kokosbutter dazu.

5 Geben Sie den Tofu hinzu und braten Sie ihn einige Minuten, bevor Sie das Gemüse und den grob gehackten Spinat hinzugeben. Erhitzen Sie alles unter häufigem Rühren.

6 Schmecken Sie die Tofu-Pfanne mit Salz und Pfeffer ab und servieren Sie sie heiß.

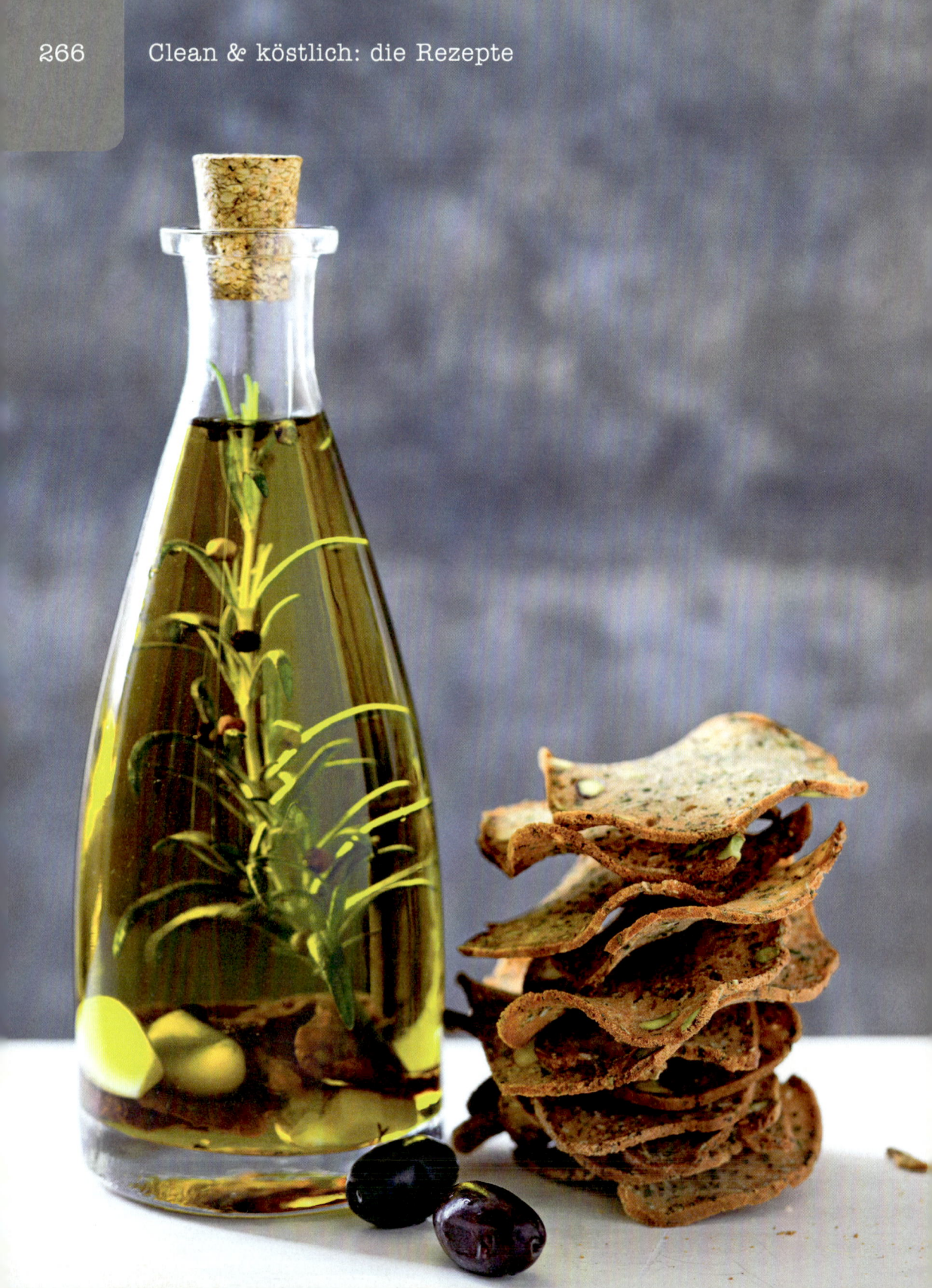

VORSPEISEN

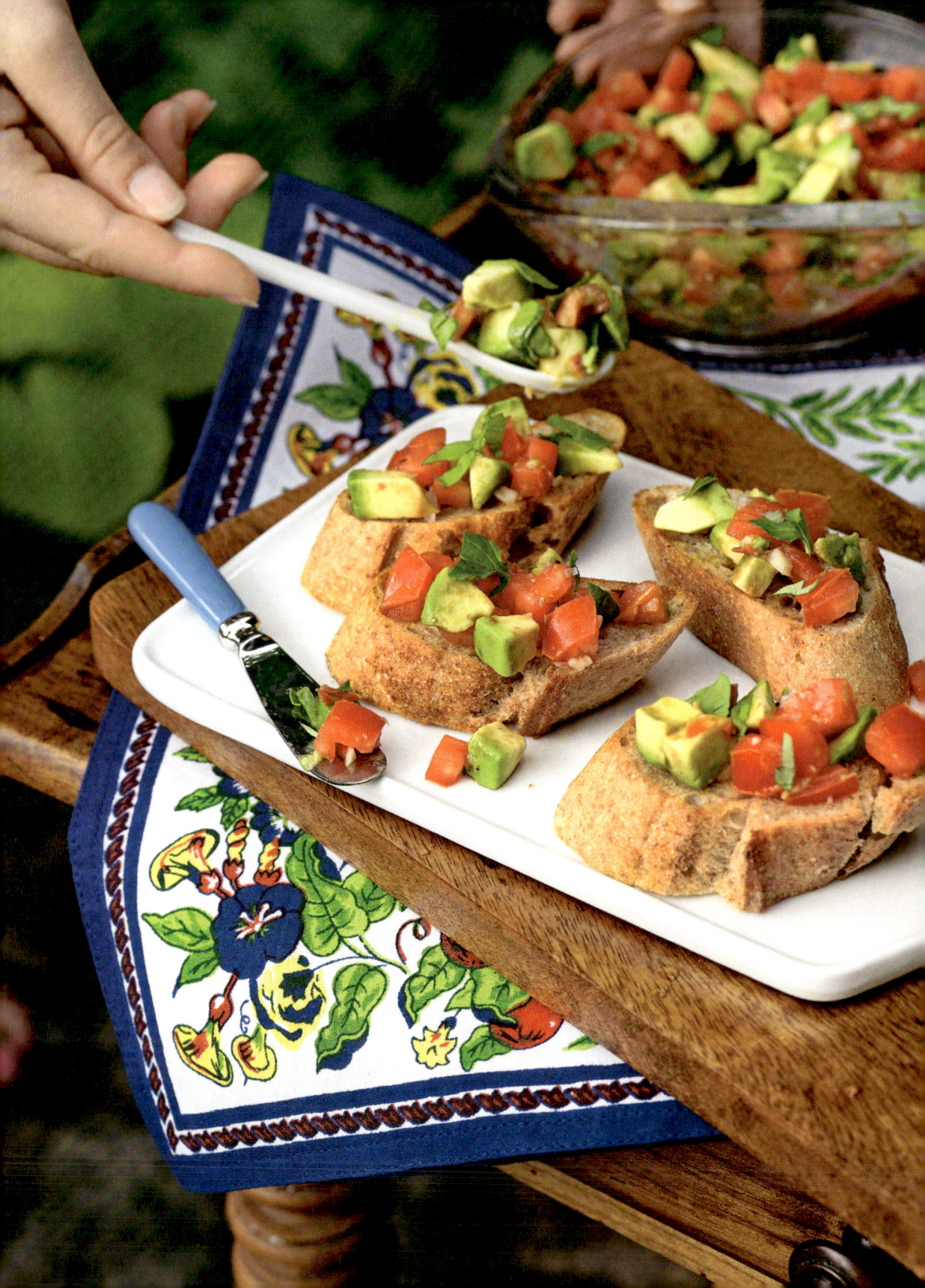

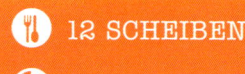
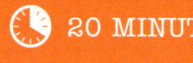

BRUSCHETTA MIT TOMATE UND AVOCADO

Das Rezept geht aufs 15. Jahrhundert zurück. Die Avocado bei meiner Version verbessert den Geschmack und bringt mehr gesunde Fettsäuren.

ZUTATEN

- 1/2 Vollkornbaguette oder Vollkorn-Ciabatta in ca. 1,5 cm dicken Scheiben
- 3 EL natives Olivenöl extra
- 250 g Tomaten, geschält und klein gewürfelt
- 3 Knoblauchzehen, gepresst
- 1 TL Meersalz
- 1 TL frisch gemahlener schwarzer Pfeffer
- 1 Handvoll frischer Rucola, fein gehackt
- 1/2 Bund frisches Basilikum, fein gehackt
- 2 EL guter Balsamicoessig
- 2 frische Avocados
- 1/2 Zitrone (Saft)

Nährwerte/Stück kcal: 111 (aus Fett: 71)
Eiweiß: 2 g | Kohlenhydrate: 9,5 g | Fett: 8 g
(davon gesättigte Fettsäuren: 1 g, Transfett-
säuren: 0 g) | Ballaststoffe: 3,5 g | Salz: 197 mg
Cholesterin: 0 mg | Zucker: 1 g

ZUBEREITUNG

1 Heizen Sie den Backofen auf 190° vor.

2 Legen Sie die Brotscheiben nebeneinander auf das Backblech. Falls der Platz nicht reicht, belegen Sie ein zweites Blech.

3 Bepinseln Sie jede Scheibe dünn mit Öl. Geben Sie die Brote für einige Minuten in den Ofen, bis sie leicht angeröstet sind. Dann herausnehmen und beiseitestellen.

4 Vermischen Sie in einer mittelgroßen ofenfesten Schüssel die Tomatenwürfel, das übrige Olivenöl, den Knoblauch sowie Salz und Pfeffer. Stellen Sie die Schüssel in den noch heißen Ofen und backen Sie die Mischung etwa 10 Min., bis die Tomaten weich sind.

5 Füllen Sie die gebackenen Tomaten in eine andere, kalte Schüssel um und mischen Sie den klein gehackten Rucola, das Basilikum sowie den Balsamicoessig darunter. Stellen Sie die Schüssel beiseite.

6 Halbieren Sie die Avocados und entfernen Sie die Kerne. Lösen Sie das Fruchtfleisch heraus und würfeln Sie es klein. Den Zitronensaft daruntermischen. Verteilen Sie die Tomatenmasse auf den Scheiben und legen Sie die Avocadowürfel darauf.

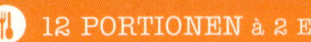 12 PORTIONEN à 2 EL

 10 MINUTEN

 0 MINUTEN

MEDITERRANER OLIVENAUFSTRICH

Diesen gesunden Dip für perfekte Snacks können Sie für Partys oder Feiertage toll vorab zubereiten! Verwenden Sie ihn statt Butter und genießen Sie den vollmundigen, fast schon dekadenten Geschmack!

ZUTATEN

350 ml Quark
1 EL Do-it-yourself-Zwiebelsuppenmix (Rezept siehe unten)
3 Knoblauchzehen, gepresst
2 getrocknete Tomaten, fein gehackt
12 entsteinte Kalamata-Oliven, fein gehackt
60 g Fetakäse, zerbröckelt (guter Feta ohne Konservierungs- und Zusatzstoffe)

ZUBEREITUNG

1 Vermischen Sie alle Zutaten gründlich. Geben Sie den fertigen Dip in ein Schraubglas mit gut schließendem Deckel und lagern Sie ihn im Kühlschrank.

Nährwerte/Portion kcal: 40 (aus Fett: 16)
Eiweiß: 2 g | Kohlenhydrate: 3 g | Fett: 2 g
(davon gesättigte Fettsäuren: 1 g, Transfettsäuren: 0 g) | Ballaststoffe: 0 g | Salz: 160 mg
Cholesterin: 0 mg | Zucker: 2 g

DO-IT-YOURSELF-ZWIEBELSUPPENMIX

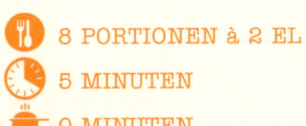 8 PORTIONEN à 2 EL

5 MINUTEN

0 MINUTEN

ZUTATEN

200 g getrocknete Zwiebeln (Flocken)
75 ml Hühnerbrühe (Instant, salzarm)
50 g Zwiebelpulver
1/4 TL Meersalz
1/4 TL Selleriesamen

ZUBEREITUNG

1 Vermischen alle Zutaten gut und lagern Sie den fertigen Mix in einem gut verschlossenen Schraubglas.

2 Die Gesamtmenge passt für 1,5 l Wasser. Geben Sie die gewünschte Menge in die entsprechende Menge kochendes Wasser und lassen Sie die Suppe etwa 10 Min. köcheln.

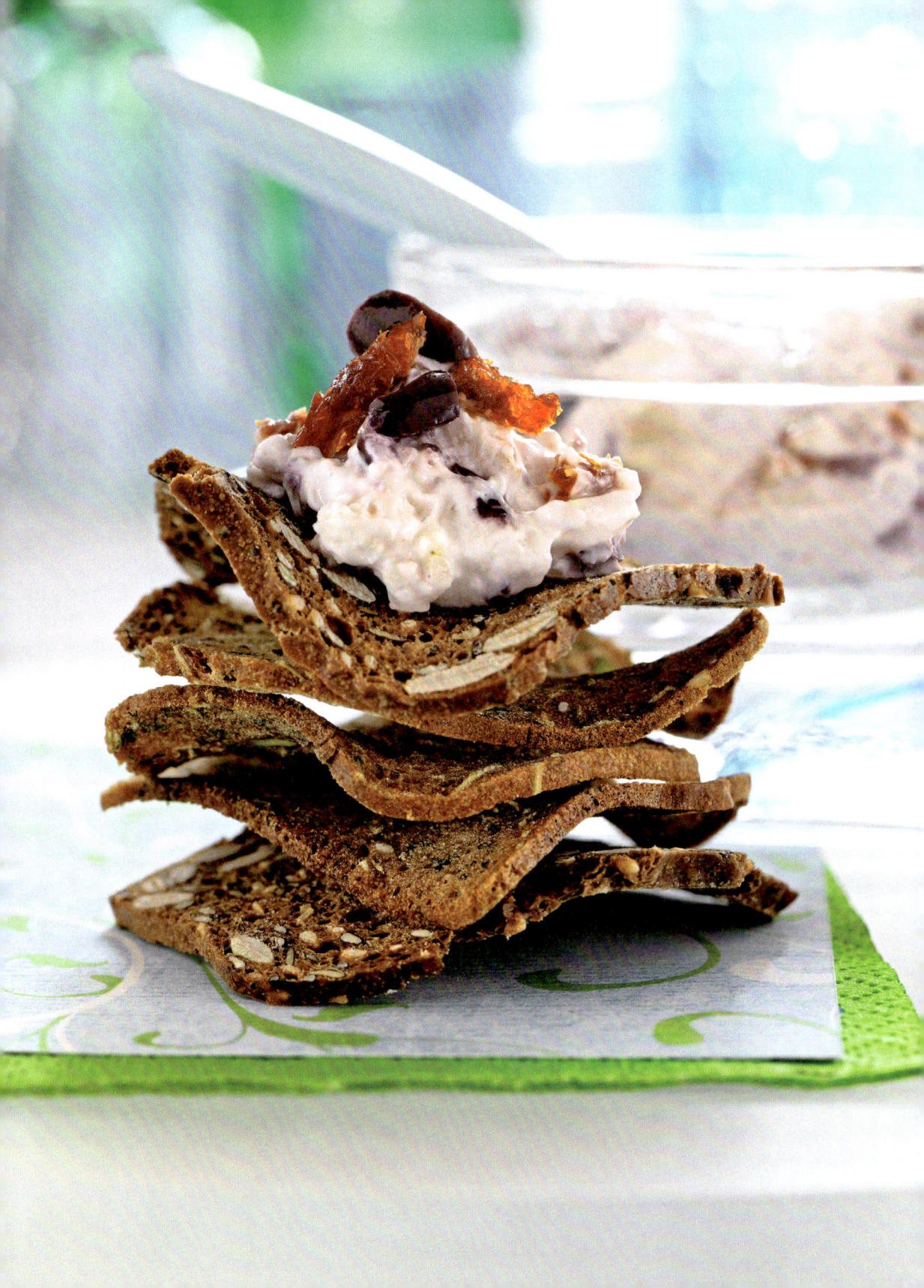

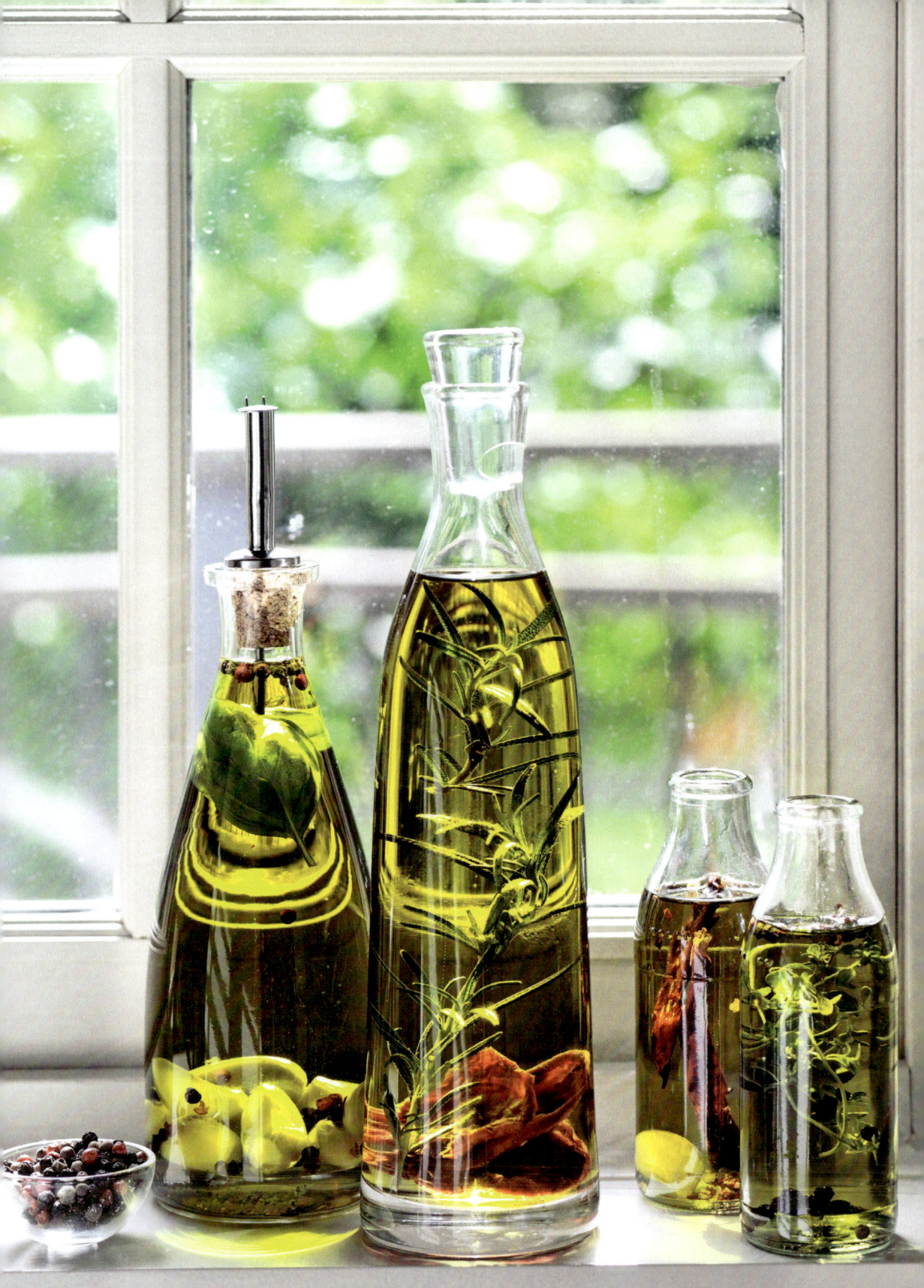

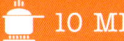
WÜRZIGES KRÄUTER-KNOBLAUCH-OLIVENÖL

Olivenöl ist eine köstliche Zutat und ein Universalgenie der feinen Küche. Aromatisierte Öle werten den Geschmack des Essens auf. Nach diesem Rezept können Sie selbst Öle aromatisieren und bares Geld sparen!

Anmerkung: Das Öl braucht mindestens 1 Woche Zeit, um durchzuziehen.

ZUTATEN

- 1 l natives Olivenöl extra
- 1 Bund frische Kräuter (Basilikum, Lorbeer, Schnittlauch, Koriander, Dill, Minze, Oregano, Petersilie, Rosmarin, Estragon und/oder Thymian)
- 8 Knoblauchzehen, geschält
- 4 lange, getrocknete Chilischoten (nach Belieben für scharfes Öl)
- 250 g getrocknete Tomaten

ZUBEREITUNG

1 **Tag 1:** Wärmen Sie das Öl in einem Topf an.

2 Stellen Sie eine Auswahl von Kräutern zusammen. Jede Kombination ist möglich. Das Ausprobieren macht viel Spaß. Waschen Sie die Kräuter und trocknen Sie sie gut ab.

3 Stecken Sie die Kräuter, Knoblauch, Chilischoten (falls verwendet) und getrocknete Tomaten in eine leere Glasflasche. Verwenden Sie genügend Zutaten, um die Flasche zu etwa einem Viertel zu füllen.

4 Füllen Sie mit einem Trichter die Flasche mit dem warmen Öl auf.

5 Lagern Sie das Würzöl im Kühlschrank, da es verderbliche Zutaten wie Knoblauch enthält.

6 **Tag 3:** Kosten Sie das Öl. Der Knoblauch kann ziemlich vorschmecken. Wenn Ihnen das Aroma bereits zusagt, können Sie die Knoblauchzehen entfernen, indem Sie das Öl durch ein Sieb in eine andere Flasche umfüllen. Alle anderen Zutaten geben Sie mit in die neue Flasche. Stellen Sie das Öl wieder in den Kühlschrank.

7 **Tag 7:** Sieben Sie die Kräuter, Tomaten, Chilischoten und, falls noch vorhanden, den Knoblauch aus dem fertigen Öl. Lagern Sie die Kreation kühl und dunkel.

8 Falls Sie bestimmte Zutaten im Öl lassen möchten, sollten Sie es weiterhin im Kühlschrank lagern und innerhalb weniger Monate aufbrauchen.

Nährwerte/Portion kcal: 256 (aus Fett: 249) Eiweiß: 0 g | Kohlenhydrate: 2 g | Fett: 28 g (davon gesättigte Fettsäuren: 4 g, Transfettsäuren: 0 g) | Ballaststoffe: 0 g | Salz: 36 mg Cholesterin: 0 mg | Zucker: 1 g

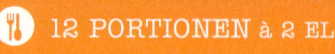 12 PORTIONEN à 2 EL

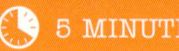 5 MINUTEN

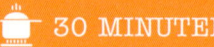 30 MINUTEN

LINSENAUFSTRICH

Der Hit auf jeder Party! Dieser Linsenaufstrich macht Butter überflüssig!
Die proteinreiche Alternative schmeckt großartig auf Vollkornbrot,
Knäckebrot, Crackern, Pitas und Vollkornreiswaffeln. Ich verwende ihn
auch gerne als Dip für Rohkost.

ZUTATEN

2 EL Walnusskerne, ungesalzen
250 g grüne Linsen (Puy-Linsen), gekocht
2 Frühlingszwiebeln, geputzt und grob
gehackt
2 Knoblauchzehen
1 EL körniger Senf
1–2 EL Avocadoöl (ersatzweise ein
anderes gutes Öl)
1 EL Tamari-Sojasauce oder gewöhnliche
Sojasauce
· Meersalz nach Belieben
· frisch gemahlener schwarzer
Pfeffer

ZUBEREITUNG

1 Geben Sie alle Zutaten in eine Küchen-
maschine oder einen Mixer und mixen
Sie sie so lange durch, bis ein homogener
Aufstrich entsteht.

2 Die Konsistenz können Sie nach Ihrer Vorliebe anpassen, indem Sie etwa 1 EL Öl oder
auch mehr) unterrühren.

3 Bewahren Sie den Linsenaufstrich in einem
geschlossenen Gefäß im Kühlschrank auf.

Nährwerte/Portion kcal: 86 (aus Fett: 29)
Eiweiß: 4 g | Kohlenhydrate: 10 g | Fett: 3 g
(davon gesättigte Fettsäuren: 0,5 g, Transfett-
säuren: 0 g) | Ballaststoffe: 5 g | Salz: 46 mg
Cholesterin: 0 mg | Zucker: 0,5 g

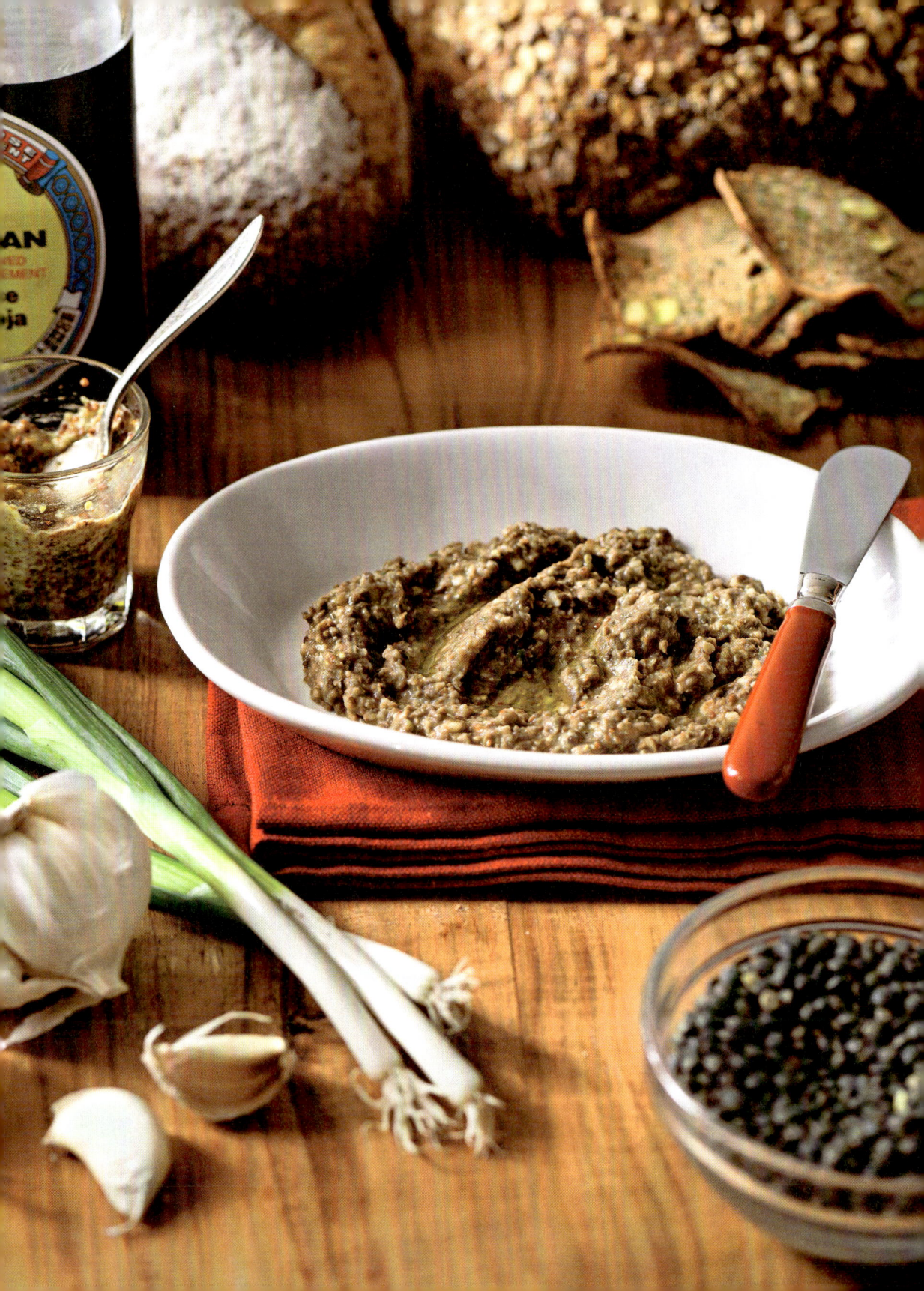

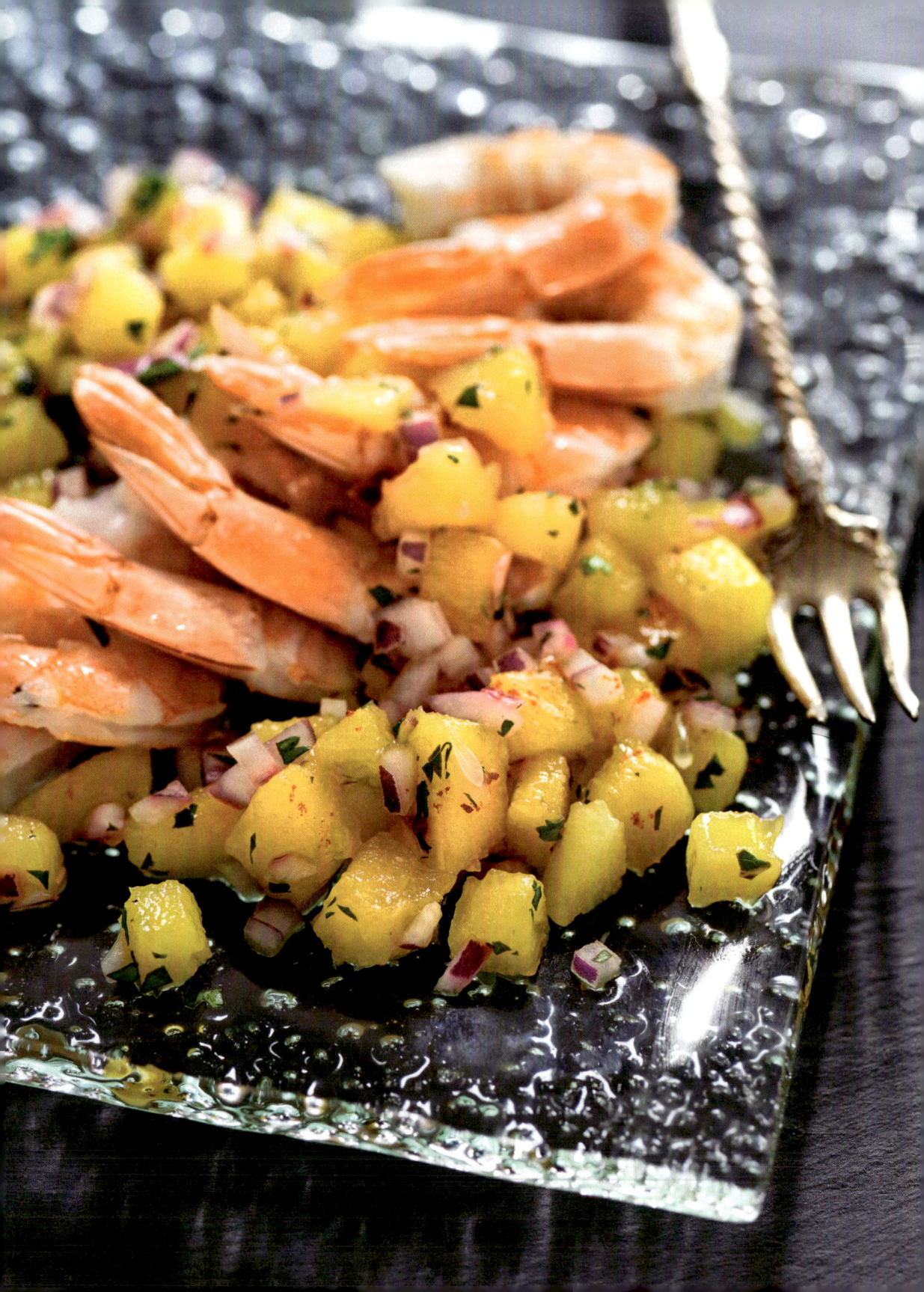

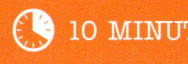

MANGO-SALSA

Diese erfrischende Salsa ist der perfekte Snack für warme Sommerabende. Der Cayenne- oder Chilipfeffer darin harmoniert wunderbar mit der Süße der Mango. Die Salsa schmeckt exzellent zu Garnelen oder weißem Fisch.

ZUTATEN

- 1 frische, fast reife Mango, geschält und klein gewürfelt
- 1/2 kleine rote Zwiebel, geschält und fein gehackt
- 1 Limette (Saft)
- 2 EL frischer Koriander, fein gehackt
- 1 Prise Paprikapulver
- 1 TL Meersalz
- · frisch gemahlener schwarzer Pfeffer
- 1 Prise Cayenne- oder Chilipfeffer (nach Belieben)

ZUBEREITUNG

1 Geben Sie alle Zutaten in eine kleine Rührschüssel und vermischen Sie sie gut.

2 Streuen Sie je nach Geschmack Cayenne- oder Chilipfeffer darüber.

3 Falls Sie die Salsa nicht sofort servieren möchten, decken Sie die Schüssel zu und stellen sie kalt.

> **KÖSTLICH KOMBINIERT** Probieren Sie diese Salsa als Beilage zu mariniertem Tilapiafilet mit Spargel und Reis-Pilaw.

Nährwerte/Portion kcal: 42 (aus Fett: 2)
Eiweiß: 0,5 g | Kohlenhydrate: 11 g | Fett: 0 g
(davon gesättigte Fettsäuren: 0 g, Transfettsäuren: 0 g) | Ballaststoffe: 1 g | Salz: 394 mg
Cholesterin: 0 mg | Zucker: 8 g

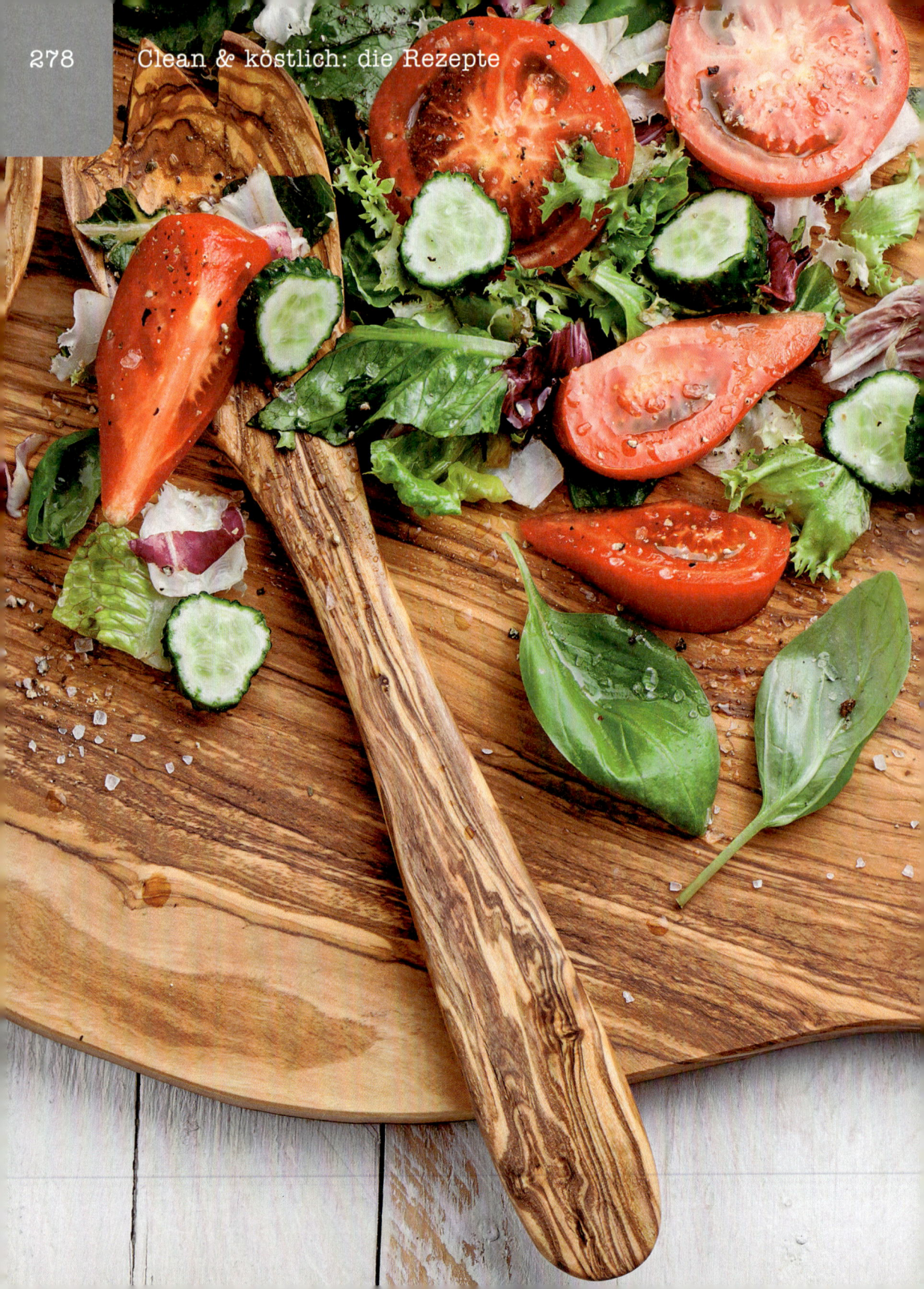

SALATE

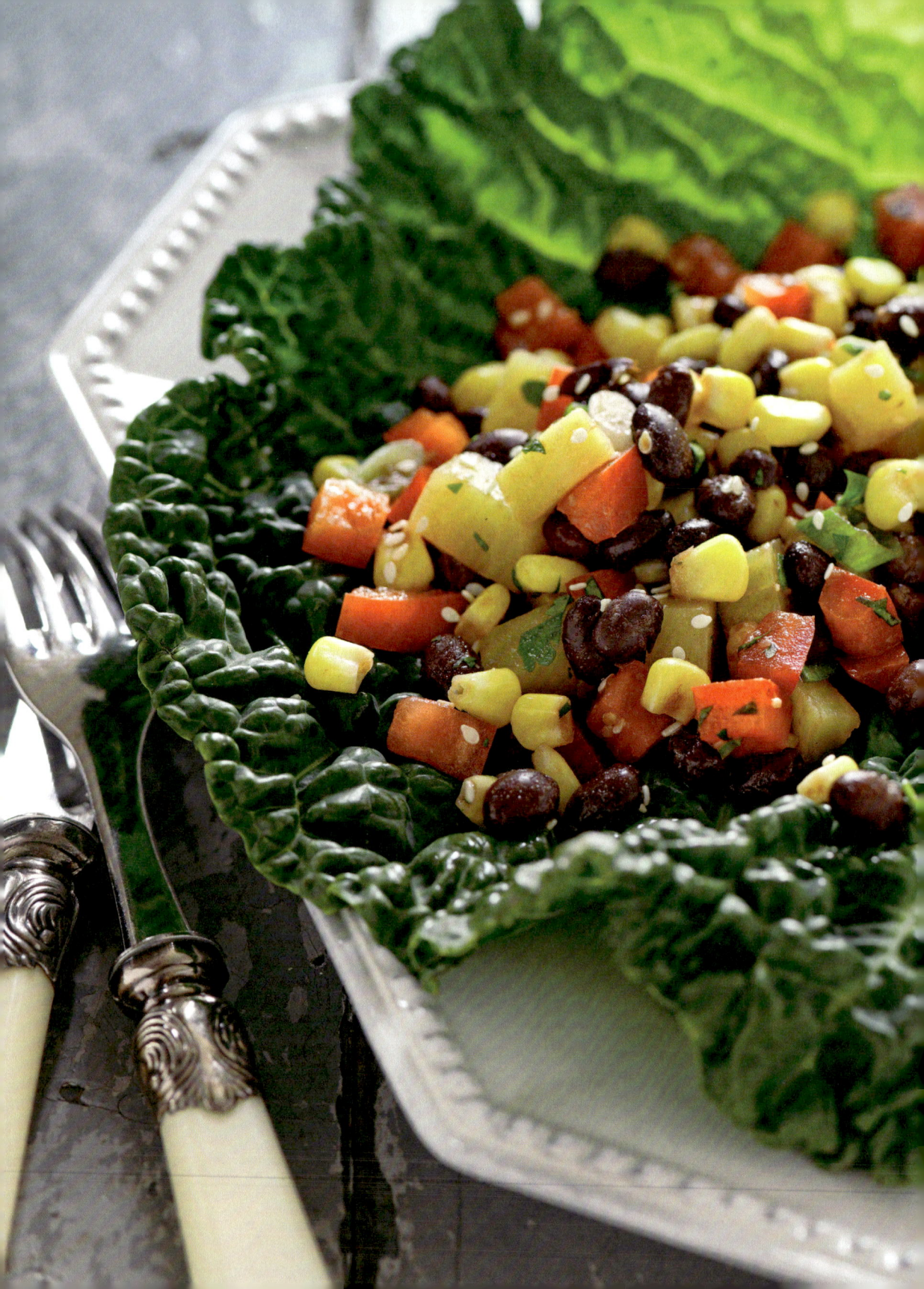

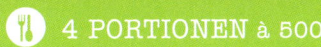

SALAT MIT SCHWARZEN BOHNEN UND MAIS

Der Sesam verleiht diesem bunten Salat mit würzigem Zitronendressing ein nussiges Aroma. Geben Sie Ihrem Mittagessen etwas Pfiff und genießen Sie ihn pur oder als Füllung in einem Vollkorn-Wrap.

ZUTATEN FÜR DAS DRESSING

1 Zitrone (Saft)
1 EL geröstete Sesamsamen
1 EL Apfelkraut
1 EL Tamari-Sojasauce (salzarm)
1/2 TL Meersalz

ZUTATEN FÜR DEN SALAT

350 ml zarter, junger Gemüsemais
1 Dose schwarze Bohnen (Abtropfgewicht
   ca. 450 g), gespült und abgetropft
2 Rote Bete (oder auch Gelbe Bete),
   gekocht und klein gewürfelt
1 rote Paprika, entkernt, geputzt und
   klein gewürfelt
2 feste, rote Tomaten, gewürfelt
4 Frühlingszwiebeln, in dünne
   Scheiben geschnitten
1 EL geröstete Sesamsamen
2 EL frischer Koriander, fein gehackt

ZUBEREITUNG DRESSING

1 Geben Sie alle Zutaten in ein Schraubglas oder ein anderes gut verschließbares Gefäß, verschließen Sie dieses gut und schütteln Sie es kräftig durch.

ZUBEREITUNG SALAT

1 Vermischen Sie alle vorbereiteten Zutaten in einer Salatschüssel.

2 Gießen Sie das Dressing über den Salat und schwenken Sie diesen durch, damit alles mit Dressing benetzt wird.

3 Servieren Sie den Salat entweder sofort oder stellen Sie ihn zugedeckt kalt.

Nährwerte/Portion kcal: 261 (aus Fett: 24)
Eiweiß: 14 g | Kohlenhydrate: 50 g | Fett: 3 g
(davon gesättigte Fettsäuren: 0 g, Transfett-
säuren: 0 g) | Ballaststoffe: 14 g | Salz: 39 mg
Cholesterin: 0 mg | Zucker: 8 g

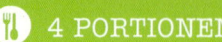 **4 PORTIONEN**

 20 MINUTEN

 60 MINUTEN

SALAT MIT ROTER BETE UND RUCOLA

Geschmack und Textur harmonieren vorzüglich bei diesem frischen, bunten Salat. Süße gebratene Rüben, pfefferiger Rucola und knackige Sonnenblumenkerne, abgerundet mit einem milden Ziegenkäse... da läuft mir das Wasser im Mund zusammen!

ZUTATEN

3 EL natives Olivenöl extra
1 kg junge Rote Bete (oder auch Gelbe Bete), möglichst gleich groß, gewaschen, geputzt
500 g Rosenkohl, geputzt
2 1/2 TL Meersalz
· frisch gemahlener schwarzer Pfeffer
500 g Rucola
500 g Schnittsalat
60 g Sonnenblumenkerne, geröstet
100 g Ziegenkäse, in 8 Scheiben geschnitten
2 EL Reisweinessig

Nährwerte/Portion kcal: 426 (aus Fett: 224)
Eiweiß: 18 g | Kohlenhydrate: 36 g | Fett: 26 g
(davon gesättigte Fettsäuren: 9 g, Transfettsäuren: 0 g) | Ballaststoffe: 13 g | Salz: 1291 mg
Cholesterin: 29,4 mg | Zucker: 2 g

ZUBEREITUNG

1 Heizen Sie den Backofen auf 200° vor. Benetzen Sie ein Backblech ganz leicht mit etwas Olivenöl.

2 Sind die Roten Beten erheblich größer als der Rosenkohl, schneiden Sie sie in kleinere Stücke; sonst lassen Sie sie ganz. Vermischen Sie in einer Schüssel Rosenkohl und Rote Bete mit 1 1/2 EL Olivenöl und würzen Sie sie mit 1 TL Salz und schwarzem Pfeffer.

3 Geben Sie das Gemüse auf das eingeölte Backblech und rösten Sie es etwa 1 Std. im Ofen. Anschließend stellen Sie es beiseite und lassen es abkühlen. Sobald die Rüben kalt genug sind, schälen Sie sie.

4 Verteilen Sie die grünen Salate auf 4 Teller. Streuen Sie die gerösteten Sonnenblumenkerne darauf und arrangieren Sie die Rüben und den Rosenkohl gleichmäßig auf dem Salatbett. Auf jede Portion legen Sie 2 Scheiben Ziegenkäse, bevor Sie den Salat mit Essig und dem restlichen Öl anmachen.

5 Würzen Sie mit dem restlichen Meersalz und Pfeffer nach.

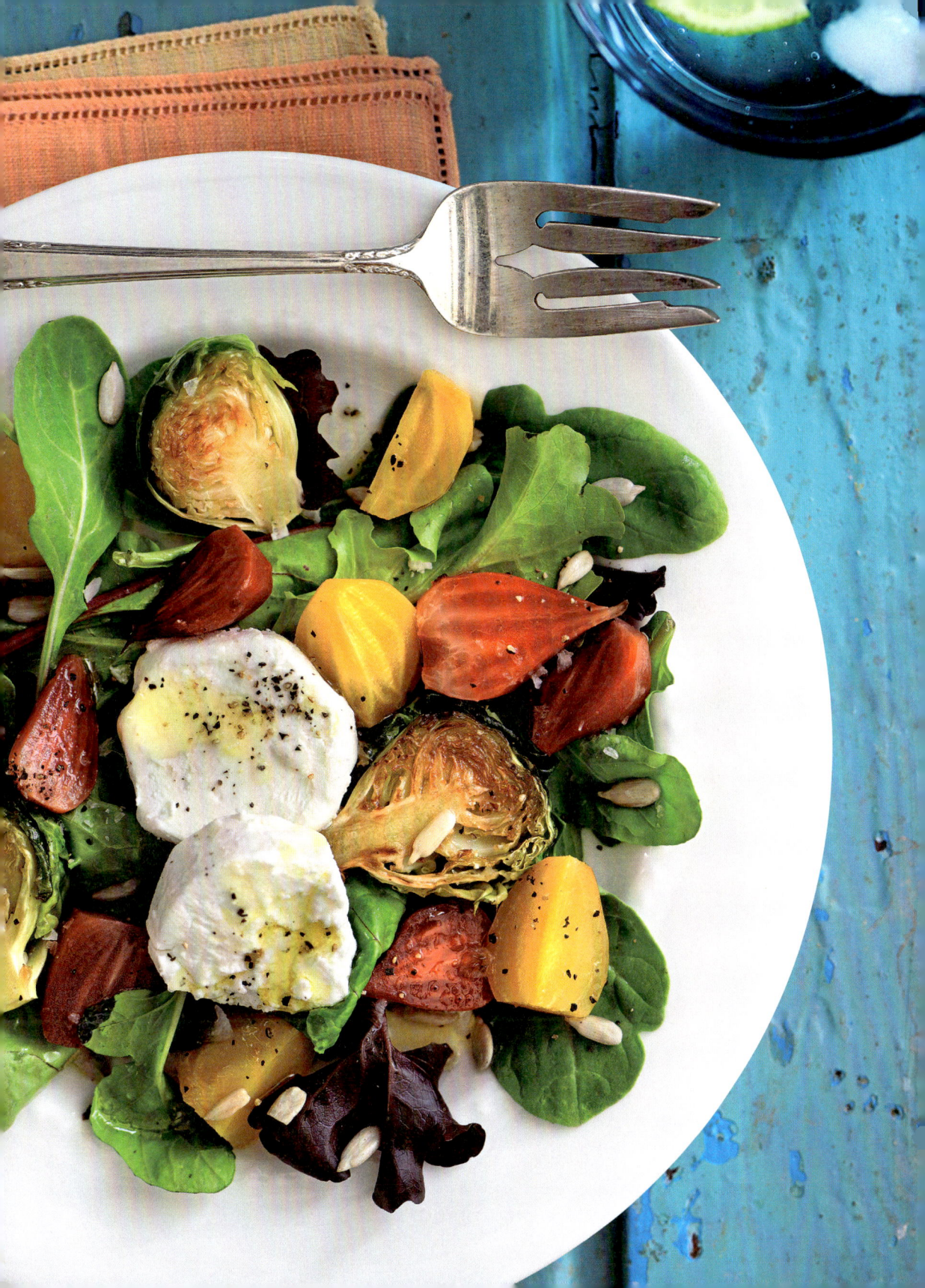

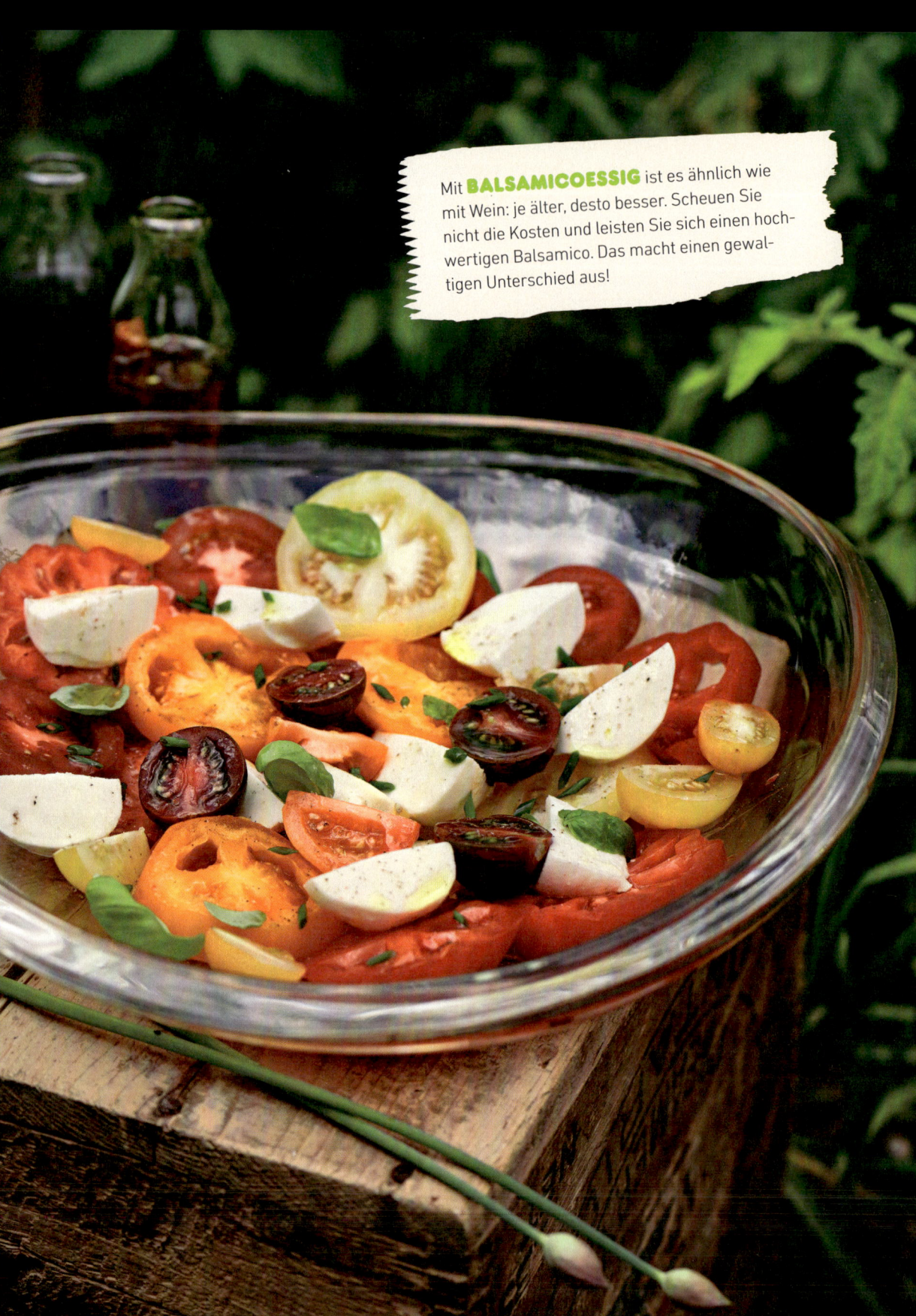

Mit **BALSAMICOESSIG** ist es ähnlich wie mit Wein: je älter, desto besser. Scheuen Sie nicht die Kosten und leisten Sie sich einen hochwertigen Balsamico. Das macht einen gewaltigen Unterschied aus!

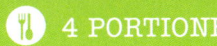
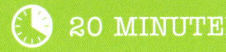
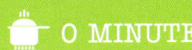
BUNTER TOMATENSALAT

Am besten schmeckt der Salat mit einer Tomatenkollektion aus Ihrem eigenen Garten. Sonst kaufen Sie eine bunte Palette von Sorten. Dank ihres intensiven Geschmacks feiern bunte Tomaten gerade ein Comeback. Mein Tomatensalat besticht durch Qualität und Aroma der einzelnen Produkte. Verwenden Sie die frischesten und besten Zutaten, die Sie finden; nur so erhalten Sie diesen umwerfenden Geschmack!

ZUTATEN

1 kg verschiedene, bunte Tomaten
250 g Bocconcini (Mini-Mozzarella)
1 Bund frisches Basilikum
1/2 Bund frischer Schnittlauch
60 ml guter Balsamicoessig
60 ml natives Olivenöl extra
1 TL Meersalz
· frisch gemahlener schwarzer Pfeffer (nach Belieben)

ZUBEREITUNG

1 Waschen Sie die Tomaten gründlich. Entfernen Sie die Stielansätze und schneiden Sie die Früchte je nach Größe in Hälften oder Scheiben.

2 Verteilen Sie die Tomaten auf 4 Teller.

3 Halbieren Sie die Mozzarellakügelchen und verteilen Sie sie auf die Portionen. Streuen Sie die Basilikumblätter auf die Tomaten.

4 Den Schnittlauch mit einer Schere direkt über den Tellern in Röllchen schneiden.

5 Träufeln Sie je 1 EL Balsamicoessig und 2 EL Olivenöl auf die Salate.

6 Runden Sie den Geschmack mit etwas Meersalz und frisch gemahlenem schwarzen Pfeffer ab.

Nährwerte/Portion kcal: 240 (aus Fett: 127)
Eiweiß: 7 g | Kohlenhydrate: 8 g | Fett: 20 g
(davon gesättigte Fettsäuren: 6 g, Transfettsäuren: 0 g) | Ballaststoffe: 1,5 g | Salz: 578 mg
Cholesterin: 22 mg | Zucker: 6 g

KÖSTLICH KOMBINIERT Servieren Sie diesen Salat als Beilage zu Chili-Hähnchen-Kebab!

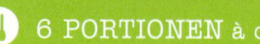 6 PORTIONEN à ca. 250 g

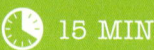 15 MINUTEN

 35 MINUTEN

NATURREIS-LINSEN-SALAT

Weltweit in vielen Variationen bekannt und geschätzt, wird dieser Salat sicher auch Ihren Gaumen erfreuen. Zudem ist er ein tolles Gericht, um Vorräte zum Einsatz zu bringen. Reis und Linsen bringen die perfekte Proteinkombination. Ein unglaublich gesundes und köstliches Gericht!

ZUTATEN

125 ml Naturreis (ungekocht)
125 ml getrocknete grüne Linsen (Puy-Linsen)
500 ml Hühnerbrühe (salzarm) oder Gemüsebrühe
1 EL natives Olivenöl extra
2 Knoblauchzehen, gepresst
1 Limette (Saft)
30 ml Rotweinessig (ersatzweise Zitronensaft oder anderer Essig)
2 TL Dijon-Senf
1/2 TL Meersalz
· frisch gemahlener schwarzer Pfeffer
3 Frühlingszwiebeln, in schmale Röllchen geschnitten
1–2 Tomaten, klein gewürfelt
1 EL frische Petersilie, gehackt

Nährwerte/Portion kcal: 177 (aus Fett: 34)
Eiweiß: 8 g | Kohlenhydrate: 28 g | Fett: 4 g
(davon gesättigte Fettsäuren: 1 g, Transfett-
säuren: 0 g) | Ballaststoffe: 6 g | Salz: 269 mg
Cholesterin: 0 mg | Zucker: 3 g

ZUBEREITUNG

1 Mischen Sie den Reis und die Linsen in einer Pfanne und gießen Sie die Brühe dazu. Aufkochen und zugedeckt bei niedrigster Hitze ohne Umrühren garen, bis die gesamte Flüssigkeit aufgesaugt ist, was etwa 40 Min. dauert. Das funktioniert auch im Backofen. Dafür geben Sie Reis, Linsen und Brühe in eine Kasserolle oder Auflaufform und garen das Ganze zugedeckt etwa 40 Min. bei 180°.

2 Die fertig gegarte Reis-Linsen-Mischung in eine Salatschüssel füllen und alles vorsichtig umrühren. Dann abkühlen lassen.

3 Für das Dressing geben Sie Olivenöl, Knoblauch, Limettensaft, Rotweinessig, Senf, Salz und Pfeffer in ein kleines Schraubglas und schütteln alles gut durch. Oder Sie verquirlen das Dressing in einer kleinen Schüssel.

4 Geben Sie die vorbereiteten Frühlingszwiebeln und Tomaten sowie die Petersilie zum abgekühlten Reis-Linsen-Salat.

5 Geben Sie das Dressing zum Salat und vermischen Sie alles gut. Am besten servieren Sie den Salat gekühlt.

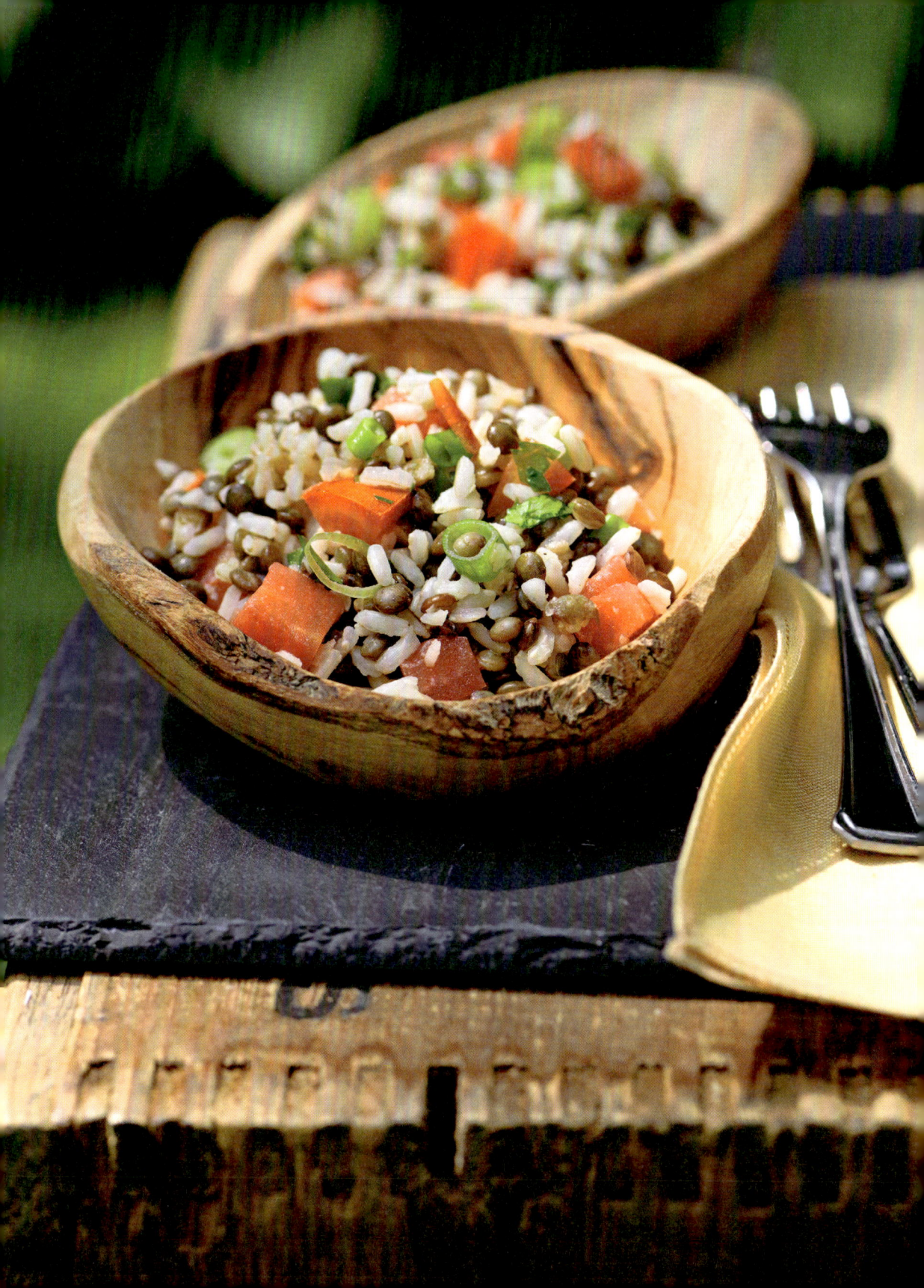

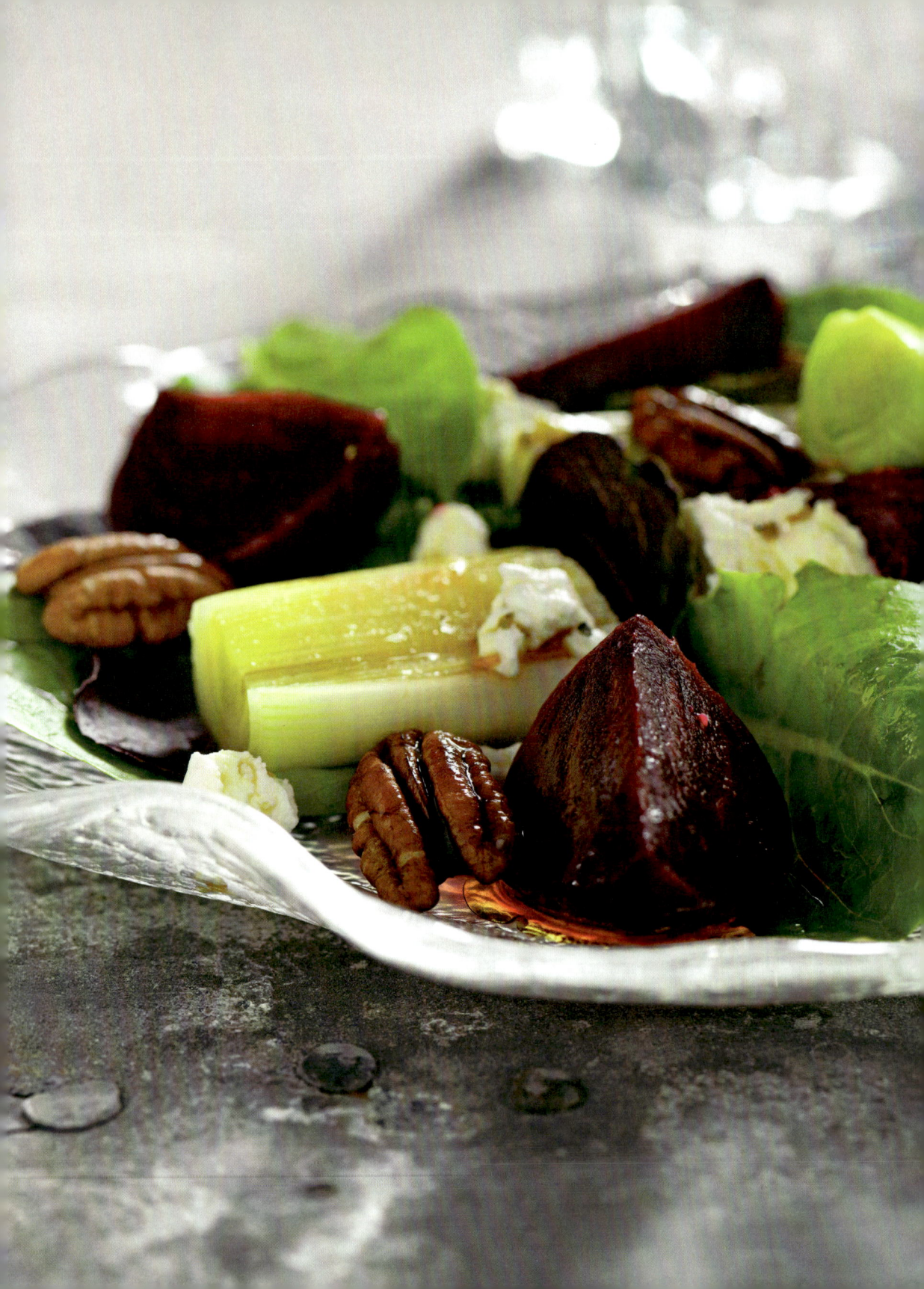

GRÜNER SALAT MIT FRÜHLINGS-GEMÜSE UND ZIEGENKÄSE

Dieser bunte Salat gelingt sogar jedem Anfänger in perfekter Restaurant-qualität. Servieren Sie ihn als Vorspeise zum Abendessen oder zusammen mit gegrilltem Hähnchen oder Fisch als leichte Mittagsmahlzeit.

ZUTATEN FÜR DEN SALAT

- 6 mittelgroße Rote Bete, geputzt (wenn möglich mit etwa 5 cm Grün)
- 4 Stangen Lauch, jeweils nur der weiße Teil, längs halbiert und gründlich gewaschen
- 500 g gemischter grüner Salat (die verschiedensten Sorten, denn das Auge isst mit!)
- 60 g weicher Ziegenkäse
- 60 g ganze Pekannusskerne, geröstet
- 1/2 TL Meersalz
- · frisch gemahlener schwarzer Pfeffer
- 1 TL getrockneter Oregano

ZUTATEN FÜR DIE VINAIGRETTE

- 1 Zitrone (Saft)
- 1 Orange (Saft)
- 2 EL flüssiger Bio-Honig
- 60 ml Kürbiskernöl
- 1 EL Reisweinessig

Nährwerte/Portion kcal: 350 (aus Fett: 188)
Eiweiß: 7 g | Kohlenhydrate: 35 g | Fett: 22 g
(davon gesättigte Fettsäuren: 4 g, Transfett-säuren: 0 g) | Ballaststoffe: 7 g | Salz: 209 mg
Cholesterin: 0 mg | Zucker: 18 g

ZUBEREITUNG SALAT

1 Füllen Sie einen Topf mit Wasser und legen Sie die Roten Beten hinein. Aufkochen und garen, bis die Beten weich sind. Das Wasser abgießen, die Beten abschrecken und zum Schälen im Wasser abkühlen lassen. Dann schälen und dabei den Stiel nicht entfernen. Schneiden Sie die Bete nach Belieben in Scheiben oder vierteln Sie sie.

2 Vierteln Sie die Lauchhälften jeweils quer und kochen Sie den Lauch in etwa 5 Min. weich. Dann abgießen und zur Seite stellen.

3 Verteilen Sie den grünen Salat auf 4 Teller. Rote Bete, Lauch und Ziegenkäse gleichmä-ßig auf den Portionen anrichten.

4 Garnieren Sie den Salat mit den Nüssen.

5 Würzen Sie die Portionen jeweils mit etwas Meersalz, schwarzem Pfeffer und Oregano.

6 Den Salat jeweils mit der Vinaigrette beträu-feln und gleich servieren.

ZUBEREITUNG VINAIGRETTE

1 Geben Sie alle Zutaten in ein Schraubglas und schütteln Sie sie gut durch.

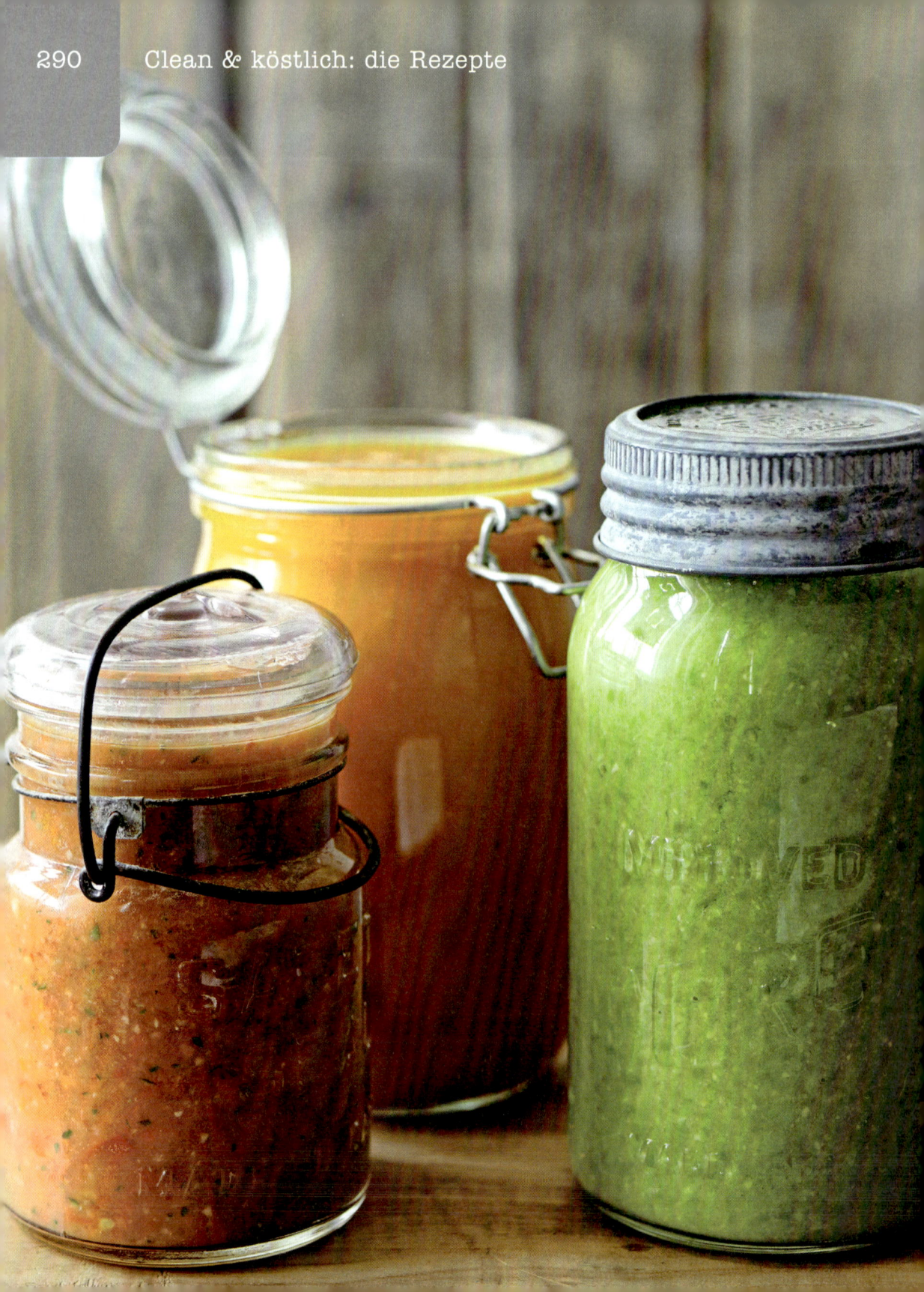

SUPPEN UND EINTÖPFE

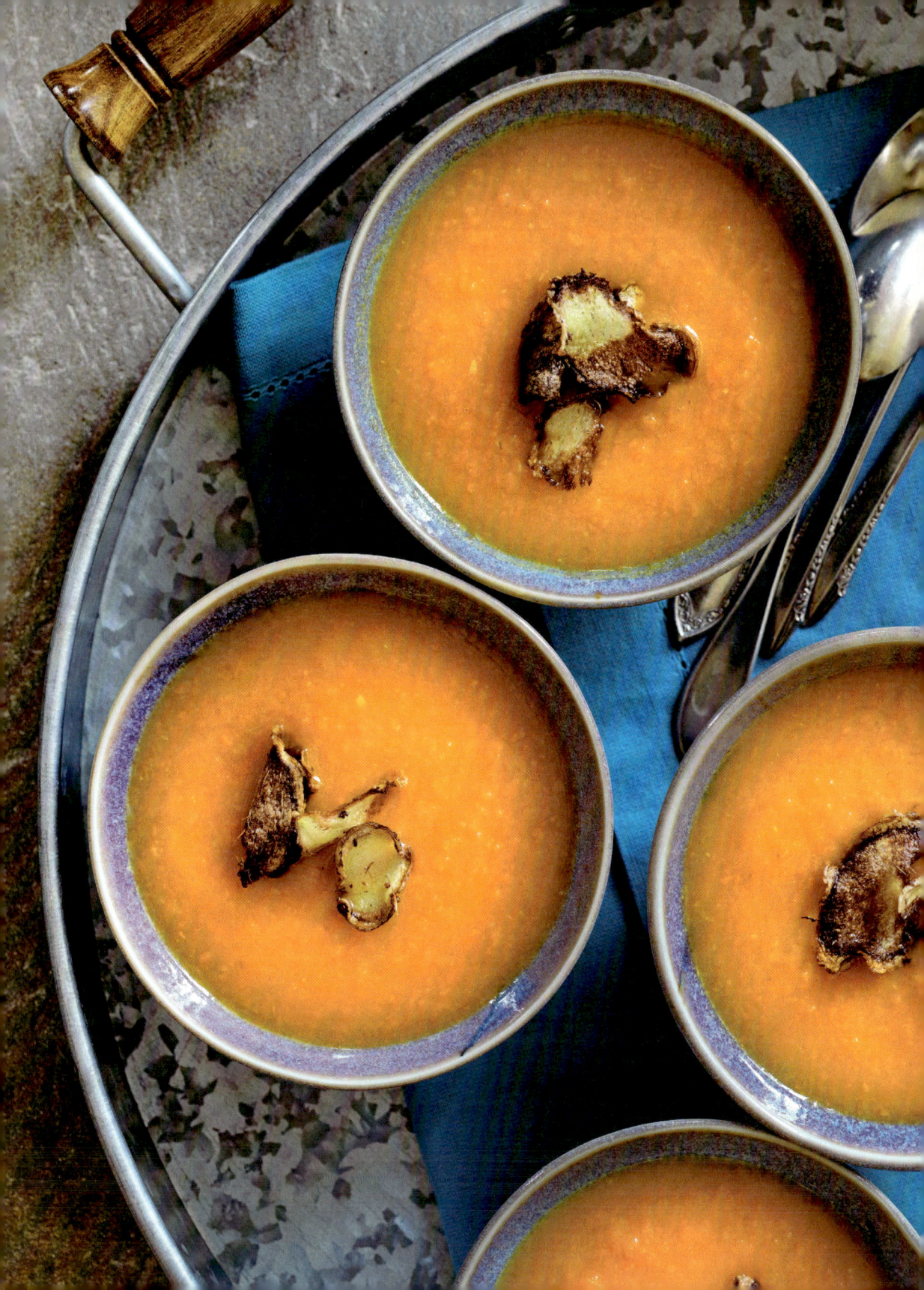

KAROTTENSUPPE

Nichts macht an einem kalten Herbst- oder Winterabend besser satt als eine heiße Suppe. Mit einer anderen Brühe als Basis und anderer Garnierung können Sie dieses Gericht im Nu vegetarisch oder vegan abwandeln.

ZUTATEN

125 ml geschmolzene Kokosbutter (ersatzweise Olivenöl)
150 g Zwiebeln, klein gewürfelt
1 kg Karotten, grob gehackt
1 große Süßkartoffel, geschält und in kleinere Würfel geschnitten
2 Knoblauchzehen, gepresst
1,7 l Hühnerbrühe
1 EL Meersalz
· frisch gemahlener schwarzer Pfeffer (nach Belieben)
2 Orangen (Saft)
2 EL frischer Ingwer, gerieben

EINLAGEN

1 daumengroßes Stück Ingwerwurzel (plus Olivenöl)
· Joghurtquark (siehe Seite 302)
· Schnittlauch

Nährwerte/Portion kcal: 301 (aus Fett: 175)
Eiweiß: 8 g | Kohlenhydrate: 27 g | Fett: 20 g
(davon gesättigte Fettsäuren: 16 g, Transfett-
säuren: 0 g) | Ballaststoffe: 5 g | Salz: 709 mg
Cholesterin: 0 mg | Zucker: 11 g

ZUBEREITUNG

1 Die Kokosbutter in einem Schmortopf oder flachen Bratentopf erhitzen. Braten Sie die Zwiebelwürfel darin in etwa 5 Min. glasig an.

2 Geben Sie Karotten, Süßkartoffeln und Knoblauch dazu und garen Sie das Gemüse in etwa 15 Min. weich.

3 Nehmen Sie den Schmortopf vom Herd und gießen Sie die Hühnerbrühe an. Würzen Sie alles mit Salz und Pfeffer. Bringen Sie alles bei mittlerer Hitze wieder zum Kochen.

4 Sobald die Flüssigkeit kocht, reduzieren Sie die Hitze und geben den Orangensaft und den geriebenen Ingwer hinzu. Lassen Sie alles zugedeckt etwa 1 Std. köcheln.

5 Falls gewünscht, den Ingwer backen. Dazu bepinseln Sie diesen mit Olivenöl und backen ihn bei 200° im Ofen knusprig. Danach quer in Scheiben schneiden.

6 Pürieren Sie die Suppe mit dem Stabmixer und schöpfen Sie sie in Suppenschalen.

7 Nach Belieben mit 1 Klecks Quark, ein paar Schnittlauchstängeln und dem gebackenen Ingwer garnieren und heiß servieren.

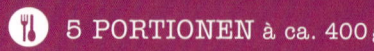 5 PORTIONEN à ca. 400 g

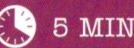 5 MINUTEN

 30 MINUTEN

LINSEN-GEMÜSE-EINTOPF

Dieser vegetarische Eintopf ist herzhaft genug, um jeden Fleischfreund zu verführen! Exotische Gewürze werden hier mit grünen Linsen kombiniert, die nicht wie andere Sorten beim Kochen zerfallen. Dieses tolle Gericht wird Ihr Herz und Ihre Seele auch an noch so kalten Winterabenden erwärmen.

ZUTATEN

- 3 EL Olivenöl
- 150 g Zwiebeln, fein gehackt
- 3 Knoblauchzehen, fein gehackt
- 3 Karotten, geschält und in Scheiben geschnitten
- 3 Pastinaken, geschält und klein gewürfelt
- 6–8 Stück Rosenkohl, geputzt und klein geschnitten
- 4 faustgroße Kartoffeln, geschält und gewürfelt
- 1 TL gemahlener Kreuzkümmel
- 1 Prise Cayennepfeffer
- je 1 TL gemahlener Koriander, Kurkuma und Ingwer
- 1/2 TL gemahlener Piment
- 1 l Hühner- oder Gemüsebrühe (oder -fond, verdünnt)
- 200 g getrocknete grüne Linsen (Puy-Linsen)
- 2 TL Meersalz
- 3 Lorbeerblätter

Nährwerte/Portion kcal: 218 (aus Fett: 46)
Eiweiß: 10 g | Kohlenhydrate: 36 g | Fett: 5 g
(davon gesättigte Fettsäuren: 1 g, Transfett-
säuren: 0 g) | Ballaststoffe: 10 g | Salz: 133 mg
Cholesterin: 0 mg | Zucker: 4 g

ZUBEREITUNG

1 Erhitzen Sie das Öl in einem großen Schmortopf bei mittlerer Hitze. Geben Sie das gesamte vorbereitete Gemüse hinein und garen Sie es weich.

2 Fügen Sie alle Gewürze außer dem Salz hinzu. Umrühren und einige Minuten weitergaren, bis die Aromen intensiver werden.

3 Reduzieren Sie die Hitze und gießen Sie die Brühe (oder den Fond) zum Gemüse. Fügen Sie nun auch die Linsen, das Meersalz und die Lorbeerblätter hinzu.

4 Decken Sie den Schmortopf ab und verringern Sie die Hitze. Den Eintopf 45–60 Min. leicht köcheln lassen. Er ist fertig, sobald die Linsen gar sind.

5 Servieren Sie den Eintopf heiß, mit Naturreis als Beilage oder solo.

TIPP Dieses Gericht kann auch im Schongarer zubereitet werden. Die Kochzeit variiert dabei zwischen 1 und 2 Std.

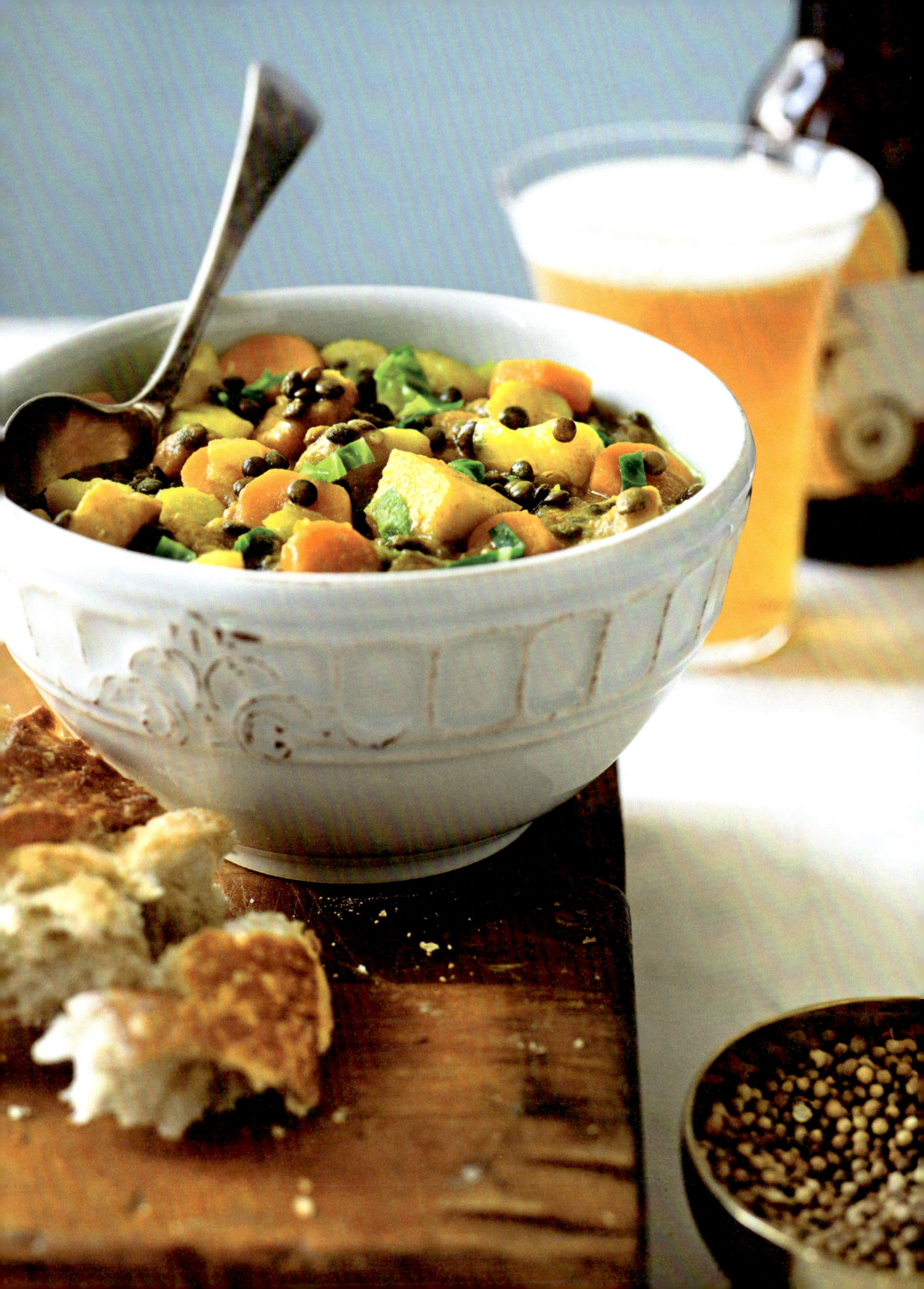

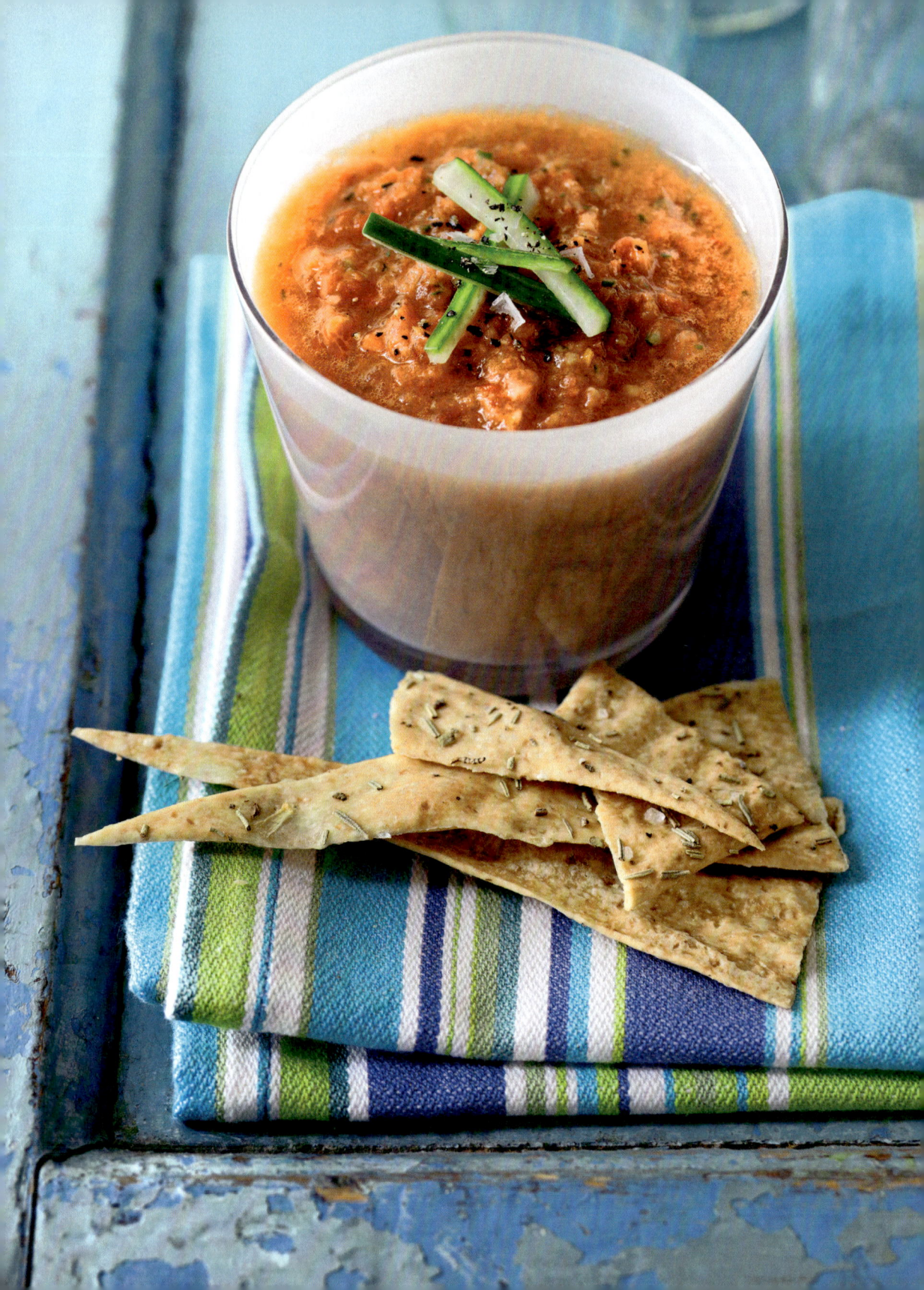

GAZPACHO

An einem heißen Sommertag ist nichts nahrhafter und zugleich leichter zuzubereiten als eine erfrischende kalte Gazpacho. Die auf Tomaten basierende Gemüsesuppe ist besonders in Spanien, Portugal und Lateinamerika beliebt. Sie können nach Belieben mit dem Geschmack experimentieren, indem Sie immer wieder anderes Gemüse in die Suppe geben.

ZUTATEN

- 1,8 kg reife Tomaten, geputzt und grob zerkleinert
- 60 ml natives Olivenöl extra
- 60 ml Reisweinessig
- 250 ml pürierte Gurken
- 2 Knoblauchzehen, geschält
- 1 gelbe oder rote Paprika, entkernt und grob zerkleinert
- 1 EL Meersalz
- 1 Bund frisches Basilikum, Blätter in Streifen geschnitten (als Garnierung)
- · frisch gemahlener schwarzer Pfeffer

ZUBEREITUNG

1 Geben Sie alle Zutaten in eine Küchenmaschine und lassen Sie diese so lange laufen, bis sich alles homogen verflüssigt hat.

2 Füllen Sie die Gazpacho in gekühlte Suppenschüsseln.

3 Garnieren Sie die Portionen mit Basilikum oder Gurkenstiften und frisch gemahlenem schwarzen Pfeffer.

Nährwerte/Portion kcal: 109 (aus Fett: 64) Eiweiß: 2 g | Kohlenhydrate: 10 g | Fett: 7 g (davon gesättigte Fettsäuren: 1 g, Transfettsäuren: 0 g) | Ballaststoffe: 3 g | Salz: 405 mg Cholesterin: 0 mg | Zucker: 7 g

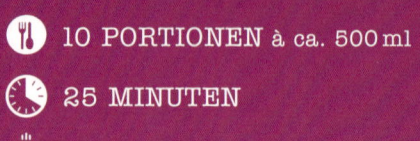

🍴 10 PORTIONEN à ca. 500 ml

🕐 25 MINUTEN

🍲 120 MINUTEN

GEMÜSEEINTOPF

Die Zutatenliste für diesen Eintopf sieht nach viel Arbeit aus; aber keine Sorge: Alles ist schnell vorbereitet, und der Aufwand ist gering. Was Sie tun müssen, ist nur waschen oder schälen, putzen, schneiden und in den Topf geben. Haben Sie nicht alle Zutaten bekommen? Kein Problem: Verwenden Sie das, was Sie im Haus haben, oder fügen Sie einfach neue Zutaten hinzu. Die Suppe wird auch so hervorragend schmecken!

ZUTATEN

60 ml Olivenöl
1 Bund Stangensellerie mit Blättern, geputzt und grob gehackt
2 große Zwiebeln, geschält und klein gehackt
3 große Karotten, geschält und grob gehackt
3 Pastinaken, geschält und grob gehackt
1 Knoblauchknolle, geschält und gehackt
4 faustgroße Kartoffeln, geschält und grob gehackt
1 kleiner Kopf Weißkohl (ca. 2 Fäuste groß), geputzt und gehobelt
2 Dosen weiße Bohnen (Abtropfgewicht je ca. 450 g), abgespült und abgetropft
8 Eiertomaten, grob gehackt
2,8 l Hühner- oder Gemüsebrühe
1 EL Meersalz
1 EL frisch gemahlener schwarzer Pfeffer
je 2 EL getrockneter Oregano und getrocknetes Basilikum

ZUBEREITUNG

1 Erhitzen Sie das Olivenöl in einem großen Schmortopf bei mittlerer Hitze.

2 Geben Sie Sellerie, Zwiebeln, Karotten und Pastinaken in den Topf und braten Sie alles an, bis die Zwiebeln weich sind. Fügen Sie Knoblauch, Kartoffeln, Weißkohl und alle weiteren Zutaten hinzu. Bringen Sie alles zum Kochen. Dann die Hitze reduzieren und mindestens 1 Std. zugedeckt köcheln lassen, bis das Gemüse weich ist.

3 Servieren Sie die Suppe heiß.

Nährwerte/Portion kcal: 395 (aus Fett: 72)
Eiweiß: 21 g | Kohlenhydrate: 66 g | Fett: 8 g
(davon gesättigte Fettsäuren: 1 g, Transfett-
säuren: 0 g) | Ballaststoffe: 20 g | Salz: 492 mg
Cholesterin: 0 mg | Zucker: 11 g

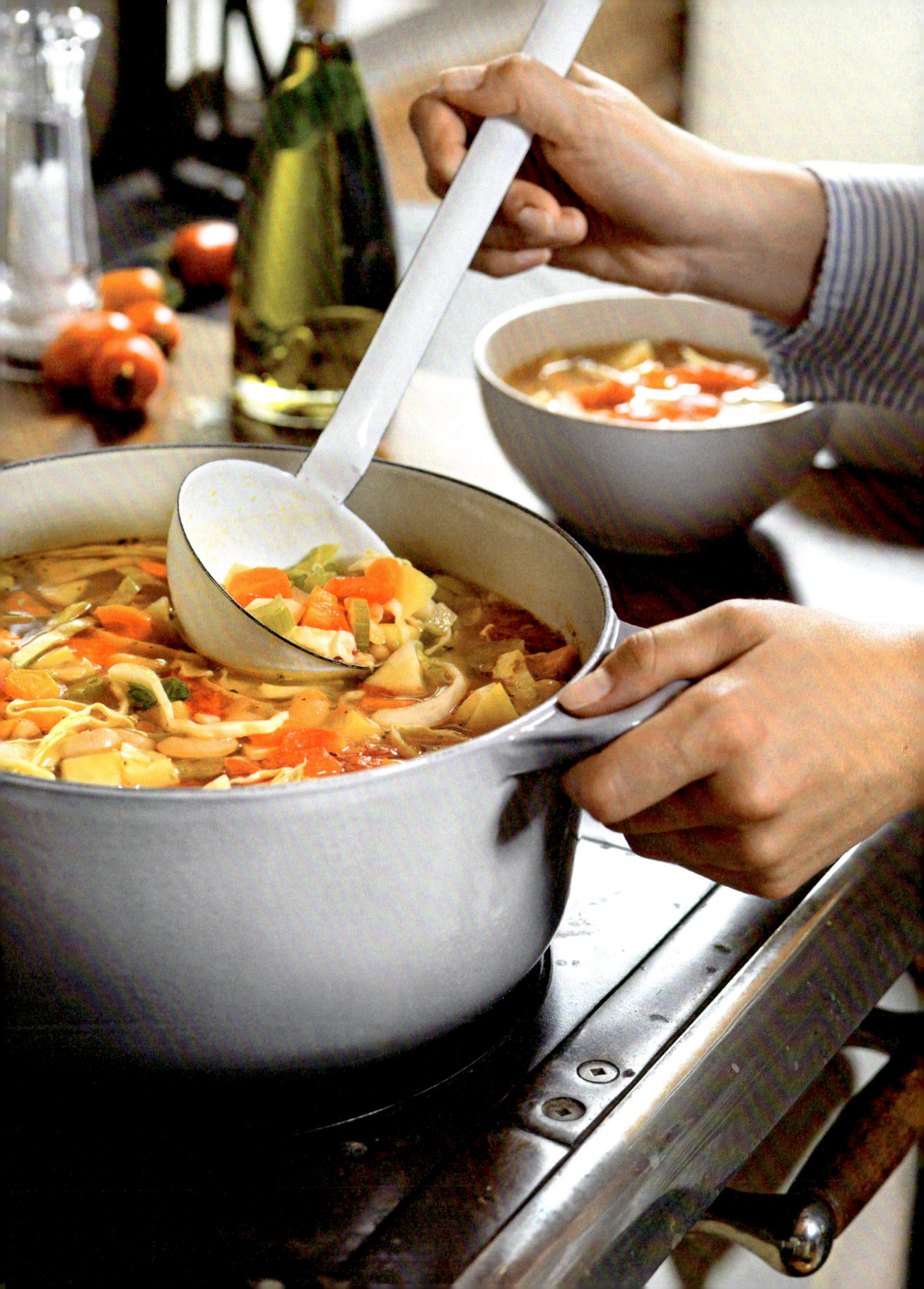

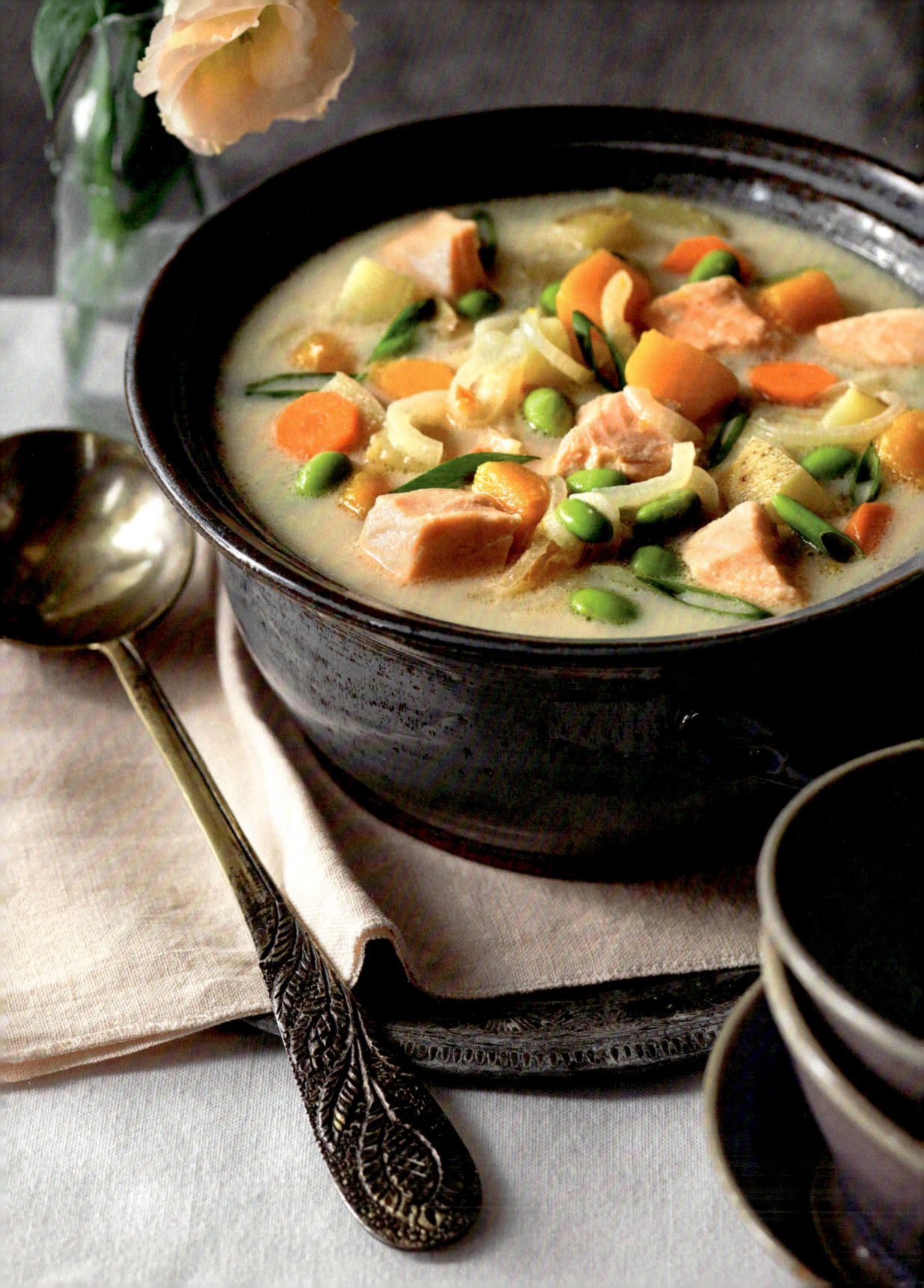

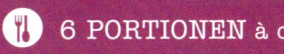
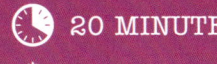
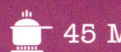
LACHS-MISO-EINTOPF

Miso-Suppe, die ihren Namen der Sojabohnenpaste verdankt, die ihr den typischen Geschmack gibt, ist die beliebteste Suppe in Japan. Bei fast jeder Mahlzeit wird dort auch Miso-Suppe gereicht. Der bei diesem Rezept hinzu-gefügte Lachs verleiht der Suppe den nötigen Proteinkick.

ZUTATEN

- 2 EL Kokosbutter
- 3 Zwiebeln, in dünne Scheiben geschnitten
- 250 g Wildlachs, in 2 cm große Würfel geschnitten
- 150 g Karotten, dünn gehobelt
- 750 ml Gemüsebrühe
- 2 Lorbeerblätter
- 500 g festkochende Kartoffeln, klein gewürfelt
- 200 g Kürbis, in 2 cm große Würfel geschnitten
- 350 ml Sojamilch
- 200 g Edamame (unreif geerntete Sojabohnen)
- 1 1/2 EL Miso-Paste
- 3 Frühlingszwiebeln in dünnen Röllchen

Nährwerte/Portion kcal: 228 (aus Fett: 83) Eiweiß: 14 g | Kohlenhydrate: 24 g | Fett: 9 g (davon gesättigte Fettsäuren: 3 g, Transfett-säuren: 0 g) | Ballaststoffe: 4 g | Salz: 624 mg Cholesterin: 0 mg | Zucker: 7 g

ZUBEREITUNG

1 Erhitzen Sie in einem großen Schmortopf die Kokosbutter. Geben Sie die Zwiebeln hinein und braten Sie sie etwa 5 Min. an.

2 Fügen Sie Lachs, Karotten, Brühe und Lorbeer hinzu. Alles aufkochen und die Hitze reduzieren. Lassen Sie die Suppe zugedeckt etwa 10 Min. köcheln.

3 Geben Sie Kartoffeln, Kürbis und Sojamilch dazu, kochen Sie alles erneut auf und lassen Sie die Suppe weiter 5 Min. köcheln. Die Sojamilch darf nicht zu stark gekocht wer-den, da sie sonst gerinnen kann.

4 Die Edamame-Bohnen mit in den Topf geben und alles einige Minuten bei niedrigster Hitze köcheln lassen.

5 Geben Sie die Miso-Paste in eine kleine Rührschüssel und geben Sie einen Schöpf-löffel heiße Brühe dazu. Die Paste mit der Brühe glatt rühren und zur Suppe geben. Rühren Sie vorsichtig um.

6 Die Suppe in Schalen oder Teller schöpfen und mit den Frühlingszwiebelringen garnie-ren. Heiß servieren.

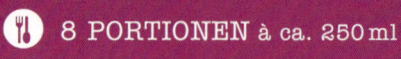
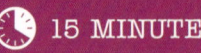

ERBSEN-BASILIKUM-SUPPE

Wenn etwas den Frühling in die Küche bringt, dann frische Erbsen und aromatisches Basilikum. Kombinieren Sie beides in einer Suppe, und Sie sind im kulinarischen Himmel. Herrlich nach einem langen, kalten Winter!

ZUTATEN

3 EL Olivenöl
1 kleine Zwiebel, fein gehackt
3 Stangen Sellerie mit Grün, gehackt
1 EL getrocknetes Basilikum
1 TL Meersalz
· frisch gemahlener weißer Pfeffer (nach Belieben)
125 ml Apfelsaft, naturtrüb

500 g frische Erbsen + 1 Handvoll zum Garnieren
1 l Gemüsebrühe
1 Bund frisches Basilikum, Blätter gehackt

BEIGABEN (NACH BELIEBEN)

1 Handvoll Erbsensprossen
200 g Joghurtquark (siehe Kasten)

JOGHURTQUARK

ZUTATEN

2 l fettarmer Naturjoghurt (aus Kuh- oder Sojamilch)

ZUBEREITUNG

1 Ein feines Metallsieb mit 4 Lagen feuchtem Mulltuch auslegen und in eine Schüssel hängen. Joghurt darin über Nacht im Kühlschrank abtropfen lassen.
2 Die abgetropfte Flüssigkeit entsorgen.

Nährwerte/Portion kcal: 127 (aus Fett: 54) Eiweiß: 6 g | Kohlenhydrate: 12 g | Fett: 6 g (davon gesättigte Fettsäuren: 1 g, Transfettsäuren: 0 g) | Ballaststoffe: 4 g | Salz: 210 mg Cholesterin: 0 mg | Zucker: 6 g

ZUBEREITUNG

1 In einer großen Pfanne das Öl erhitzen und Zwiebeln und Sellerie darin braten, bis die Zwiebeln glasig und weich sind.
2 Getrocknetes Basilikum, Meersalz und Pfeffer hinzugeben und alles unter ständigem Rühren etwa 3 Min. weiterbraten.
3 Mit dem Apfelsaft ablöschen, leicht aufkochen. 450 g Erbsen und die Gemüsebrühe hinzugeben und noch 15 Min. köcheln lassen.
4 Basilikumblätter dazugeben und alles mit einem Stabmixer homogen pürieren.
5 Die Suppe in Schalen oder Gläsern mit den übrigen Erbsen und ggf. Erbsensprossen (nach Belieben) garnieren. Sie können sie auch mit etwas Joghurtquark veredeln.

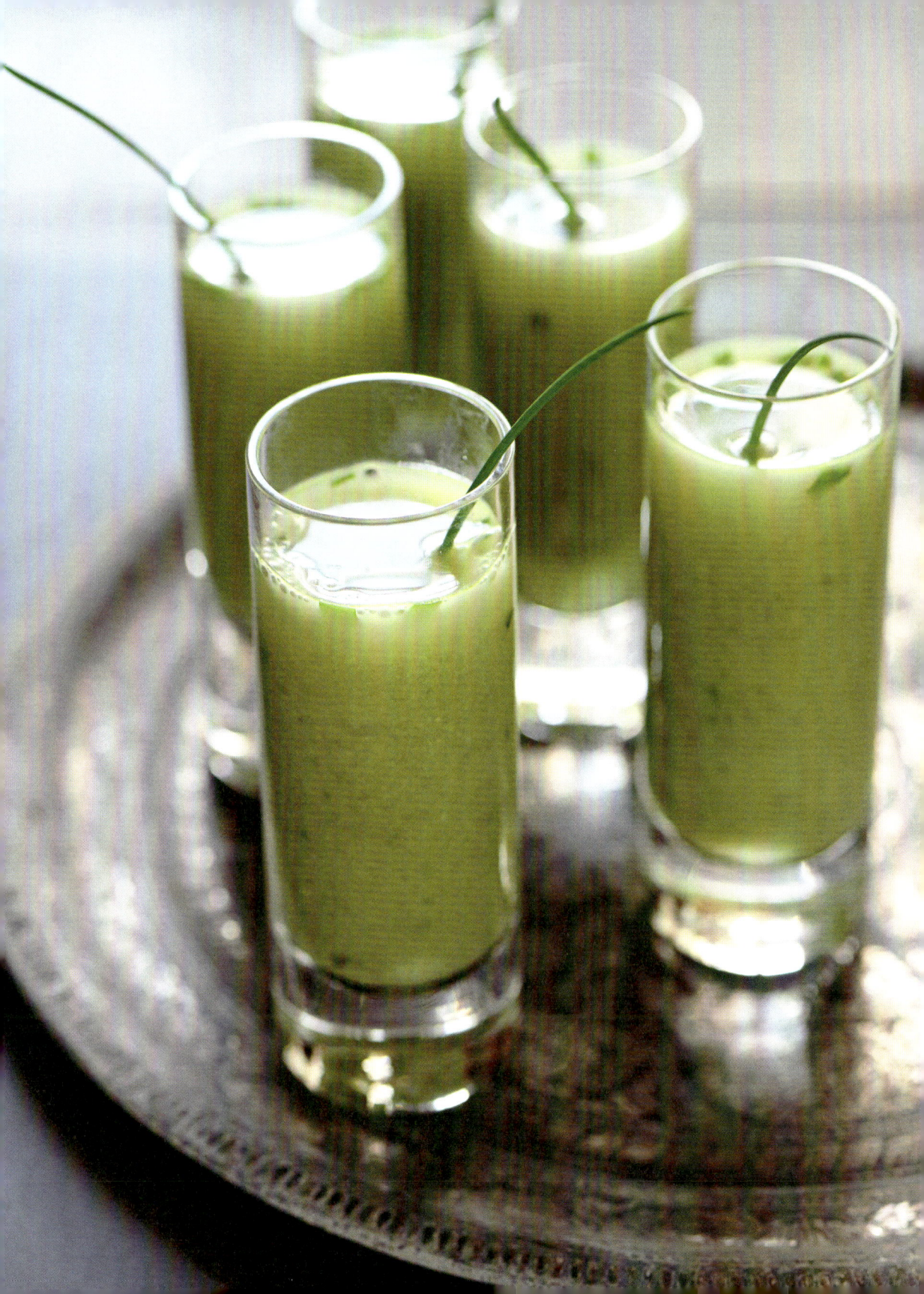

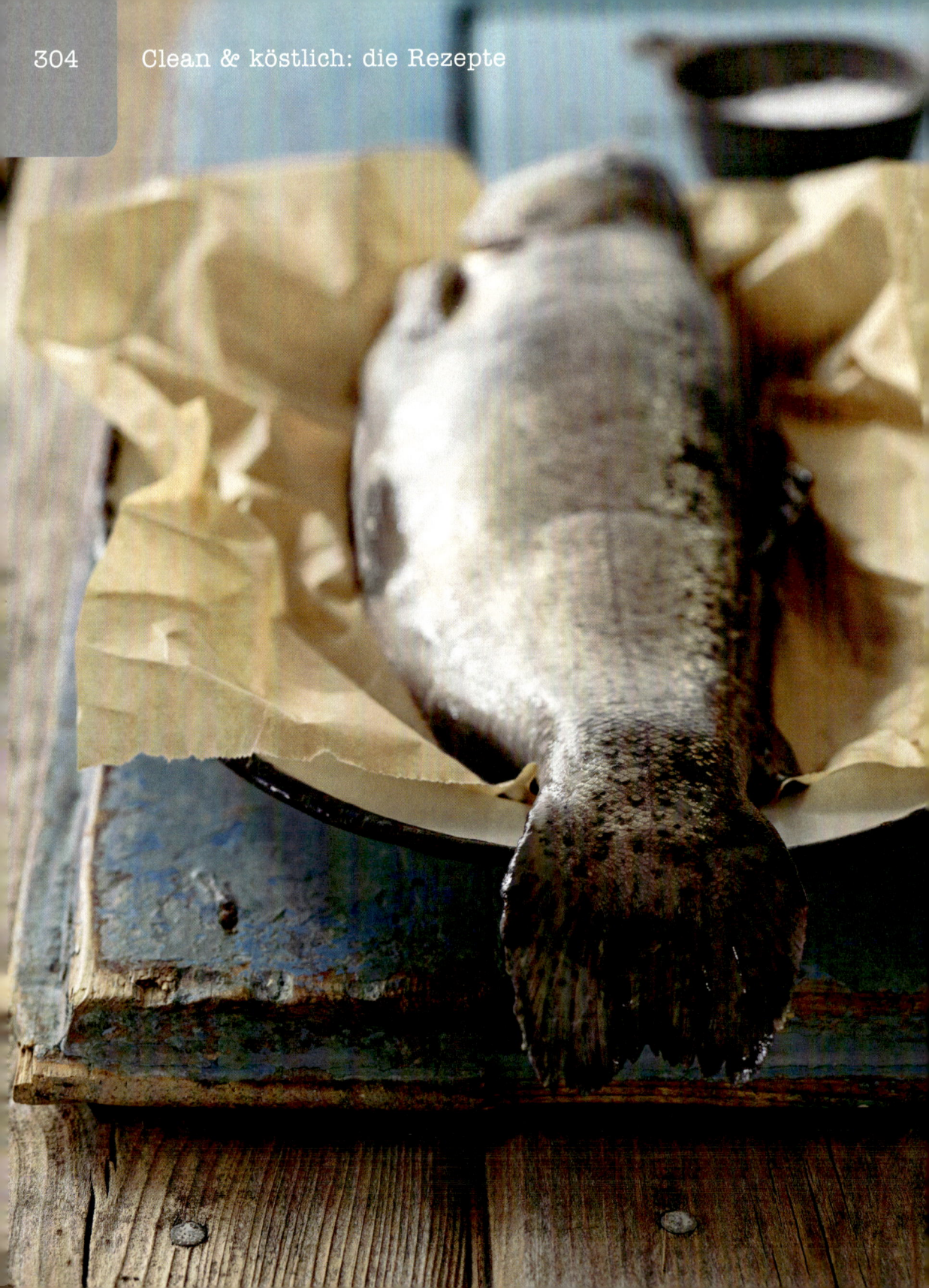

SCHWERPUNKT PROTEIN

WÜRZIGE BBQ-SAUCE

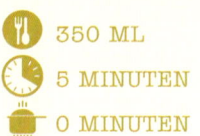

🍴 350 ML

🕐 5 MINUTEN

⏲ 0 MINUTEN

ZUTATEN

  2 EL Olivenöl
    3 Zwiebeln, in Ringe geschnitten
    3 Knoblauchzehen
325 g Bio-Melasse (ungeschwefelt)
125 ml Bio-Apfelweinessig
 60 ml Tomatenmark
 60 ml Reisweinessig
  1 TL Meersalz

ZUBEREITUNG

1 Öl in einem Topf erhitzen. Die Zwiebel bei niedrigster Hitze 40 Min. glasig dünsten.

2 Restliche Zutaten hinzufügen, aufkochen und zugedeckt etwa 15 Min. köcheln lassen.

3 Vom Herd nehmen, etwas abkühlen lassen.

4 Alles homogen und geschmeidig pürieren, in ein Schraubglas geben und bis zum Gebrauch im Kühlschrank lagern.

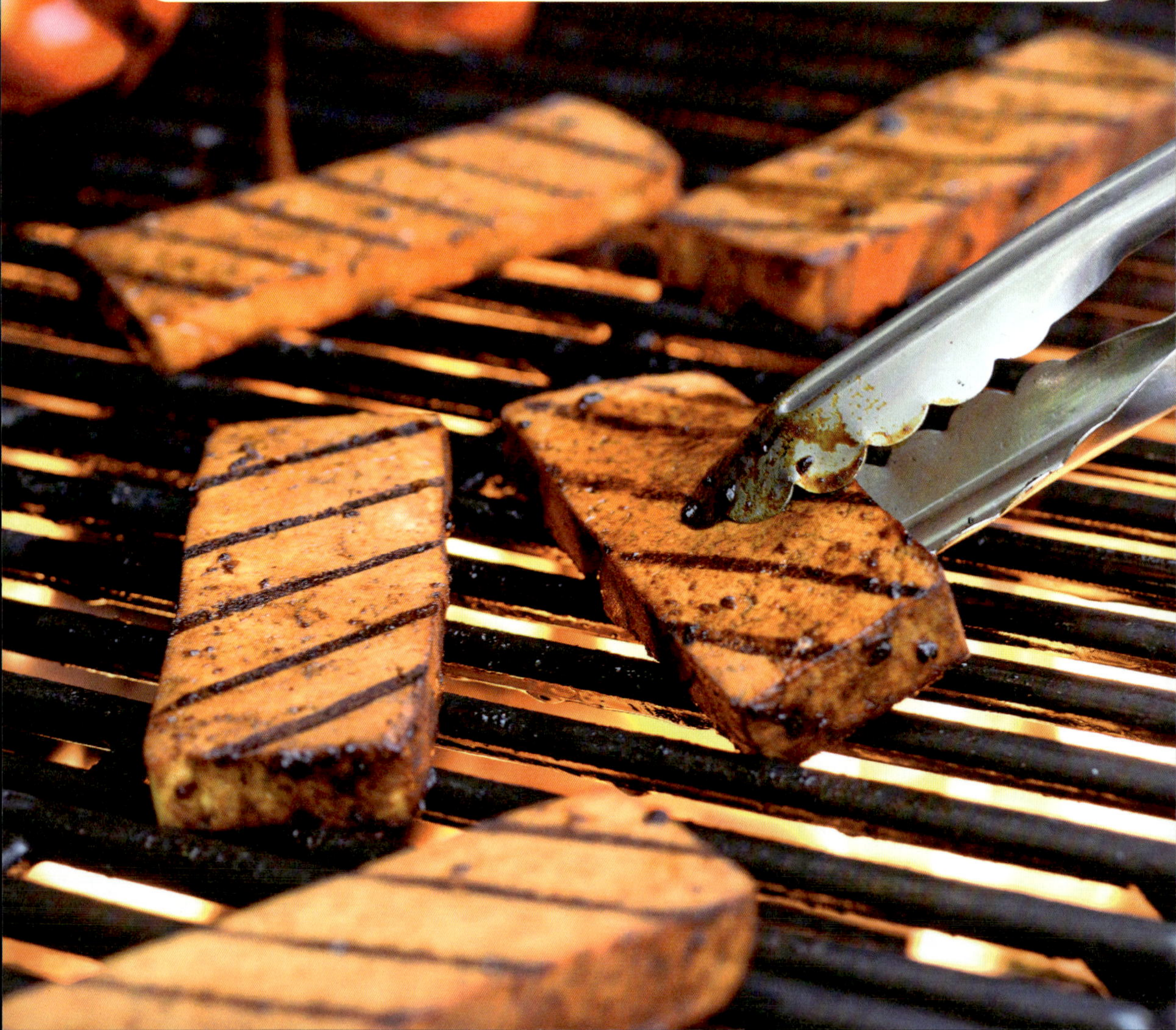

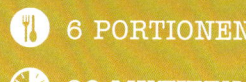

GRILL-TOFU MIT BBQ-SAUCE

Geben Sie Tofu eine Chance! Für Vegetarier ist Tofu etwa das, was Hähnchen für Fleischesser ist. Es ist eine perfekte Basis, die Sie mit Aromen und Gewürzen verfeinern können. Tofu saugt jede Marinade förmlich auf. Lassen Sie ihn vor der Zubereitung mehrere Stunden durchziehen. Vielleicht trifft er auch Ihren Geschmack, und Sie werden doch noch zum Tofu-Fan!

ZUTATEN

400 g schnittfester Tofu, natur
(am besten über Nacht marinieren)
350 ml würzige BBQ-Sauce
(Rezept siehe linke Seite)
1 Limette (Saft)
1 Orange (Saft)

ZUBEREITUNG

1 Tofu enthält zu viel Wasser zum Grillen. Legen Sie einige Lagen Küchenpapier oder ein gefaltetes Geschirrtuch auf Backpapier und setzen Sie den Tofu darauf. Legen Sie weiteres Küchen- und Backpapier obenauf. Beschweren Sie das Ganze mit Gewichten und lassen Sie es etwa 1 Std. stehen.

2 In einer kleinen Schüssel den Limetten- und Orangensaft mit der BBQ-Sauce mischen.

3 Den Tofu in 2 cm dicke Scheiben schneiden, in eine flache Auflaufform legen und rundum mit Marinade bepinseln. Über Nacht zugedeckt im Kühlschrank marinieren.

4 Den Grill anheizen. Den Rost leicht einölen. Sobald der Grill bereit, jedoch nicht zu heiß ist, die Tofuscheiben in je etwa 10 Min. pro Seite knusprig grillen. Dabei immer wieder mit der übrigen Marinade beträufeln.

5 Den Tofu als Belag auf getoasteten Vollkornbrötchen oder zusammen mit verschiedenen Salate (siehe ab Seite 279) servieren.

Nährwerte/Portion inkl. Marinade und Sauce kcal: 430 (aus Fett: 115) | Eiweiß: 16 g Kohlenhydrate: 66 g | Fett: 13 g (davon gesättigte Fettsäuren: 2 g, Transfettsäuren: 0 g) Ballaststoffe: 4 g | Salz: 370 mg | Cholesterin: 0 mg | Zucker: 43 g

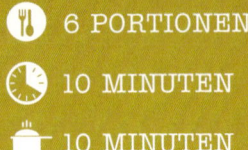

6 PORTIONEN

10 MINUTEN

10 MINUTEN

GEGRILLTE KRÄUTER-LAMMKOTELETTS

Ich war kein großer Fan von Lamm, bis ich lernte, es selbst zuzubereiten. Der springende Punkt ist die richtige Kombination von Aromen, mit denen man es mariniert. Bei diesem Rezept, einem meiner Top-Favoriten, macht die Marinade das Fleisch zu einer echten Köstlichkeit. Bestimmt werden auch Sie zum Lamm-Fan, wenn Sie diese Zubereitungsart probiert haben.

ZUTATEN

- 6 Lammkoteletts (Stielkoteletts mit Knochen)
- 2 EL Kokosbutter, geschmolzen (ersatzweise Olivenöl)
- 60 ml Balsamicoessig
- 1 EL Bio-Honig
- 1 TL Dijon-Senf
- 2 TL getrocknete Minze
- 1 TL frisch gemahlener schwarzer Pfeffer
- 1/2 TL Meersalz
- 2 Knoblauchzehen, fein gehackt
- 1 EL frischer Rosmarin, gehackt
- 1 TL getrockneter Oregano

ZUBEREITUNG

1 Marinieren Sie die Lammkoteletts vor dem Grillen. Für die Marinade die geschmolzene Kokosbutter zusammen mit allen weiteren Zutaten in eine kleine Schüssel geben und gut vermischen.

2 Legen Sie die Lammkoteletts in eine flache Auflaufform und beträufeln Sie sie mit der Marinade. Lassen Sie die Koteletts zugedeckt etwa 1 Std. im Kühlschrank ziehen.

3 Heizen Sie den Grill an und bestreichen Sie den Rost mit etwas Kokosbutter. Grillen Sie die fertig marinierten Lammkoteletts etwa 5 Min. von beiden Seiten braun und knusprig. Heiß servieren.

TIPP Lammkoteletts sollten Sie auf einem Grill mit Deckel bei mittlerer Hitze grillen. Idealerweise genießen Sie das Fleisch medium rare oder medium. Die Kunst liegt darin, die Zeit genau im Auge zu behalten und die Koteletts genau zum richtigen Zeitpunkt vom Grill zu nehmen. Lassen Sie das Fleisch ein paar Minuten ruhen, bevor Sie es servieren.

Nährwerte/Portion à 85 g   kcal: 344 (aus Fett 220) | Eiweiß: 26 g | Kohlenhydrate: 2,7 g Fett: 24,5 g (davon gesättigte Fettsäuren: 13,4 g, Transfettsäuren: 0 g) | Ballaststoffe: 0 g Salz: 237 mg | Cholesterin: 93 mg | Zucker: 2 g

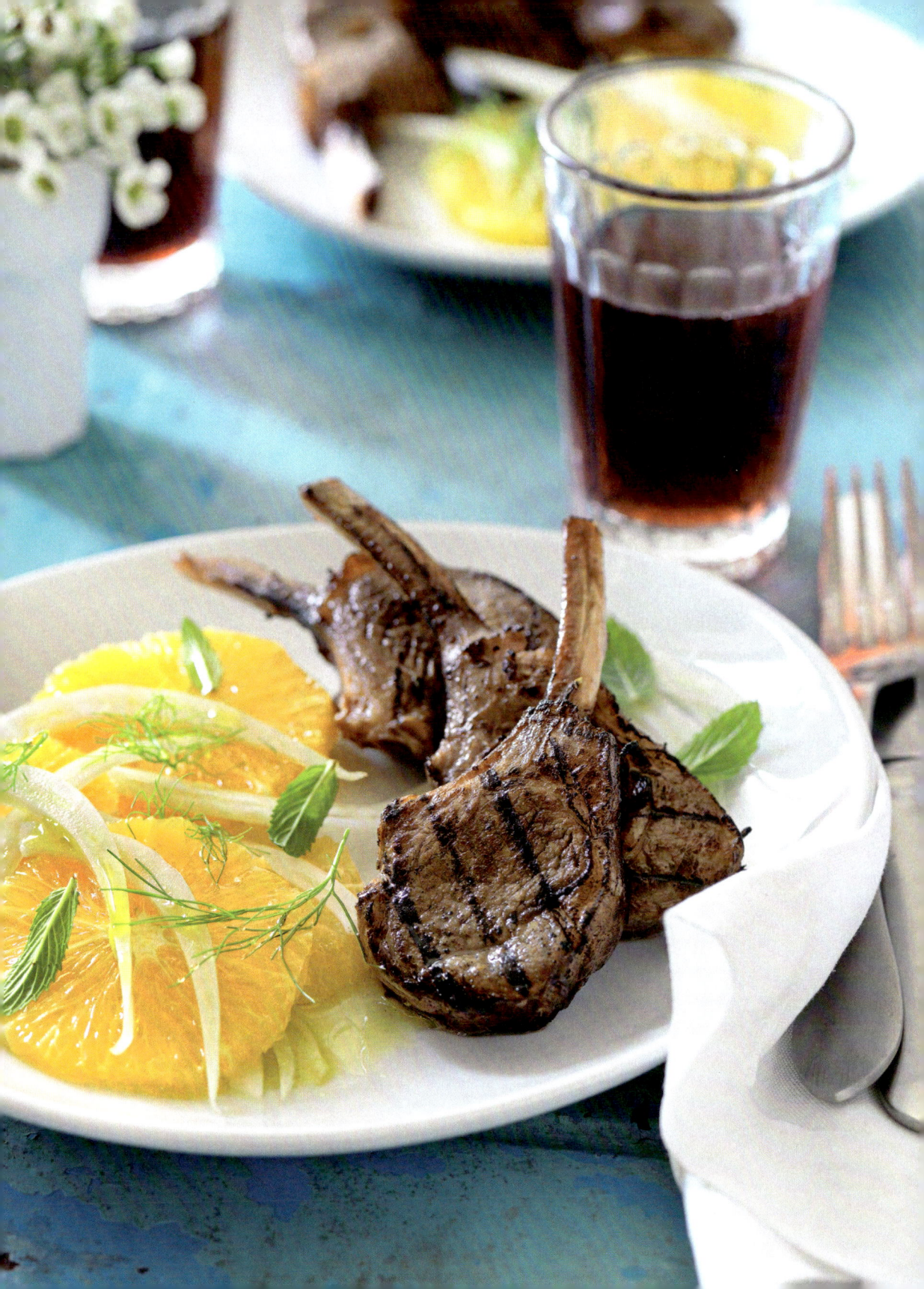

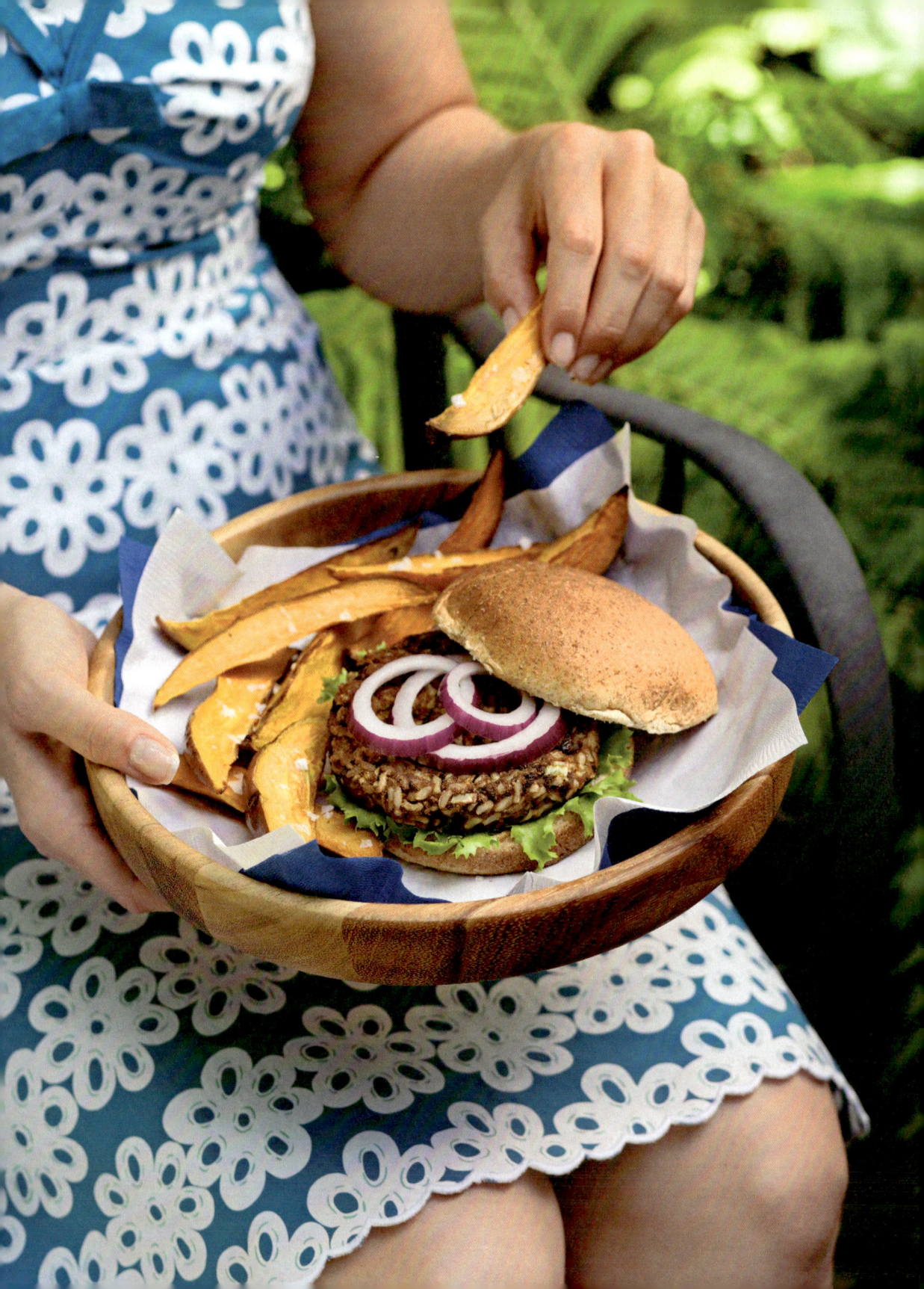

TRAUMINSEL-BOHNEN-BURGER

Wenn Sie noch nie einen Bohnen-Burger probiert haben, ist Ihnen etwas entgangen! Ein herrlich herzhaftes Sommeressen heiß vom Grill, mit dem Sie aber Ihre gertenschlanke Bikinifigur behalten: Das Paradies auf Erden!

Anmerkung: Sie brauchen gekochten Reis für dieses Rezept. Ich koche am Wochenanfang immer einen großen Topf Reis, damit ich immer welchen auf Lager habe für so schnelle Rezepte wie dieses.

ZUTATEN

- 250 g schwarze Bohnen, gespült, abgetropft und zerstampft
- 250 g gekochter Naturreis
- 1 Knoblauchzehe, gepresst
- 10 cm Lauch, nur der weiße Teil, fein gehackt
- 2 EL gekochte, pürierte Süßkartoffel oder Kürbis
- 1 TL Chilipulver
- 1/2 TL getrockneter Oregano
- 1/2 TL getrocknetes Basilikum
- 1/4 TL gemahlener Kreuzkümmel
- 1 TL Meersalz
- 1 EL Olivenöl
- 4 Vollkornbrötchen, getoastet

ZUBEREITUNG

1 Vermischen Sie alle Zutaten bis auf das Olivenöl und die Brötchen in einer großen Rührschüssel. Ölen Sie dafür Ihre Hände etwas ein; so geht es leichter.

2 Vierteln Sie die Masse und formen Sie daraus die Burger-Pattys.

3 Erhitzen Sie etwas Öl in einer Grillpfanne. Geben Sie die Pattys hinein und grillen Sie sie bei mittlerer Hitze auf beiden Seiten in etwa 5 Min. goldbraun und knusprig.

4 Belegen Sie die getoasteten Vollkornbrötchen mit den fertigen Pattys und ihren Lieblings-Burgerzutaten.

Nährwerte/Portion kcal: 352 (aus Fett: 42)
Eiweiß: 7 g | Kohlenhydrate: 34 g | Fett: 5 g
(davon gesättigte Fettsäuren: 3 g, Transfett-
säuren: 0 g) | Ballaststoffe: 6 g | Salz: 108 mg
Cholesterin: 0 mg | Zucker: 2 g

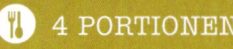 4 PORTIONEN

 25 MINUTEN

 30 MINUTEN

KRÄUTER-REGENBOGENFORELLE

Ihren besonderen Geschmack gewinnt die Forelle durch die Pochierflüssigkeit. Die Aromen ziehen in den Fisch ein, während dieser langsam simmert.

ZUTATEN

2 TL Olivenöl
1 gelbe Zwiebel, grob gehackt
2 Knoblauchzehen, grob zerkleinert
1 TL Meersalz
· frisch gemahlener schwarzer
Pfeffer
250 ml Apfelsaft, naturtrüb
2 Lorbeerblätter
5 frische Thymianzweige
5 frische Rosmarinzweige
1 große frische Regenbogenforelle
1 Zitrone, in 5 mm dicke Scheiben
geschnitten
5 Frühlingszwiebeln, geputzt,
unzerkleinert
· Mull- oder Passiertuch

ZUBEREITUNG

1 Erhitzen Sie das Olivenöl in einem Schmortopf bei mittlerer Hitze. Geben Sie die Zwiebeln, den Knoblauch, Salz und Pfeffer hinein
und dünsten Sie alles etwa 5 Min., bis die
Zwiebeln weich sind.

Nährwerte/Portion kcal: 309 (aus Fett: 83)
Eiweiß: 41 g | Kohlenhydrate: 15 g | Fett: 9 g
(davon gesättigte Fettsäuren: 2 g, Transfett-
säuren: 0 g) | Ballaststoffe: 3 g | Salz: 464 mg
Cholesterin: 116 mg | Zucker: 8 g

2 Geben Sie 2 l Wasser, den Apfelsaft und die
Kräuter in den Schmortopf und bringen Sie
alles zum Kochen. Reduzieren Sie die Hitze
und lassen Sie die Pochierflüssigkeit etwa
15 Min. köcheln.

3 In der Zwischenzeit bereiten Sie den Fisch
vor. Spülen Sie ihn gründlich unter fließendem kalten Wasser und entfernen Sie lose
Schuppen. Stecken Sie die Zitronenscheiben
und die Frühlingszwiebeln in den Bauch
und wickeln Sie den Fisch in das Seihtuch.
An Kopf und Schwanz der Forelle sollte zum
Anfassen etwas Tuch überhängen.

4 Legen Sie die eingewickelte Forelle vorsichtig in die heiße Pochierflüssigkeit und lassen
Sie die Enden des Tuchs über den Topfrand
hängen, ohne dass sie Feuer fangen können.
Pochieren Sie den Fisch etwa 10 Min.

5 Greifen Sie das Tuch an beiden Enden und
heben Sie den Fisch aus dem Topf. Nachdem
Sie ihn auf einer ebenen Fläche ausgewickelt
haben, filetieren Sie den Fisch.

6 Die Filets auf einer Servierplatte oder Tellern
anrichten und heiß servieren.

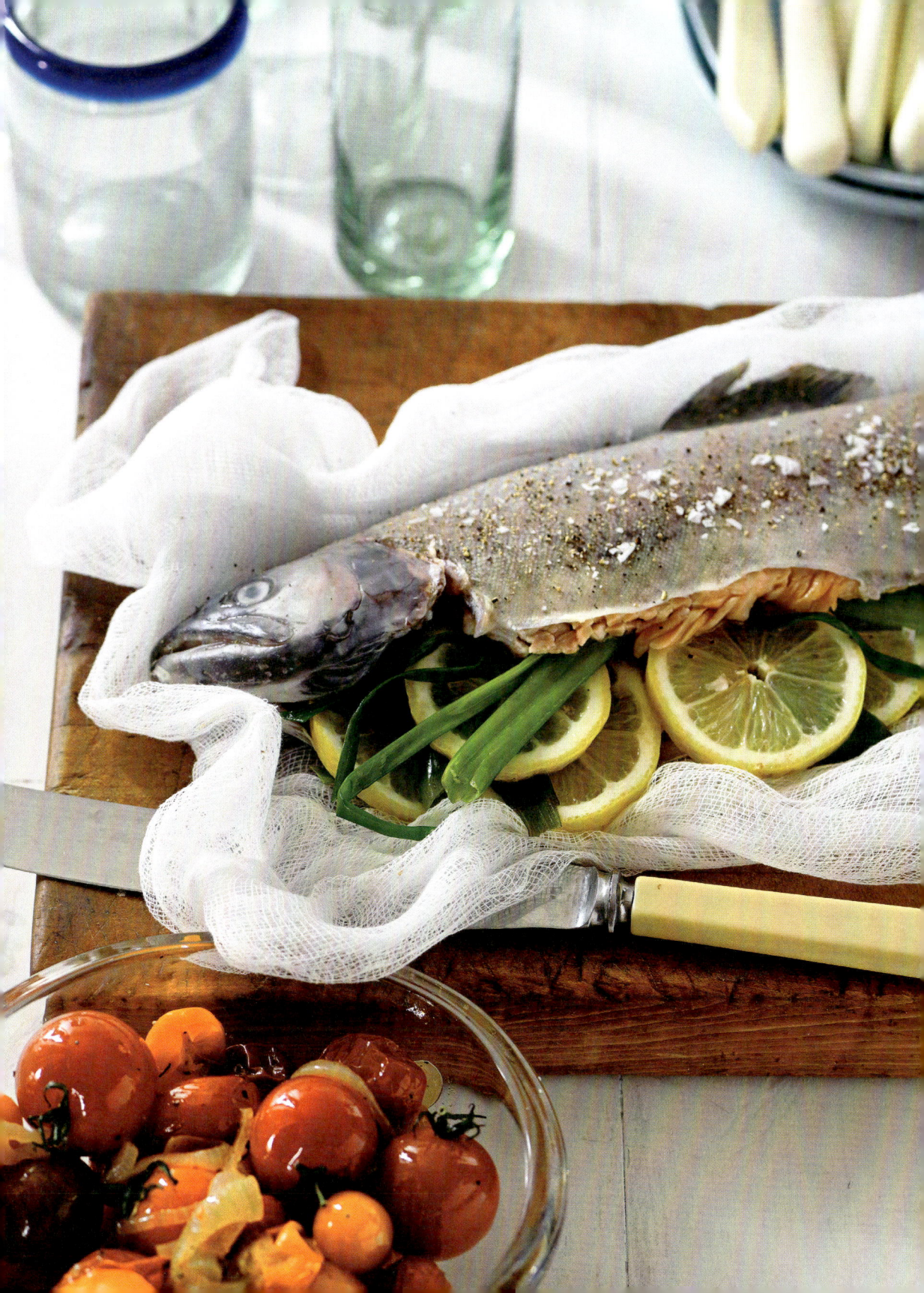

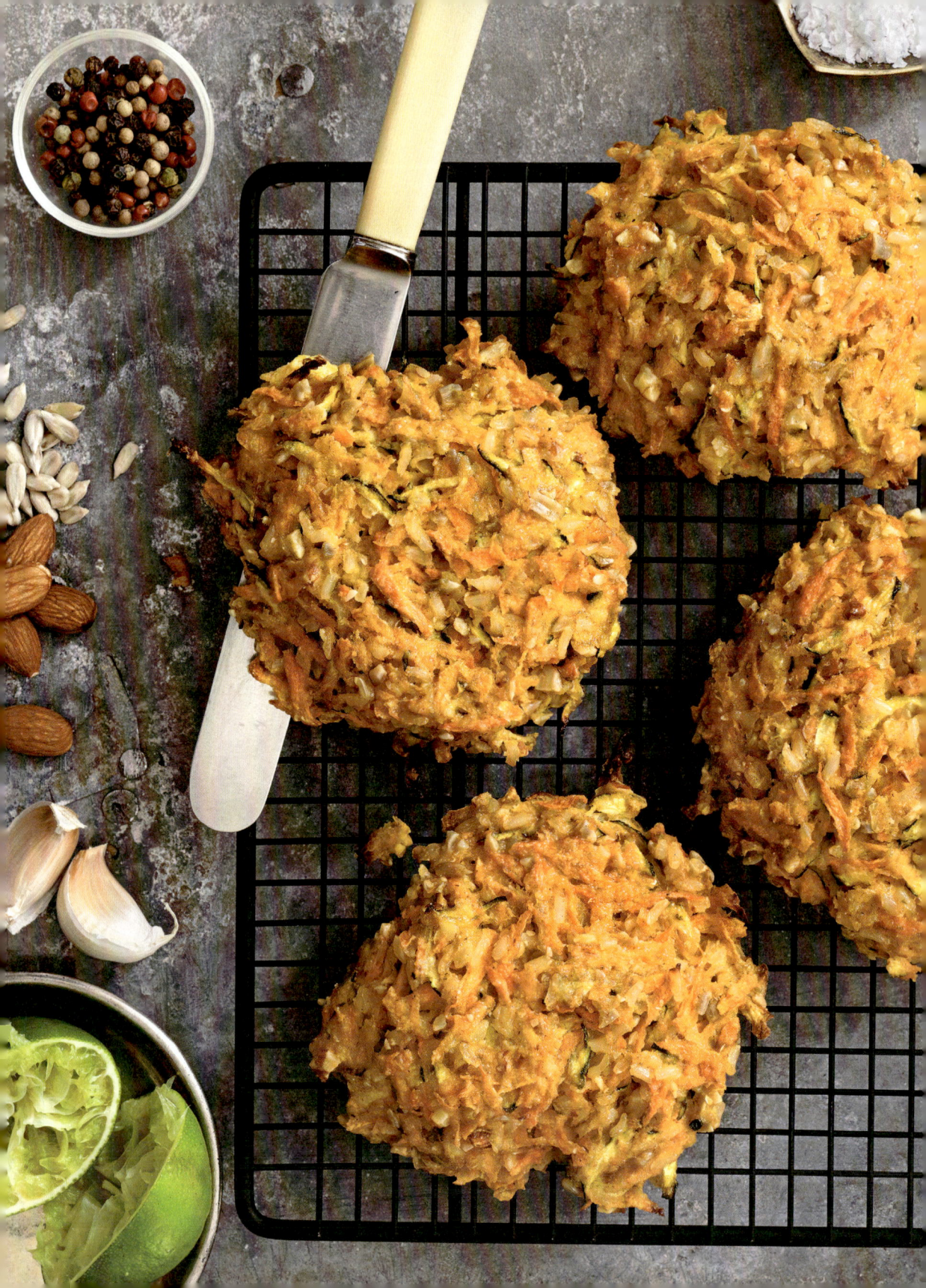

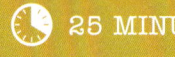

NATURREIS-FRIKADELLEN

Diese gebackenen Pattys sind perfekt für ein Werktagsabendessen.
Sie sind nicht nur nährstoffreich und köstlich nussig, sie sind auch ein
Hit bei Kindern und sehr preiswert. Toasten Sie ein paar Vollkornbrötchen
und servieren Sie sie als Burger oder wählen Sie die leichtere Variante
und reichen sie zu einem frischen Salat.

Anmerkung: Für dieses Rezept brauchen Sie vorgegarten Reis.

ZUTATEN

- 1 Süßkartoffel, geschält und geraspelt
- 1 feste grüne Zucchini, gewaschen, geputzt und geraspelt
- 3 große Karotten, geschält, geputzt und geraspelt
- 350 g gekochter Naturreis
- 50–75 g Power-Mehl (Rezept auf Seite 353)
- 1 Limette (Saft)
- 1 Zitrone (Saft)
- 1 EL Sesamöl
- 35 g ungesalzene Mandelkerne, grob gehackt
- 35 g ungesalzene Sonnenblumenkerne, grob gehackt
- 1 TL Meersalz
- 2 Knoblauchzehen, gepresst
- · frisch gemahlener schwarzer Pfeffer
- 1 Ei
- 1 Eiweiß

ZUBEREITUNG

1 Heizen Sie den Ofen auf 190° vor. Belegen Sie ein Backblech mit Backpapier.

2 Geben Sie das geraspelte Gemüse auf ein frisches Geschirrtuch und pressen Sie es gut aus.

3 Mischen Sie alle Zutaten in einer großen Rührschüssel zu einem Frikadellenteig. Die Masse sollte ziemlich fest sein.

4 Teilen Sie die Masse in 12 Portionen und formen Sie aus diesen flache Pattys. Legen Sie diese auf das vorbereitete Backblech.

5 Backen Sie die Pattys in 40–45 Min. im vorgeheizten Ofen goldbraun und knusprig.

Nährwerte/Portion kcal: 111 (aus Fett: 38)
Eiweiß: 4 g | Kohlenhydrate: 15 g | Fett: 4 g
(davon gesättigte Fettsäuren: 1 g, Transfett-
säuren: 0 g) | Ballaststoffe: 3 g | Salz: 160 mg
Cholesterin: 18 mg | Zucker: 2 g

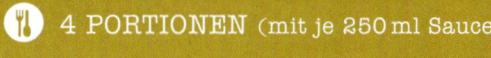 **4 PORTIONEN** (mit je 250 ml Sauce)

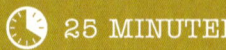 **25 MINUTEN**

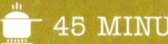 **45 MINUTEN**

KARIBISCHE HÄHNCHENBRUST

Die Karibik ist bekannt für ihre tolle Musik, ihren entspannten Lifestyle und ihr köstliches Essen. Diese perfekte Mischung aus süß und würzig-scharf wird Sie ins tropische Klima der Karibik versetzen!

ZUTATEN

je 1 Bio-Limette und Bio-Orange
(Saft und abgeriebene Schale)
1 EL flüssiger Bio-Honig
1 EL Melasse
1 EL frischer Ingwer, fein gehackt
4 Knoblauchzehen, durchgepresst
1/2 TL gemahlener Zimt
1/8 TL gemahlene Muskatnuss
1/8 TL gemahlene Muskatblüte
1 TL scharfe Sauce (z. B. Tabasco)
4 Hähnchenbrustfilets à ca. 150 g
1 EL Kokosbutter
1 Dose (250 ml) stückige Tomaten
1 TL Meersalz
1 TL frisch gemahlener schwarzer
Pfeffer

ZUBEREITUNG

1 Für die Marinade die Zitrussäfte (Schalen-abrieb beiseitestellen), Honig, Melasse, Ing-wer, Knoblauch, Zimt, Muskatnuss, Muskat-blüte und scharfe Sauce gut verquirlen.

Nährwerte/Portion kcal: 347 (aus Fett: 59)
Eiweiß: 28 g | Kohlenhydrate: 14 g | Fett: 6 g
(davon gesättigte Fettsäuren: 3 g, Transfett-säuren: 0 g) | Ballaststoffe: 2 g | Salz: 653 mg
Cholesterin: 137 mg | Zucker: 5 g

2 Geben Sie das Fleisch in die Marinade und lassen Sie es mindestens 1 Std. durchzie-hen. Je länger die Marinade einziehen kann, desto intensiver wird später der Geschmack.

3 Erhitzen Sie die Kokosbutter in einer Pfanne. Nehmen Sie die Filets aus der Marinade und braten Sie sie bei mittlerer Hitze auf beiden Seiten schön goldbraun.

4 Reduzieren Sie die Hitze und geben Sie die restliche Marinade, die Tomaten und die Limetten- und Orangenzesten in die Pfanne. Würzen Sie das Ganze mit Salz und Pfeffer.

5 Lassen Sie alles etwa 35 Min. zugedeckt köcheln. Ab und zu wenden.

6 Richten Sie die fertigen Hähnchenbrüste auf einer vorgewärmten Servierplatte an. Die Sauce in der Pfanne reduzieren Sie bei geringer Hitze ein wenig. Hat sie die gewünschte Konsistenz erreicht, geben Sie sie auf das Fleisch.

TIPP Zur Abwechslung können Sie nach diesem Rezept auch Thunfisch- oder Schwert-fischsteaks zubereiten.

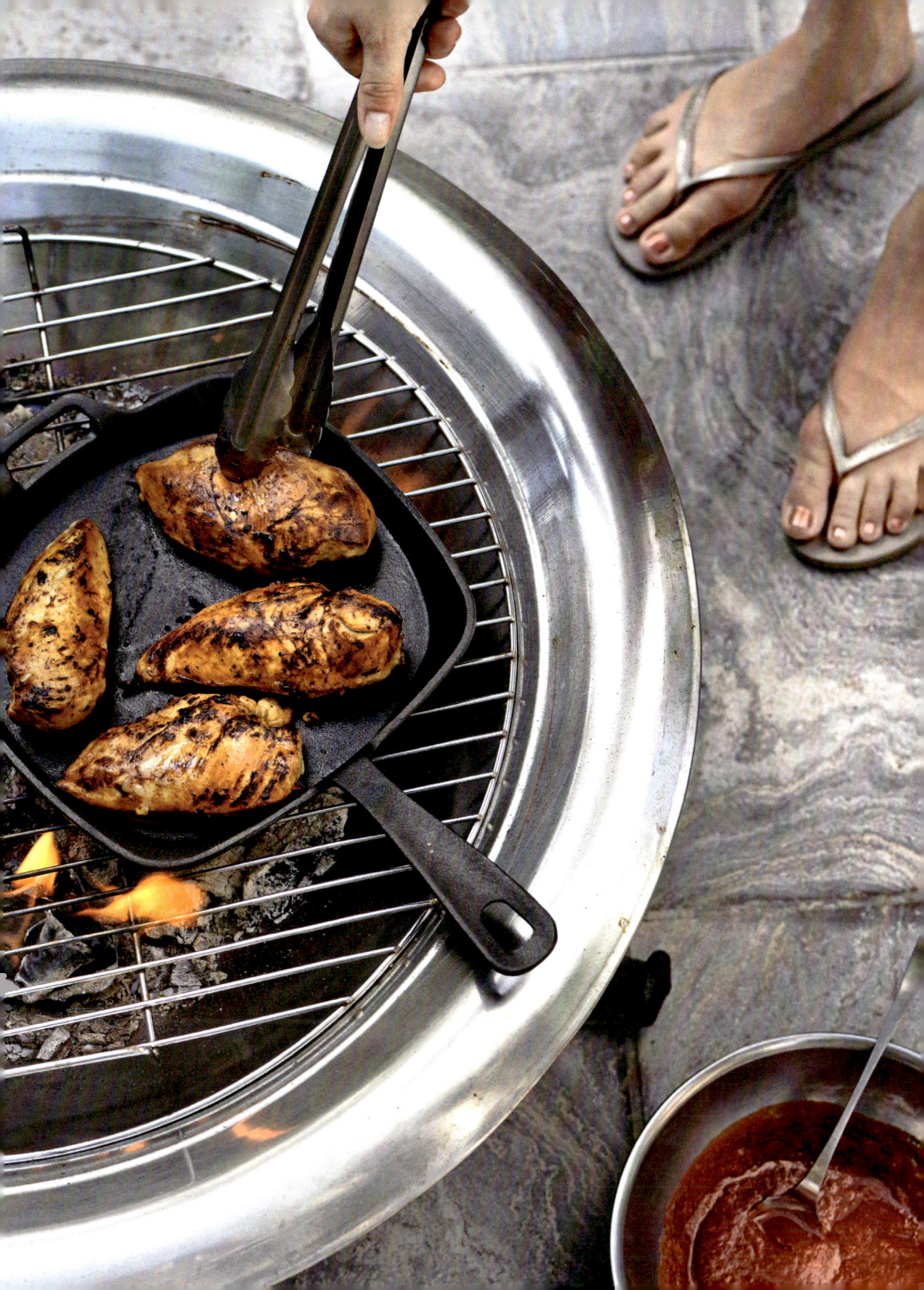

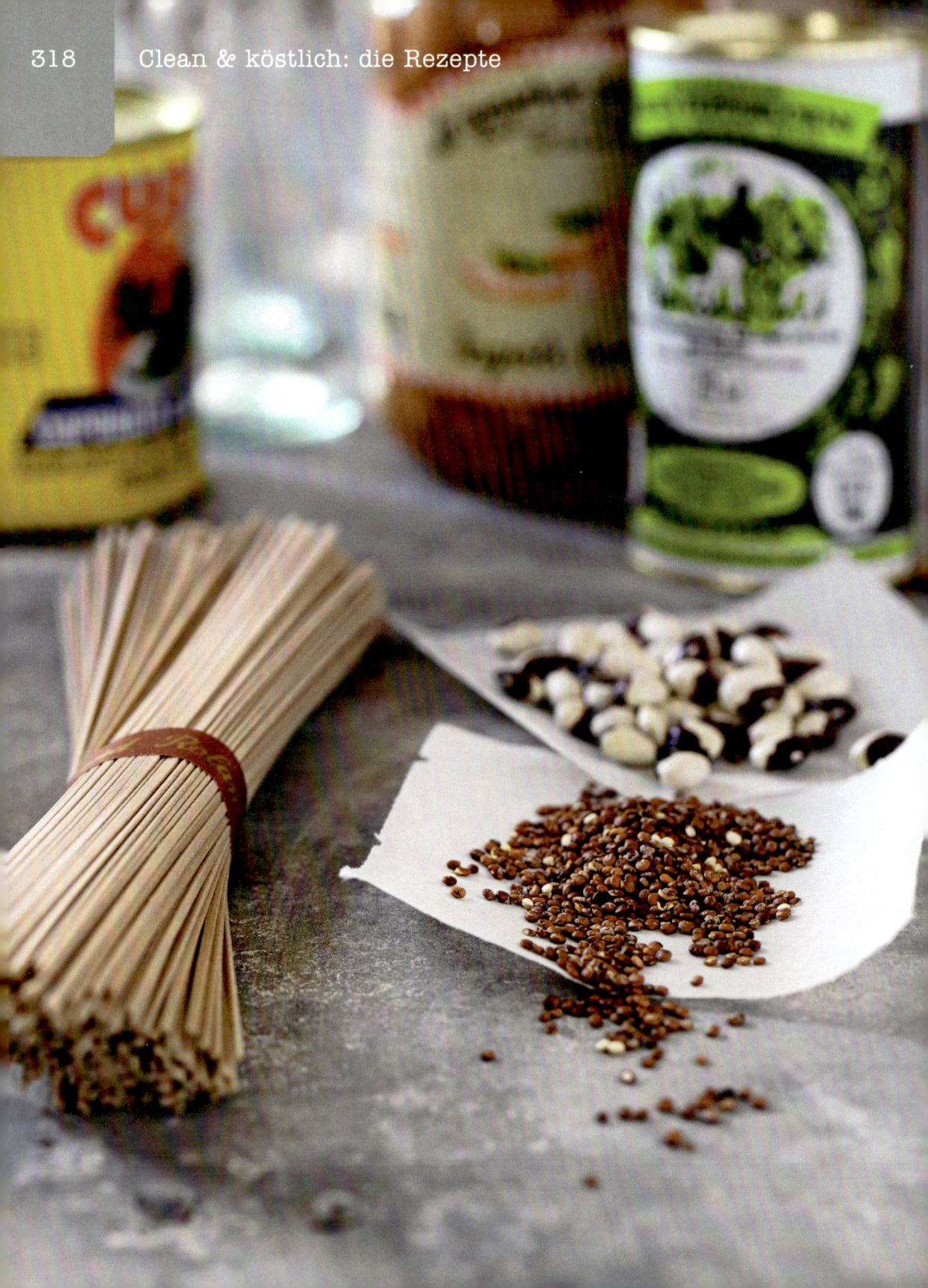

BEILAGEN

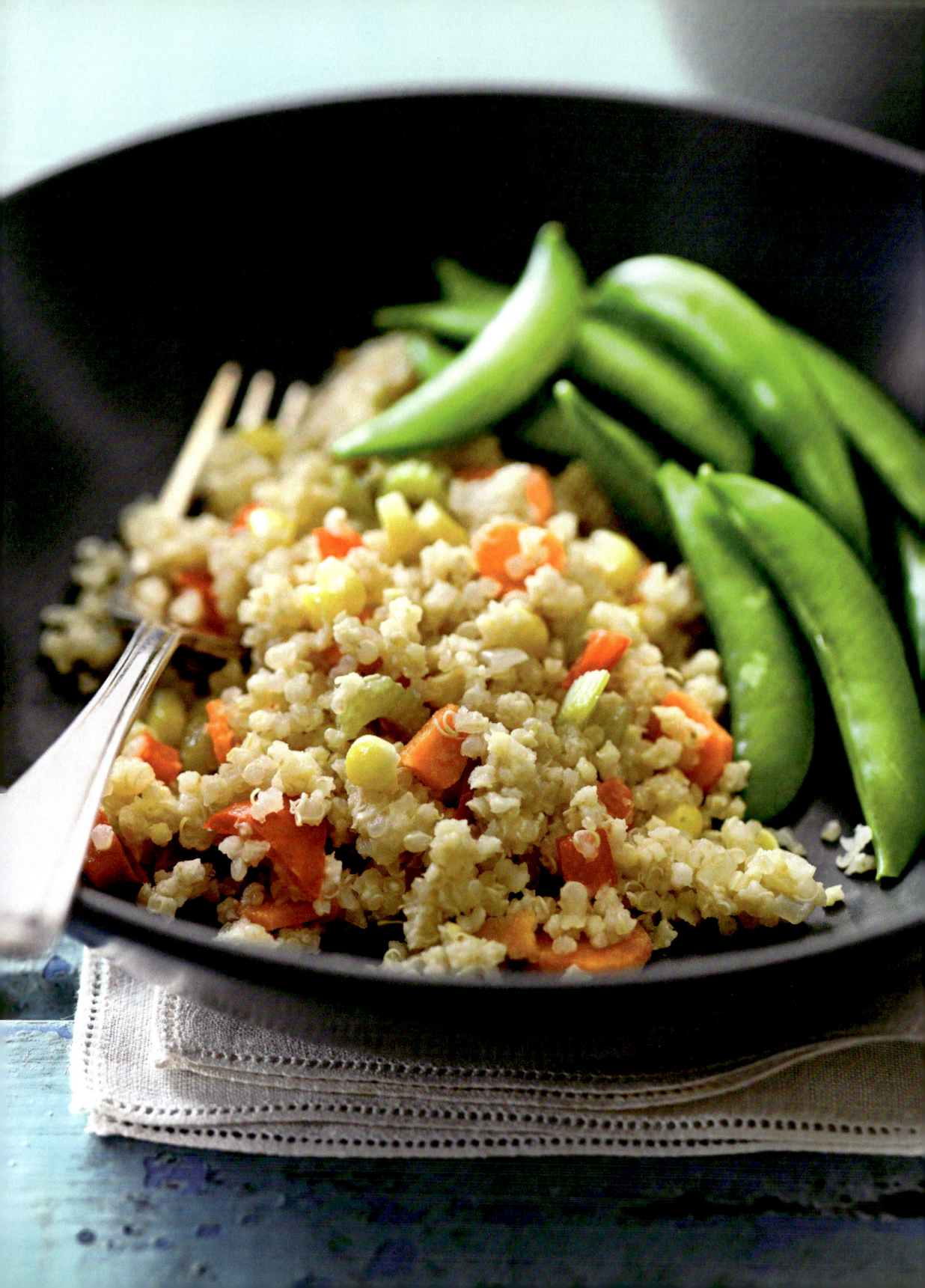

PILAW AUS GEBACKENEM GETREIDE

Ich weiß, dass Reis aus dem Ofen bissfester ist als gekochter vom Herd. Da ich ihn so lieber mag, habe ich mir angewöhnt, Getreide immer zu backen. Wenn es auf dem Speiseplan steht, kreiere ich das ganze Essen um das Thema Backen herum und schiebe auch Fisch und Gemüse in den Ofen. So sparen wir Energie und tragen etwas für die Umwelt bei.

ZUTATEN

1 EL Olivenöl
1 Zwiebel, geschält und fein gehackt
1 kleine Karotte, geschält und fein gehackt
3 Selleriestangen mit Blättern, fein gehackt
100 g Paprika, klein gewürfelt (rote machen sich gut)
100 g Maiskörner
150 g Hirse, gründlich gespült
150 g Quinoa, gründlich gespült
700 ml Hühner- oder Gemüsebrühe
1 TL Meersalz

TIPP Spülen Sie Hirse und Quinoa gründlich. Dafür geben Sie das Getreide in ein feines Sieb und spülen es unter fließendem kaltem Wasser durch, bis das Wasser klar abfließt.

Nährwerte/Portion kcal: 205 (aus Fett: 42) Eiweiß: 8 g | Kohlenhydrate: 34 g | Fett: 0 g (davon gesättigte Fettsäuren: 1 g, Transfettsäuren: 0 g) | Ballaststoffe: 4 g | Salz: 278 mg Cholesterin: 0 mg | Zucker: 2 g

ZUBEREITUNG

1 Heizen Sie den Ofen auf 180° vor und fetten Sie eine Kasserolle oder Auflaufform leicht mit Olivenöl ein.

2 Das restliche Olivenöl erhitzen Sie in einer mittelgroßen Pfanne. Geben Sie Zwiebeln, Karotten, Sellerie, Paprika und Mais hinein und braten Sie alles bei mittlerer Hitze, bis die Zwiebeln weich und glasig sind. Nehmen Sie die Pfanne vom Herd.

3 Geben Sie das Getreide zusammen mit dem Gemüse in die Kasserolle und vermischen Sie beides gut. Gießen Sie die Brühe dazu und würzen Sie alles mit dem Meersalz. Decken Sie die Kasserolle ab und backen Sie das Getreide für etwa 30 Min. im vorgeheizten Ofen. Der Pilaw ist fertig, wenn das Getreide die gesamte Flüssigkeit aufgesaugt hat. Am Rand nimmt es eine goldbraune Farbe an.

4 Nehmen Sie den fertigen Pilaw aus dem Ofen und servieren Sie ihn als Beilage zu jedem beliebigen Gericht.

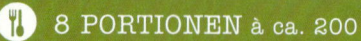 8 PORTIONEN à ca. 200 g

 20 MINUTEN

 40 MINUTEN

MEXIKANISCHE PINTOBOHNEN MIT NATURREIS

Wenn Sie Bohnen und Reis kombinieren, erhalten Sie ein schnelles, einfaches und fettarmes Gericht mit hochwertigem Protein. Die cremigen Pintobohnen, gepaart mit den Aromen Mexikos, schmecken nach einem oder zwei Tagen im Kühlschrank sogar noch besser. Kochen Sie also gleich eine größere Portion, damit Ihnen etwas für das Mittagessen übrig bleibt!

Anmerkung: Für dieses Gericht brauchen Sie vorgekochten Reis.

ZUTATEN

3 EL Olivenöl
je 1 TL gemahlener Kreuzkümmel, Koriander und Zimt
1 EL Chilipulver
1 mittelgroße Zwiebel, geschält und klein gehackt
3 Knoblauchzehen, fein gehackt
500 g gekochter Naturreis
ca. 1 kg gegarte Pintobohnen/Wachtelbohnen (aus der Dose oder selbst gekocht), gespült und abgetropft
ca. 500 ml Hühner- oder Gemüsebrühe
3 EL fein gehackte Chipotle-Chilis
2 EL Tomatenmark
1 TL Meersalz

Nährwerte/Portion kcal: 230 (aus Fett: 62)
Eiweiß: 9 g | Kohlenhydrate: 34 g | Fett: 7 g
(davon gesättigte Fettsäuren: 1 g, Transfettsäuren: 0 g) | Ballaststoffe: 7 g | Salz: 602 mg
Cholesterin: 0 mg | Zucker: 2 g

ZUBEREITUNG

1 Erhitzen Sie das Öl bei mittlerer Hitze in einem Schmortopf. Geben Sie Kreuzkümmel, Koriander, Zimt und Chilipulver hinein.

2 Fügen Sie die gehackte Zwiebel hinzu und braten Sie sie glasig. Anschließend geben Sie den Knoblauch dazu und garen ihn einige Minuten mit.

3 Nun geben Sie den Reis und die Bohnen sowie Brühe, Chipotle-Chilis, Tomatenmark und Salz in den Topf und lassen alles zugedeckt etwa 20 Min. köcheln. Servieren Sie das Gericht heiß.

TIPP 1 Fügen Sie dem Gericht gebratene Hähnchen- oder Putenbrustwürfel hinzu, um den Proteingehalt zu erhöhen.

TIPP 2 Servieren Sie dazu knusprige Tortillas und Salsa zum Dippen.

TIPP 3 Lassen Sie die Bohnen gut abtropfen, falls Sie Dosenbohnen verwenden. Das verringert den Salzgehalt des Gerichts.

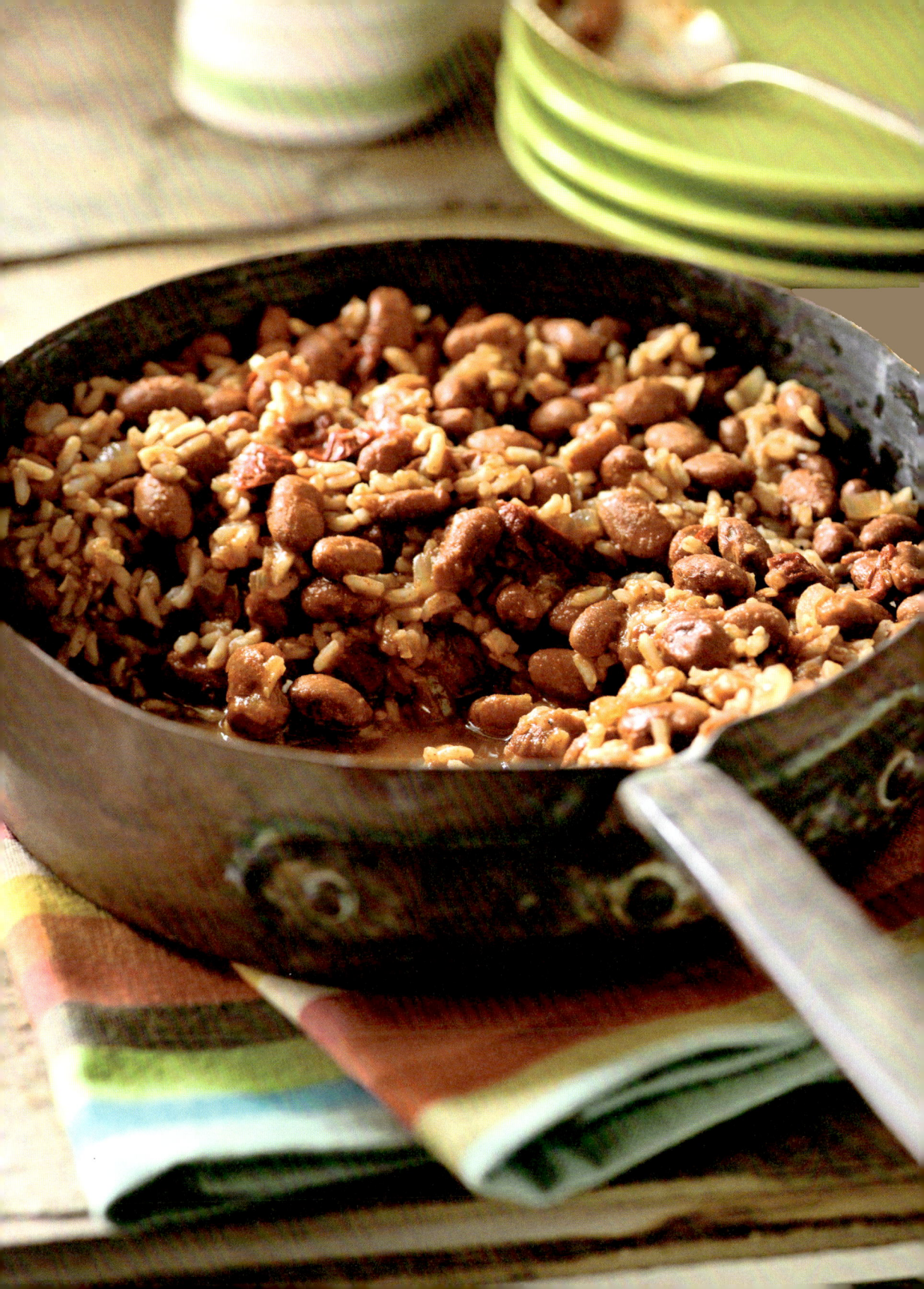

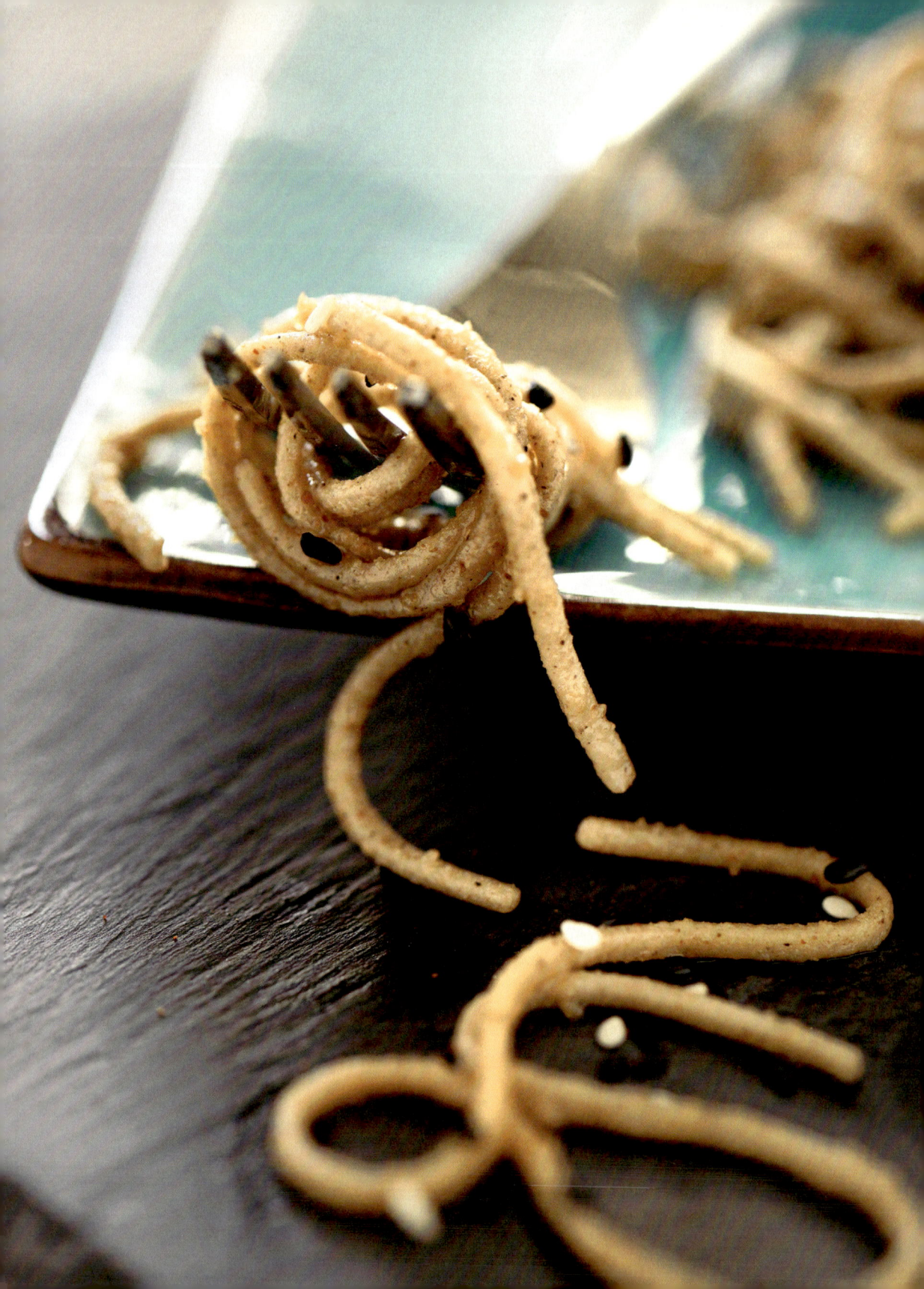

SESAMNUDELN

Jedes Essen mit einer Sauce auf Nussbasis schmeckt mir himmlisch. Das hier verwendete Nussmus gibt diesem einfachen asiatischen Klassiker eine aromatisch reiche nussige Note. Zur Abwechslung können Sie Cashewmus verwenden oder übrig gebliebenes Gemüse sowie Hähnchen oder Garnelen dazugeben und damit die Eat-Clean-Mahlzeit abrunden.

ZUTATEN

- 2 EL Tahin
- 2 EL Mandelmus (oder anderes Nussmus Ihrer Wahl)
- 2 EL Reisessig
- 1 EL Bio-Honig
- 2 EL Tamari-Sojasauce
- 1 TL Sesamöl
- 250 g Soba-Nudeln, nach Packungsanweisung zubereitet
- 2 EL Sesamsamen, geröstet
Meersalz (nach Belieben)

ZUBEREITUNG

1 Geben Sie Tahin, Mandelmus, Reisessig, Honig, Sojasauce und Sesamsamen in einen mittelgroßen Topf und erhitzen Sie alles bei mittlerer Hitze, bis Sie eine homogene Sauce erhalten.

2 Fügen Sie die vorgekochten Soba-Nudeln hinzu und schwenken Sie den Topf, damit diese gut mit der Sauce benetzt werden. Streuen Sie die gerösteten Sesamsamen und etwas Salz darüber.

3 Servieren Sie die Sesamnudeln, solange sie noch heiß sind.

Nährwerte/Portion kcal: 345 (aus Fett: 124) Eiweiß: 13 g | Kohlenhydrate: 52 g | Fett: 13 g (davon gesättigte Fettsäuren: 2 g, Transfettsäuren: 0 g) | Ballaststoffe: 2 g | Salz: 964 mg Cholesterin: 0 mg | Zucker: 4 g

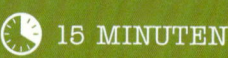 8 PORTIONEN à ca. 200 g

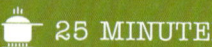 15 MINUTEN

25 MINUTEN

AFRIKANISCHE KARTOFFELN UND BOHNEN

Ich führe dieses Gericht als Beilage, aber es ist herzhaft genug, um als eigenständige Mahlzeit zu gelten. Es hat eine ganz eigene, subtile Würze, die jedem Gaumen schmeichelt. Abenteuerlustigere Gourmets können es mit einem oder zwei (oder drei!) Spritzern scharfer Sauce aufpeppen.

ZUTATEN

- 2 EL Kokosbutter (ersatzweise Olivenöl)
- 1 rote Zwiebel, geschält und in schmale Ringe geschnitten
- 2 Selleriestangen, mit Blättern, klein geschnitten
- 2 Knoblauchzehen, gepresst
- 500 ml Hühner- oder Gemüsebrühe
- 250 g rote Kartoffeln, grob zerkleinert
- 250 g Süßkartoffeln, geschält und grob zerkleinert
- 1/2 TL Meersalz
- · frisch gemahlener schwarzer Pfeffer (nach Belieben)
- 1 Dose Bohnen (Sorte beliebig, 255 g Abtropfgewicht), gespült, abgetropft
- 1 Dose Kichererbsen (255 g Abtropfgewicht), gespült, abgetropft
- 2 EL Tomatenmark
- 1 EL Melasse
- · scharfe Sauce (z. B. Tabasco)
- 50 g Kürbiskerne, geröstet (nach Belieben)

Nährwerte/Portion kcal: 221 (aus Fett: 38)
Eiweiß: 8 g | Kohlenhydrate: 40 g | Fett: 4 g
(davon gesättigte Fettsäuren: 2 g, Transfett-
säuren: 0 g) | Ballaststoffe: 6,5 g | Salz: 231 mg
Cholesterin: 0 mg | Zucker: 6 g

ZUBEREITUNG

1 Erhitzen Sie bei mittlerer Hitze die Kokos-butter in einem Schmortopf oder einer Pfanne mit dickem Boden. Geben Sie Zwie-bel und Sellerie hinein und schwitzen sie beides etwa 5 Min. an. Geben Sie dann den Knoblauch dazu und erhitzen Sie ihn kurz.

2 Fügen Sie die Brühe, beide Sorten Kartof-feln, Salz und Pfeffer hinzu und lassen Sie alles etwa 10 Min. köcheln, bis die Kartoffeln halb gar sind.

3 Anschließend geben Sie die Bohnen und Kichererbsen, die Melasse und das Toma-tenmark mit in den Topf oder die Pfanne und lassen alles 5–10 Min. weiterköcheln. Rühren Sie gelegentlich um, damit nichts anbrennt.

4 Schmecken Sie mit Salz, Pfeffer und schar-fer Sauce nach Belieben ab.

5 Servieren Sie die heiße Kartoffel-Bohnen-Beilage zu Grillhähnchen oder -pute. Gerös-tete Kürbiskerne passen als Topping dazu.

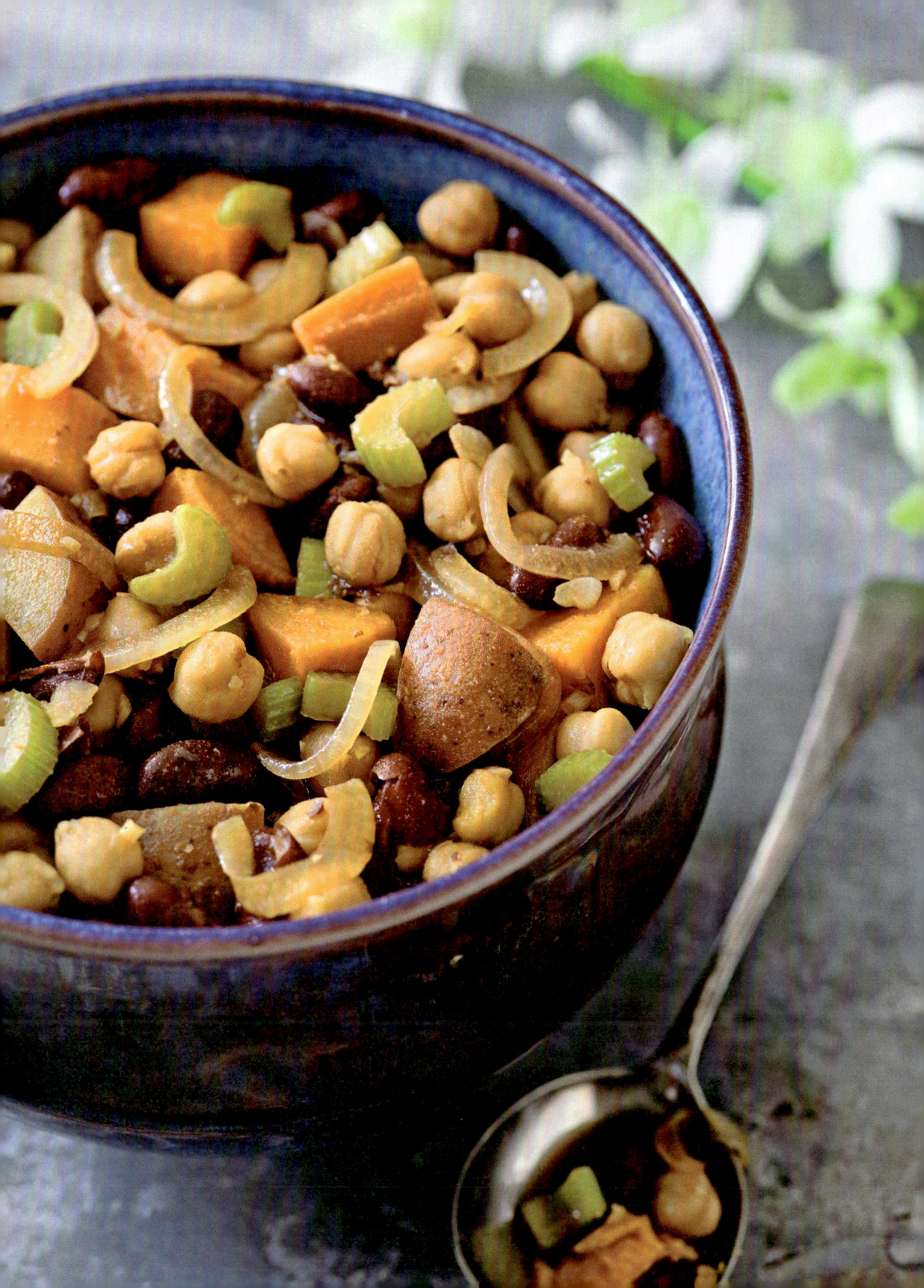

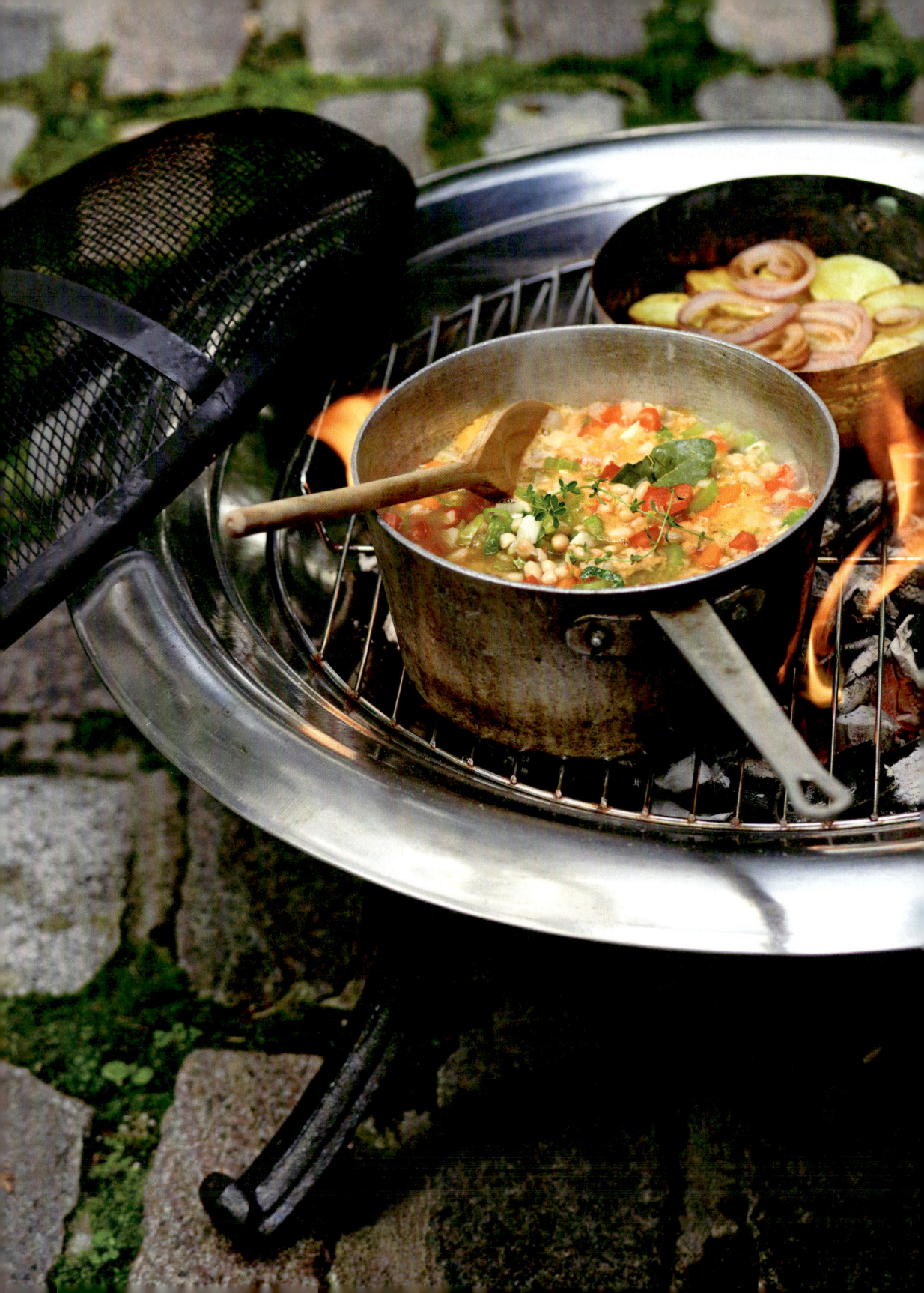

GESCHMORTE BOHNEN

Gewöhnlich versteht man unter Schmoren das langsame Garen in einem zugedeckten Topf mit Fett und nur wenig Flüssigkeit. Hier habe ich das Fett weggelassen, das Aroma aber voll und ganz erhalten können.

ZUTATEN

- 200 g getrocknete Bohnen beliebiger Art, über Nacht eingeweicht
- 5 Lorbeerblätter
- 1 kleine Zwiebel, unzerkleinert
- 4 frische Thymianzweige
- 2 frische Rosmarinzweige
- 2 EL Kokosbutter (ersatzweise Olivenöl)
- 2 kleine gelbe Zwiebeln, geschält und fein gehackt
- 3 Knoblauchzehen, gepresst
- 5 Stück Rosenkohl, geputzt und klein gehackt
- 2 Selleriestangen mit Blättern, geputzt und klein gehackt
- 1 kleine Steckrübe bzw. 1/2 normal große Steckrübe, geschält und fein gehackt
- 1 große Karotte, geschält, fein gehackt
- 1 TL Meersalz
- 1/2 TL frisch gemahlener schwarzer Pfeffer
- 1 TL fein gehackter frischer Thymian
- 250 ml Gemüsebrühe
- 4 Tomaten, klein geschnitten

Nährwerte/Portion kcal: 219 (aus Fett: 55)
Eiweiß: 10 g | Kohlenhydrate: 33 g | Fett: 6 g
(davon gesättigte Fettsäuren: 3 g, Transfett-
säuren: 0 g) | Ballaststoffe: 8 g | Salz: 454 mg
Cholesterin: 0 mg | Zucker: 4 g

ZUBEREITUNG

1 Gießen Sie die über Nacht eingeweichten Bohnen ab und geben Sie sie in einen großen Suppen- oder Schmortopf. Gießen ca. 1,4 l frisches Wasser dazu und geben Sie die Lorbeerblätter, die ganze Zwiebel sowie die Hälfte von Thymian- und Rosmarinzweigen hinzu.

2 Bei starker Hitze aufkochen, dann die Hitze reduzieren und zugedeckt etwa 1 Std. köcheln lassen, bis die Bohnen sich häuten. Gießen Sie den Sud ab und lassen Sie die Bohnen abtropfen. Stellen Sie sie beiseite.

3 Erhitzen Sie im Schmortopf bei mittlerer Hitze die Kokosbutter. Braten Sie gehackte Zwiebeln, Knoblauch, Rosenkohl, Sellerie, Steckrüben und Karotten darin gar.

4 Fügen Sie Meersalz, Pfeffer, Tomatenmark, gehackten Thymian sowie die übrigen Zweige von Rosmarin und Thymian hinzu und gießen Sie alles mit der Brühe auf. Zuletzt die Bohnen dazugeben und alles zugedeckt bei niedriger Hitze etwa 35 Min. köcheln lassen.

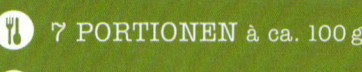 7 PORTIONEN à ca. 100 g

 10 MINUTEN

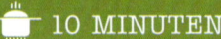 10 MINUTEN

GOLDENER COUSCOUS

Couscous sollte ein Grundnahrungsmittel in jeder Vorratskammer sein. Diese Variation wird mit dem edlen Safran gewürzt, der besonders in der persischen, asiatischen, europäischen und indischen Küche sehr beliebt ist und auch für seine heilende Wirkung bekannt ist. Safran wurde schon vor 50 000 Jahren als Pigment für Höhlenmalereien verwendet und diente den Sumerern als Heilmittel in Zaubertränken. Hört sich für mich nach einer bewährten Sache an!

ZUTATEN

350 ml Hühner- oder Gemüsebrühe (salzarm)
1 kleine Stange Lauch, nur der weiße und hellgrüne Teil, fein gehackt
1 Knoblauchzehe, gepresst
2 EL frische Petersilie, fein gehackt
1 Prise gemahlener Kreuzkümmel
mehrere Safranfäden, zerrieben (ersatzweise Kurkuma)
200 g Couscous

ZUBEREITUNG

1 Geben Sie die Brühe zusammen mit Lauch, Knoblauch, Petersilie, Kreuzkümmel und Safran in einen Topf und bringen Sie alles zum Kochen.

2 Fügen Sie den Couscous hinzu, decken Sie den Topf zu und nehmen Sie ihn von Herd. Lassen Sie den Couscous mehrere Minuten durchziehen, damit er die gesamte Brühe und die Aromen der verschiedenen Zutaten aufsaugen kann.

3 Rühren Sie den Couscous vor dem Servieren mit einer Gabel um und lockern Sie ihn auf.

Nährwerte/Portion kcal: 51 (aus Fett: 2) Eiweiß: 2 g | Kohlenhydrate: 10 g | Fett: 5,5 g (davon gesättigte Fettsäuren: 0 g, Transfettsäuren: 0 g) | Ballaststoffe: 1 g | Salz: 0 mg Cholesterin: 0 mg | Zucker: 0,5 g

TIPP Die angemessene Beilagenportion Couscous für einen Erwachsenen liegt bei ca. 100 g. Achten Sie auf die Portionsgrößen!

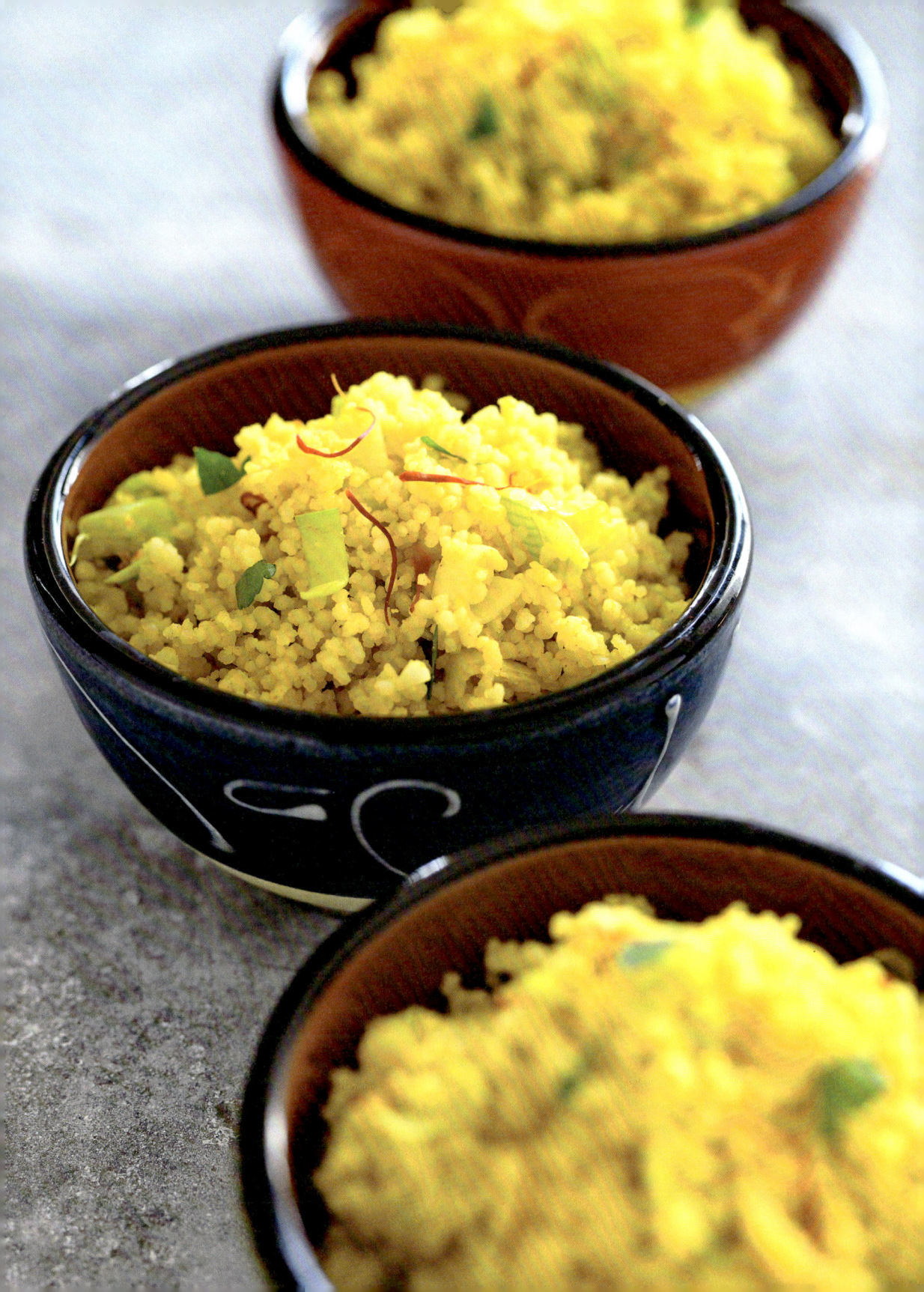

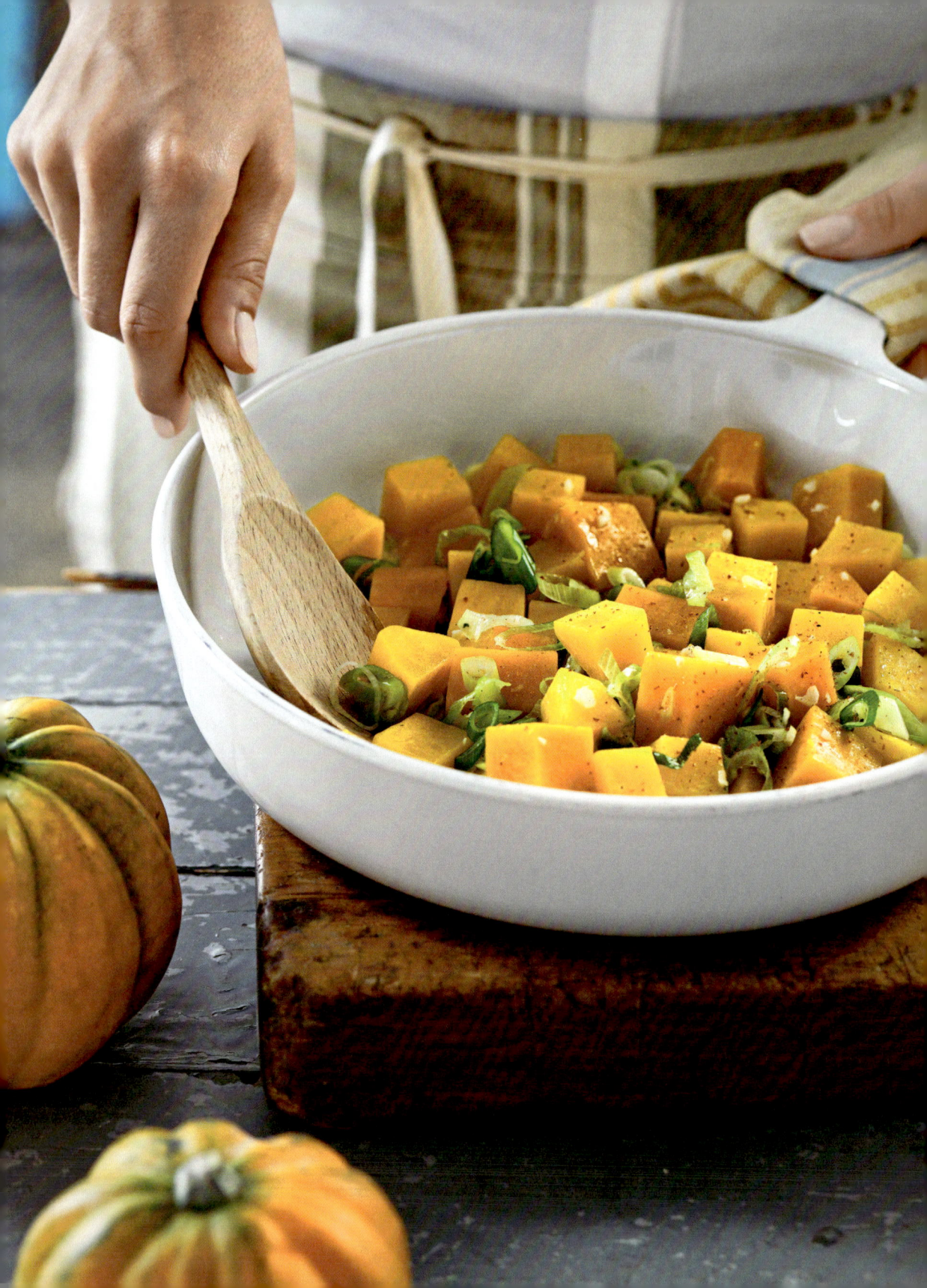

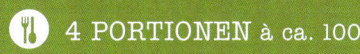
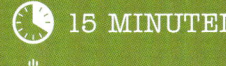
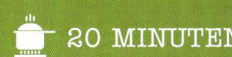
KÜRBIS BRASILIANISCHE ART

Ich glaube fest daran, dass Kürbis das kommende Superfood schlechthin ist, denn er ist besonders reich an gesunden Nähr- und Ballaststoffen. Mit diesem Rezept können Sie das Beste aus dem Kürbis herausholen und heben sein volles Aroma und seine wunderbare Konsistenz hervor.

ZUTATEN

2 EL Olivenöl
1 Bund Frühlingszwiebeln, geputzt und in dünne Ringe geschnitten
2 Knoblauchzehen, gepresst
500 g Kürbis (z. B. Hokkaido oder Butternut), mundgerecht gewürfelt
1/2 TL Meersalz
ca. 100 ml Apfelsaft, naturtrüb
1 Prise Zimt

ZUBEREITUNG

1 Erhitzen Sie das Öl in einem Schmortopf bei mittlerer Hitze, geben Sie die Frühlingszwiebelringe hinein und braten Sie sie kurz an.

2 Fügen Sie Knoblauch, Kürbiswürfel, Salz, Apfelsaft und Zimt hinzu und lassen Sie alles zugedeckt bei niedriger Temperatur etwa 15 Min. köcheln, bis der Kürbis gar ist. Unter Umständen müssen Sie noch etwas Apfelsaft oder Wasser hinzufügen, damit der Kürbis nicht anbrennt.

3 Servieren Sie den Kürbis brasilianische Art warm als Beilage zu beliebigen Fleischgerichten.

Nährwerte/Portion kcal: 107 (aus Fett: 61)
Eiweiß: 1,5 g | Kohlenhydrate: 12 g | Fett: 7 g
(davon gesättigte Fettsäuren: 1 g, Transfettsäuren: 0 g) | Ballaststoffe: 1,5 g | Salz: 202 mg
Cholesterin: 0 mg | Zucker: 5 g

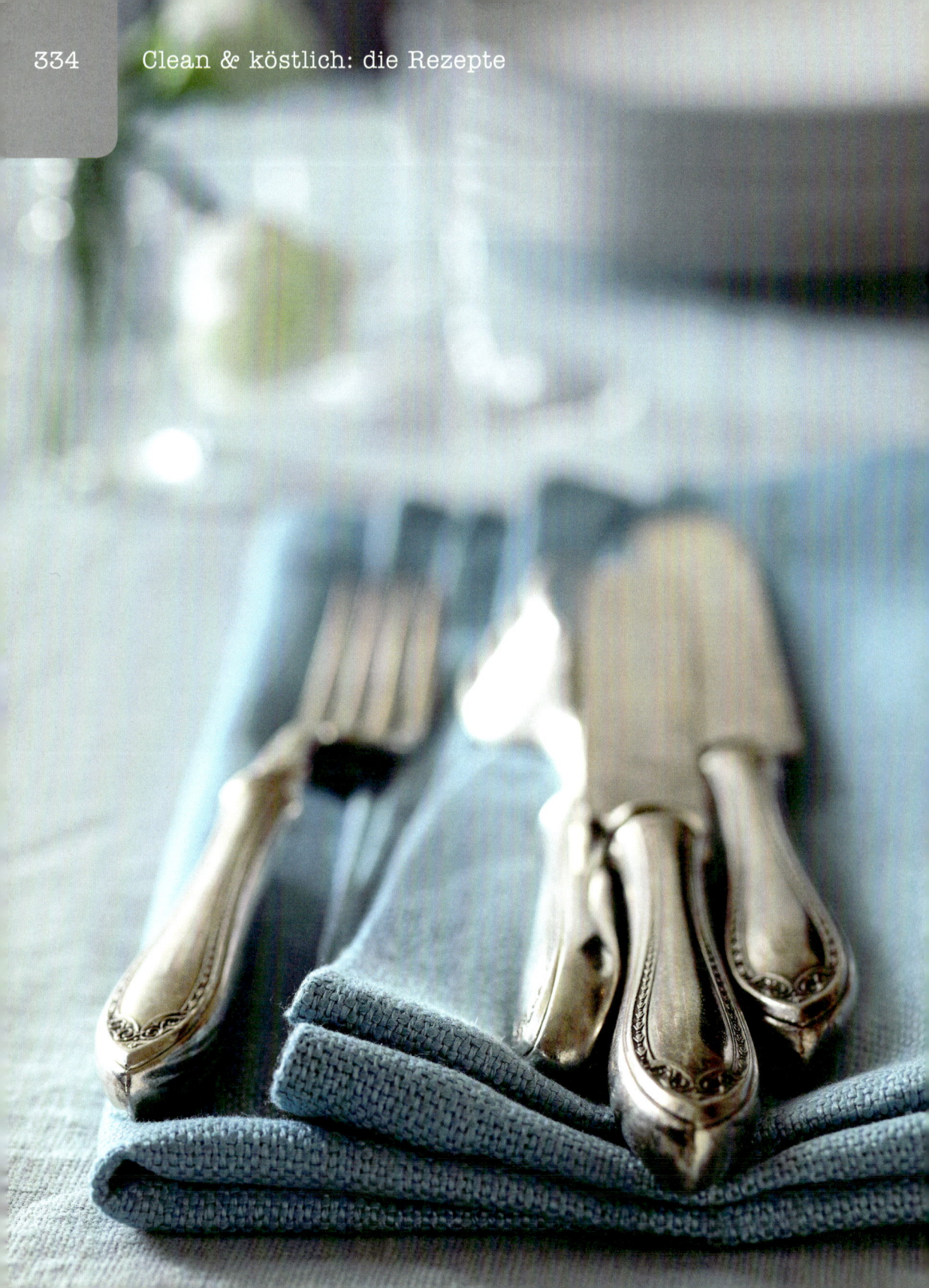

KOMPLETTE MAHLZEITEN

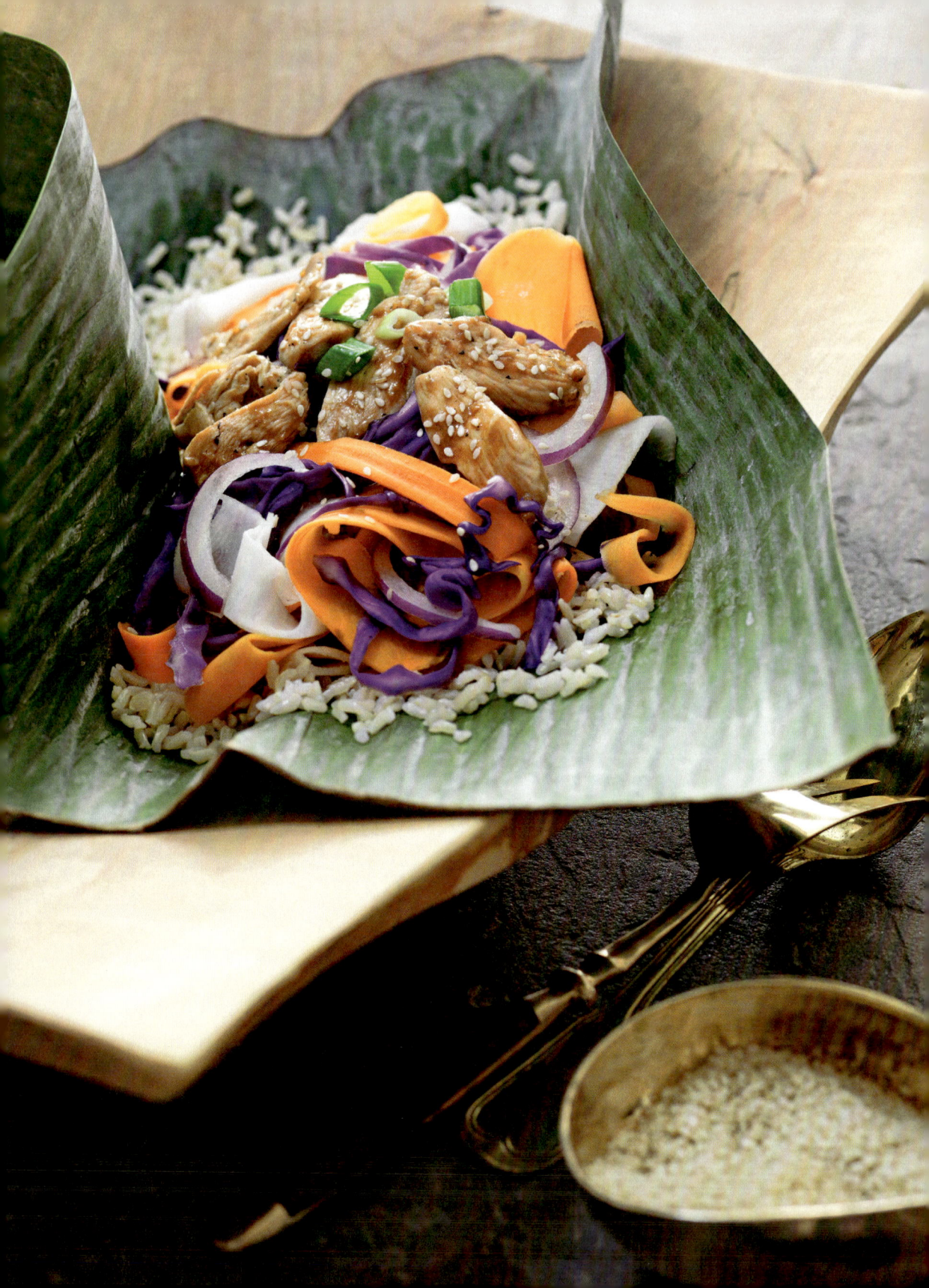

HÄHNCHEN MIT SÜSSKARTOF-FELN UND HOISIN-SAUCE

Auch wenn Hoisin-Sauce traditionell Süßkartoffeln enthält, wird die chinesische Dip-Sauce dort auch als Spanferkelsauce bezeichnet! Das Wort „Hoisin" selbst bedeutet Meeresfrucht. Die Sauce enthält jedoch weder Meeresgetier noch Schwein. Keinerlei Verwirrung herrscht zum Glück, was den fabelhaften Geschmack dieses köstlichen Pfannengerichts angeht.

ZUTATEN

- 2 EL geröstetes Sesamöl
- 2 Hähnchenbrustfilets, in knapp 1 cm breite Streifen geschnitten
- 1 große rote Zwiebel, geschält und in Ringe geschnitten
- 2 Süßkartoffeln, geschält und in Streifen geschnitten
- 1 Steckrübe, geschält und in Streifen gehobelt
- 1 Karotte, geschält und in Streifen gehobelt
- 1 EL fein gehackter frischer Ingwer
- 2 Knoblauchzehen, gepresst
- ca. 450 g Rotkohl, dünn gehobelt
- 3 EL Hoisin-Sauce
- 4 EL Sesamsamen, geröstet
- 4 Frühlingszwiebeln, geputzt und in Ringe geschnitten

ZUBEREITUNG

1 Erhitzen Sie in einer großen Pfanne 1 EL Öl und braten Sie darin die Hähnchenbruststreifen gar.

2 Geben Sie, falls nötig, Öl hinzu und braten Sie auch die Zwiebelringe sowie die Süßkartoffel-, Steckrüben- und Karottenstreifen an, bis alles leicht knusprig ist. Geben Sie anschließend Ingwer und Knoblauch in die Pfanne und braten Sie alles weitere 2 Min.

3 Fügen Sie den Rotkohl hinzu und braten Sie alles unter Rühren gar. Falls nötig, geben Sie noch Öl hinzu.

4 Geben Sie die Hoisin-Sauce in die Pfanne und reduzieren Sie die Hitze. Schwenken Sie die Pfanne, damit sich alles gut vermischt.

5 Verteilen Sie das Gericht auf 4 vorgewärmte Schalen und garnieren Sie das fertige Gericht mit den Sesamsamen und Frühlingszwiebelringen.

TIPP Servieren Sie die Hähnchenpfanne mit Naturreis, und schon haben Sie eine vollwertige Eat-Clean-Mahlzeit!

Nährwerte/Portion kcal: 246 (aus Fett: 73) Eiweiß: 28 g | Kohlenhydrate: 13 g | Fett: 8 g (davon gesättigte Fettsäuren: 1 g, Transfettsäuren: 0 g) | Ballaststoffe: 2 g | Salz: 112 mg Cholesterin: 69 mg | Zucker: 3 g

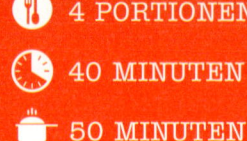

RED SNAPPER MIT GEMÜSE

Red Snapper ist ein delikater Fisch, den Sie auf verschiedenste Weise zubereiten können. Dieses einfache Rezept bringt sein natürliches Aroma voll zur Geltung. Zusammen mit einer Gemüsebeilage ist dieses köstliche Gericht eine leichte Mahlzeit mit Geschmack satt.

ZUTATEN

1 EL Olivenöl
60 ml Rotweinessig
200 g Strauchtomaten, halbiert
1/4 Bund frisches Basilikum, grob gehackt
1 TL getrockneter Oregano
1 Bund Spinat, verlesen, harte Stängel entfernt, grob gehackt
1 EL Kokosbutter (ersatzweise Olivenöl)
1 Knoblauchzehe, gepresst
2 kleine, feste Zucchini, geputzt und längs dünn gehobelt
8 Babykarotten, geschält, ganz, mit etwas Grün
4 Red-Snapper-Filets à ca. 125 g
1 TL Meersalz
· frisch gemahlener schwarzer Pfeffer
1 Glas Artischockenböden (Abtropf-gewicht ca. 200 g; die Böden in Scheiben geschnitten)

Nährwerte/Portion kcal: 243 (aus Fett: 71)
Eiweiß: 12 g | Kohlenhydrate: 32 g | Fett: 8 g
(davon gesättigte Fettsäuren: 3 g, Transfett-säuren: 0 g) | Ballaststoffe: 11 g | Salz: 609 mg
Cholesterin: 10,5 mg | Zucker: 14 g

ZUBEREITUNG

1 Heizen Sie den Backofen auf 220° vor.

2 Erhitzen Sie Öl und Essig in einer Pfanne. Halbieren Sie die Tomaten und legen Sie sie mit der Schnittfläche nach unten hinein. Garen Sie sie, bis sie beinahe zerfallen und der Essig verdampft ist. Fügen Sie dann Basilikum und Oregano hinzu.

3 Dünsten Sie in einer zweiten Pfanne den Spinat und den Knoblauch in Kokosbutter, bis der Spinat zusammenfällt.

4 Dünsten Sie die Zucchini weich, aber nicht matschig. Kochen Sie die Karotten weich.

5 Streichen Sie eine Auflaufform mit Öl aus. Würzen Sie die Fischfilets mit Salz und Pfeffer und legen Sie sie mit der Hautseite nach unten in die Form. Im Ofen etwa 10 Min. gut durchgaren. Wenn Sie die Artischocken warm bevorzugen, geben Sie sie separat in den Backofen.

6 Verteilen Sie den Spinat auf 4 Teller und legen Sie je 1 Fischfilet darauf. Verteilen Sie das restliche Gemüse auf die 4 Portionen. Heiß servieren.

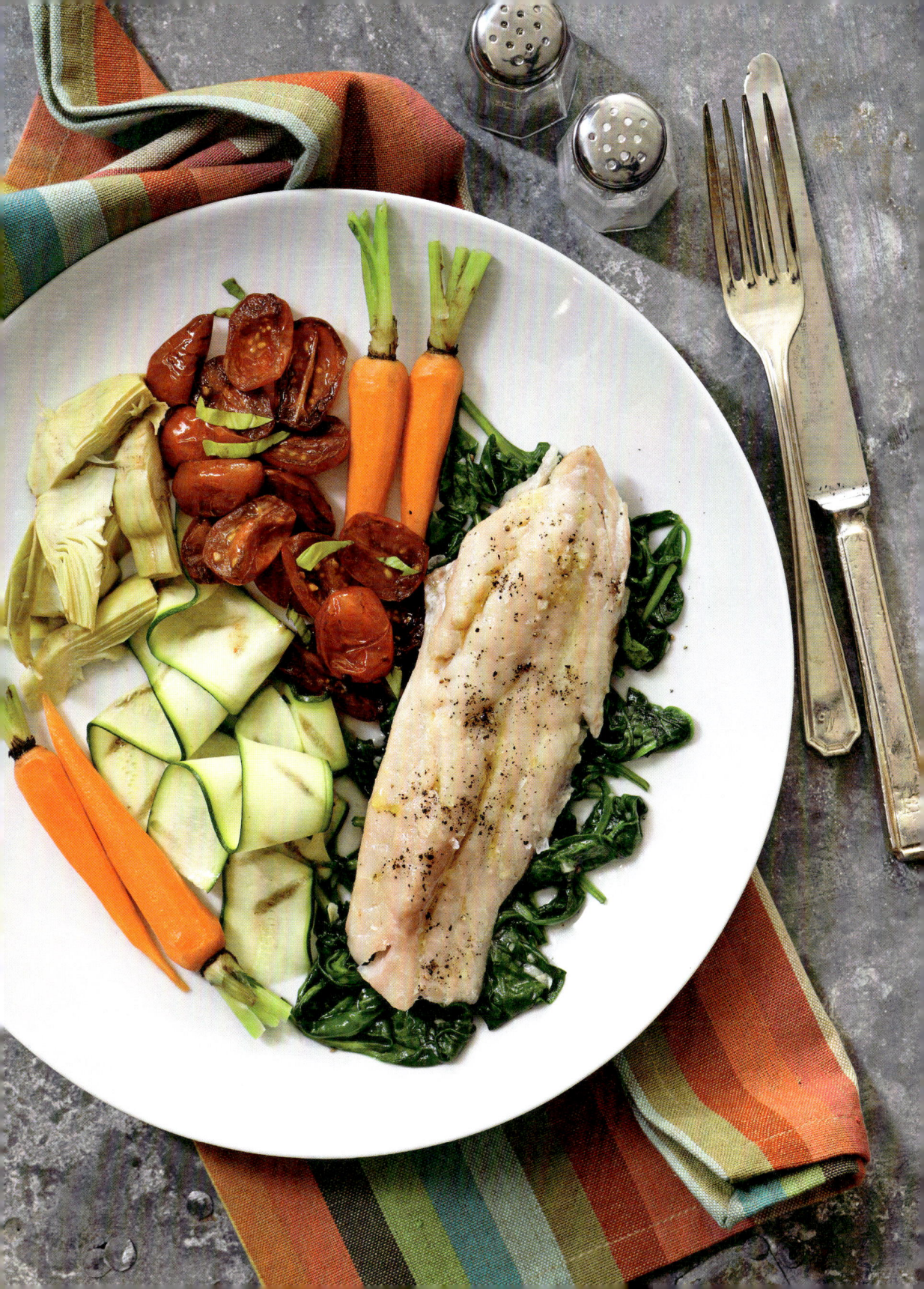

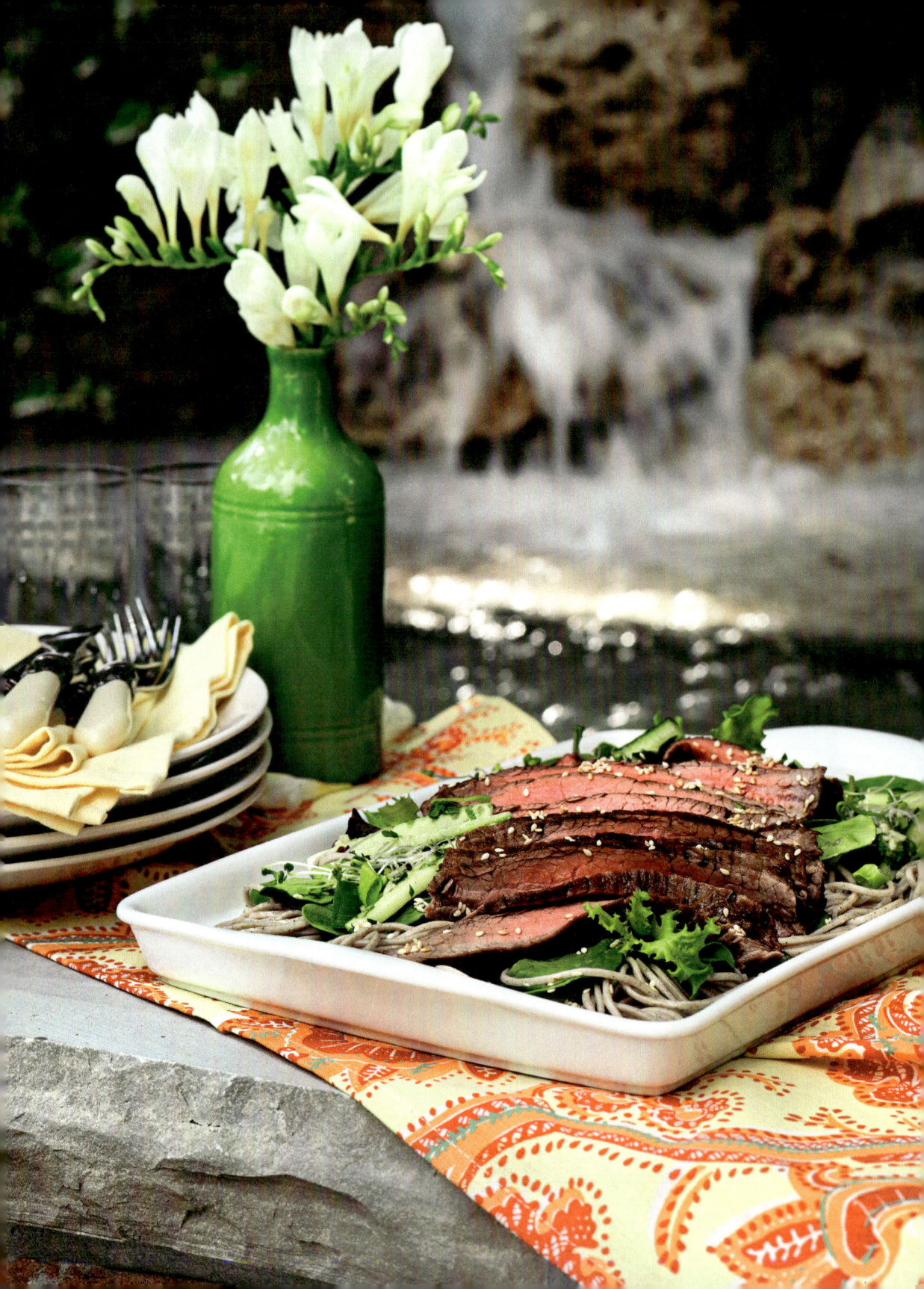

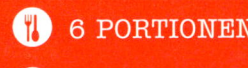
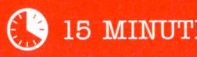

THAI-STEAK AUF SOBA-NUDELN

Die traditionelle Thai-Marinade macht das Steak aromatisch und zart. Dieses Gericht bekehrt Fleischfreunde im Nu dazu, mehr Grünzeug zu essen!

ZUTATEN

        1/2 Zitrone (Saft)
   60 ml + 1 TL Avocadoöl (oder Olivenöl)
        1/2 Bund frischer Koriander, gehackt
          2 Knoblauchzehen, gepresst
   1 Schuss Tabasco (ersatzweise andere
             scharfe Sauce)
       1 EL Bio-Honig
     je 1 TL Meersalz und frisch gemahlener
             schwarzer Pfeffer
       700 g Flankensteak vom Rind,
             am Stück, auf eine Dicke von
             ca. 2,5 cm geklopft
        1/2 Salatgurke, klein gewürfelt
       250 g Soba-Nudeln
       500 g grüner Blattsalat
       200 g Keimsprossen (Brokkoli-, Alfalfa-
             oder Bohnensprossen)
        35 g Sesamsamen, geröstet
          1 Bund Frühlingszwiebeln, geputzt
             und in feine Ringe geschnitten

ZUBEREITUNG

1 Für die Marinade Zitronensaft, Avocadoöl, Koriander, Knoblauch, Tabasco, Honig, Salz und Pfeffer in einer kleinen Schüssel oder einem Schraubglas vermischen.

2 Das Fleisch in einer Auflaufform mit der Hälfte der Marinade begießen. Es soll gut bedeckt sein. Zugedeckt einige Stunden im Kühlschrank durchziehen lassen.

3 Heizen Sie den Backofen auf 200° vor.

4 Fleisch abtropfen lassen, auf einen Teller legen. Marinade aus der Form weggießen.

5 Gurkenwürfel mit 3/4 der restlichen Marinade begießen. 1 TL Öl in eine großen ofenfesten Pfanne erhitzen. Das Fleisch auf beiden Seiten scharf darin anbraten, mit Salz und Pfeffer würzen.

6 Geben Sie die Pfanne mit dem Fleisch in den Ofen und braten Sie es darin je nach gewünschtem Gargrad etwa 10 Min. weiter.

7 Inzwischen bereiten Sie die Soba-Nudeln laut Packungsanweisung zu.

8 Nehmen Sie das Fleisch aus dem Ofen und lassen Sie es ein wenig abkühlen. Schneiden Sie es mit einem scharfen Messer in schmale Streifen.

9 Verteilen Sie die fertigen Soba-Nudeln auf 6 Teller. Geben Sie den Salat und die Keimsprossen darauf. Träufeln Sie die übrige Marinade darüber. Arrangieren Sie die marinierten Gurkenwürfel und die Steaks auf dem Salat und bestreuen Sie alles mit Sesamsamen und Frühlingszwiebelringen.

Nährwerte/Portion kcal: 764 (aus Fett: 246)
Eiweiß: 54 g | Kohlenhydrate: 77 g | Fett: 36 g
(davon gesättigte Fettsäuren: 8 g, Transfett-
säuren: 0 g) | Ballaststoffe: 5 g | Salz: 1017 mg
Cholesterin: 120 mg | Zucker: 4 g

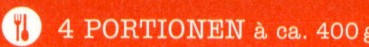 4 PORTIONEN à ca. 400 g

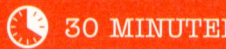 30 MINUTEN

 25 MINUTEN

ASIATISCHE NUDELSCHALE

Ein schnelles, köstliches Essen, bei dem man die Zutaten nach Belieben variieren kann! Mir ist grünes Gemüse am liebsten: Von Spinat über Chinakohl oder Pak Choi bis zu Brokkoli geht alles. Sie werden überrascht sein, wie leicht das Gericht zuzubereiten ist und wie gut es schmeckt.

ZUTATEN

2 große Hähnchenbrustfilets, in schmale Streifen geschnitten
2 EL Sojasauce
1 TL frischer Ingwer, fein gehackt
1 Knoblauchzehe, gepresst
2 EL Reisweinessig
2 EL Sesamöl
1 l Hühner- oder Gemüsebrühe (salzarm)
250 g Soba-Nudeln oder asiatische Nudeln
100 g gefrorene Erbsen
350 g Brokkoliröschen
50 g rote Paprika, in feinste Streifen geschnitten
1 kleine Karotte, geschält und fein gehackt
4 Frühlingszwiebeln, in feine Ringe geschnitten
4 große Handvoll frischer Spinat, verlesen und gründlich gewaschen
50 g geröstete Erdnüsse, fein gehackt (nach Belieben)

Nährwerte/Portion kcal: 459 (aus Fett: 65)
Eiweiß: 46 g | Kohlenhydrate: 56 g | Fett: 6 g
(davon gesättigte Fettsäuren: 1 g, Transfett-
säuren: 0 g) | Ballaststoffe: 5 g | Salz: 937 mg
Cholesterin: 69 mg | Zucker: 4 g

ZUBEREITUNG

1 Geben Sie Hähnchenstreifen, Sojasauce, Ingwer, Knoblauch, Reisweinessig und Sesamöl in eine große Pfanne und erhitzen Sie alles bei mittlerer Hitze.

2 Gießen Sie die Brühe dazu und lassen Sie alles köcheln, bis das Hähnchen gar ist, jedoch mindestens 10 Min.

3 Fügen Sie Nudeln, Erbsen, Brokkoli und Paprikastreifen hinzu und lassen Sie alles köcheln, bis der Brokkoli hellgrün ist, aber noch Biss hat. Reduzieren Sie die Hitze und lassen Sie den Pfanneninhalt zugedeckt ein paar Minuten ziehen.

4 Geben Sie anschließend die Karotten und die Frühlingszwiebeln hinzu.

5 Kurz vor dem Servieren die Spinatblätter auf 4 Schalen verteilen und die Nudelsuppe da-rüberschöpfen. Achten Sie darauf, alle Zuta-ten gleichmäßig zu verteilen. Nach Belieben mit gerösteten Erdnüssen garnieren.

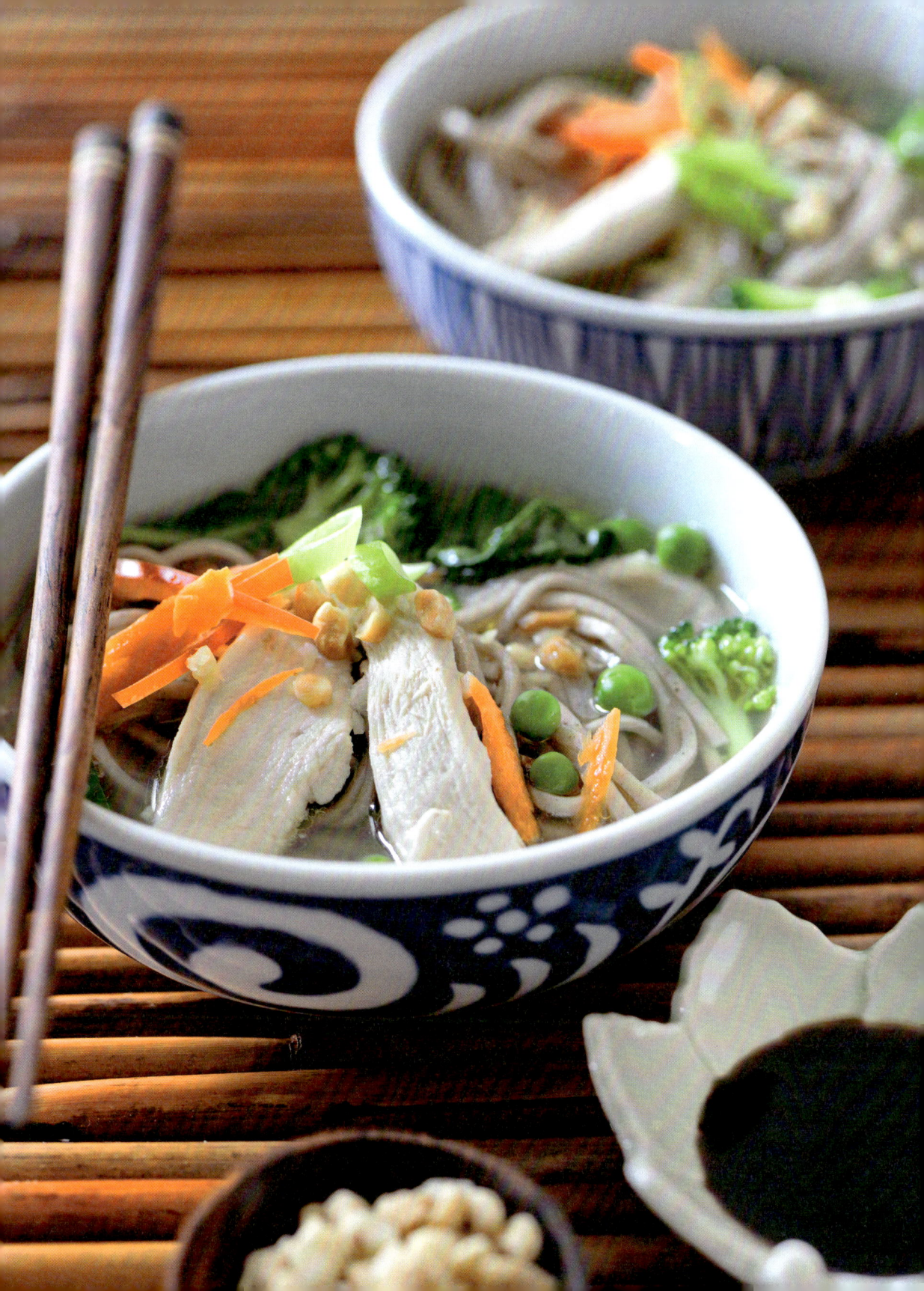

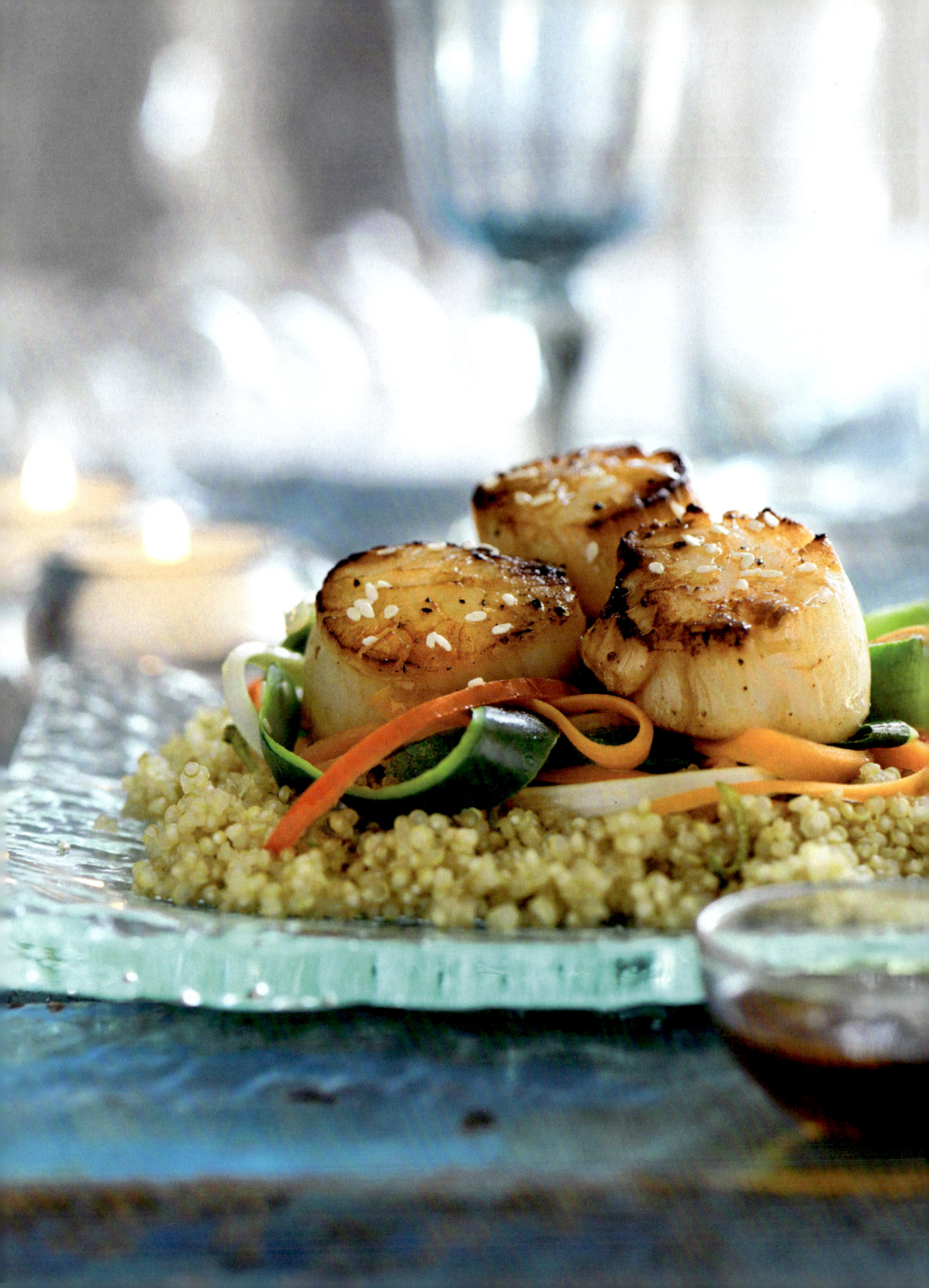

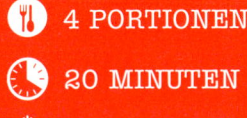
JAKOBSMUSCHELN MIT GEMÜSE UND QUINOA

Die Jakobsmuscheln werden knusprig gebraten und sind innen zart und saftig – perfekt für ein Familienessen oder einen romantischen Abend zu zweit. Kombiniert mit leicht nussigem Gemüse auf einem Bett von lockerem Zitronen-Quinoa, beeindruckt dieses charakterstarke Gericht jeden Gast.

ZUTATEN

- 3 EL Olivenöl
- 500 g Jakobsmuscheln oder 3–4 Stück pro Person
- 170 g Quinoa, roh, gründlich kalt gespült
- 500 ml Gemüsebrühe (salzarm)
- 6 kleine Zucchini
- 4 gleich große Karotten, geputzt und geschält
- 1 rote Paprika, geputzt, entkernt und in lange Streifen geschnitten
- 5 Schalotten, geputzt, längs geviertelt
- 1 frische Limette (Saft und Abrieb)
- 2 EL Sesamsamen
- 2 TL Sesamöl
- 1/2 TL Ingwerpulver
- 2 EL Tamari-Sojasauce

ZUBEREITUNG JAKOBSMUSCHELN

1 Erhitzen Sie 2 EL Olivenöl in einer Pfanne. Braten Sie die Muscheln darin bei mittlerer Hitze auf beiden Seiten etwa 2 Min. an.

Nährwerte/Portion kcal: 460 (aus Fett: 159) Eiweiß: 29 g | Kohlenhydrate: 48 g | Fett: 18 g (davon gesättigte Fettsäuren: 2 g, Transfett- säuren: 0 g) | Ballaststoffe: 8 g | Salz: 516 mg Cholesterin: 37 mg | Zucker: 8 g

ZUBEREITUNG QUINOA

1 Die Quinoa in der Brühe in einem Topf auf- kochen. Die Hitze reduzieren und die Quinoa zugedeckt köcheln lassen, bis sie die ge- samte Flüssigkeit aufgenommen hat.

ZUBEREITUNG GEMÜSE

1 Schneiden Sie mit einem Sparschäler Längsstreifen von den Zucchini ab. Sie verwenden nur die Schale, nicht das Innere; dieses anderweitig verwenden.

2 Hobeln Sie ebenso die Karotten bis zum helleren Innenteil. Auch diesen anderweitig verwenden.

3 Erhitzen Sie das übrige Olivenöl in einer großen Pfanne. Braten Sie darin Paprika, Schalotten, Zucchini und Karotten gar. Ist die Pfanne zu klein, portionsweise arbeiten.

4 Das fertig gebratene Gemüse würzen Sie mit Limettensaft, Sesamsamen, Sesamöl, Ingwer und Tamari-Sojasauce. Richten Sie es zusammen mit den Jakobsmuscheln auf der Quinoa an und bestreuen Sie alles mit dem Limettenabrieb.

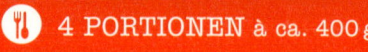 4 PORTIONEN à ca. 400 g

 20 MINUTEN

 45 MINUTEN

GEBRATENER REIS MIT THAI-BASILIKUM UND HÄHNCHEN

Gebratener Reis mit Thai-Basilikum und Hähnchen oder Khao Pad Kra Prao Gai, so der Originalname des Gerichts, ist eine feste Größe in der thailändischen Küche. Sie können es mit den Gewürzen so scharf oder mild abschmecken, wie es Ihnen lieb ist. Verwenden Sie zur Abwechslung auch einmal Rindfleischstreifen oder Garnelen statt Hähnchen. Und tischen Sie es stilecht mit Stäbchen auf.

Anmerkung: Der vorgegarte Reis verkürzt die Zubereitungszeit extrem.

ZUTATEN

- 4 EL Kokosbutter (ersatzweise Olivenöl)
- 2 Schalotten, geschält, fein gehackt
- 2 Frühlingszwiebeln, in dünne Ringe geschnitten
- 4 Knoblauchzehen, gepresst
- 2 Hähnchenbrustfilets, in schmale Streifen geschnitten
- 2 rote Thai-Paprikaschoten, in dünne Ringe geschnitten
- 2 EL Fischsauce
- 3 EL Austernsauce
- 1/2 TL Meersalz
- 2 Bund frisches Thai-Basilikum, fein gehackt
- 500 g vorgekochter Naturreis
- 1 Bund frischer Koriander, grob gehackt
- 1 Prise Paprikaflocken

Nährwerte/Portion kcal: 390 (aus Fett: 137)
Eiweiß: 31 g | Kohlenhydrate: 30 g | Fett: 15 g
(davon gesättigte Fettsäuren: 12 g, Transfett-
säuren: 0 g) | Ballaststoffe: 3 g | Salz: 1341 mg
Cholesterin: 69 mg | Zucker: 2 g

ZUBEREITUNG

1 Erhitzen Sie die Kokosbutter in einem Wok. Geben Sie die Schalotten und Frühlingszwiebeln hinein und braten Sie sie bei mittlerer Hitze ein paar Minuten scharf an, bis sie angenehm duften.

2 Geben Sie Knoblauch, Fleisch und Thai-Paprika dazu und braten Sie alles 4–5 Min.

3 Geben Sie Fisch- und Austernsauce dazu und würzen Sie mit Meersalz. Reduzieren Sie, falls nötig, die Hitze.

4 Geben Sie das Basilikum und den Reis in den Wok und braten Sie, bis alles gar und gut erhitzt ist.

5 Servieren Sie das Gericht heiß, mit Koriander und 1 Prise Paprikaflocken garniert.

TIPP Für dieses Gericht können Sie übrig gebliebenes Hähnchenfleisch verwenden. Verkürzen Sie dann die Garzeit, damit es nicht zu trocken wird.

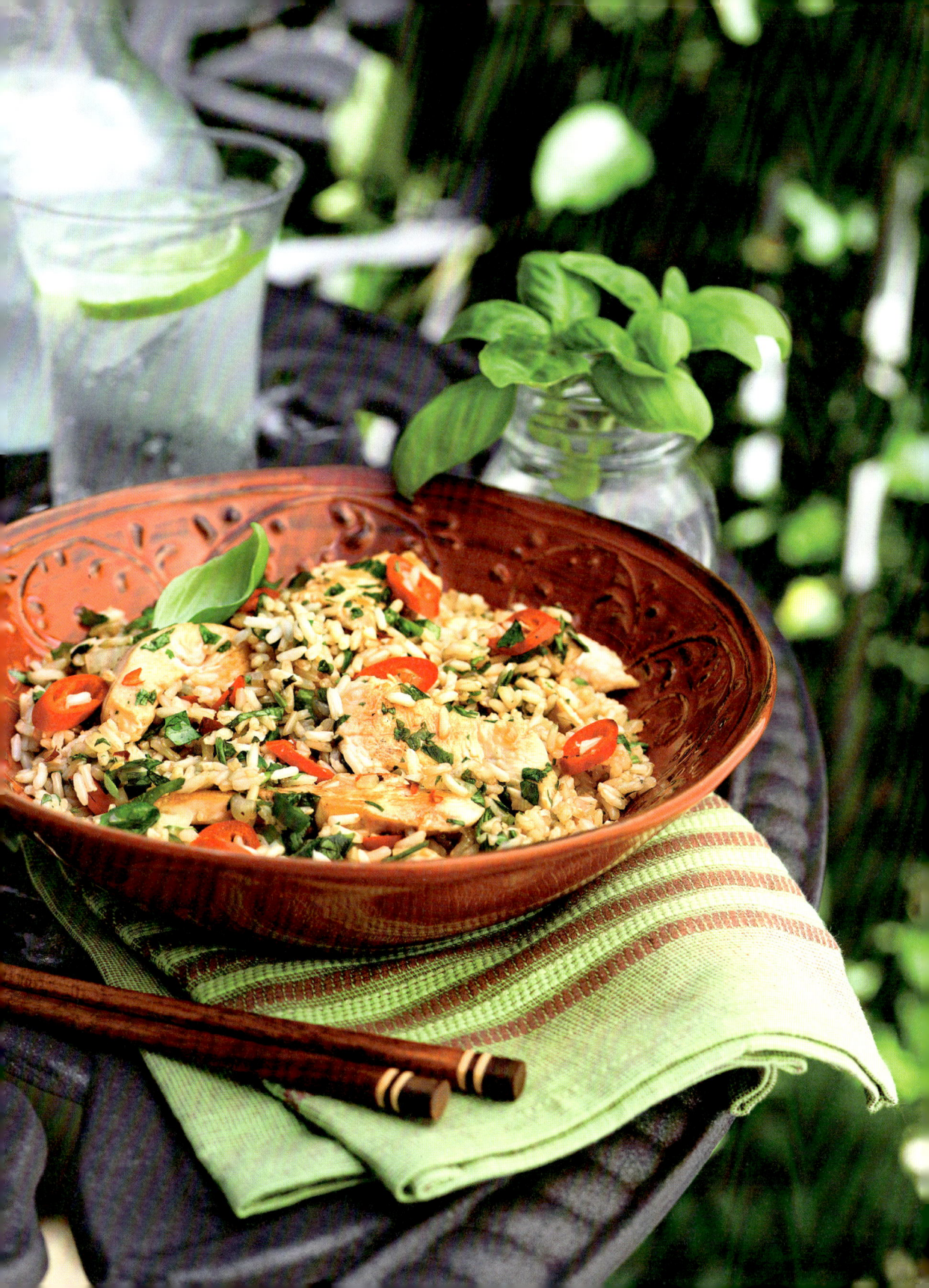

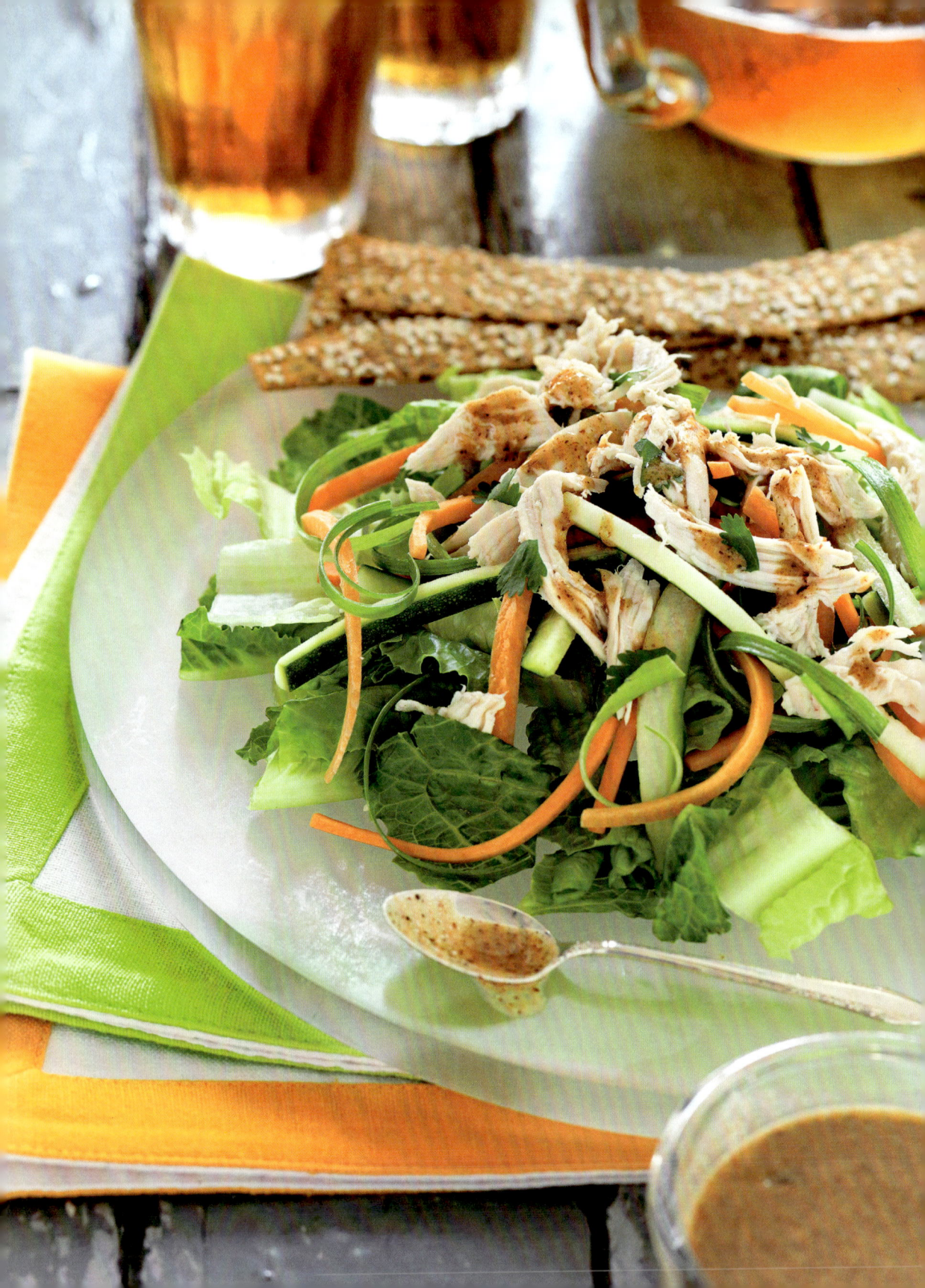

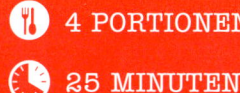
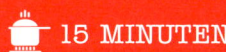
HÄHNCHEN-KNALLER

Der Name passt sowohl zum starken Aroma als auch zu den unglaublich gesunden Nährwerten. Das bombige Gericht ist schnell und leicht gemacht und eignet sich vor allem für die Resteverwertung.

ZUTATEN

1 l Hühner- oder Gemüsebrühe (salzarm)

2,5 cm frischer Ingwer, fein gehackt

2 Hähnchenbrustfilets

2 EL Nussmus (Erdnuss, Cashew oder Mandel)

1 EL Bio-Honig

1 EL Kokosbutter, geschmolzen (ersatzweise Olivenöl)

1 Schuss scharfes Chiliöl

1 Salatgurke, in streichholzdünne Stifte gehobelt

1 Bund Frühlingszwiebeln, längs in schmale Streifen geschnitten

1 feste Zucchini, längs in Streifen geschnitten

2 Karotten, längs in Streifen geschnitten

2 Köpfe Romanasalat ohne die dunkelgrünen Außenblätter (anderweitig verwenden), grob gehackt

1/2 Bund frischer Koriander, grob gehackt

Nährwerte/Portion kcal: 381 (aus Fett: 105) Eiweiß: 37 g | Kohlenhydrate: 31 g | Fett: 13 g (davon gesättigte Fettsäuren: 3 g, Transfettsäuren: 0 g) | Ballaststoffe: 10 g | Salz: 610 mg Cholesterin: 69 mg | Zucker: 13 g

ZUBEREITUNG

1 Kochen Sie die Brühe in einem Topf auf. Geben Sie den Ingwer und die Hähnchenbrustfilets hinein und lassen sie Letztere in mindestens 10 Min. komplett durchgaren.

2 Nehmen Sie den Topf vom Herd, nehmen Sie die Hähnchenbrustfilets heraus und lassen Sie sie auf einem Schneidebrett abkühlen. Stellen Sie die Brühe für das Dressing beiseite.

3 Für das Dressing vermischen Sie Nussmus, Honig, geschmolzene Kokosbutter und das Chiliöl in einem fest verschlossenen Glas. Fügen Sie anschließend 60 ml Kochbrühe hinzu und schütteln Sie erneut gut durch.

4 Vermengen Sie in einer Salatschüssel Gurkenstifte, Frühlingszwiebel-, Zucchini- und Karottenstreifen mit dem Romanasalat.

5 Verteilen Sie den Salat auf 4 Teller. Zerkleinern Sie die Hähnchenbrustfilets und verteilen Sie sie auf die Portionen.

6 Beträufeln Sie die Salate mit dem Dressing und garnieren Sie sie mit dem Koriander.

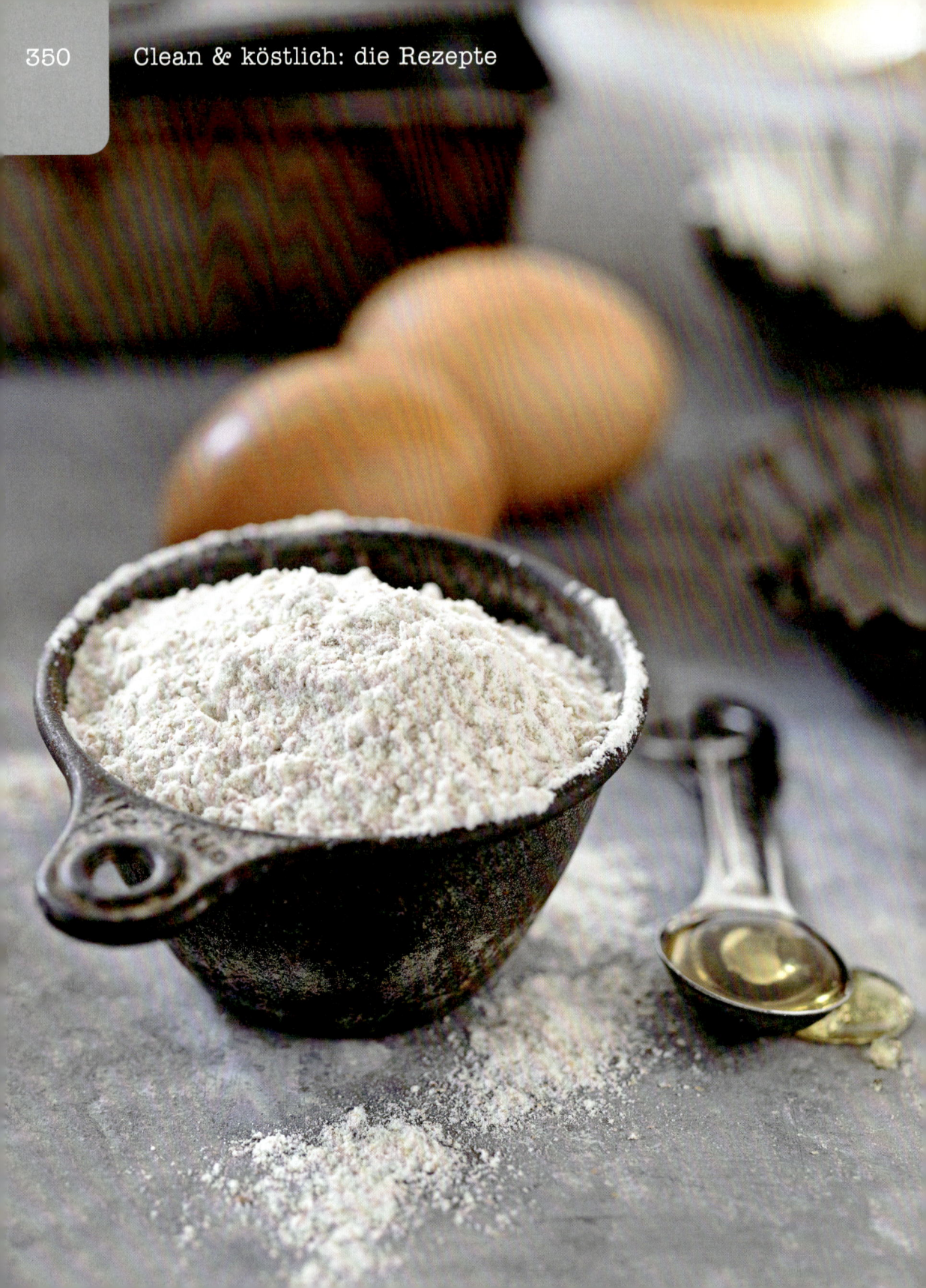

DESSERTS

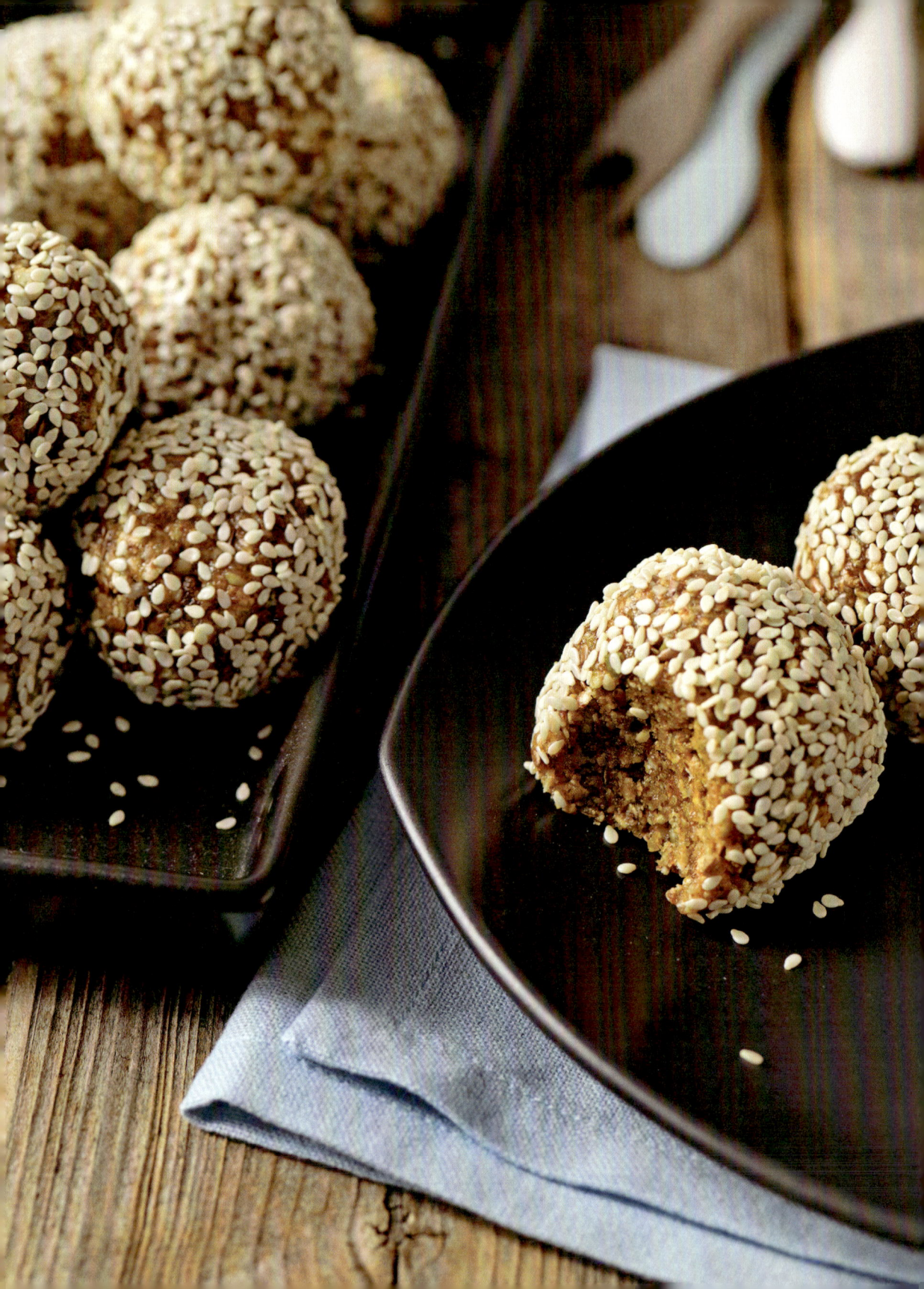

POWER-KUGELN

Diese Bällchen sind mit einem Happen im Mund und sättigen trotzdem. Je saftiger sie sind, desto schneller verschwinden sie! Die Kraftpakete braucht man nicht zu backen. Sie werden mit Sicherheit ein Favorit Ihrer Familie. Jeder kann sie zubereiten – sogar Ihre Kinder. Los geht's!

ZUTATEN

150 g getrocknete Aprikosen
150 g entsteinte Datteln
je 70 g Sonnenblumen- und Kürbiskerne
30 g Leinsamen
4 Vollkornreiswaffeln
(ersatzweise Dinkelreiswaffeln)
40 g Haferflocken, kernig

350 g Bio-Honig
125 g Mandelmus, leicht angewärmt
50 g Sesamsamen

ZUBEREITUNG

1 Zerkleinern Sie die Trockenfrüchte und alle Samen bis auf die Sesamsamen in der Küchenmaschine zu einer bröckeligen Masse.

2 Die restlichen Zutaten bis auf die Sesamsamen hinzugeben und homogen mixen.

3 Nehmen Sie mit einem Esslöffel die Masse portionsweise aus der Schüssel und formen Sie daraus Bällchen. Pressen Sie sie gut zusammen, damit sie später nicht zerfallen.

4 Rollen Sie jedes Bällchen in den Sesamsamen, bis es rundum bedeckt ist. Lagern Sie die fertigen Bällchen zugedeckt im Kühlschrank.

POWER-MEHL

Power-Mehl passt für jedes Rezept, das Mehl verlangt. Schon auf der nächsten Seite finden Sie eines!

ZUTATEN

25 g Gerstenmehl
40 g Reismehl
30 g Amaranth
35 g Dinkelmehl
30 g Kamutmehl
40 g Weizenvollkornmehl

ZUBEREITUNG

1 Vermischen Sie alle Zutaten, geben Sie sie in ein luftdichtes Behältnis und lagern Sie dieses im Kühlschrank.

Nährwerte/Portion kcal: 121 (aus Fett: 56) Eiweiß: 3 g | Kohlenhydrate: 14 g | Fett: 7 g (davon gesättigte Fettsäuren: 1 g, Transfettsäuren: 0 g) | Ballaststoffe: 3 g | Salz: 8 mg Cholesterin: 0 mg | Zucker: 5 g

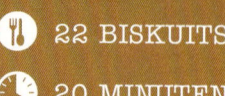

22 BISKUITS

20 MINUTEN

50 MINUTEN

KAMILLENTEE-BISKUITS

Diese Biskuits können entweder ein tolles Dessert sein oder auch ein Teil einer Eat-Clean-Mahlzeit, wenn Sie sie mit ein paar Nüssen kombinieren.

ZUTATEN

350 g Power-Mehl (Rezept auf Seite 353)
1 TL Backpulver
1/2 TL Backnatron
1 Prise feines Meersalz
1/8 TL gemahlener Kardamom
40 g Fruchtzucker
3 Eiweiß
1 ganzes Ei
2 EL flüssiger Bio-Honig
1/2 TL Vanilleessenz
2 EL Orangenabrieb
1 EL getrocknete Kamillenblüten (Tee)
75 g getrocknete schwarze Johannisbeeren
1 EL Kokosbutter oder Olivenöl

ZUBEREITUNG

1 Heizen Sie den Backofen auf 180° vor.

2 Vermischen Sie in einer Rührschüssel alle trockenen Zutaten: Mehl, Backpulver, Backnatron, Meersalz und Kardamom.

3 In einer zweiten Rührschüssel verquirlen Sie mit dem Schneebesen den Zucker mit den Eiern. Geben Sie nach und nach Honig, Vanilleessenz, Orangenabrieb und Tee dazu.

4 Verkneten Sie die trockenen mit den flüssigen Zutaten und den Johannisbeeren.

5 Halbieren Sie den Teig. Fetten Sie die Hände etwas ein und formen Sie 2 längliche Teigrollen. Legen Sie diese mit genug Abstand zum Aufgehen auf das Backblech.

6 Backen Sie die Biskuits etwa 35 Min. im vorgeheizten Ofen. Reduzieren Sie die Ofentemperatur auf 160°. Nehmen Sie die Biskuits heraus und lassen sie etwa 10 Min. abkühlen.

7 Schneiden Sie die abgekühlten Biskuitrollen in ca. 2,5 cm breite Scheiben, legen Sie diese flach auf das Blech und schieben Sie es erneut in den Ofen (daher der Name Biskuit: zweimal gebacken). Nach wenigen Minuten nehmen Sie das Backblech erneut heraus, drehen die Biskuits um und geben sie wieder für ein paar Minuten in den Ofen.

8 Sind die Biskuits fertig gebacken, lassen Sie sie vollständig abkühlen und lagern sie dann an einem kühlen, trockenen Ort, falls Sie sie nicht gleich verbrauchen.

Nährwerte/Portion kcal: 69 (aus Fett: 9)
Eiweiß: 3 g | Kohlenhydrate: 13 g | Fett: 1 g
(davon gesättigte Fettsäuren: 0,5 g, Transfettsäuren: 0 g) | Ballaststoffe: 1,5 g | Salz: 84 mg
Cholesterin: 10 mg | Zucker: 4 g

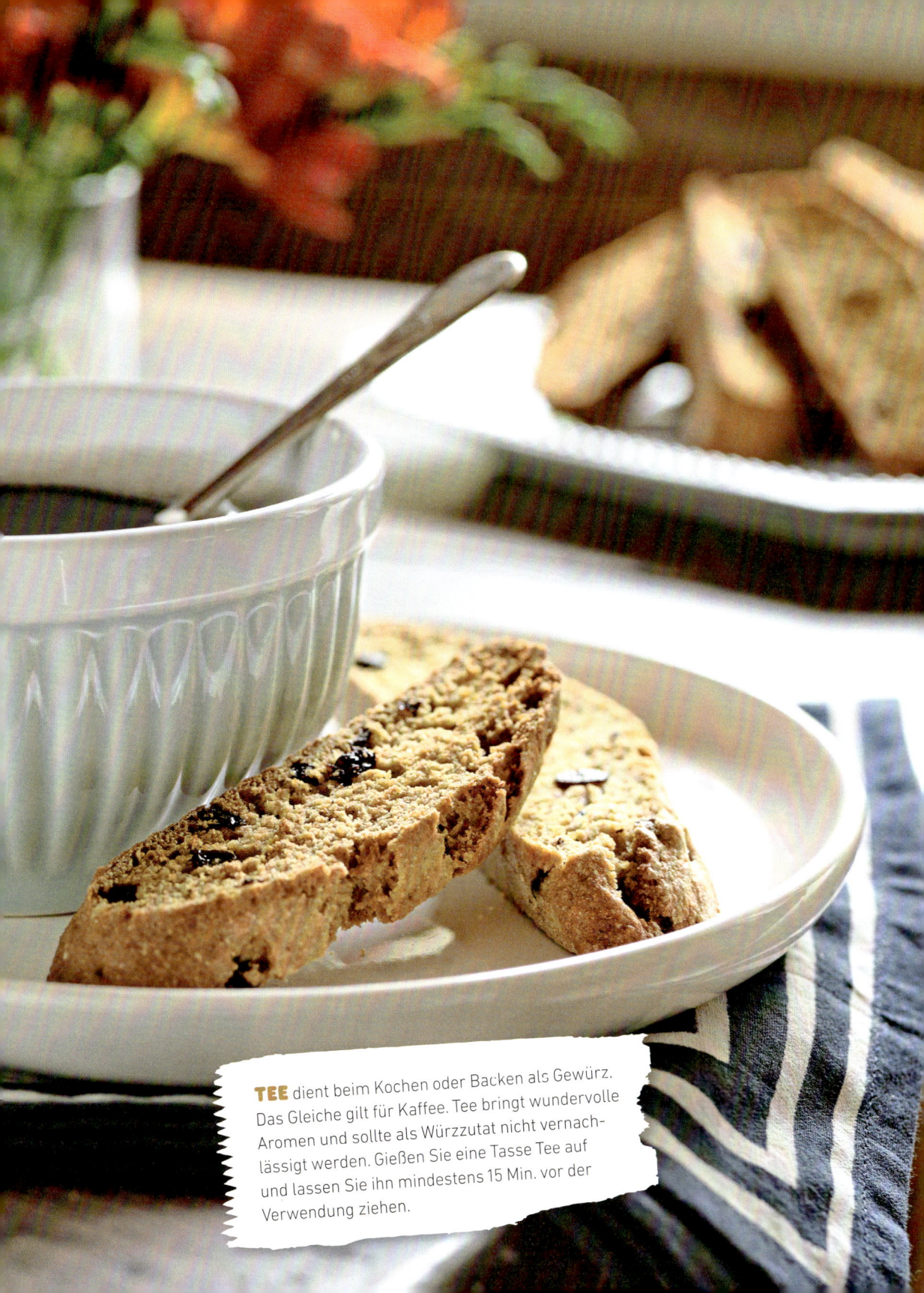

TEE dient beim Kochen oder Backen als Gewürz. Das Gleiche gilt für Kaffee. Tee bringt wundervolle Aromen und sollte als Würzzutat nicht vernachlässigt werden. Gießen Sie eine Tasse Tee auf und lassen Sie ihn mindestens 15 Min. vor der Verwendung ziehen.

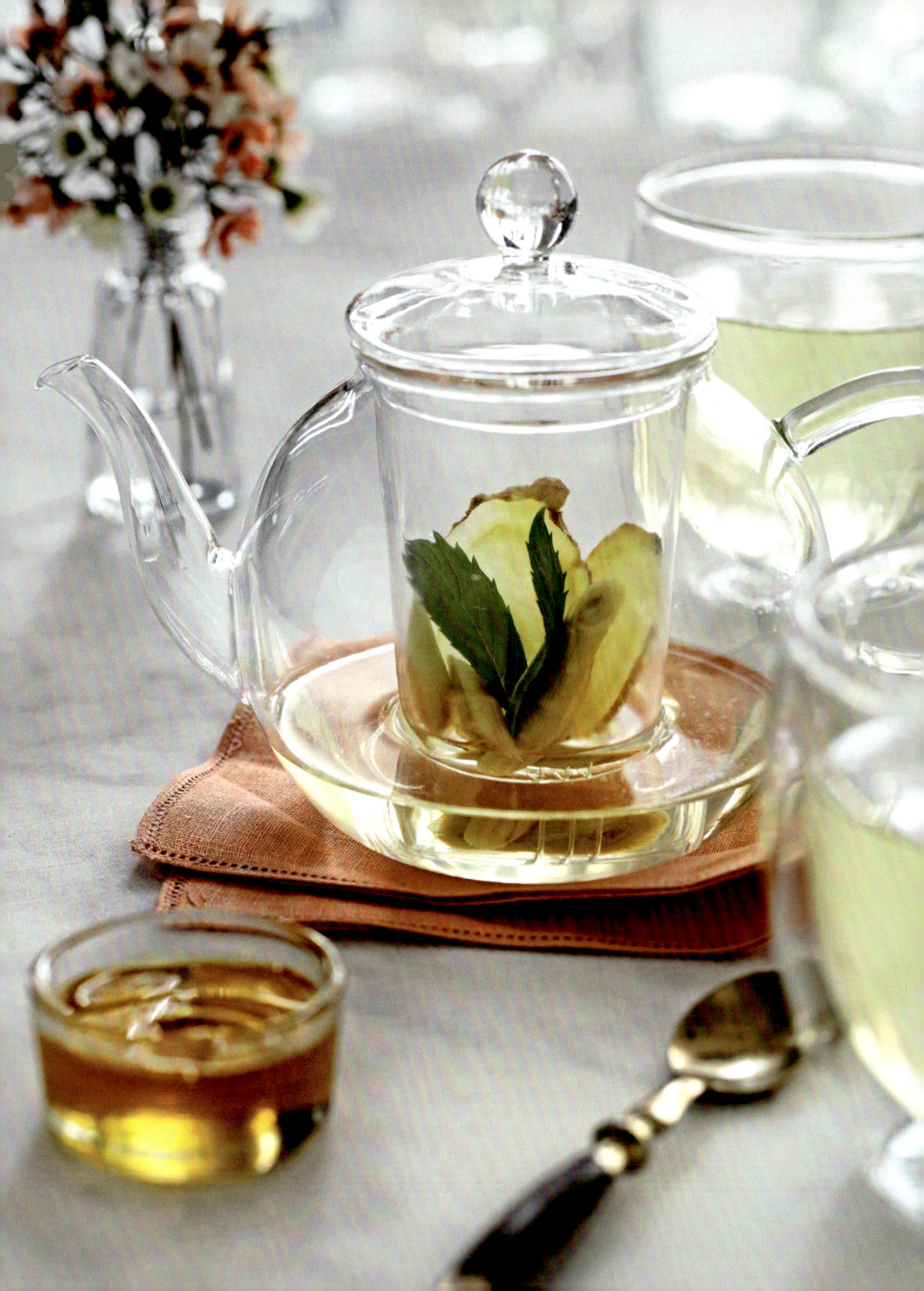

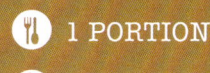

ZITRONENGRAS-INGWER-MINZE-TEE

Es gibt nichts Besseres zum Entspannen als eine Tasse Ihres Lieblingstees. Dieser Tee wird Sie nicht nur beruhigen, sondern auch der Verdauung helfen.

ZUTATEN

- 2 TL Zitronengras, getrocknet
- 3–5 frische Minzeblätter
- 3 dünne Scheiben frischer Ingwer
- 1/2 Zitrone (Saft)
- 2 TL Bio-Honig (nach Belieben)

ZUBEREITUNG

1 Geben Sie Zitronengras, Minze und Ingwer in eine Tasse. Gießen Sie 250 ml kochendes Wasser darauf und lassen Sie alles etwa 5 Min. ziehen.

2 Nehmen Sie Zitronengras, Minze und Ingwer aus dem Tee.

3 Pressen Sie den Zitronensaft in die Tasse und mischen Sie den Honig dazu, falls Sie einen süßen Kick brauchen. Nun lehnen Sie sich zurück, genießen und entspannen sich.

Nährwerte/Portion kcal: 46,3 (aus Fett: 1) Eiweiß: 1 g | Kohlenhydrate: 14 g | Fett: 0 g (davon gesättigte Fettsäuren: 0 g, Transfett-säuren: 0 g) | Ballaststoffe: 1 g | Salz: 3 mg Cholesterin: 0 mg | Zucker: 3 g

TIPP 1 Für eine noch intensivere Aromakom-bination können Sie das Zitronengras direkt in Ihren Lieblingstee geben. Ich kombiniere es gerne mit Kamillen- oder Jasmintee.

TIPP 2 Lassen Sie den abgekühlten Tee im Kühlschrank eiskalt werden und servieren Sie ihn auf Eis: das perfekte Sommergetränk zur Abkühlung!

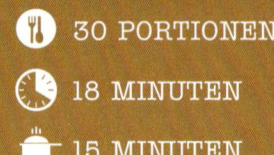

30 PORTIONEN

18 MINUTEN

15 MINUTEN

HONIG-MANDEL-PLÄTZCHEN

Diese köstlichen Kekse mit Honig passen perfekt zu einer heißen Tasse Tee oder einem kalten Glas Milch und werden bestimmt auch jedes unverbesserliche Keksmonster zufriedenstellen.

ZUTATEN

150 g ungesalzene rohe ganze Mandelkerne, leicht geröstet
200 g Weizenvollkornmehl, gesiebt
125 g Weizenmehl, gesiebt
1 TL Backpulver
1/2 TL Meersalz
235 g Bio-Honig
80 g Yacón-Sirup
75 g Kokosbutter, geschmolzen
60 ml Apfelmark
30 g geschrotete Leinsamen
1 Ei (Größe L)
1 TL Vanilleessenz
30 g Mandelblättchen oder -splitter, leicht geröstet (zum Garnieren)

ZUBEREITUNG

1 Die ganzen Mandeln in der Küchenmaschine gründlich zerkleinern und dann in einer großen Rührschüssel mit beiden Sorten Mehl, Backpulver und Salz gut vermischen.

Nährwerte/Portion kcal: 107 (aus Fett: 44) Eiweiß: 2 g | Kohlenhydrate: 14 g | Fett: 5 g (davon gesättigte Fettsäuren: 2 g, Transfettsäuren: 0 g) | Ballaststoffe: 2 g | Salz: 41 mg Cholesterin: 7 mg | Zucker: 7 g

2 Mischen Sie in einer zweiten Rührschüssel Honig, Yacón-Sirup, Kokosbutter, Apfelmark, Leinsamen, Ei und Vanille. Das geht am besten mit einem Rührgerät; sonst mit dem Schneebesen.

3 Vermischen Sie mit den Händen oder mit einem Kochlöffel in der größeren Schüssel die trockenen mit den feuchten Zutaten zu einem gleichmäßigen Teig.

4 Stellen sie die Schüssel mit dem Teig zugedeckt etwa 1 Std. in den Kühlschrank.

5 Heizen Sie den Backofen auf 180° vor und belegen Sie ein Backblech mit Backpapier.

6 Nehmen Sie mit einem Esslöffel jeweils etwas Teig aus der Schüssel und formen Sie Bällchen daraus. Legen Sie diese auf das Backblech und drücken Sie sie mit ihrem Daumen in der Mitte etwas ein. In die Delle setzen Sie später die Mandelblättchen.

7 Backen Sie die Plätzchen 12–15 Min.; je nach Bedarf auf mehreren Blechen nacheinander.

8 Nehmen Sie die Plätzchen aus dem Ofen und dekorieren Sie sie sofort kreativ mit den Mandelblättchen oder -splittern. Dann auf einem Kuchengitter auskühlen lassen.

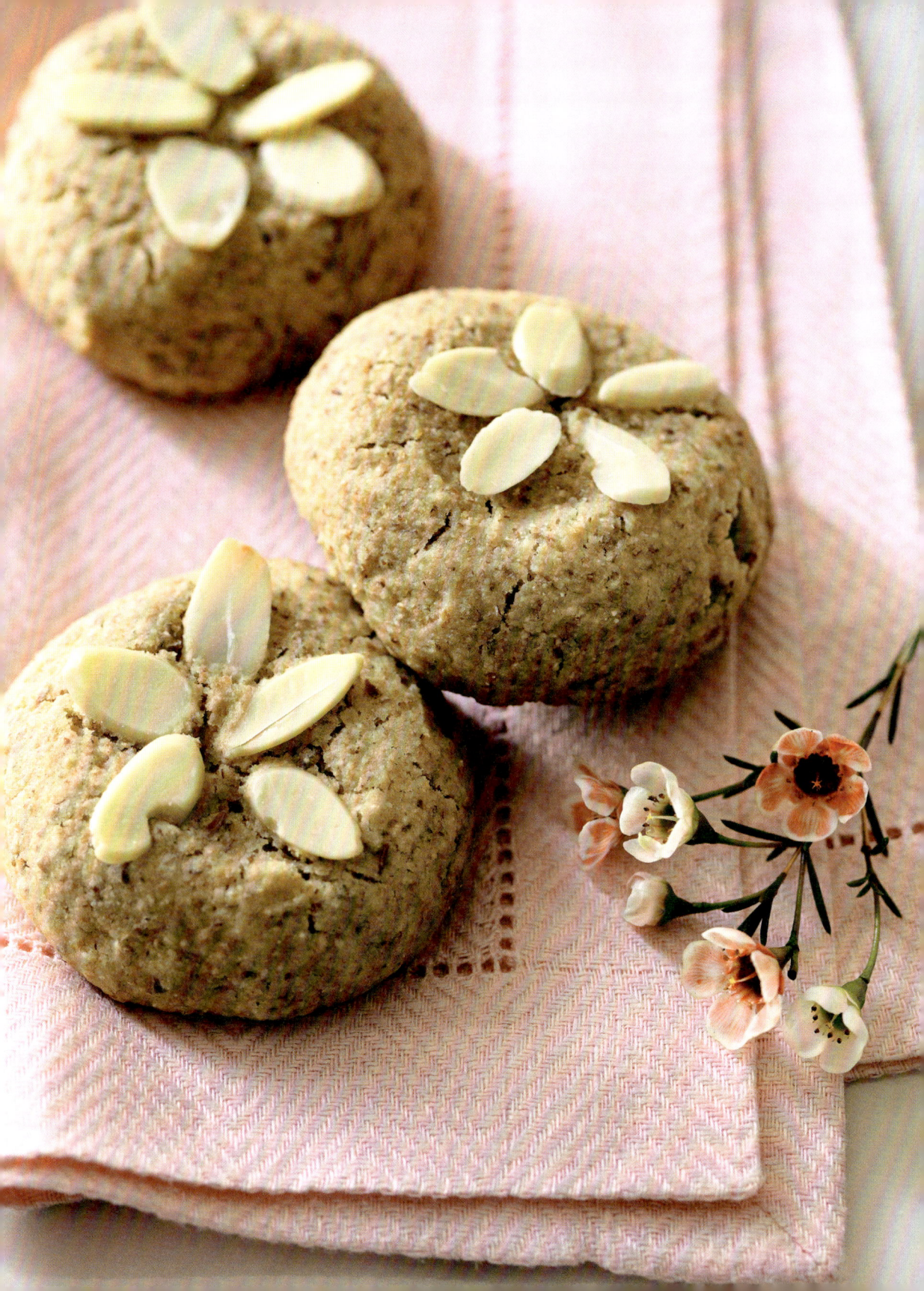

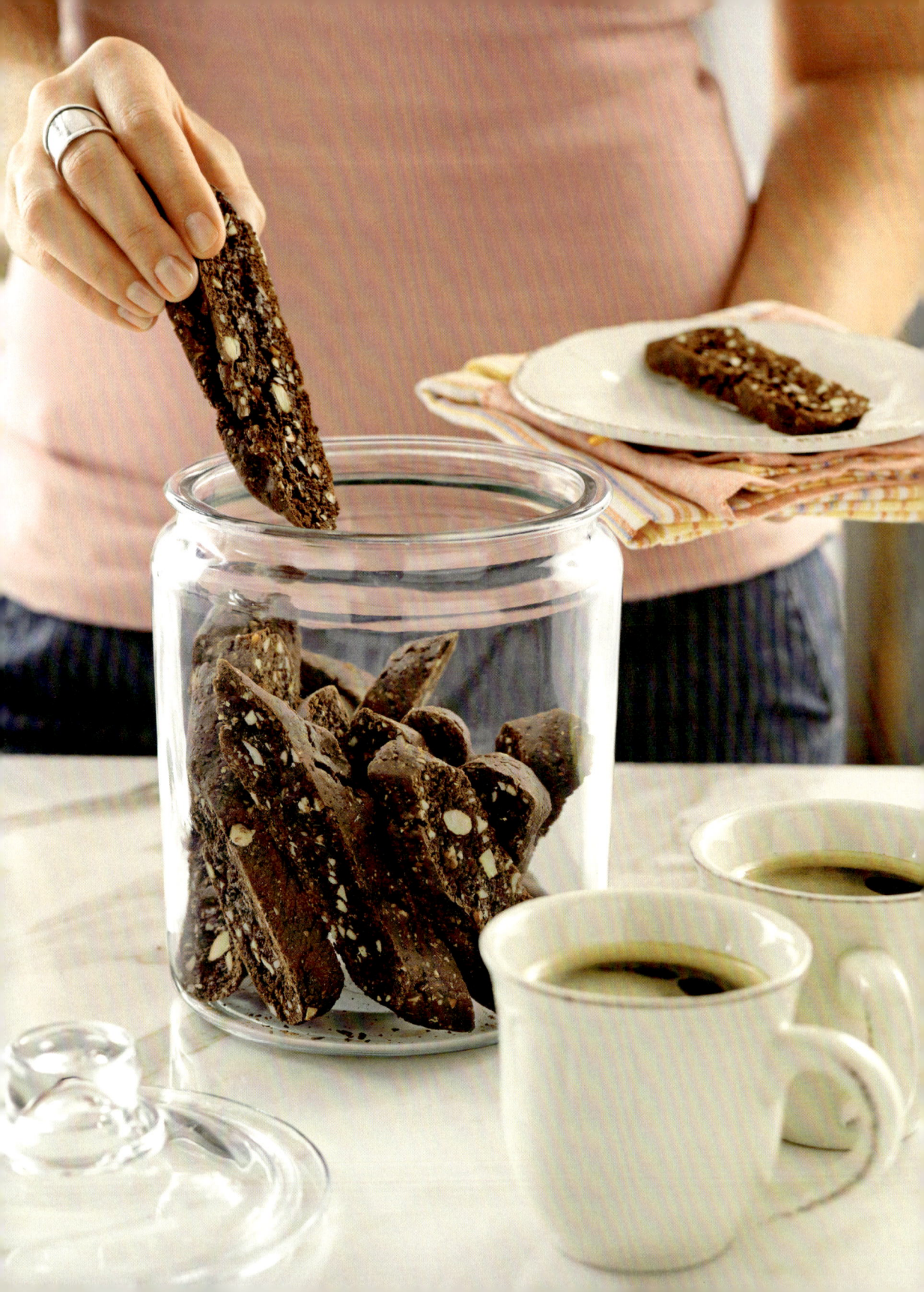

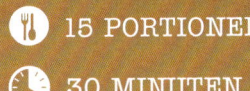

SCHOKOLADEN-MANDEL-BISKUITS

Diese Biskuits sind tolle Eat-Clean-Kekse und machen sich bestens als süße Zugabe zum Kaffee oder Tee. Die knusprige, trockene Konsistenz kontrastiert wunderbar mit dem intensiven Geschmack von Schokolade und Mandeln.

ZUTATEN

- 70 g ungesalzene rohe ganze Mandelkerne, leicht geröstet, grob gehackt
- 50 g Weizenmehl
- 50 g Weizenvollkornmehl
- 60 g Kakaopulver
- 2 TL Instantkaffee
- 1/2 TL Backnatron
- 1/8 TL Meersalz
- 115 g Sucanat oder Rapadura-Zucker
- 1 Ei
- 1 Eiweiß
- 1 TL Vanilleessenz
- 1 TL Mandelessenz
- 1 TL Bio-Zitronenabrieb

ZUBEREITUNG

1 Heizen Sie den Backofen auf 180° vor. Geben Sie die Hälfte der Mandeln zusammen mit beiden Sorten Mehl, Kakaopulver, Instantkaffee sowie Backnatron und Salz in die Küchenmaschine und lassen Sie diese laufen, bis die Mandeln fein zerkleinert sind.

Nährwerte/Portion kcal: 94 (aus Fett: 28)
Eiweiß: 3 g | Kohlenhydrate: 15 g | Fett: 3 g
(davon gesättigte Fettsäuren: 1 g, Transfettsäuren: 0 g) | Ballaststoffe: 2 g | Salz: 63 mg
Cholesterin: 14 mg | Zucker: 8 g

2 Mixen Sie Sucanat, Ei, Eiweiß, Vanille- und Mandelessenz sowie Zitronenabrieb im Standmixer in 3–4 Min. schön schaumig.

3 Gießen Sie die flüssigen Zutaten über die Mehlmasse. Geben Sie die übrigen gehackten Mandeln hinzu und verkneten Sie alles gleichmäßig.

4 Halbieren Sie den Teig, formen Sie 2 Rollen daraus und legen Sie diese aufs Backblech.

5 Backen Sie die Rollen etwa 15 Min. im vorgeheizten Ofen. Reduzieren Sie die Temperatur auf 150°, nehmen Sie die Rollen heraus und lassen Sie sie etwa 10 Min. abkühlen.

6 Schneiden Sie die Biskuitrollen schräg in ca. 1,5 cm dicke Scheiben.

7 Legen Sie die Scheiben auf das Backblech und backen Sie sie etwa 20 Min., bis sie trocken und braun sind.

8 Nehmen Sie die Biskuits aus dem Ofen und lassen Sie sie auf einem Kuchengitter komplett auskühlen und außen trocken werden. Erst danach zur Aufbewahrung in ein verschließbares Gefäß geben.

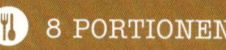 8 PORTIONEN

 10 MINUTEN

 5 MINUTEN

GEFRORENE BANANEN IM SCHOKOLADENMANTEL

Dieses leicht zu machende Dessert schmeckt wie eine Gourmetversion von Bananensplit –, wird aber Ihre Hosen nicht splitten! Servieren Sie es als erfrischenden Sommersnack oder als krönenden Abschluss einer Dinnerparty. Ihre Gäste werden ganz aus dem Häuschen sein!

ZUTATEN

4 mittelgroße Bananen ohne braune Stellen
8 stabile Holzspieße
120 g gute dunkle Schokolade mit mindestens 70 % Kakaoanteil
1 1/2 EL Kokosbutter (ersatzweise Olivenöl)
2 EL Walnusskerne, fein genug gehackt, sodass die Stücke gut an der Schokolade haften
1 EL kandierter Ingwer, fein gehackt (nach Belieben)

Nährwerte/Portion kcal: 172 (aus Fett: 89) Eiweiß: 2 g | Kohlenhydrate: 20 g | Fett: 10 g (davon gesättigte Fettsäuren: 5 g, Transfettsäuren: 0 g) | Ballaststoffe: 3 g | Salz: 3 mg Cholesterin: 0 mg | Zucker: 10 g

ZUBEREITUNG

1 Belegen Sie eine ins Tiefkühlfach passende Platte oder ein Schneidebrett, groß genug für 8 halbe Bananen, mit Backpapier.

2 Schälen Sie die Bananen und halbieren Sie das Innere jeweils quer.

3 Stecken Sie je ein Stäbchen tief in die Schnittfläche jeder Bananenhälfte.

4 Legen Sie die Bananen auf das Blech oder Schneidebrett und legen Sie dieses ins Tiefkühlfach. Lassen Sie die Bananen mehrere Stunden durchfrieren.

5 Direkt vor dem Servieren schmelzen Sie die dunkle Schokolade und die Kokosbutter langsam in einem Wasserbad. Geben Sie die Nüsse und ggf. den Ingwer auf einen flachen Teller.

6 Nehmen Sie die gefrorenen Bananen aus der Kühlung, tauchen Sie jede einzeln in die flüssige Schokolade und wälzen Sie sie sofort in den gehackten Nüssen. Frieren Sie die Bananen entweder auf dem Backpapier wieder ein oder servieren Sie sie sofort.

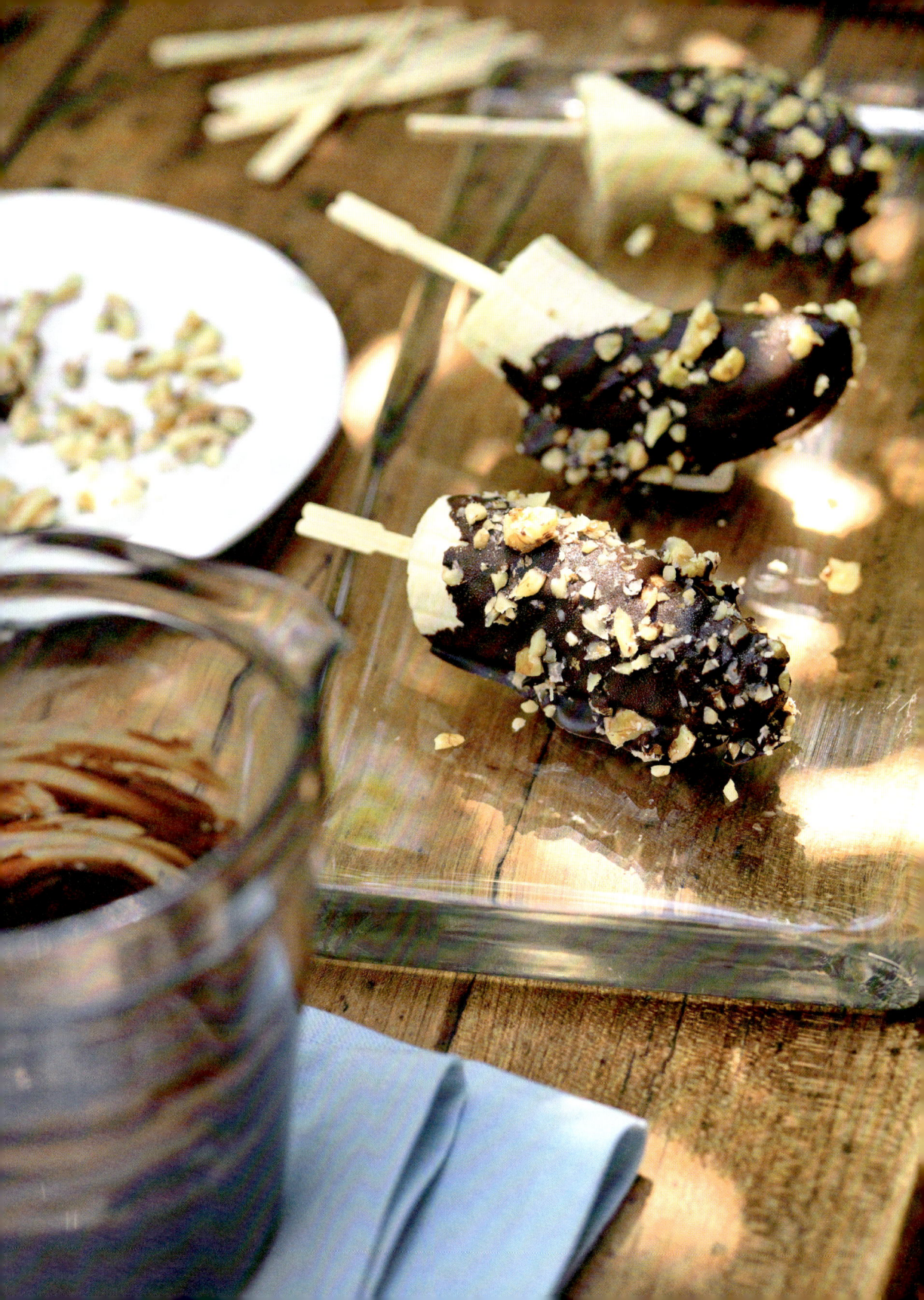

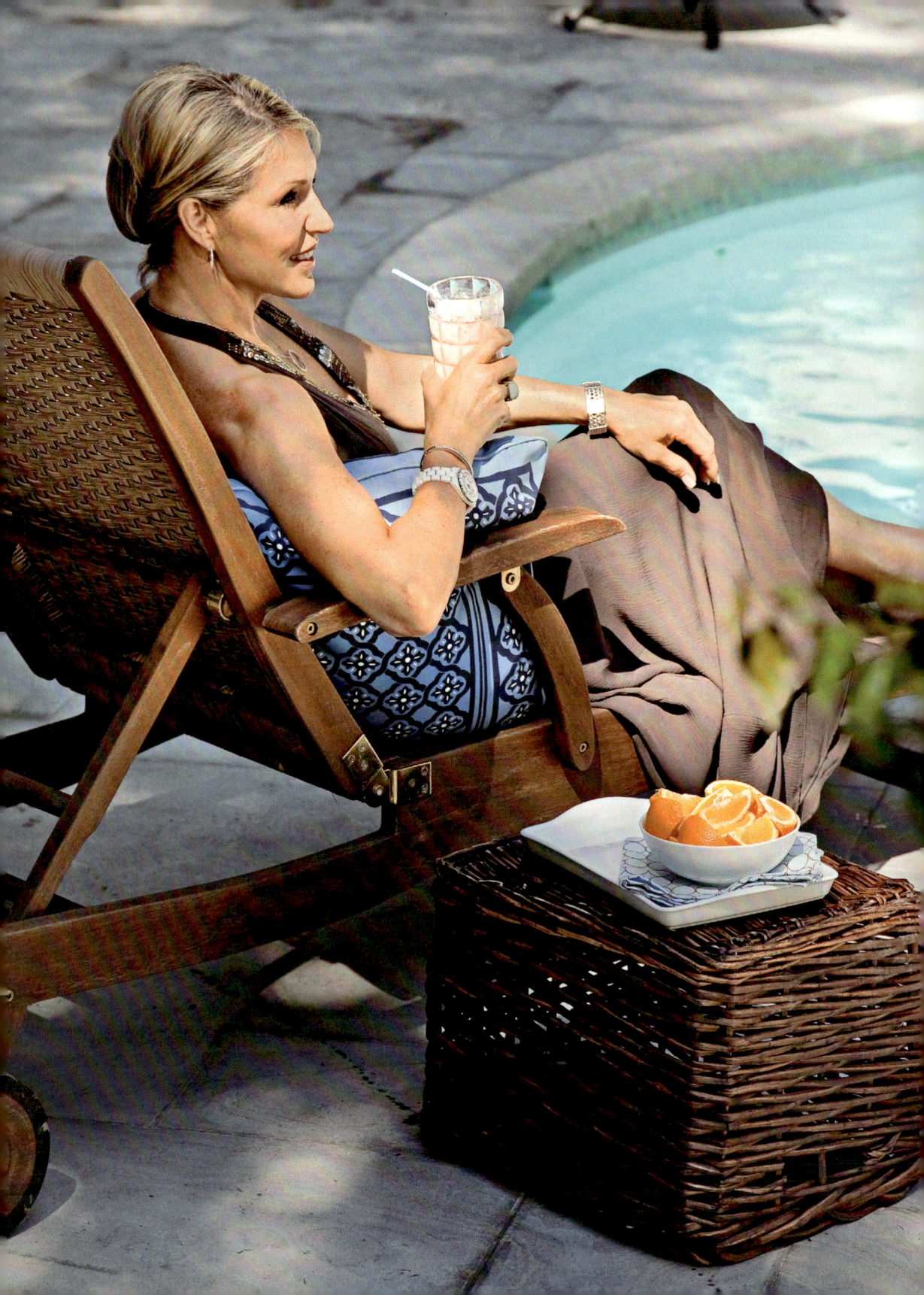

Noch mehr Infos

HÄUFIG GESTELLTE FRAGEN

F Wie lange dauert es, bis sich sichtbare Erfolge einstellen?

A Wenn Sie damit beginnen, nach dem Eat-Clean-Lifestyle zu leben, werden Sie sehr bald über mehr Energie verfügen. Freuen Sie sich außerdem auf glänzendes Haar und gesund aussehende Haut. Dies sind die ersten deutlichen Anzeichen, dass Sie auf dem Weg zu besserer Gesundheit sind. Das Abnehmtempo ist individuell verschieden und hängt von vielen Faktoren ab: Ausgangsgewicht, Erbanlagen, sportliche Aktivität, Konsequenz bei der Ernährung ... Gesundes Abnehmen bedeutet, dass Sie im Durchschnitt ein bis anderthalb Kilo pro Woche abnehmen – mit Ausreißern nach oben wie unten. Machen Sie sich keine Sorgen darüber. Auch wenn Sie vorübergehend nicht abnehmen, finden in Ihrem Körper weiterhin Prozesse statt, die langfristig zu positiven Veränderungen führen. Allmähliches Abnehmen hat sehr viele Vorteile. So kann sich etwa die Haut gut langsam zurückbilden und wird nicht schlaff. Auch Herz, Lungen und Muskeln brauchen Zeit, um sich an Ihr neues Wohlfühlgewicht anzupassen.

F Ist der Eat-Clean-Lifestyle auch für Personen geeignet, die an Allergien leiden und/oder bestimmte Ernährungsrichtlinien befolgen müssen?

A Ja. Der Eat-Clean-Lifestyle ist sehr flexibel und kann an alle möglichen Einschränkungen angepasst werden. Halten Sie sich einfach grundsätzlich an die Prinzipien und essen Sie eben, was Sie dürfen. Wenn Sie zum Beispiel eine Allergie gegen Gluten oder Meeresfrüchte haben, können Sie diese Produkte problemlos vom Speisezettel streichen.

F Kann ich auch als Vegetarier oder Veganer nach dem Eat-Clean-Lifestyle leben?

A Auf jeden Fall. Fleisch, Eier oder Tierprodukte sind kein unabdingbarer Bestandteil des Eating clean. Achten Sie einfach darauf, dass Sie bei jeder Mahlzeit sowohl Proteine als auch komplexe Kohlenhydrate bekommen. Bei fleischlosen Eat-Clean-Rezepten werden Sie als Proteinquelle oft Sojaprodukte wie Tempeh, Miso und Tofu finden. Linsen, Bohnen und Quinoa sind ebenfalls großartige Proteinlieferanten. Für Suppen, Eintöpfe und Pilaws können Sie zum Beispiel Edamame verwenden. Hackfleisch ersetzen Sie durch texturierte Pflanzenprodukte (wie texturiertes Soja). Ich selbst streue mir über die Haferflocken natürliches Proteinpulver und bereite mir immer mal wieder auch einen Shake damit zu. In meinen Eat-Clean-Büchern, auch in diesem, finden Sie zahlreiche vegetarische Rezepte.

F Eignet sich der Eat-Clean-Lifestyle für Diabetiker?

A Wenn Sie sich als Diabetiker clean ernähren möchten, sollten Sie vorher auf jeden Fall Rücksprache mit Ihrem Arzt halten. Die Chancen stehen aber gut; ich habe bereits von vielen Ärzten die Rückmeldung erhalten, dass ihrer Meinung nach Eating clean sogar die perfekte Ernährung für Diabetiker ist. Ich kenne eine ganze Reihe von Diabetikern, denen meine Methode zu einer höheren Lebensqualität verholfen hat. Eating clean unterstützt die Regulierung des Blutzuckerspiegels – einer der Gründe, warum diese Methode so effektiv funktioniert. Seit ich danach lebe, war ich nie mehr unterzuckert. Aber bin ich keine Ärztin, und Sie sollten sich Ihre neue Ernährungsweise auf jeden Fall vom Arzt genehmigen lassen.

F Bin ich schon zu alt, als dass sich durch diese Methode bei mir noch etwas verändern könnte?

A Für positive Veränderungen ist es nie zu spät! Der Eat-Clean-Lifestyle kann in jedem Alter Gesundheit und Figur verbessern. Ich habe einmal einen wunderbaren Brief von einer Frau in ihren Siebzigern bekommen, die durch meine Methode 34 Kilo abgenommen hatte und dann als Fitnesstrainerin arbeitete.

F Wie viele Kalorien darf ich jeden Tag zu mir nehmen? Wie hoch ist die Kalorienaufnahme bei dieser Methode?

A Kalorienzählen gehört nicht zum Eat-Clean-Lifestyle. Ich zähle nie Kalorien. Wir wissen inzwischen, dass sich Nahrungsmittel unterschiedlich auf den Körper auswirken. Wenn Sie sich fast nur von Junkfood ernähren, nehmen Sie möglicherweise mit nur 1600 Kilokalorien täglich zu. Dagegen werden 2000 Eat-Clean-Kalorien täglich zum Abnehmen führen. Viele Menschen haben Stoffwechselpobleme, weil sie immer nur an die Kalorien der Nahrungsmittel gedacht haben, aber nicht daran, sich gut und gesund zu ernähren. Ich verspreche Ihnen: Wenn Sie die Portionsgrößen einhalten, die ich in den Eat-Clean-Prinzipien erklärt habe (Seite 35), geben Sie Ihrem Körper alles, was er braucht, und verhelfen sich zugleich zu einem besseren Aussehen.

F Mir erscheinen die Portionsmengen sehr groß. Werde ich zunehmen, wenn ich mich clean ernähre?

A Vielleicht haben Sie wirklich den Eindruck, dass Sie mit meiner Methode sehr viel essen (müssen). Aber glauben Sie mir, Sie nehmen nicht mehr zu sich, als Ihr Körper braucht. Der Stoffwechsel benötigt nun einmal stetige Energiezufuhr, um den ganzen Tag über gleichmäßig zu funktionieren. Ganz einfach: Wenn Sie gutes Benzin tanken, läuft der Motor optimal. Um Ihre Befürchtungen zu zerstreuen, schlage ich Ihnen folgendes vor: Sollten Sie drei Stunden nach einer Eat-Clean-Mahlzeit noch keinerlei Hunger spüren, dürfen Sie die Portionsgrößen etwas verringern. Auf keinen Fall kann ich jedoch das Weglassen einer Mahlzeit empfehlen. Jede ausgefallene Mahlzeit ist ein Signal für den Körper, seinen Stoffwechsel zu verlangsamen.

F Ich arbeite nachts. Ist der Eat-Clean-Life-style trotzdem etwas für mich?

A Das Großartige am Eating clean ist, dass es sich an jeden Lebensrhythmus anpassen lässt. Die Grundregel ist nur, dass Sie alle zweieinhalb bis drei Stunden eine Mahlzeit essen, insgesamt sechs am Tag. Diese Regel gilt für jeden Tag, ob Sie arbeiten oder nicht und egal wann Sie aufstehen und zu Bett gehen. Wenn Sie also als Nachtarbeiter um 14 Uhr aufstehen und um 15 Uhr frühstücken, essen Sie danach etwa um 18, 21, 24 und 3 Uhr. Achten Sie darauf, vier Stunden vor dem Zu-bettgehen – wann immer das ist – nichts mehr zu essen, es sei denn, Sie sind wirklich sehr hungrig. Frühstücken Sie möglichst bald nach dem Aufstehen, um Energie zu tanken und den Stoffwechsel in Schwung zu bringen!

F Kommen bei Ihrer Methode auch Fatburner zum Einsatz? Welche Marken empfehlen Sie?

A Ich kenne zwar einige Frauen, die mit der Einnahme von Fatburnern gute Ergebnisse er-zielt haben; ich selbst verzichte aber gerne auf solche Substanzen und kann deshalb nichts über ihre Qualitäten sagen. Ich bin deshalb so fit, weil ich mich clean ernähre und außerdem Gewichts- und Kardio-Training treibe. Wenn Sie es genauso machen, werden die Ergebnisse

nicht lange auf sich warten lassen. Fatburner alleine führen nicht zum Abnehmen. Vielleicht beschleunigen sie den Prozess ein wenig, aber der Schlüssel zum Abnehmen sind cleane Ernährung und Bewegung.

F Ich bin oft von zu Hause weg. Wie kann ich Ihre Methode auch unterwegs einhalten?

A Wenn ich verreise, nehme ich immer mein eigenes Essen mit. Mein Notfallset umfasst Äpfel, weitere harte Früchte oder Früchte mit Schale, rohe Mandeln, hart gekochte Eier, Haferflocken und Proteinpulver. Alles Weitere hängt davon ab, wann es voraussichtlich etwa zum Essen geben wird. Gern packe ich Wraps mit Hühnerbrust ein und esse sie noch vor dem Abflug. Wenn ich sie direkt vom Kühl-schrank in die Kühltasche lege, kann ich sie noch nach Stunden bedenkenlos verzehren, ohne dass ich Kühlakkus brauche. Aber auf Reisen muss man auch mal auswärts essen. Ich bestelle dann einfach eine cleane Mahlzeit. In jedem Flughafenrestaurant gibt es mindes-tens einen Salat. So ein Restaurantsalat ist sicher nicht das Optimum, aber immer noch viel besser als ein Teller Pommes frites. Wenn Sie viel mit dem Auto unterwegs sind und län-gere Strecken zurücklegen, schaffen Sie sich eine elektrische Kühlbox mit Stromanschluss fürs Auto an. Sie können alles darin mitneh-men, was Sie sonst im Kühlschrank lagern würden. Etliche Kühlboxmodelle können Sie auch im Hotelzimmer anschließen. Seien Sie einfallsreich, halten Sie sich auch unterwegs an die Eat-Clean-Prinzipien und freuen Sie sich auf den baldigen Erfolg.

F Ich habe gerade erst mit dem Eating clean begonnen und habe nun Blähungen. Ist das normal?

A Ja. Leider ist das ein normaler Anpassungsprozess des Körpers, der sich an den neuen Speiseplan gewöhnt. Das liegt an den vielen Ballaststoffen und Proteinen, die Sie jetzt zu sich nehmen. Erleichterung bringen Ihnen diese Maßnahmen:

- Kauen Sie gut! Was Sie nicht gründlich kauen, muss der Magen zerkleinern, und dabei bilden sich Verdauungsgase.
- Trinken Sie massenhaft Wasser.
- Nehmen Sie Verdauungsenzyme und trinken Sie Kefir. Beides sind preiswerte und natürliche Mittel, die Ihrem Verdauungssystem gesunde Bakterien zuführen.

Wenn sich Ihr Körper an das ballaststoffreiche, gesunde Essen gewöhnt hat, verschwinden die Blähungen von selbst.

F Eignet sich der Eat-Clean-Lifestyle auch für Schwangere?

A Normalerweise können Sie sich während Ihrer Schwangerschaft problemlos gemäß den Eat-Clean-Prinzipien ernähren. Halten Sie dennoch mit Ihrem Arzt oder Ihrer Ärztin Rücksprache und besprechen Sie, welche Nährstoffe Sie und Ihr Baby unbedingt brauchen. Achten Sie besonders darauf, genügend Kalzium zu sich zu nehmen, und meiden Sie allgemein alle Nahrungszusätze oder Lebensmittel, von deren Verzehr Schwangeren abgeraten wird.

F Welche Proteinpulver und -riegel empfehlen Sie mir?

A Ich empfehle keine bestimmte Marke. Auf jeden Fall aber sollten Sie nur Produkte von namhaften Firmen kaufen, und zwar nur solche ohne Zucker, künstliche Süßstoffe und andere chemische Zusätze. Im Großen und Ganzen ist es aber ohnehin besser, die benötigten Nährstoffe aus „richtigem" Essen zu erhalten. Mir gelingt das zum Beispiel, indem ich mir oft Smoothies mit vielen wertvollen Zutaten wie frischen Früchten, Leinsamen, Naturjoghurt, Tofu und Haferflocken mixe. Industriell gefertigte Proteinriegel esse ich fast nie. Sie können im Notfall mal nützlich sein, wenn Sie sonst nichts zum Essen dabeihaben. Es ist aber viel besser, Sie planen und nehmen immer Ihre zu Hause gepackte Kühltasche mit.

F Muss ich mich ganz genau an den Ernährungsplan halten? Einige der Nahrungsmittel schmecken mir nicht. Kann ich sie durch andere ersetzen?

A Die Pläne und Rezepte in diesem Buch sind nur Vorschläge. Sie müssen nichts essen, was Sie nicht mögen, nur weil es im Buch steht. Sie können jedes der Nahrungsmittel durch etwas Passendes ersetzen. Achten Sie nur darauf, dass Sie komplexe Kohlenhydrate bzw. fettarme Proteinbringer jeweils durch ebensolche Produkte ersetzen. Sie können auch die Reihenfolge der Mahlzeiten ändern. Solange Sie sich an die Eat-Clean-Prinzipien halten, machen Sie nichts falsch.

F Ist Eating clean nur möglich, wenn man selbst kocht?

A Sie können auch dann nach dem Eat-Clean-Lifestyle leben, wenn Sie nicht gerne kochen. Ich selbst bereite mir meine Mahlzeiten deshalb am liebsten selbst zu, weil ich dann sicher weiß, dass sie absolut clean sind. Kochen kostet aber nicht viel Zeit. Sie müssen einfach etwas planen und vorausschauend einkaufen.

Hier sind ein paar praktische Tipps:

- Halten Sie immer ungesalzene rohe Nüsse und Nussbutter vorrätig. Ein Stück Obst und Nüsse dazu – fertig ist die perfekte Eat-Clean-Mahlzeit.

- Auch Vollkorn-Wraps gehören in den Vorratsschrank. Mit Geflügelbrust, Gemüse und Hummus gefüllte Wraps sind eine schnelle Eat-Clean-Mahlzeit.

- Kochen Sie größere Mengen vor und heben Sie einen Teil im Kühlschrank auf.

- Halten Sie gewaschenes und vorgeschnittenes Gemüse und Obst im Kühlschrank vorrätig. Dann können Sie bei Bedarf einen Salat oder eine Wrapfüllung aufpeppen. Oder Sie geben einfach Hummus oder ein Sauermilchprodukt dazu. Abgepackter vorgewaschener Salat aus dem Supermarkt ist leider oft stark mit Keimen belastet!

- Essen Sie zum Frühstück Obst und das Eiweiß von hart gekochten Eiern. Eine andere mögliche Kombination sind cleanes Müsli oder Haferflocken mit Joghurt und frischen oder gefrorenen Beeren.

F Würden Sie eine Magenbypass- oder eine Magenbandoperation empfehlen?

A Solche großen Eingriffe sind nicht auf die leichte Schulter zu nehmen. Ich habe oft gehört, dass man nach Anlegung eines Magenbypasses gar keine Mahlzeit normaler Größe mehr essen kann. Es ist dann schwierig, sich ausreichend mit Nährstoffen zu versorgen. Und meistens hat man nach der Operation auch Probleme, die restlichen 25 Kilo, die noch weg sollen, loszuwerden, weil man nicht genügend Nahrung aufnimmt, um den Stoffwechsel auf Touren zu halten. Magenbänder können immer wieder neu eingestellt werden und erlauben eher eine ausreichende Nährstoffzufuhr, wenn der gewünschte Gewichtsverlust erreicht ist. Wie jede Operation sind auch die Eingriffe der metabolischen Chirurgie mit Risiken verbunden. Und der Schlüssel zum Erfolg ist gar nicht der Eingriff selbst, sondern es geht darum, dass der Patient seine Essensgewohnheiten und generell seine Einstellung zum Essen verändert und sich mehr bewegt. Ich persönlich bin der Ansicht, dass Abnehmen auf natürliche Weise, also durch bessere Ernährung und mehr Sport, immer noch am besten ist. Operationen sind kein Wundermittel. Ohne harte Arbeit und Durchhaltevermögen geht es nicht, wenn Sie dauerhaft schlank sein möchten.

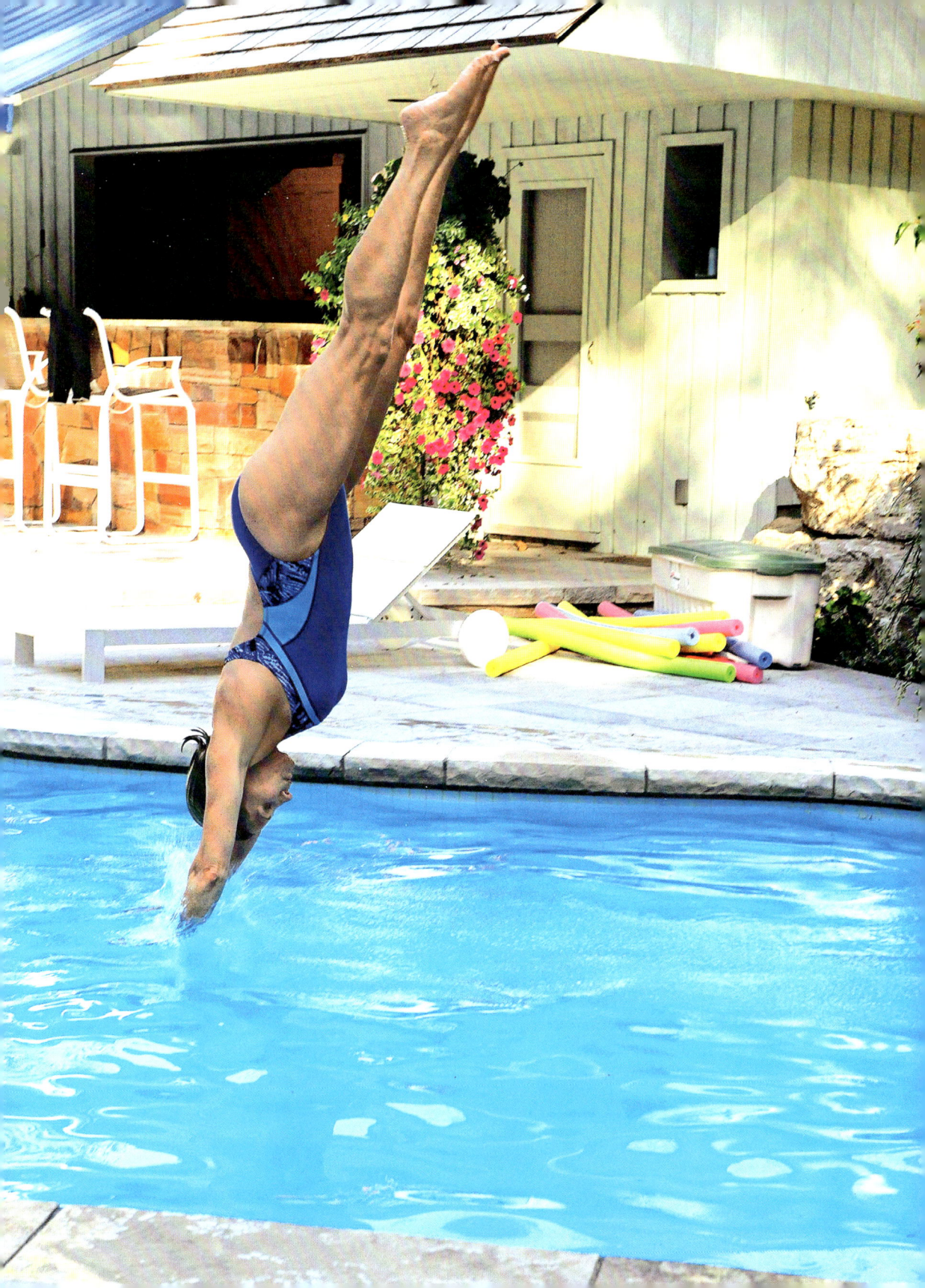

DIE EAT-CLEAN-DIÄT IM ÜBERBLICK

Es kann losgehen!

Wenn Sie dieses Buch gelesen haben, sind Sie nun bereit für das Eating clean und können bald mit eigenen Augen sehen, wie das Wunder geschieht. Ich bin mir sicher, dass Sie diese neue Lebensphase mit großer Begeisterung angehen werden, denn Sie dürfen sich auf ein schlankeres Erscheinungsbild und einen gesünderen Körper und Geist freuen.

Die folgenden Seiten können Sie auf Ihrer Eat-Clean-Reise als praktischen Wegweiser verwenden. Wenn Ihr Gewichtsverlust zum Stillstand kommt oder Sie sich neu zentrieren müssen, finden Sie hier Problemlösungen und Antworten auf Ihre Fragen.

DIE SCHÖN-UND-GESUND-FORMEL

80 % Ernährung

+ 10 % Training + 10 % Gene

= schöner und gesunder Körper

DIE EAT-CLEAN-PRINZIPIEN

1 Essen Sie jeden Tag sechs kleine Mahlzeiten pro Tag im Abstand von zweieinhalb bis drei Stunden.

2 Frühstücken Sie täglich innerhalb einer Stunde nach dem Aufstehen.

3 Jede Mahlzeit beinhaltet fettarme Proteinspender und komplexe Kohlenhydrate.

4 Nehmen Sie jeden Tag zwei oder drei Portionen gesunde Fette zu sich.

5 Trinken Sie täglich zwischen zwei und drei Liter Wasser.

6 Nehmen Sie immer eine Kühltasche mit cleanen Lebensmitteln mit.

7 Versorgen Sie sich mit Ballaststoffen, Vitaminen, Nährstoffen und Enzymen aus frischem Obst und Gemüse. Essen Sie täglich höchstens zwei bis vier Portionen stärkehaltige komplexe Kohlenhydrate.

8 Halten Sie die empfohlenen Portionen ein.

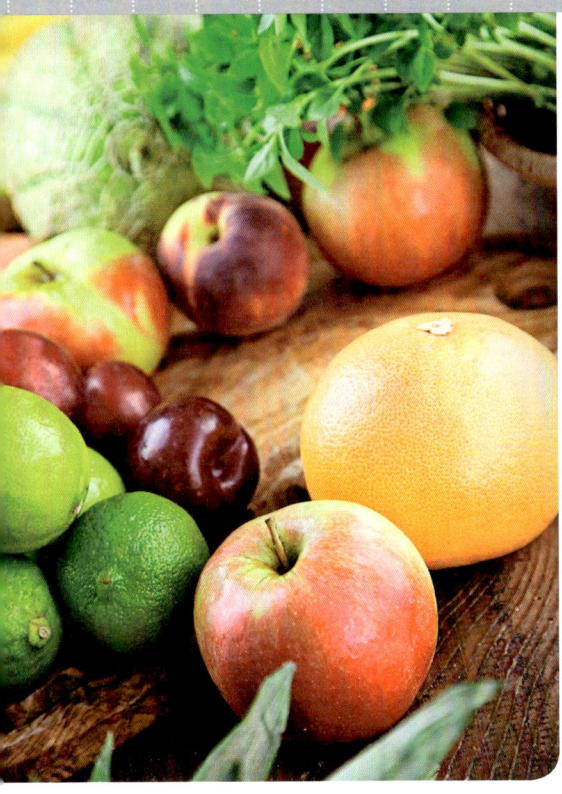

EMPFOHLENE PORTIONS-GRÖSSEN

- **Proteine:** eine flache Handvoll

- **Stärkehaltige komplexe Kohlenhydrate:** eine hohle Handvoll

- **Komplexe Kohlenhydrate aus Obst und Gemüse:** was in zwei aneinandergelegte hohle Hände passt

- **Gesunde Fette:** eine kleine Handvoll Nüsse, 15 bis 30 ml Öl

ZEHN DINGE, DIE SIE UNBEDINGT MEIDEN SOLLTEN

DIE TOP
10

1 Zucker, Weißmehl und stark verarbeitete Lebensmittel

2 Synthetische Süßstoffe aller Art

3 Flüssige Zuckerbomben wie Softdrinks und Säfte

4 Übermäßig große Mahlzeiten oder Portionen

5 Zu viel Alkohol: Trinken Sie möglichst wenig!

6 Lebensmittel mit vielen chemischen Zusätzen

7 Lebensmittel mit künstlichen Konservierungsstoffen

8 Kunstprodukte wie Schmelzkäsescheiben

9 Gesättigte Fettsäuren und Transfette

10 Anti-Lebensmittel: kalorienreich, aber ohne Nährwert

FÜNF DINGE, DIE IHNEN DAS EATING CLEAN ERLEICHTERN

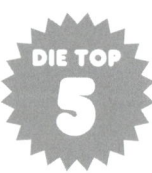

DIE TOP 5

1 Packen Sie sich jeden Tag eine Kühltasche.

2 Haben Sie immer und überall eine Wasserflasche griffbereit.

3 Schreiben jedes Mal einen Einkaufszettel und halten Sie sich daran.

4 Bereiten Sie in der Küche größere Mengen für mehrere Tage zu.

5 Profitieren Sie von Tipps, Rezepten und vielem mehr auf www.toscareno.com.

FÜNF REGELN FÜR DAS TRAINING

DIE TOP 5

1 Setzen Sie sich realistische Wochen-, Monats- und Jahresziele.

2 Trainieren Sie alle großen Muskelgruppen: Arme, Schultern, Brust, Rücken und Bauch.

3 Setzen Sie neue Trainingsreize und ändern Sie Ihr Programm alle paar Wochen.

4 Das Ausdauertraining soll Spaß machen; wechseln Sie Ihre Aktivitäten.

5 Konzentrieren Sie sich auf die jeweils beanspruchten Muskeln.

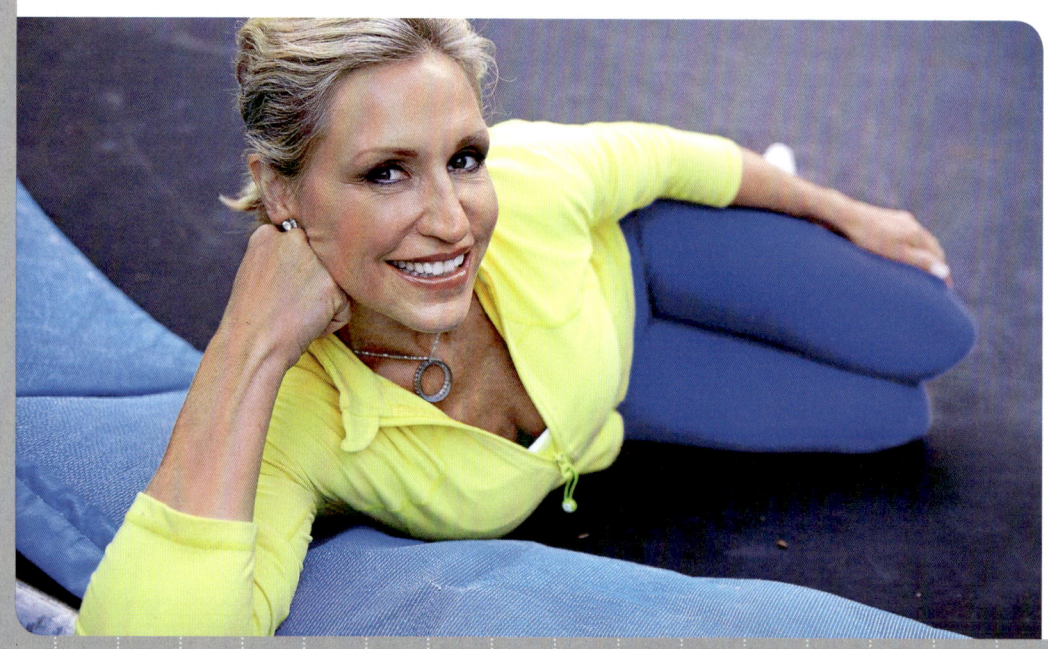

MOTIVATION

Sich am Anfang zu motivieren ist nicht sehr schwer; die Motivation aufrechtzuerhalten schon eher. Der Wille muss aus Ihnen selbst kommen. Entweder Sie möchten gesünder sein, abnehmen und großartig aussehen, dann bleiben Sie bei Eating clean. Oder Sie lassen es bleiben – so einfach ist das. Ich kann bis zum Umfallen Argumente für mein Programm vorbringen; aber wenn Sie nicht selbst den festen Willen haben, Ihr Leben zu verändern, werde ich nichts damit ausrichten.

Die meisten Leute sind heutzutage immer ziemlich beschäftigt. Verpflichtungen ohne Ende: Schule, Arbeit, Kinder, Beziehungen ..., und das ist noch längst nicht alles. Wenn Sie Bewegung und gesunde Ernährung zu einer Priorität in Ihrem Leben machen wollen, müssen Sie Prioritäten setzen: Entweder Sie finden weiterhin Ausflüchte dafür, dass alles so bleibt, wie es ist, oder Sie fassen wirklich den Entschluss, Ihr Leben zu ändern, und setzen diesen konsequent um.

Wenn Sie sich anfangs mit Eating clean etwas schwertun, denken Sie immer daran, warum Sie sich überhaupt für die neue Lebensweise entschieden haben. Schreiben Sie Ihre Ziele auf ein Blatt Papier und hängen Sie es so auf, dass Sie es mehrmals am Tag sehen – im Auto, am Kühlschrank, am Badezimmerspiegel etc. Wenn Sie Ihre Ziele klar vor Augen haben, fällt es Ihnen leichter, am Ball zu bleiben.

BESUCHEN SIE WWW.TOSCARENO.COM

- **O** Erfolgsgeschichten
- **O** Motivierende Videos
- **O** Gewinnspiele

PLUS!

Melden Sie sich für den **Eat Clean Newsletter** an! Sie erhalten wöchentlich (auf Englisch):

- **O** Rezepte
- **O** Fitnesstipps
- **O** Viele weitere Anregungen, damit Sie motiviert bleiben

Werden Sie Mitglied von **The Kitchen Table,** unserer Eat Clean Diet® Community. Ihre Vorteile:

- **O** Rezeptetausch
- **O** Ernährungstagebuch
- **O** Andere Mitglieder kennenlernen

REGISTER

IMPRESSUM

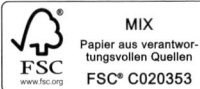

MIX
Papier aus verantwortungsvollen Quellen
FSC
www.fsc.org
FSC® C020353

Verlagsgruppe Random House FSC®N001967

Gedruckt auf dem FSC®-zertifizierten Papier Profimatt.

Projektleitung: Nikola Hirmer

Übersetzung aus dem amerikanischen Englisch: Mara Teusianu

Lektorat & Satz: Knipping Werbung GmbH, Berg am Starnberger See

Layout: Claudia Hautkappe, München

Bildredaktion: Tanja Zieleczniak
Korrektorat: Susanne Schneider, München

Umschlaggestaltung und Konzeption: Zeichenpool, München, unter Verwendung eines Fotos von © Paul Buceta

Reproduktion: Artilitho snc, Lavis (Trento)

Druck & Bindung: Neografia, a.s., Martin

Printed in Slovakia

ISBN 978-3-517-09431-1

1. Auflage 2015

BILDNACHWEIS

Cover: Paul Buceta

Rezeptfotos:
(Seite 4 und Kapitel 15): Donna Griffith, Marianne Wren (Food Styling), Martha Snyder (Foto-Assistentin), Jessica Pensabene, Rachel Corradetti (Styling Requisiten)

Tosca-Reno-Fotos im Innenteil:
Paul Buceta: U2, 7, 20, 101, 103, 165, 183; **Donna Griffith:** 9, 119, 147, 199, 223, 363; **Robert Kennedy:** 11, 12, 50, 56, 62, 66, 71, 88, 99, 123, 148, 163, 204, 208, 371, 374

Weitere Fotos im Innenteil:
Fotolia: 29 (dinostock), 76 o. (cdrcom), 76 u. (Bizroug), 78 o. (Giuseppe Porzani), 114 u. (Malyshchyts Viktar), 120 (Ramon Grosso), 157 (Cisek Ciesielski), 194 (grthirteen), 373 (mythja); **Gettyimages:** 47 (Yellow Dog Productions), 104 (John Block), 106 (Dan Dalton), 115 (Raphye Alexius), 125 (Fuse), 136 (Bambu Productions), 142 (Westend61), 152 (Sam Edwards), 252 (Mint Images/Britt Chudleigh; **Istockphoto:** 16 (a-poselenov), 21 (skodonnell), 28 (Julia_Sudnitskaya), 31 (Praiwun), 32 (ZoneCreative), 34 (AGorohov), 36 (Todor Tsvetkov), 38 (monkeybusinessimages), 39 (Asli Cetin), 41 (efenzi), 48 (Ls9907), 51 (los_angela), 52 (snapphoto), 53 (MarquesPhotography), 60 (Diana Taliun), 61 (morningarage), 69 (shvili), 72 (schinnawong), 78 u. (selinyurdakul), 79 u. (Alasdair Thomson), 86 (Michal Rybski), 91 (Yasonya), 92 (badmanproduction), 100 (Richard Ellgen), 114 o. (photomaru), 116 (George Clerk), 118 (sezer66), 126 (gpointstudio), 138 (SensorSpot), 140 (Elenathewise), 141 (David Hughes), 143 (Eivaisla), 144 (BrianAJackson), 149 (Rico Domonkos), 154 (Myles Dumas), 160 (sunstock), 167 (duckycards), 168 (Ljupco), 171 (Pali Rao), 174 (HighwaystarzPhotography), 175 (gilaxia), 176 (GlobalStock), 177 (Staras), 179 (rusak), 181 (katalinamas), 185 (ImageSource), 186 (panco971), 187 (YelenaYemchuk), 189 (Gizelka), 190 (GreenPimp), 191 (zhudifeng), 192 (Squaredpixels), 195 (LisaValder), 197 (comotion_design), 201 (Gago-Image), 203 (pixhook), 206 (beemore), 209 (Magone), 212 (Lisovskaya), 216 (Ls9907), 218 (StephanieFrey), 219 (GoloverdaGeorge), 220 (slowcentury), 222 (Fiery_Phoenix), 226 (FredFroese), 227 (AlexLMX), 229 (amriphoto), 230 (Linda Steward), 232 (20/21), 235 (Melica), 278 (Lisovskaya); **Jump:** 155, 156 (Kristiane Vey); **Picture Alliance:** 95 (CSU Archives/Everett Collection); **RF:** 42 (Gettyimages/Junos), 43 (Gettyimages/George Doyle), 80 (Gettyimages/Blend Images/Dave and Les Jacobs), 84 (Photodisc), 173 (Corbis/Mina Chapman); **Shutterstock:** 19 (Dino O.), 23 (Magone), 33 (Valentyn Volkov), 35 o. (Kazyavka), 35 m., 35 u. (white whale), 75 (Yuri Arcurs), 82 (Andrey Eremin), 87 (Naypong), 129 (gca-fotografia); **Südwest Verlag:** 77 o. (Karl Newedel), 77 m. (Michael Holz), 77 u. (Barbara Bonisolli), 79 o. (Angela Endress), 79 m. (Schliack), 107 (Maike Jessen); **Thinkstock:** 113 (Altrendo Images)